U0786491

天池伤科流派传薪

国医大师刘柏龄伤科临证精粹

赵文海◎编著

中国健康传媒集团
中国医药科技出版社

内容提要

本书是有关国医大师刘柏龄教授临床经验的集成之作，全面展示了刘柏龄教授在伤科中的学术主张和创新、临床用药特色以及辨证施治的精妙之处，不仅授了医“术”，更授了医“道”。本书适合广大临床工作者、中医院校师生和中医爱好者学习参考。

图书在版编目（CIP）数据

天池伤科流派传薪：国医大师刘柏龄伤科临证精粹 / 赵文海编著 . —北京：中国医药科技出版社，2019.7

ISBN 978-7-5214-0892-8

Ⅰ. ①天…　Ⅱ. ①赵…　Ⅲ. ①中医伤科学—中医临床—经验—中国—现代　Ⅳ. ① R274

中国版本图书馆 CIP 数据核字（2019）第 114093 号

美术编辑　陈君杞

版式设计　南博文化

出版　**中国健康传媒集团** | 中国医药科技出版社

地址　北京市海淀区文慧园北路甲 22 号

邮编　100082

电话　发行：010-62227427　邮购：010-62236938

网址　www. cmstp. com

规格　710 × 1000mm 1/16

印张　29

字数　424 千字

版次　2019 年 7 月第 1 版

印次　2019 年 7 月第 1 次印刷

印刷　三河市万龙印装有限公司

经销　全国各地新华书店

书号　ISBN 978-7-5214-0892-8

定价　89.00 元

版权所有　盗版必究

举报电话：010-62228771

本社图书如存在印装质量问题请与本社联系调换

获取新书信息、投稿、为图书纠错，请扫码联系我们。

前言

刘柏龄，第二届“国医大师”获得者，天池伤科流派主要建派和传承人，七十多年来勤于临床、教学、科研。他创建和完善了天池伤科流派学术思想体系，构建了强大传承队伍，使其成为国内外著名的学术流派。

本书通过介绍刘柏龄教授艰辛的研学历程，对其学术思想的形成过程作出了较为详细的介绍。刘老自幼秉承其家族“从血论治”的诊治思想，强调伤病以“活血化瘀为先”，在“从血论治”的学术思想基础上，他融于实践，逐步确立了“治肾亦即治骨”的学术思想，成为国内“肾主骨”立论之大家。其学术思想临证经验已在全国各地遍地开花。陆游曾说：“汝果欲学诗，功夫在诗外”，一门心思地钻到医学的“海洋”中并不是学习医学尤其是学习中医的出路。本书对刘柏龄的学习之路作了全方位的介绍，不仅授了医“术”，更授了医“道”。医海茫茫，多使人迷茫，希望有心之人能从中获益，通过本书不仅能全面了解刘老的学术思想及天池伤科的独学，更能通过本书找到适合自己的医学之路，成为真正的“明医”。

赵文海

2019年于长春

目录

第一篇

刘柏龄学术体系建立与形成

第一节　成才之路 / 002

一、秉承家学，立志学医 / 004

二、执业与再学习 / 008

三、回校任教，培育中医人 / 013

四、确立学术思想与科研发明 / 015

五、中医的神奇魅力 / 019

六、走出国门，弘扬祖国医学 / 024

七、业绩丰斐，医史永驻 / 026

第二节　学术观点 / 027

一、理论上倡导“肾主骨”学说 / 027

二、临证上强调“治肾亦即治骨”的学术思想 / 028

三、筋骨为重，不离气血 / 031

四、痰湿瘀兼顾，虚实分清 / 033

五、坚持中医基本理论，独创具有特色的治疗手法 / 033

第三节　常用药物加减及对药应用 / 039

一、药物加减 / 039

二、对药应用 / 040

第四节　独特的诊疗技术 / 061

一、折骨、伤筋病，手法先行 / 061

二、调肾为主，重视阴阳 / 062

三、强调针刺在骨伤疾病中的应用 / 062

第二篇

特色疾病诊治及临证应对

第一章　脊柱疾病概述 ……………………………… 066

第一节　脊柱生理特点及功能 / 066

第二节　脊柱疾病的病因 / 067

一、外因 / 068

二、内因 / 069

三、造成脊柱及其周围软组织病变的主要病理因素 / 070

第三节　脊柱疾病的基本病机 / 074

一、脏腑病机 / 074

二、经络病机 / 075

第四节　常用的检查及诊断方法 / 077

一、一般检查 / 077

二、体格检查 / 079

三、影像学检查 / 089

第二章　常见疾病 ……………………………… 103

第一节　颈部扭挫伤 / 103

第二节　落枕 / 109

第三节　颈项部肌筋膜炎 / 121

第四节　颈椎病 / 129

第五节　颈椎骨折 / 190

第六节　胸椎小关节错缝 / 202

第七节　胸椎间盘突出症 / 213

第八节　胸椎管狭窄症 / 222

第九节　胸椎骨折 / 236

第十节　急性腰扭伤 / 247

第十一节　第三腰椎横突综合征 / 254

第十二节　腰背部筋膜炎 / 260

第十三节　臀上皮神经卡压综合征 / 265

第十四节　腰椎小关节紊乱症 / 271

第十五节　腰椎间盘突出症 / 276

第十六节　腰椎椎管狭窄症 / 281

第十七节　腰椎滑脱症 / 286

第十八节　腰椎骨折 / 291

第三章　脊柱退行性骨关节病 ………………………………………… 303

第四章　强直性脊柱炎 ………………………………………………… 321

第三篇

临证应用与解析

第一节　以调肾为主，重视阴阳 / 348

一、补肾益脾壮骨法治疗骨质疏松 / 348

二、补肝肾、强筋骨、活血通络法治疗骨质增生（退行性骨关节病）/349

三、补肾通督壮腰法治疗腰椎管狭窄症 / 351

四、温肾通督法治疗强直性脊柱炎 / 352

五、补肾抗痨法治疗脊柱结核 / 353

六、补脾肾、清蕴毒、化腐生肌法治疗慢性骨髓炎 / 355

七、补肾养肝、强筋壮骨法治疗股骨头缺血性坏死 / 359

八、补益肝肾、养血舒筋法治疗跟痛症 / 361

九、补肾壮骨、益脾胃、通经活络法治疗致密性骨炎 / 363

第二节　以筋骨为重，不离气血 / 364

一、温阳散寒、益气通络法治疗神经根型颈椎病 / 364

二、补益气血、交通心肾、镇静安神法治疗交感神经型颈椎病 / 366

三、温通行散、活血化瘀法治疗肩关节周围炎 / 367

四、补肝肾、益精气、活血通络法治疗腰椎间盘突出症 / 368

五、活血化瘀、除湿消肿法治疗膝关节滑膜炎 / 369

六、通经祛瘀散结法治疗膝腘窝囊肿 / 371

七、活血祛瘀、理伤舒筋法治疗膝关节半月板损伤 / 372

八、益气养血、通经舒筋法治疗胸廓出口综合征 / 373

九、活血化瘀、疏肝理气法治疗闭合性气血胸 / 375

第三节　痰湿瘀兼顾，虚实分清 / 376

一、清眩舒颈法治疗椎动脉型颈椎病 / 376

二、祛痰化瘀、益气通络法治疗脊髓型颈椎病 / 378

三、化痰解凝散结法治疗食道压迫型颈椎病 / 379

四、清热利湿、疏风活络法治疗类风湿性关节炎 / 381
五、升清降浊、通络醒脑法治疗脑震荡后遗症 / 383
六、清上瘀血、理气化痰法治疗肋骨骨折合并血气胸 / 385
七、清热利湿、通络止痛法治疗痛风性关节炎 / 388

第四节　折骨伤筋病，手法先行 / 390

一、自制蛙式固定器治疗先天性髋关节脱位 / 390
二、垫枕复位练功法治疗胸腰椎压缩骨折 / 392
三、手法复位与牵引复位相结合治疗股骨上1/3骨折 / 395
四、手法复位与夹板外固定治疗桡骨远端伸直型骨折 / 398
五、手法复位小夹板固定治疗肱骨上1/3骨折 / 400
六、手法复位与牵引复位治疗胫腓骨骨折 / 401

第四篇

天池伤科学派的渊源、传承与创新

第一节　天池骨伤流派治疗特色 / 404

一、天池伤科流派传承 / 404
二、天池伤科学派的特色技术 / 406

第二节　天池伤科流派研究概况 / 407

一、脊柱方面的应用研究 / 407
二、骨性关节炎的应用研究 / 408
三、骨质疏松症的应用研究 / 409
四、骨坏死的应用研究 / 410
五、鹿茸的相关基础研究 / 411
六、手法治疗荟萃 / 414

第三节　天池伤科独家方药 / 425

一、独创制剂 / 425
骨质增生丸 / 425　　壮骨伸筋胶囊 / 426

健骨宝胶囊 / 427
颈痛胶丸 / 428
五舒筋片 / 428
活血丸 / 429
接骨丹 / 430
风湿骨痛胶丸 / 430
伤湿止痛丸 / 431
消肿膏 / 432
熏洗Ⅰ号 / 432
熏洗Ⅱ号 / 433
壮骨伸筋丹 / 433
通督活络丸 / 434
土龙散 / 434
骨结核散 / 434
骨结核膏 / 435
骨痨丸 / 435
骨结核丸 / 435
化瘀止痛膏 / 435
千锤膏 / 436
红油膏 / 436

二、常用中草药 / 436

麻黄 / 437
桂枝 / 438
羌活 / 438
葛根 / 439
独活 / 439
桑枝 / 440
五加皮 / 441
威灵仙 / 441
豨莶草 / 442
伸筋草 / 443
桑寄生 / 443
鸡血藤 / 444
牛膝 / 444
土鳖虫 / 445
泽兰 / 446
自然铜 / 446
天麻 / 447
牡蛎 / 447
蜈蚣 / 448
熟地黄 / 448
狗脊 / 449
续断 / 449
杜仲 / 450
骨碎补 / 451
山茱萸 / 451

第一篇

刘柏龄学术体系建立与形成

第一节　成才之路

刘柏龄（1927~），祖籍山东莱州府昌邑县（今昌邑市）。迁来东北已有200多年，祖辈皆以医为业。刘老出生于吉林省扶余县三岔河镇一个中医正骨世家，其祖父刘德玉是刘氏正骨第一代传人，叔父刘秉衡为刘氏正骨第二代传人，刘老为刘氏正骨第三代传人。刘老自幼受祖辈医学业绩的影响，耳闻目睹骨伤患者的痛苦及康复后的喜悦，在他幼小心灵深处埋下了一颗将来要继承祖业，立志做一名治病救人的好医生的决心。由于先天的悟性和酷爱医学的追求，从5岁起就随祖父学习，背诵《四百味》《药性赋》《汤头歌诀》，8岁时祖父病故，刘老即跟随其叔父继续学习中医入门书籍，如《濒湖脉学》等。16岁毕业于伪满新京（长春）国民高等学校，嗣后即投身到叔父刘秉衡老中医身边继续学习中医基础理论，边学习边临床实践，边接受刘氏正骨手法之真传。1946年即悬壶于三岔河镇，专事骨伤科。1948年他率先参加了中医联合诊所。1951年县人民政府把他调到扶余县第十八区（即现在三岔河镇）人民卫生所（今扶余县人民医院前身），成为当地一名年轻有为的医生。1955年就学于吉林省中医进修学校，毕业后留校任教。1958年长春中医学院成立，被学院选送到北京培养深造。在原北京中医学院学习期间深得全国名老中医任应秋、秦伯未、宋向元、董建华、刘寿山等老一辈恩师的精心指导和深情教诲。

刘老现为国医大师、全国首届“中医骨伤名师”、吉林省中医终身教授，长春中医药大学附属医院（吉林省中医院）主任医师、博士生导师，国家500名名老中医之一，全国第一、二、三、四、五批继承老中医药专家学术经验指导老师。并被美国国际中医药学院授予荣誉博士，为黑龙江中医药大学博士生导师、中华中医药学会终身理事；中国中医科学院客座研究员；广东省中医院、广州中医药大学第二临床医学院继承国家名老中医学术经验指导老师。广东省佛山市中医院骨伤科医学顾问、主任导师；河南省洛阳正骨医院继承国家名老中医学术经验指导老师。吉林省“真中医”人才培养工程第一批老中医药专家学术经验项目指导老师。曾兼任中华中医药学会骨伤科分会副会长兼学术部长、世界中医药学会联合会骨伤科专业委员会顾问、全国高等中医院校骨伤教育研究会常务副会长兼骨病学委员会主任委员、中国骨伤外固定学会副理事长、中华骨伤医学会终身荣誉会长、世界中医骨科联合会资深主席、世界骨伤专家协会副主席、国际华佗中医学院教授兼副院长、美国世界健康组织协会常务理事、吉林省中医药学会顾问。《中国中医骨伤科》杂志编委会副主任委员、《中医正骨》杂志编委会副主任委员兼副总编、《中国骨伤》杂志编委会顾问。中国普通高等教育中医药类规划教材编审委员会委员等。

刘老于1992年起享受国务院政府特殊津贴，他是“20世纪中国接骨学最高成就奖”（吴阶平副委员长颁发全国九名中西医获奖专家之一）以及“全国华佗金像奖”和“吉林英才”奖章获得者。中华中医药学会授予“国医楷模”称号及“首届中医药传承特别贡献奖”和“成就奖”，国家中医药管理局授予“全国老中医药专家学术经验继承工作优秀指导老师”荣誉称号。他还是吉林省先进科技工作者、省优秀科技人员、省医药先进科技工作者、全国杰出科技人才、当代华佗医学教育家（金杯奖）、跨世纪骨伤医学杰出人才（金杯奖）、世纪骨伤杰出人才（环球金杯奖）以及吉林省和长春市资深名医、获中华中医药学会“国医楷模”荣誉称号、获中国人才研究会骨伤人才分会、全国高等中医院校骨伤研究会、世界骨伤专家协会、世界杰出人才学会“中华骨伤医学大师”称号、第二届“国医大师”。

刘老多年来取得了较多的科研成果和奖励。①治疗骨质增生、骨质疏松的“骨质增生丸”的研究，获长春发明与革新一等奖，该项研究于1991年获吉林省科技进步一等奖、1992年获国家中医药管理局科技进步三等奖。②治疗风湿、类风湿关节炎的“风湿福音丸”获吉林省科技进步三等奖。③治疗骨质疏松的“健骨宝胶囊”获省科技进步三等奖。④治疗颈肩腰腿痛的“壮骨伸筋胶囊”获吉林省科技进步二等奖。⑤治疗股骨头缺血性坏死的“复肢胶丸”获省科技进步三等奖。⑥刘柏龄“二步十法”治疗腰椎间盘突出症的研究（DVD光盘）获吉林省高等院校教育技术成果二等奖。⑦“刘柏龄治疗腰病手法”获优秀卫生部医学视听教材及CAI课件奖一等奖。⑧治疗软组织伤痛及风湿骨病的“汉热垫”（具有理疗与药物治疗的双重效果）的研究获省科研成果二等奖。⑨治疗软痛与风湿骨病的“药柱灸”的研究，1991年通过省级科研成果鉴定，并转让吉林市灸疗厂批量生产。

刘老以继承先贤、启迪后学为己任，半个世纪笔耕不辍，他在诊疗之余、教学之暇，致力于理论著作和实践经验总结，刘老在国内外学术刊物上，发表学术论文50余篇，著（7部）、主编（10部，包括高校教材4部）、参编、编委（6部，包括高校教材3部、丛书3部），出版学术著作共23部，为临证诊疗提供了系统的理论和实践技术，其骨伤科手法治疗亦形成了北派手法的独特风格，在全国范围内得到公认与应用。

一、秉承家学，立志学医

1927年6月5日（农历丁卯年五月初六日）刘老生于吉林省扶余县三岔河镇一个中医正骨世家。刘老祖辈皆以行医为业，刘老父亲在他3岁时因病去世。刘老的祖父刘德玉老中医行医在松花江边吉林省扶余县三岔河镇，临证之余，还教授当地学生文史及医学。刘德玉老先生总结践行家传诊疗经验，并广纳天池三江流域满汉朝医的医学经验，形成天池伤科流派的雏形。刘老受其祖父的熏陶爱书成癖，在5岁时就熟练地背诵《三字经》《百家姓》《千字文》《四百味》《药性赋》《汤头歌诀》等。七八岁时，已能熟读《大学》《中庸》《孝经》《濒湖脉学》等。刘德玉老先生在刘老8岁时因病辞世。

祖父离去后，受托于祖父遗愿，更加坚定了刘老学习中医的信念和决心。在叔父刘秉衡的指导和帮助下，基本上读完了中医学的入门典籍，这为他以后从事中医学事业奠定了良好的基础。由于受祖辈的影响，刘老时刻铭记祖父对他的疼爱和教诲，自幼他就立下了“继承祖业，以医济世”的决心。1942年“国高”毕业后，刘老便毅然决然地回到家乡，随叔父刘秉衡学医、治病救人。

刘老正式学医是他16岁那年，从伪满“国高”毕业回到家乡，投身到叔父身边开始真正学习、继承祖业。刘老悉心学习中医理论，并时常随叔父出诊，用自己的行动实现“不为良相愿做良医”的人生理想。

刘老的叔父刘秉衡是“刘氏正骨”第二代传人，他医术高明，远近的患者都慕名前来求治，刘家从祖上就传下来一条规矩，看病抓药只取微利，贫困无着的患者，有时还分文不取。医术高明和医德高尚是刘家的两块金字招牌。因此，患者云集，有时看病买药者挤在门口，门都推不开。刘老的叔父心肠好，处处为患者着想，能用廉价药治疗的，绝不给开贵重药材。这一来，虽然诊所兴旺，但收入平平，只够刘老全家糊口，勉强维持祖传医业，并没有大的发展。

刘老家的医书很多，是祖上一辈辈积攒下来的，从刘老的祖父刘德玉到刘老自己，刘家人随处买书，年年藏书。刘老的祖父常说：攒钱不如存书，书多了才是一笔永恒的财富。就这样日积月累，各门各类的医书已摆满了五六个大书架。书房悬挂着刘老祖父亲笔书写的柳体条幅："书山有路勤为径，学海无涯苦作舟。"刘老每天都要念诵几遍，作为自己继承、发扬祖业的激励。

刘老苦读医书几乎达到了茶饭不思的地步。他读书有个好习惯，随时记录笔记、爱思考，弄不懂的就向叔父请教。每当叔父出门给人看病，刘老就紧随其后，叔父给人切完脉，他也要切一下，把自己的体会记下来。回家的路上，就向叔父求教，揣摩叔父辨证施治的思路，有时候还和叔父讨论一番。晚上，他再将自己这一天的心得体会记录下来，以便日后反复研究对比。

家里人口多，收入少，靠叔父一个人支撑这个家很不容易。刘老夜里读书，为了节省电费，他受匡衡凿壁偷光的启发，借窗外路灯，并用镜子反射路灯的光亮叠加，使光线增强一些。这样他就可以躺在床上，借着微弱的光线看书了。在那些清凉如水的夜色之中，刘老就是这样如痴似醉地学习中医书籍的。

不少医书读熟了，也会背了，但其中的大部分内容，刘老理解得并不透彻。比如《药性赋》上说"犀角解乎心热，羚羊清乎肺肝"，为什么"犀角解乎心热"？羚羊为什么"清乎肺肝"？他很不理解。诸如此类的疑问很多很多。

一次刘老的叔父从药店里拿回来一个完整的鳖甲和一个完整的龟甲，让他辨认，哪个是鳖甲，哪个是龟甲。他仔细研究了半天，知道不是一样东西，可就是叫不准各自的名字。刘老的叔父笑着说："我知道你看了、背了不少医书，可是光背还不行，必须与实际的东西联系起来，这样才能在行医时派上用场。"然后就拿起鳖甲和龟甲来，详细地给刘老讲解它们的区别和各自的药物功效。

接着刘老的叔父语重心长地说："学习要逐渐深入，循序渐进，学有所得，学以致用，每一味药都是跟人的性命相关的！"看着刘老入门的医学书籍学得差不多了，叔父把他领到书架旁，指给他说："从现在开始，你要重点学习《医宗金鉴》，这可是集清朝以前的医学典籍之大成，是一部了不起的医学巨著。这是学医者的必读典籍。这里边你首先要读透的是《正骨心法要旨》《外科心法》以及《儿科心法》，这三部书你日后用的地方特别多，也特别重要。"接着，他又告诉刘老一定要看《黄帝内经》《伤寒论》《金匮要略》《神农本草经》《伤科补要》《疡医大全》和《濒湖脉学》等医典，“这些书要一部一部地读，重点一定要记住，随时写笔记，领悟要透彻。尤其要牢记《濒湖脉学》，这是从医者切脉所必须学会的登堂入室之作！”

从此刘老更加忘我地扑进了中医学的知识海洋里，日夜苦读。刘老的祖母曾偷偷地问刘老的叔父：“是你逼孩子这么拼命学习的吧？可别把他学傻啦！”叔父说：“这孩子自己肯用功，对医学探索感兴趣，这都是好事。您就放心吧，我看他将来医学成就会比我强呢。”

刘老小时候，祖父就经常给他讲古代名医的故事，对扁鹊、王叔和等为中医事业做出杰出贡献的人物，更是崇拜和敬仰，从小刘老就决心长大后也做像他们那样的人。自从刘老的叔父给他指出学习中医入门典籍后，他就反复研读、随时向叔父请教。尤其是《濒湖脉学》，刘老几乎把书都翻烂了，且倒背如流，可是放下书之后，他感觉不得要领，到了给患者切脉，更是难以确定诊断。刘老的叔父说这就是中医常说的“指下难明”，并悉心指导说：“熟读王叔和，不如临证多。学诊脉，关键就是要在临床实践中学习和理解，在实践中掌握和运用！”此后，刘老每逢患者就诊切脉，然后再让叔父给患者切脉，并听叔父讲解脉诊和对症治疗方法。经过长时间的临床积累，他自己就积累了许多切脉的心得体会，对各种脉象渐渐有了些认识和掌握。

刘老的叔父告诉他，浮、沉、迟、数、滑、涩、弦、洪，这些纲领脉必须牢记，另如缓、弱、濡、芤以及促、结、代脉也需临证鉴别，否则临床时就会指下难明，手足无措，更何谈辨证施治？

功夫不负有心人，经过无数次的切脉，刘老日积月累，逐渐掌握了要领，切脉准确程度越来越高，以至于后来几乎跟叔父切脉的结果达到一致。

看着医术日益精进的刘老，叔父心里感到由衷地高兴，常拍着刘老的肩膀说：“你要继续努力啊，等你赶上我能独立出诊的时候，我就把这个药箱交给你，我在家坐着接诊，可以享享清福了。”

学习中医正骨的重点是正骨手法，所以《医宗金鉴·正骨心法要旨》特别强调：“手法者，诚正骨之首务哉！”具体手法是“摸、接、端、提、推、拿、按、摩八法”。摸法是第一法，是用在术前摸诊和术后检查的手法。刘老的叔父说：“摸法即用手细细摸其所伤之处，或骨断、骨碎、骨歪、骨正、筋强、筋柔、筋断、筋走、筋寒、筋热，并所患之新旧，先摸其或为跌仆、或为打撞，然后依法治之。”又说：“在正骨复位时，必须做到机触于外，巧生于内，手随心转，法从手出，或拽之离而复合，或推之就而复位，或正其斜，或完其阙，则骨之截断、碎裂、筋之弛纵、翻转离合，虽在肉里，以手扪之，自悉其情，法之所施，使患者不知其苦，方称为手法也。”叔父一字一句地说给刘老听。他还强调指出：“至于接、端、提和推拿按摩手法，须在临床实践中体会运用，久而久之，才能得心应手，收到实效。”所以刘老经常和叔父一起为患者接骨、拿环，顺骨捋筋。随着临床经验的丰富，刘老的医术也在不断提高，叔父不在的时候，他也能给患者诊治一些常见病。

1946年早春的一天凌晨，天还很黑，就听有人叫门接先生（当地对医生的称呼）。刘老披衣开门一看，两个农民赶着一辆花轱辘车站在门前，那个年轻的农民急切地说：“刘老先生在吗？我们是十六号屯的，我弟弟头部受了重伤，人都快不行了，请刘老先生务必去给看看。”看得出，他们是在焦急万分的情况下，连夜走远路赶过来的。不巧的是，叔叔昨天出诊没有回来，今天是否能回来还说不准。那个岁数大的农民得知老先生不在，当时就哭着说：“看来这是天意啊，我儿子的命保不住了……”哭声惊醒了刘老的祖母。祖母一向心地善良，一听这种情况，也跟着着急，就对来人说：“我们家的老先生虽然不在，可小先生在家。你们要信得过，可以让他先去看看，等老先生回来，再给接着治。”听了这话，那个年岁大的农民犹豫了一下，最后无可奈何地说：“那也只好这样了，能不能救过来，就看我儿子的造化了。”接着他又叮嘱道：“我儿子伤得很重，你要多带些药，特别是能止血的药。”刘老看出这位老人对他不放心，但为了救人，他不能推辞。于是，刘老认真地检查了药包里的药，坐上花轱辘车，去患者家里了。

当刘老到患者家中后，来不及细问，就急忙检查伤势，发现患者伤得很重，创面特别大，从左侧眼眶及脸颊至唇上全部都撕裂开了，颧呈凹陷性骨折，而且伤口还在渗血，患者已经处于昏迷状态，脉沉细无力，呼吸微弱，口唇苍白干裂。在一般人看来，这个人就剩一口气了，能否救治过来，连他的家人都失去了信心。但刘老凭着跟随叔父多年从医的经验，从以往脉象上推断，这个患者，还有救治的希望。刘老赶忙把大剂量当归补血汤加大剂量人参急煎给患者灌服，紧接着给患者进行创面处理。由于创面很大，处理起来很费事，只能一点一点地清洗，然后敷上止血药。这时刘老就全神贯注地仔细观察患者的神态、呼吸和脉搏。令人高兴的是不久患者就有了好的转机。脉搏虽然仍处于沉细无力的状态，但患者的神态较好，呼吸逐渐变得均匀了。“现在患者已经脱离危险了！”刘老兴奋地说。于是患者全家人都松了一口气，尤其患者的父亲拉着刘老的手说：“小刘先生，你可是我们的救命恩人啊！没想到我儿子能活过来，太感谢您啦！”这种能用纯中药抢救危重患者的案例，刘老自己也感到不可思议。他暗自下定决心学好中医，做到真学、真会、真用。

刘老回家后，把这个患者的病情以及自己的治疗方法向叔父作了汇报。叔父听后，奇怪地问：“这个患者的病情那么重，你当时就没害怕？”刘老回答说：“当时只顾救人，就忘了害怕。”叔父想了想又问：“你是怎么想到这些救人的方法的？”刘老如实回答道：“患者当时的病情的确很重，已处于昏迷状态，呼吸微弱，脉细身凉，这是失血过多、要出现亡阳的表现。”他接着说：“要是在平时，我也不敢轻易用这么大剂量的补阳补血药，可是医书上明确写道，失血的脉象若见‘虚细沉小和缓者生’，若见‘浮洪数大实虚促者死’。这个人的脉象，正好属于前者，所以我想，用了咱们的补血药一定能有效。”叔父听后大为惊讶，拍着桌子对刘老的奶奶和妈妈说：“妈，嫂子，咱们家孩子以后一定能有所作为，他今后能独自行医了！”叔父几乎是喊着说出这番话的。

刘老时年19岁，初次独自治疗好这么严重患者的案例，这给刘老对中医正骨事业带来了极大的信心，也让他对自己的未来充满希望。正如没有天生的信心，只有不断培养的信心。

二、执业与再学习

刘老的医术是在不断临床实践中得到进步和提升的，但是刘老对中医知识的渴望和热忱并没有减退，天天熟读中医经典是刘老的必修课。叔父对刘老的求学、好学而感到满心欢喜，但表露出来的时候并不多。自从救治了那个被车轧伤的人之后，远近的村民们一传十，十传百，一时间都知道镇上刘家的小先生医术精湛，堪比名医。但叔父对他的教育却更加严格了。刘老常听到叔父的话就是：“别以为自己能处理一些患者，救过危重患者，就了不起了，就放松了学习，那是不行的！你要知道，自己还差得远呢！”其实，刘老心里明白，这是叔父对他的鞭策，让他不骄不躁继续努力，要不懈地学习和工作实践，尽早学有所成，接过叔父的班。

1946年夏秋之交，刘老在叔父身边已学习整四年。叔父说："柏龄，你该出师了。我把诊所交给你，你今后就要独自行医，咱们老刘家就看你的了。"从此，刘老就成了"刘氏正骨"第三代传人。遂于10月初挂起了"刘柏龄中医正骨诊所"的牌子，便独立正式接待患者。不久后刘老接诊了一位特殊的患者，给这位患者诊治的过程，让刘老终生难忘。

那是一位重症的女性农民，50多岁，姓程。她家离刘老所在的三岔河镇有20多里地。程大妈平时以养猪为业，有一次，她去野地里割猪食菜，不慎左前臂被荆棘划伤。因感染创口继续恶化，西医认为是"坏疽"，必须去大医院进行手术截肢，否则会危及生命。因为这个小伤口就得截肢？程大妈宁死也不肯，她的家人也坚决反对做截肢手术，患者抱着最后的希望找到了刘老，想通过中医再试试看。

刘老来到程大妈家中，看到程大妈病得确实不轻，当时已处于半昏迷状态。再看左前臂，肿胀严重，整条胳膊都泛着光亮，周围还有一些小水疱，触摸创面，有捻发音。从这些来看，程大妈的病势已经非常严重。

刘老又给程大妈诊脉，其脉洪大而数；观其面色灰暗无光泽，舌苔黄而厚腻。刘老通过中医辨证施治给患者急投"急救护心散"，紧接着又急煎清热解毒汤冲服梅花点舌丹。接着用千分之一的高锰酸钾溶液冲洗创面，然后撒上提毒散。经过一系列中医方法的急救处理后，程大妈的病情有了转机，她的意识也渐渐清醒了，但病情还是不容乐观。这时候，刘老再次诊脉，发现脉象仍见洪大而数，但患者呼吸较前均匀了，还小便了一次，尿色深黄，量较多。继之她又解大便一次。又过了一会儿，她用微弱的声音说："给我点水喝。"她的儿子听到母亲要水的声音，激动得流出了眼泪。这时，刘老仍冷静地对他说："患者刚醒过来，非常虚弱，你们不要大声惊动她，让她好好休息，要安静！"虽然患者的病情有了转机，但还没有脱离危险，还需要进一步辨证施治。就这样，刘老在患者的家中住了3天，每天都针对患者的不同病情采取了相应的救治措施，直到患者的病情稳定，才回到了诊所。以后他每隔两天去观察患者病情，进行换药和处理创面一次。直到病情大有好转，逐渐痊愈才放下心来。

后来，刘老想起这事就后怕，因为当时他不知道什么是"坏疽"，只知道是一种由感染而致的很严重的恶疮。他在研读《医宗金鉴·外科心法》时，记得上面讲过："痈疽原是火毒生，经络阻隔气血凝，外因六淫八风感，内因六欲共七情，饮食起居不内外（因），负跳跃扑损身形……疽由筋骨阴分发，肉脉阳分发曰痈……"由此可知，这个患者左前臂被荆棘刺伤感染，其实是火毒蕴结、经络阻隔不得宣通，导致肿痛、溃疡、蚀筋腐骨；又由于毒火攻心，所以才出现烦躁不安、身热、呕吐，甚至处于半昏迷状态。他当时按照"蚀筋腐骨的恶疽"和"毒火攻心"的理论辨证施治，故急投"急救护心散"并给大剂量清热解毒汤（金银花、连翘、蒲公英、地丁、重楼、黄连、黄芩、黄柏、大黄、栀子、天葵子、车前子、牡丹皮、生地、水牛角等）冲服梅花点舌丹。创面初敷提毒散，脱腐后用生肌玉红膏加生肌珍珠散的局部处理方法是非常合理和科学的，才使患者转危为安，及至治愈。

经过学习和查阅有关资料，刘老对此病有了更深的认识和了解，知道该病确实是"气性坏疽"，是一种严重的急性特异性感染，是由多种厌氧产气杆菌所引起，临床特点是起病急，发展快，局部剧烈疼痛、肿胀、产气、恶臭和大块组织坏死，并伴有严重的全身毒血症状，如不及时处理，常会丧失肢体，甚至危及生命。

刘老对这位患者用中药进行急救处理，是一次大胆的尝试。他在治病的过程中，也有了许多体会，为他以后行医积累了又一例经验。从一般情况看，遇到危重患者的时候，通常的做法都是求助于西医来解决，而像刘老这样采用中医方法急救的临床案例实在少之又少。刘老之所以能用中医的方法勇敢大胆地抢救危重患者，不仅说明他"救死扶伤"的高尚医德，更说明他中医理论功底深厚，临床辨证准确才有此创举。

1948年初成立了扶余县第十八区（三岔河镇）中医联合诊所。刘老率先加入了诊所，并将自己诊所以往使用的一些用具、医疗器械和药品送给了诊所，为诊所建设贡献自己的力量。同年参加了卫生工作者协会，被选为扶余县第十八区（三岔河镇）分会组织委员。1951年，扶余县人民政府将刘老调到区人民卫生所（今扶余县人民医院）任中医师。

随着刘老医术的提高，他的社会知名度也在不断提高，人们都知道三岔河镇有个能治疑难大病的小刘先生，不但医术高、身怀起死回生之术，而且还有祖传秘方。刘老开的方药确实有药到病除的神奇疗效。所以许多患者从四面八方来三岔河镇找刘老治病，甚至还有来自榆树、德惠等邻县和黑龙江邻近市县的患者。

当刘老在专心致志、夜以继日地深入研究常见病和多发病的治疗方法、方药的紧张时刻时，扶余县人民政府卫生科通知他报考吉林省中医进修学校。听到这个消息，他简直就像做梦一样，根本没想到自己还有再一次读书的机会。“国高”毕业之后，看着昔日的同学，有的上了大学，有的出国留学，可是由于家庭条件所限，刘老只能放弃了这个美好的梦想。而现在，这种机缘却悄然不觉间又来到他的身边。刘老按县政府通知要求的时间，如期参加考试。当他考完试后，觉得自己有百分之八十的把握，因为自己念的书较多，考题既有理论又有临床和中药、方剂等。交卷后，刘老对自己的成绩充满信心。

在急切的等待中，好消息终于长着翅膀飞来了。1955年8月上旬的一天，刘老正在认真地为患者做诊查，县政府卫生科的张科长特意告诉他说：“你被省中医进修学校录取了，赶紧准备一下,9月10日入学。”1955年9月10日上午，刘老乘坐从三岔河开往省城长春的火车，来到了梦寐以求的吉林省中医进修学校，在心潮澎湃之余，刘老的心思又沉重起来，自己之所以能有机会到中医高等学府进修学习，他由衷地感谢中国共产党，感谢人民政府对他的重视、关怀、培养。所以刘老暗自下定决心，一定要好好学习，努力学习，决不能错过这个好机会，把过去没看明白的、没弄懂的知识，一定要弄懂、弄通、会用，将来更好地为继承和发展中医药事业、为人民的健康做出更新更大的贡献。

吉林省中医进修学校为办好第一批进修班，聘请一批当时在全省颇有名望的老师。中医老师居多，也有西医老师，这些学识渊博、品德高尚的老师，为了弘扬祖国医学，呕心沥血地忘我工作，毫无保留地介绍他们各自宝贵的临床经验，这种精神深深地感染着刘老。在这些老师的身上，刘老如饥似渴地汲取着知识的营养，不管是吃饭、走路，还是上厕所，他都是手不离书，一学就是半宿，虽然吃饭住宿条件有些艰苦，却丝毫没有影响他对学习知识的渴望与执着。一些中医书籍晦涩难懂，刘老就将它们记录在本上，第二天上课或者课后，主动找老师求问明白。在课堂上，刘老非常愿意接受各科老师的提问，真诚地向老师们学习、探讨解决一些实际问题。时间长了，老师们都非常喜欢愿意学习的刘老。刘老对于知识的汲取，真是如痴如醉，甚至课余的时间他也不放过，和一些老师们探讨中医、探讨人生，最后有的老师和刘老成了志同道合的好朋友。随着刘老的勤奋学习，他的成绩不断提高，对大多数新知识，都能当堂吸收。刘老最尊敬的王海滨老师，看着他说："刘柏龄真乃杏林新秀啊！"

1956年11月，一年的进修学习结束了，刘老顺利通过毕业考试。在毕业典礼上，刘老高兴地领取了"毕业证书"和"品学兼优"的奖状及一支金星牌金笔的奖品。正当刘老准备告别老师和同学的同时，又一个让他意想不到的好运降临到他的头上。

校长笑着对刘柏龄说："我告诉你一件好事，学校决定让你留校工作，你愿意吗？"刘老简直不敢相信这个事实。经过省卫生厅批准，刘老成为年轻中医教员。毕业后开始讲授《中国医学史》课程。由于刘老家传正骨，有一定临床经验，刘老兼教"正骨科"的课程。

1958年夏秋之交，刘老执教已将近两年，卫生部委托北京中医学院举办一期中医教学研究班，主要是继承和发展中医，提高中医理论，培养中青年骨干，为医、教、研增加新的力量，学习内容主要是四大经典等一些中医重要内容。对于这个千载难逢的机会，学校领导经过精心挑选，决定委派刘老和任继学两名出类拔萃的年轻教师去北京深造。

1958年8月10日，刘老等人一行踌躇满志地踏上开往北京的列车。经过18个小时的旅程奔波，终于来到了他们盼望已久的北京中医学院（现北京中医药大学）。8月12日，学校举行了隆重的开学典礼。卫生部主要领导亲自到会，并作了重要讲话，对每一个来这里学习的学员都是极大的鼓舞。这期的学习班共有137名同学，分成10个学习小组，每组都选出1名学习小组长。刘老被学校推荐为班级的学习委员。

学习班以中医四大经典为主，还有《中医各家学说》《五运六气》《针灸学》《正骨学》等中医专业课程，以上的主课在一个多学年的时间全部授课完毕。能有机会和全国知名的中医医学专家、学者深入地交流、学习，刘老感到从没有过的自豪和荣幸，他惜时如金地在这座知识的宝库中寻求中医的真谛。作为班级的学习委员，刘老有很多和这些中医专家学者接触的机会，每当这个时候，他都会带着学习上的问题向他们求教，老师们也被他的这种求知的精神所感动，经常在一起交流。老师们的学识，对年轻的刘老的精神世界都是一次高尚的洗礼。这一年多的艰苦而充满快乐的学习，对悟性较好的刘老来说，不管在思想境界上，还是医学知识上都是一次跨越式的提高。正因为这个提高，才使得刘老有机会在北京学习期间主持并组织编写了全国高等中医院校的第一版教材《中国医学史讲义》。这次编写教材是在宋向元老师领导并指导下进行的。编写第一版全国性教材，是一项很艰苦的工作，虽然有一些可供参考的资料，究竟怎样把它组合起来写成一部符合全国中医学院使用的“讲义”，实在是一件很难的事，大家虽然在本校写过一些“讲义”和“讲稿”，可毕竟是在小范围内应用。面对这些困难，刘老丝毫没有退缩，他觉得能有机会编写这个教材，是自己一生的幸事，是一次写作锻炼的好机会，他暗下决心，不管遇到多大的困难，一定不辜负学校的信任，高质量地完成学校交给的任务。

在编写《中国医学史讲义》的同时，正赶上全国大炼钢铁运动。学校提出“上山种树、大炼钢铁、编写教材三不误”。在大炼钢铁期间，动员一部分同学完成北京市委号召的上山种树的任务。而编教材时间紧、任务重，刘老带领编写组的同学丝毫不敢懈怠，他们夜以继日地工作着。看到他们实在太累，学校又给他们派来6名同学，协助查找资料和抄写初稿。刘老带领这十几位同学，每天和大炼钢铁的同学一样，下午直至午夜，毫不松懈地工作着。为了增加《中国医学史讲义》的深度和内涵，他在编写过程中，亲自带领几位同学采访了医史学家陈邦贤老先生、医史文献学家耿鉴廷先生以及马堪温先生等，充实了许多宝贵资料，也使他从中学到了书本所不能学到的知识。经过5个月的紧张忙碌，终于完成了《中国医学史讲义》的初稿，由刘老进行了统稿，然后交给宋向元老师审定。后来又经过在广州召开的全国中医教材会上审定通过，于1962年由人民卫生出版社出版发行。

刘老经过北京的深造学习后，对于中医知识得到了更深层次的理解，至今刘老仍常常想念他的恩师——宋向元等老一辈中医专家，无限感激他们的深情教诲和引领。正因如此，刘老才能在今后中医的路上走得更远，最终成为了一位不可多得的中医骨伤界的大家。

三、回校任教，培育中医人

1960年8月，在北京中医学院结业典礼上，刘老高兴地领取了“结业证书”和“优秀生”奖状。圆满完成两年的学习生活，踏上返回母校的列车。

吉林省中医进修学校已经于1958年8月正式更名为长春中医学院，即现在的长春中医药大学。从北京回到长春时，正值放暑假。可是他一天也没有休息，第二天就去学校报到。校领导见到刘老后非常高兴，并告知他，学校已对他的工作做了新的安排，由他担任中国医学史教研室负责人和中医外科教研室主任，并兼管五官科教研室。那时的中医外科教研室包括疮疡外科、骨伤、皮肤和肛肠等科，是全校最大的一个中医临床教研室。

学校初建，教员、教材都缺。当时摆在刘老面前最大的问题就是——急需教材，尤其需要《中国医学史讲义》和《正骨学讲义》。因此，初回学校这个暑假里，刘柏龄没有休息一天，学校决定由他编写这两部教材。好在《中国医学史讲义》有他在北京中医学院编写的初稿，也就比较省劲，很快就编写完了。编写临床课《正骨学讲义》要远比《中国医学史讲义》麻烦得多，刘老查阅了大量的文献资料，费了很大周折，才基本成形，后又经过多次修改，终于完成了较新颖的《正骨学讲义》。一个暑假，编写了两部教材，其劳累和紧张程度可想而知，真可谓“三更灯火，五更鸣”！完成教材的编写，只是重要任务之一，更累的是繁重的教学任务。

在长春中医学院建校之初，由于设备奇缺，人员不足，刘老一人承担了《中国医学史》《中医外科学》和《中医正骨学》的教学工作，成为一人兼三个教研室负责的第一人。开学第一堂课，刘老教的是《中国医学史》，再加上本科和西医学习中医班的《中医正骨学》课程，一天多达六节课。每天总是紧张地查资料、找文献、写讲稿，甚至连吃饭、走路、上厕所都在备课。同时又加上疮疡外科。一学期刘老是1个人干了5个人的活。他生活的所有内容就是上课、备课，循环往复，单调枯燥乏味，却又紧张得不得了。刘老以一个人民教师坦荡的胸怀和知难而上的精神，战胜了一个又一个困难，除临床医疗外并按计划完成了学年所承担的教学工作任务。

1967年，根据新的教学精神，刘老又重编了《中医正骨学讲义》（大学本科用）和《中医伤科学讲义》（西医学中医用），均由长春中医学院出版并使用。1974年刘老参加编写全国统编教材《中医外伤科学》（史称三版教材），1975年由上海人民出版社出版、发行，1980年参加编写全国统编教材《中医伤科学》（史称第四版教材），由上海人民出版社出版、发行。

第四版教材应用时间不长，原卫生部于1982年10月在南京召开了全国高等中医院校教材编审会议。会议决定重新编写《中医伤科学》并要求汲取前几版教材长处，力求使新教材保持中医理论的科学性、系统性和完整性；坚持理论联系实际的原则；正确处理继承和发扬的关系等。由广州中医学院主编，刘柏龄参加编写工作。本教材史称第五版教材，1984年定稿，1985年由上海科学技术出版社出版、发行。

《中医伤科学》教材应用10余年，它不仅供本科学生用，甚至硕士研究生、博士研究生都在应用。直至1996年，在长春召开全国高等中医院校骨伤教育研究会会议期间，与会代表强烈要求重新编写一部符合现代科学进步、社会发展需求的新的《中医骨伤科学》教材。于是由学会主持，组织全国18所中医院校骨伤科教师组成编写组，分工协作。开始编写新版《中医骨伤科学》，刘老担任主编，1998年由人民卫生出版社出版发行。该教材的特点是：在《中医伤科学》（第五版）教材基本内容基础上，增加了骨病和创伤急救，充实了基础知识与临床需要，使内容更全面，突出了中医特色，吸收现代医学精华，使内容更加新颖；体现了深厚的基础理论，注重了临床实践和培养学生的实际操作能力，使之更加实用。并力求系统完整，条理层次清晰，语言简练明了，图文并茂，以利现代教学的需要。全书60多万字，插图380余幅，供五年制中医专业、针灸专业、推拿专业和骨伤科进修生使用。在全国各高等中医院校应用期间反映较好。

刘老还主编了全国高等中医院校骨伤专业教材：《中国骨伤科学·治疗学》（广西人民出版社，1987）、《中医骨伤科各家学说》（人民卫生出版社，1991一版、1998二版）。自著《刘柏龄治疗腰病手法》（卫生部医学视听教材，DVD光盘，人民卫生电子音像出版社，2005）。由此可见刘柏龄在中医骨伤科教材建设方面做出了巨大贡献。

四、确立学术思想与科研发明

在漫长的岁月里，刘老边学习、边实践、边研究，从中他深刻地体会到，自己所从事的中医骨伤科专业大有可研究的内容。

在实践中，刘老初步确立了“治肾亦即治骨”的学术思想，这是以“肾主骨、生髓，髓充则能健骨”的理论为指导提出的。

《素问·宣明五气篇》云：“肾主骨”；《灵枢·本神》云：“肾藏精”；《素问·六节藏象论》云：“肾者……其充在骨”；《素问·阴阳应象大论》云：“肾

生骨髓……在体为骨。”肾藏精，精生髓，髓养骨，所以骨的生长、发育、修复，均须依赖肾藏精气的滋养和推动。临床上肾的精气不足，可见小儿的骨软无力，行迟，囟门迟闭，以及某些骨骼发育畸形；对成人而言，肾精不足，骨髓空虚，不能养骨，易致下肢痿软而行动困难，或骨质疏松、脆弱，易于骨折等。《诸病源候论·腰痛不得俛仰候》云：“肾主腰脚”，“劳损于肾，动伤经络，又为风冷所侵，气血搏击，故腰痛也”。《医宗必读》认为腰痛的病因：“有寒、有湿、有风热、有挫闪、有瘀血、有滞气、有积痰，皆标也，肾虚其本也。”所以肾虚者，易患腰部扭闪和劳损等，而出现腰酸背痛，腰脊活动受限等症状。又如骨伤折断，必内动于肾，因肾生骨髓，故骨折后如肾精不足，则无以养骨，骨折难以愈合。临床治疗时，必须用补肾之药，以续骨、接骨。“治肾亦即治骨”也。

20世纪60年代，刘老对“肾主骨”和“治肾亦即治骨”的理论作了深入研究。他认为保养肾的精气，是抵御病邪、防治骨病骨折、延缓衰老的重要措施。如女子七七、男子八八以后，肾脏衰、精少，筋骨、肌肉得不到很好的营养，因而形体皆极，骨质脆弱，易发生骨折，且折后愈合较慢。临床上女性绝经后发生骨质疏松、以及男性好发骨质疏松的年龄与《素问·上古天真论》所述“男不过尽八八，女不过尽七七，而天地之精华皆竭矣”的年龄段相吻合。因此，早期调养，保精气，壮筋骨，对防治老年“骨属屈伸不利”和骨折等病患是非常重要的。

在实践中，刘老用熟地黄、肉苁蓉、淫羊藿、骨碎补、鹿衔草等中药的水醇法提取液，以不同的给药途径（口服及腹腔注射）进行了动物（大鼠）实验。结果表明：①复方及单味药中的熟地黄和肉苁蓉具有抑制炎性肉芽囊的增生和渗出作用；②有一定的镇痛效应；③其抑制增生的作用可能是由于刺激垂体-肾上腺皮质系统释放肾上腺糖皮质激素的结果。所以在临床上，用上述药物的合剂治疗中老年骨质疏松、妇女绝经后骨质疏松以及骨质增生（退行性骨关节病）、骨折迟延愈合和不愈合等骨的疾病，都有较好的疗效。这些，都充分说明“治肾亦即治骨”的正确性和科学性。

刘老从事中医药教育和临床工作以来，始终把科学研究工作放在首位，他认识到，不进行科学研究，许多常见病、多发病、疑难病是无法取得满意的疗效的。这是一个医务工作者的失职，是一大憾事。因为刘老不论在门诊还是在病房接触的患者，大多数是中老年人罹患腰腿痛（有部分年轻人）。他们多数是体力劳动者，并且也都经过中、西药较长时间的治疗，而疗效并不显著，患者的痛苦难以解除，给生活、生产劳动和日常工作带来很大不便。虽然经过一些理化检查，多数没有异常所见，不过大多数患者，经放射科摄片，可见腰椎椎体有唇样增生改变，甚至出现骨刺或骨桥。这样的骨质增生病变，有人不认为是一种病，有的经过造影，确诊为腰椎间盘突出或腰椎管狭窄，只能手术治疗，并无有效药物可医。于是，刘老便有意识地对这些疾病做认真的总结、归纳、整理、实践，并查阅大量有关资料，得到了很大启发。他遵照《黄帝内经》所说：三八肾气平均，筋骨劲强；四八筋骨隆盛，肌肉满壮；五八肾气衰，发堕齿槁，以及“腰者，肾之府，转摇不能，肾将惫矣……骨者，髓之府，不能久立，行将振掉，骨将惫矣”的论述，认识到肾与骨、骨与髓内在的生理、病理变化，充分揭示了由骨质增生引起的腰腿痛的内在因素是由肾气虚不能生髓充骨而致的退变。他紧紧抓住这一机制，经过反复医疗实践，从多次成功的经验和失败的教训中，摸索出对本病的治疗规律，以及治疗骨质增生的“骨质增生丸”新药处方。这样使“骨质增生”从“不治”向“可治”方面转化，前进了一大步。

为了进一步探索骨质增生丸的作用机制，长春中医学院药理研究室用骨质增生丸复方和各单味药的水醇法提取液，进行了动物实验研究。实验结果表明：该药对中老年骨质增生（退行性骨关节病）、骨质疏松以及妇女绝经后骨质疏松、骨折迟延愈合和不愈合等骨疾病都有较好治疗效果。后经临床观察1800例骨质增生患者，总有效率在90%以上。该药经吉林省科委、省卫生厅主持科研成果鉴定，专家们认为：属国内首创，具有国内领先水平。

骨质增生丸从20世纪60年代至现在，已应用半个多世纪，共治疗骨质增生（退行性骨关节病）患者10多万例，取得较好疗效，总有效率在90%以上，从而填补了治疗骨质增生病的国内空白。应用到现在，其疗效不减，信誉不减，销量不减。目前国内很多药厂均在批量生产。20世纪80年代，在骨质增生丸处方的基础上，又研制出治疗颈、肩、腰、腿痛新药“壮骨伸筋胶囊”；20世纪90年代研制出治疗骨质疏松症的“健骨宝胶囊”和治疗股骨头无菌性坏死的“复肢胶丸”。这是刘柏龄第二代、第三代科研成果，应用于临床疗效均较满意。

刘老为了提高骨折的治愈率，20世纪80年代初，刘柏龄主动献出治疗骨折的“接骨”秘方“接骨灵”，该药主要应用动物药血肉有情之品的蜥蜴，配合植物药之骨碎补等，经过提取制成片剂，后改名为“接骨续筋片”。该药实验研究结果表明：家兔实验性骨折骨痂中胶原和钙含量，7天时用药组和对照组非常接近，14天和21天两组大幅度增高，用药组尤为显著，两组有显著差异。这说明，投给“接骨灵”后，对促进家兔实验性骨折愈合产生了积极影响。

接骨灵促进成骨活动，和我国传统医学治疗骨折的理论是完全吻合的。中医学特别强调以“活血化瘀为先”和“血不活，则瘀不祛；瘀不去，则骨不能接”以及“瘀祛、新生、骨合”，把活血化瘀作为骨折治疗的中心环节。在生理情况下，成骨活动依靠旺盛血循保证营养供应；在病理情况下，骨折愈合对局部血循依赖程度更大。凡能加强局部血运，加速凝血吸收和血肿机化的措施，都会对骨折愈合发挥有利作用。1984年，通过省级科研成果鉴定，专家认为：具有国内先进水平。后经长岭制药厂批量生产。

另如治疗风湿、类风湿性关节炎的“风湿福音丸”（原名：白山蘑菇药）的研究，1985年通过省级科研成果鉴定。专家认为：该药疗效确切，资料完整，数据可靠，无毒副作用，安全可靠，达到国内先进水平。后经敦化制药厂批量生产。1987年获省科技进步三等奖。与此同时，刘老还在中医传统外敷药“坎离砂”的治病原理启发下，以发热剂和自拟中药配方，研制成了专门治疗软组织伤痛及风湿骨痛的“汉热垫”。“汉热垫”于1986年，经吉林省卫生厅、省医药医疗器械工业公司主持科研成果鉴定，经省内外专家审评认为：①此项研究立题可取，设计合理，有可信的科学数据；②该药药理实验证明无毒副作用，无皮肤刺激及过敏反应，使用方便、安全，有效；③该药国内属首创，具有国内先进水平。后经长春长白实业公司投入批量生产，出口日本等多个国家。

紧接着，刘老还研究了专门治疗风湿骨痛和神经痛的“药柱灸”，即用艾绒和自制药物混合制成“柱状”小艾柱，应用于患者的病变部位或穴位上。经过临床观察，疗效非常好。1991年，通过省级科研成果鉴定。后经吉林益寿灸疗厂生产。

“骨质增生口服液”（经原国家药品监督管理局更名为“蠲痹抗生酒”）的研究，1992年通过省级科研成果鉴定，现在由长春人民制药厂生产。以上的科研项目，均通过省级科研成果鉴定。

刘老承家学而集众长，临床特别强调局部与整体并重，内治与外治兼顾。尤其注重手法的应用与研究，他荟萃隋、唐以来骨伤手法之精华，结合家传手技，进行整理、研究实践，自成体系。他把正骨手法归纳为拔伸、屈转、端挤、提按、分顶、牵抖、拿捏、按摩八法。具体地提出治骨与治筋两大类。

在长期的医疗实践中，他自创“二步十法”治疗腰椎间盘突出症、点刺“暴伤点”治疗急性腰肌扭伤、“一牵三扳法”治疗腰椎小关节紊乱症、“旋转牵拉松解法”治疗肩关节周围炎、“理筋八法”治疗慢性腰肌劳损，不仅独具一格，而且疗效卓著。其手法在我国北方独称一派，其特点是：重而不滞，轻而不浮，稳而且准，使患者不感痛苦，每收捷效而著称。尤其“二步十法”治疗腰椎间盘突出症，堪称刘氏正骨手法的代表。

五、中医的神奇魅力

刘老行医70余年，他在大量的医疗实践中，自如地运用中医的各种手法治疗大量的骨伤疾病。其深厚扎实的中医理论功底，准确地辨证，恰当地用药，妙手回春的高超技术，让同行和患者大为称赞，让人们不得不惊叹他高超医术的神奇魅力。下面节选他的几个医疗片段。

1.骨伤重患——抢救11条肋骨完全骨折，同时发生肩胛骨粉碎骨折合并严重血气胸危重患者

19××年10月11日上午，刚一上班，一台四轮车停在了医院门前。从车上走下两个农村大汉，他们用担架抬着一个生命垂危的重伤患者，走进医院门诊楼，后面跟着两个女人，看样子非常焦急。原来他们是从德惠县（现为德惠市）农村过来的。

患者名叫李××，男，52岁，农民。家住吉林省德惠县达家沟公社。患者于10月10日下午3时许，在秋收劳动中，不慎从车上坠落地面，被载重胶轮车从左肩及胁肋部擦压过去。当时患者痛苦难忍，时而神昏、气促，伤势非常危险，随即到当地医院就诊。医院从来没接治过这么严重的患者，注射镇痛药之后，医院建议到上级医院做手术治疗。他们没有耽误1分钟，就找个四轮车赶往省城长春。他们先后去了几家大医院，看过患者的伤情后，治疗方案基本上都是进行开刀手术治疗。而且，医生说手术能否成功，要看他个人的造化。听到医生这句话，患者及其家人都傻眼了，花钱且不说，患者是全家的主要劳动力，真要救治不了，一家人的生活可咋办呢？他们前思后想，最后决定，还是不做手术，去看中医吧。于是，他们来到长春中医学院附属医院。

医院骨伤科组成了以刘老为首的医疗抢救小组，开始进行紧张的工作。查体：患者营养中等，发育正常，面黄无华色，两目无神，嗜睡，气促烦闷，语声低微，表情痛苦，口唇干裂、色淡，舌质淡，苔黄而糙，脉弦细而数，呼吸28次/分，血压110/80mmHg。血红蛋白75g/L，红细胞2.75×10^{12}/L，白细胞7.5×10^{9}/L。颈部无伤，两上肢肤色苍黄，左侧肤温稍高，左臂因伤痛不能抬举，右臂活动自如，两下肢活动正常，脊柱无伤。少腹稍膨隆，拒按。自述：小便困难，大便未解，口苦不欲饮食，咳嗽，咳时引伤处作痛。

局部检查所见：左侧肩胛骨部按压痛明显，且有清晰之骨擦音，左胸及胁肋部有大面积皮擦伤，并渗血，损伤部压痛面积广泛。第2~5肋骨折端高凸畸形，有明显之骨擦音，6~11肋压痛明显，无畸形，按之有骨擦感，左上胸血肿并有捻发音。X线摄片显示：①左侧肩胛骨粉碎骨折；②左侧1~11肋骨完全骨折；③左侧血胸；④左侧胸壁软组织内积气。

这是一个非常危重的病例。11条肋骨完全骨折，同时发生肩胛骨粉碎骨折，合并严重血气胸的危重患者，医院过去不仅没有治过，而且在文献上也很少见到此类报道。

虽然没有文献（病历）可参考，但刘老认为，中医学的宝库中总有相类似的治疗方法。他凭着自己多年的临床经验，对该患者展开了治疗。

入院当天，刘老对骨折进行了手法复位，擦伤部以凡士林纱布覆盖保护创面，骨折部以硬纸板压迫稳定，外用多头布带包扎固定。然后，刘柏龄遵照中医学“瘀在上部者，当清上瘀血”，以防败血蕴肺、凌心，而致危笃难医的原则，开出内服药处方：全瓜蒌、牡丹皮、赤芍、蒲黄、茯苓、当归尾、五灵脂、刘寄奴、桃仁、红花、柴胡、黄芩、生地、陈皮、甘草。另用血竭、三七粉（共研细粉分2次冲服），水煎300ml，分2次早晚服。

10月12日诊查：患者疼痛减轻，咳嗽、胸闷、气短仍然，睡眠不实，多梦，少腹膨隆稍减，小便时阴茎作痛，排尿不畅，尿色黄赤量小，大便未解，食纳不香，口渴不喜饮。舌质淡红，苔黄厚腻，脉弦细而数，呼吸24次/分。擦伤部无感染现象，左胸及腋下肿胀仍然，捻发音（+），触按小腹部疼痛稍减。

服药已奏效，刘老非常高兴。治疗按原方不变，加车前子（包煎）、竹叶、川贝母、厚朴、大黄（后下），水煎300ml，分2次早晚服。

第三天诊查：患者自述：伤处已不痛，咳嗽、胸闷稍减，气短仍然，睡眠不实，少腹胀满大减，小便时阴茎已不痛，尿仍赤，量略增，大便未解，饮食略增，口干不喜饮。口唇干裂色淡，舌质淡红，舌苔黄腻，脉仍弦细而数，呼吸21次/分。外伤情况良好，骨折处无不良变化，擦伤皮肤良好，左胸及腋下肿胀渐消，捻发音（+）。

虽然患者已经渐趋好转，但气血胸症状仍未完全消退，并数日未解大便，溲赤而涩。刘老遵照“活血化瘀，理气化痰，疏通腑气”的原则，加重前方（12日方）药量，再进一剂。

第四天诊查：患者于昨天下午解大便一次，色黑而硬，小便仍赤，量已增多，少腹略感轻松，胸闷气短减轻，咳嗽大减。睡眠仍不实，饮食增加，口干微渴。有时全身不适，轰热，夜眠盗汗，头晕、耳鸣。伤处已不痛，查：舌质淡红，苔薄微黄，脉细数无力，呼吸20次/分，血红蛋白80g/L，红细胞3.74×10^{12}/L，白细胞8.4×10^{9}/L；局部所见良好，左胸及腋下微肿，捻发音（+）。

经过3天的治疗，病情基本稳定。虽然患者素体健壮，但因伤势过重，气血津液损耗太大。刘柏龄认为此时当“攻补兼施，不致攻邪而伤正，或补正而留邪”。方用：人参、黄芪、当归、川芎、赤白芍、生地黄、 牡丹皮、石菖蒲、远志、茯神、苏木、枳壳、瓜蒌、桃仁、竹叶、大黄（后下），接骨丹10g，分两次冲服。水煎300ml分两次早晚服。该方服至11月5日。

经过3周多的治疗调养，11月6日诊查：患者精神状态良好，食欲增加，二便调和，呼吸均匀，睡眠安稳，全身无不适感，左胸及腋下肿胀消失，捻发音阴性，局部大面积擦伤已痊愈，骨折处无压痛，左上肢已能抬举和外展，自动或被动活动无疼痛和障碍，化验检查：血红蛋白115g/L，红细胞4.1×10^{12}/L，白细胞8.6×10^{9}/L（11月2日检验）。

刘老认为患者病情恢复良好，本着“动静结合”的治疗原则，协助患者于本日开始坐起，练功活动及深呼吸（约15~30分钟），每日有规律地进行两次。患者除稍感气短外，无其他不良反应。刘柏龄继续按上方治疗（其间稍做加减）至11月23日，经X线摄片检查：骨折已临床愈合良好，血气胸现象已消失。此后，仍遵前法调治，于12月1日始，患者能主动做些轻微劳动，如打水、擦地板等，亦无不适感。

刘老等全科医护人员经过57天的全力抢救治疗，12月8日，患者痊愈出院。临行前，患者特意给医院党委写了一封感谢信，这位干了20多年农活的农民老大爷激动地说："都说只有西医才能救急，没想到中医也这么神奇，竟然这么快就把我抢救过来了。都说'伤筋动骨100天'，没想到我50多天就恢复了正常，身上没动一处刀。我感谢共产党，感谢党培养了像刘柏龄这样医术高超的大夫，是共产党的好医生给我第二次生命……"

2. **一针见效——点刺"暴伤点"治疗急性腰肌扭伤**

20××年3月12日，一位30来岁女患者被一男子背着来到刘柏龄的门诊，她疼痛难忍，面部表情十分痛苦。原来，她在4个小时前在工作单位劳动时不慎闪腰，致疼痛，不能活动。

诊查：腰部活动受限，下腰4~5及腰5骶1间压痛（+），腰肌紧张，直腿抬高试验阴性。上唇系带显露"暴伤点"。

X线摄片检查：脊柱腰段变直，各椎体未见明显异常。

临床诊断：急性腰肌扭伤。

刘老决定用点刺"暴伤点"宣通经络，针刺通经，舒筋，解痉祛痛。首先，进行点刺"暴伤点"。针具进行常规消毒后，用左手拇、食指提起上唇即可显露"暴伤点"（"暴伤点"是指位于上唇系带中点，"龈交穴"附近，米粒状的白色颗粒），用右手持三棱针将"暴伤点"刺破，同时点刺"龈交穴"至少量出血。然后进行针刺"人中穴"：患者仰靠椅上，于人中沟的上、中1/3交界处取穴，局部常规消毒后，用毫针向上斜刺0.5寸，重刺激、捻转，留针20分钟，每5分钟捻转1次，在留针过程中，令患者站起深呼吸并活动腰部。10分钟后，患者腰痛症状立即消失，一下就站了起来，顷刻间就又像个正常人一样。神奇的功效，让患者连连感激。这一针下去不要紧，令在场的人顿时看得惊呆了，他们各个唏嘘不已："简直就是神针一样！一针见效，真不愧为老专家、老中医，这个专家号不白挂呀！"

急性腰肌扭伤，俗称"闪腰岔气"，是腰痛中最常见的疾病，多见于从事体力劳动者，或平素缺乏锻炼的人。其发病急，症状重，往往影响人们的正常生活、工作和生产劳动。所以对急性腰肌扭伤的诊断、治疗、预防，是腰痛防治的重点。早期治疗效果好，否则会遗有长期腰痛，造成治疗困难的不良后果。

这个一针见效的“神针”就是由刘老经过临床多年的实践独创的“一针法”，即点刺“暴伤点”（配刺人中穴）治疗。这个针法效果非常理想可靠、立竿见影。大凡急性腰肌扭伤患者，几乎都在上唇系带上出现“暴伤点”，该点位于督脉循行路线的尾端。《难经·二十八难》记载：督脉为阳脉，起于前后二阴之间的会阴穴，上行合并脊柱之中，继而上行至风府穴入属于脑，又经过头顶的百会穴，由鼻柱之中间至上齿龈之“龈交穴”而出。“暴伤点”的出现，可能是由于腰肌扭伤后，行于腰部正中的督脉经气受到损伤。督脉总督一身之阳经，为“阳脉之海”，阳经受损，均可反映于督脉。经络受损，经气不利，影响气血的运行，循督脉上行传至唇系带（龈交穴）遂现“经结”，即“暴伤点”。

点刺“暴伤点”有活血祛瘀、行气止痛之效，符合《内经》“菀陈则除之”的治疗原则。另外，《灵枢·终始》有“病在上者，高取之”，《玉龙歌》曰“脊背强痛泻人中，挫闪腰痛亦可针”，故配合针刺“人中穴”亦增强疗效，而“人中穴”亦督脉之络也。如此，可以激发督脉之经气，并借以调节诸阳之气，使气血流畅，从而改善损伤局部的气血瘀滞状态，达到“通则不痛”的疗伤止痛目的。

3. 手法治脊——“二步十法”治疗腰椎间盘突出症

病例摘要：2个月前，42岁的工人王某，在一次搬家具时扭伤了腰，当时腰痛并不重，次日清晨突然腰痛剧烈，不敢活动，右腿放射痛。经某医院给服沈阳红药、手法按摩，症状稍缓解，但仍持续疼痛，近半个月症状加重。

20××年8月11日，王某来到长春中医学院附属医院门诊刘老诊室。诊查：患者平腰，略有侧弯，活动受限，腰4、5椎棘旁（右）压痛明显，并向臀部及右腿后外侧放射，腰背肌紧张，直腿抬高试验：左80°，右40°，右小腿外侧有麻木区，肌张力减弱，沿坐骨神经干有明显压痛，走路轻跛。CT扫描提示：腰4~5间盘突出，两侧隐窝狭窄。

临床诊断：腰椎间盘突出症。

辨证：腰伤后致督脉及足太阳膀胱经，两经经气受阻，气滞血瘀，经络运行不畅，不通则痛，致腰痛似折，不可俯仰。

治法：宜按摩手法治疗，按其经络以通郁闭之气，摩其壅聚以散瘀结之痛。

刘老运用“刘氏二步十法”给患者按摩30分钟，患者自觉腰腿痛减轻，活动幅度增大，直腿抬高试验左80°，右60°。术后让患者卧床休息30分钟，并嘱每天有规律地做腰背肌锻炼，避免在腿伸直的姿势下搬取重物，以防扭伤腰部，引起病情加重或复发，汗后避风冷，预防感冒。

8月13日，王某前来复诊，症状明显好转，进行第二次手法治疗，治疗后反应良好。共经1个疗程（10次）手法治疗后，腰腿痛基本消失，脊柱侧弯纠正，直腿抬高双侧均达90°。10天后恢复正常工作。

“刘氏二步十法”：即第一步运用按、压、揉、推、滚5个轻手法，第二步摇、抖、扳、盘、运5个重手法，按序施术。这是刘柏龄在营卫气血、经络学说的基础上，以及大量临床实践研究，专门治疗腰椎间盘突出的手法。他认为本病属于腰背部“督脉”和“足太阳膀胱经”两经气血运行失调所致。然本病又多有外伤史者，巢氏《诸病源候论》说：“伤损于腰而致痛也，此由损血搏于背脊所为。”故此出现“背脊强直，腰痛似折，下延腘腨”等症状，非常近似腰椎间盘突出症。基于上述理论基础，而运用手法治疗，使经络气血得以宣通，则骨正筋柔，其痛自止。正如《医宗金鉴》所说：“按其经络，以通郁闭之气，摩其壅聚，以散瘀结之肿”其患可愈。

六、走出国门，弘扬祖国医学

在医、教、研第一线呕心沥血工作的同时，刘老还主动走出国门，利用他在中国中医骨伤界的信誉和地位，出去讲学，搞学术交流，带国外研究生，弘扬和发展中国中医骨伤事业，让世界真正认识中国中医骨伤科学的神奇魅力。

刘老第一次出境，是199×年9月，应香港（当时香港还没有回归）中医学会的邀请，进行讲学、会诊活动，长达3个月。在此期间，香港中医学会组织当地中医工作者，举办了多次学术讲座和多次大型会诊，刘老对常见病，如颈、腰椎病，肩、肘病等，作了理论上的阐述，并进行了手法、针刺治疗的演示。同时还接治了一些典型病例，如点刺“暴伤点”治疗急性腰肌扭伤、“一牵三扳法”治疗腰椎小关节紊乱症，都是立见功效。多数患者抬着或背着进来，经过治疗走着出去。另如肩周炎、网球肘经过针刺加手法治疗，收效甚速。这使海外的中医学者，领略了来自中国大陆中医正骨大师的风范。

此次香港讲学，让刘老在国际中医正骨界声名鹊起，近到东南亚，远到美国，一些致力于中医正骨的专家、学者，都想方设法与刘老沟通，与他切磋医技，想拜他为师。也就是在这期间，刘老本着将中国中医正骨推向世界的想法，先后又在美国、新加坡、马来西亚和中国台湾等地收了研究生，将自己所学毫无保留地传给了这些海外华人，让中医正骨这项技术在世界医学领域遍地开花。

1995年，刘老招收了美国的林秋医生，他是第一个海外硕士研究生。林秋是福建省著名骨伤界大师林如高的长孙。林秋是林氏正骨的传人，他毕业于福建中医学院，后来留学美国，入美国籍，自己在美国开了一家中医正骨诊所，在当地很有名气。这位具有远大志向、才华横溢的年轻正骨医师，在得知刘老的名气后，为提高业务，集百家之长，他报考了刘老的硕士研究生。1996年受林秋的热情邀请，刘老来到了美国，一方面给林秋上研究生课，一方面借机进行考察和讲学，也进行了义诊。

1996年11月，刘老又远赴新加坡讲学，同时给新加坡籍华人王邦旺、陈玉彬二位硕士研究生授课。

此间，刘老为一个当地很有名气的企业家治好了卧床不起长达半年之久的腰椎间盘突出症，让当地百姓认识到中国中医正骨大师果然名不虚传。

这位企业家60多岁，自从患了腰椎间盘突出症，腰痛，两下肢麻木、胀痛，活动困难，他们找了新加坡、美国、法国、德国等很多有名气的、这方面的医学专家诊治，吃了很多药，可是效果都不好。就在企业家和他儿子已经绝望的时候，他们听说来了一位中国中医正骨大师，便前来求治。刘老在研究生王邦旺医师陪同下来到患者家中，见到这位企业家。刘老先给患者进行了全面检查，并微笑着说："不要有什么顾虑，我们努力想办法给你治疗，估计3周左右能见效。"经过针灸、按摩、内服中药，一周左右，他的腰痛明显减轻，腿胀痛也轻了，但还有些麻木。再一周，能活动开了，到第三周的时候，这个在床上躺了半年的企业家，真的能离开床下地了。他简直不敢相信这个事实，激动地握着刘老的手说："太神奇了！中国中医太神奇了！"

一次次走出国门，一次次精彩的讲学和会诊，奠定了刘老在世界中医骨伤界非同寻常的地位。相继，各地慕名邀请他的人越来越多，刘老从不推辞，认真做准备，每到一地，都不虚此行，根据当地实际情况，做不同的讲学、报告、会诊，力求实效，让人看了就有收获，听了就有启发，让邀请的单位和医学界的同仁不得不钦佩他学术的精深和医德高尚的人格魅力。他不顾自己古稀年龄，只要能抽出时间，能走出去，他尽量走出去，利用自己在中国中医骨伤界的知名度，宣传中医骨伤事业，推广和弘扬中国中医骨伤技术。

1998年8月，刘老再一次来到大洋彼岸的美国，进行讲学、考察和培养研究生；2003年1月再一次赴新加坡讲学、考察和培养研究生；2004年8月，刘老赴欧洲法国的巴黎、德国的法兰克福、荷兰的阿姆斯特丹、比利时的布鲁塞尔以及卢森堡等国家考察、讲学；2004年9月，刘老应日本邀请，赴日本新潟县讲学，发表论文《运用中医肾主骨的理论治疗骨关节病研究报告》。出席日本21世纪机能性食品开发国际会议，并在大会上作报告；2005年4月，刘老应邀赴马来西亚柔佛洲中医骨伤科学会讲学并带研究生。会上发表论文《中国骨伤手法治疗的渊源发展及应用》。同时出席马来西亚大马中医师公会进行讲座。

刘老每到一处，都在大力弘扬中国传统医学的悠久历史，对人类繁衍昌盛的保健贡献，以及对世界医学发展的促进作用。在具体的实践中，深得国外学者的推崇和赞扬，刘老和他们交朋友，并深情地交流学术经验，以不断充实自己的学识。

刘老在美国期间，接受了美国国际中医药学院聘为“荣誉博士”、美国国际华佗中医学院聘为教授兼副院长、美国健康组织协会聘为常务理事以及美国世界骨伤专家协会副主席等。

七、业绩丰斐，医史永驻

刘老是中华中医药学会终身理事，曾兼任中华中医药学会骨伤科分会副会长兼学术部部长；世界中医药学会联合会骨伤科专业委员会顾问；全国高等中医院校骨伤教育研究会常务副会长兼骨病学委员会主任委员；中国骨伤外固定学会副理事长；中华骨伤医学会终身荣誉会长；世界中医骨科联合会第一届理事会常务理事、副主席，第二届理事会常务理事、署理主席；第三届理事会资深主席；美国世界骨伤专家协会副主席；美国国际华佗中医学院教授兼副院长；美国世界健康组织协会常务理事；吉林省中医药学会顾问；《中国中医骨伤科》杂志（国家级）编委会副主委；《中医正骨》杂志（国家级）编委会副主委兼副总编；《中国骨伤》杂志（国家级）编委等职。

刘老对国家作出的突出贡献，党和人民没有忘记他，而是给了他很多、很高的荣誉，永远地载入史册。

刘老以继承先贤，启迪后学为己任，半个世纪笔耕不辍，他在诊疗之余，教学之暇，致力于理论著作和实践经验总结，在国内外医学杂志上，发表学术论文40多篇，其中有关“肾主骨”理论，在骨伤科临床应用方面，形成了自己的独特风格，在国内占领先地位。骨伤科手法治疗和理论与临床应用方面，也形成了自己的一派，并在全国范围内得到公认与应用。不仅如此，刘柏龄还以充沛的精力著书立说，先后编著、主编、参编出版学术著作23部，这些著述中渗透了刘柏龄70多年的医疗实践理论和60余年教学经验，为现代中医临证提供了系统的理论和实践技术。在理论和疗法的阐述方面，颇有见地，对继承发展祖国医学事业，做出了辉煌的成就。

第二节　学术观点

刘老在长期的临床、教学、科研实践中善于总结、博采众长，融贯古今，积累了丰富的临床、教学、科研经验，临证时提倡辨证施治，亦药、亦法，因人制宜，建立了独特的诊疗平台，在继承前人的基础上逐步形成了具有自己特色的治疗风格，在学术上推崇“肾主骨”的理论，临床中贯彻“补肾亦即治骨”的原则，同时强调，调肾为主，重视阴阳，筋骨为重，不离气血；痰湿瘀兼顾，虚实分清；折骨伤筋病，手法先行，形成了独特的学术体系。

一、理论上倡导“肾主骨”学说

肾位于腰部，脊柱两侧，左右各一。肾主藏精，主水液、主纳气，为人体脏腑阴阳之本、生命之源，称为先天之本。肾与骨的生长发育密切相关。《素问·上古天真论》：“女子七岁，肾气盛，齿更发长……三七肾气平均，故真牙生而长极；四七，筋骨坚，发长极，身体盛壮……丈夫八岁，肾气实，发长齿更……三八，肾气平均，筋骨劲强，故真牙生而长极；四八，筋骨隆盛，肌肉满壮；五八，肾气衰，发堕齿槁……七八，肝气衰，筋不能动；八八，天癸竭，精少，肾脏衰，形体皆极，则齿发去。”这说明了肾与生长发育的密不可分的关系。《灵枢·本神》：“肾藏精。”《素问·宣明五气》：“肾主骨。”《素问·六节藏象论》：“肾者……其充在骨。”《素问·五脏生成论》：“肾之合骨也。”《素问·阴阳应象大论》：“肾生骨髓，其体在骨。”此说明肾藏精，精生髓，髓养骨，所以骨的生长、发育、修复均须依赖肾精的滋养。如果肾精不足，髓不能养骨，则骨的生长、发育、修复就会出现障碍。唐代孙思邈认为补肾药能长骨髓，在治疗骨伤科疾病时多用补肾药；蔺道人在治疗骨伤的系列药中亦多有补肾药。元代《外科集验方》中提出了“肾实则骨有生气”的论点，发展了《内经》的理论，在治疗上力主补肾治疗骨伤科疾病。刘老在继承《内经》及总结前人的理论基础上，结合现代疾病的特点，创制了治疗骨伤科疾病的一系列方法和药物。

二、临证上强调“治肾亦即治骨”的学术思想

刘老仔细研读了《黄帝内经》《伤寒杂病论》《医宗金鉴》等经典著作，体会颇深。在实践中，初步确立了“治肾亦即治骨”的学术思想。“肾主骨、生髓，髓充则能健骨”。《素问·宣明五气》云：“肾主骨。”《灵枢·本神》云：“肾藏精。”《素问·六节藏象论》云：“肾者……其充在骨。”《素问·阴阳应象大论》云：“肾生骨髓……在体为骨。”肾藏精，精生髓，髓养骨，所以骨的生长、发育、修复，均须依赖肾藏精气的滋养和推动。临床上肾的精气不足可见小儿骨软无力，囟门迟闭，以及某些骨骼的发育畸形；对成人而言，肾精不足，骨髓空虚，不能养骨，易致下肢痿弱而行动困难，或骨质疏松、脆弱，易于骨折等。《诸病源候论·腰痛不得俛仰候》云：“肾主腰脚”，“劳损于肾，动伤经络，又为风冷所侵，气血搏击，故腰痛也”。《医宗必读》认为腰痛的病因：“有寒、有湿、有风热、有挫闪、有瘀血、有滞气、有积痰，皆标也，肾虚其本也。”所以肾虚者，易患腰部扭闪和劳损等，而出现腰酸背痛、腰脊活动受限等症状。又如骨伤折断，必内动于肾，因肾生精髓，故骨折后如肾精不足，则无以养骨，骨折难以愈合。临床治疗时，必须用补肾之法，以续骨、接骨。“治肾亦即治骨”也。

20世纪60年代，刘老秉承“肾主骨”“治肾亦即治骨”的理论，提出保养肾的精气，是抵御病邪，防治骨病、骨折，延缓衰老的重要措施的论点。如“女子七七、男子八八”以后肾脏衰，精少，筋骨、肌肉得不到很好的濡养，因而形体皆极，骨质脆弱，易发生骨折，且折后愈合较慢。临床上女性绝经后发生骨质疏松、男性好发骨质疏松的年龄与《素问·上古天真论》所述“男不过尽八八，女不过尽七七，而天地之精气皆竭矣”的年龄段相吻合。因此，早期调养、保精气、壮筋骨，对防治老年“骨属屈伸不利”和骨折等病患是非常重要的。

（一）骨质增生病的防治

骨质增生病好发于中老年人，肾气虚是根本，小损伤的积累为诱因。刘老通过反复临床应用验证，并根据不同情况进行施治，于20世纪60年代研制出骨质增生丸。

1. 颈椎肥大性脊椎病

此病又称颈椎肥大性脊椎炎，包括在广义的颈椎病范畴内。本病因肾虚颈部劳损、外伤等导致椎间软骨盘退行性变，椎间隙变窄，椎体前后缘处骨质增生。临床表现：颈部不适，僵硬，发板或酸痛，严重者可引起神经根的刺激症状，出现肩臂痛，手指麻木，或手部肌肉萎缩。

治疗以补肾通经络、止麻痛为主。方用：熟地、鸡血藤、骨碎补、丹参、泽兰叶、红花、桂枝、姜黄、天麻、葛根、当归、川芎等药，水煎服。配用：透骨草、威灵仙、五加皮、炙川乌、炙草乌、半夏、山楂、乌梅、细辛、红花等药为粗末装布袋内扎口，放水盆内熬沸后熨颈部、肩部，每次1小时以上，每日2~3次。

2. 增生性脊椎炎

此病又称肥大性或退行性脊椎炎，是一种常见的慢性腰背痛病。引起本病的主要原因是肾虚不能化精生髓而充骨，致使骨本身发生退变。

治疗以健肾壮腰为主，首选骨质增生丸，或用壮腰健肾丸、健步虎潜丸等。兼风寒湿者，配用独活寄生汤。兼外伤有瘀者，用补肾活血汤或身痛逐瘀汤。亦可外用熨腾药（见“颈椎肥大性脊椎病”）治之。

3. 增生性关节炎

此病又称骨关节炎。治疗宜补肾、壮骨、舒筋。首选骨质增生丸或服健步虎潜丸。局部用熨腾药（见“颈椎肥大性脊椎病”）。兼外伤者配用活血丸或身痛逐瘀汤。

注意预防本病的发生与发展，本病的预防甚为重要。①颈椎：晚婚节育，防止肾气早衰，预防颈部的过度疲劳及外伤。不宜睡高枕。②腰椎：防止房劳伤肾；防止腰背外伤及劳损，纠正不正确的劳动姿势；坚持经常性腰背肌锻炼。③关节：防止骨关节损伤，防止膝、踝关节因长期负重而劳损；避免作业环境潮湿和持续性震动；及时治疗外伤，注意休息；坚持体育锻炼，增强关节灵活性与抗损伤、抗病能力。骨质增生是中老年人的一种常见病，这是因为随年龄的增长，人体骨关节发生退行性变，是人体衰老的必然结果。新陈代谢是生命的一个基本特征，衰老是客观规律，是不可避免的，但它能像人的寿命一样是可以延长的，这种退变也是可以推迟发生的。人的衰老主要是肾气衰。因为肾为先天之本，是人体生命活动的动力源泉。肾主骨生髓，肾精不足则齿摇发堕，腰膝酸软无力，生命活动逐渐低下。因此，预防退行性变乃至衰老的关键在于防止肾气早衰。适当的药物治疗和体育锻炼是很重要的。

刘老认为预防和治疗骨质增生应首选补肾精、健脾胃、通经络、活气血的药物，不可大量或长期应用抗风湿药物或酒剂，认为这类药物不仅能损及阴阳，而且还有克伐胃气之弊，不但不能抗衰老，反而会加速衰老。至于体育锻炼，刘老认为可应采取适当的锻炼方式，如太极拳、广播体操等。身体欠佳者可以户外散步或适当活动关节。不论身体状况如何，中老年人都不宜跑步锻炼，以免顿挫损伤关节，锻炼必须循序渐进，轻柔适度，不宜操之过急，更不能间断，要坚持，久而久之，自见功效。

值得一提的是，刘老遵照《内经》所说：“三八肾气平均，筋骨劲强，四八筋骨隆盛，肌肉满壮，五八肾气衰，发堕齿槁”“腰者，肾之府，转摇不能，肾将惫矣……骨者，髓之府，不能久立，行将振掉，骨将惫矣”的论述，体会到肾与骨、骨与髓内在的生理、病理变化，充分地揭示了由骨质增生而引起的腰腿痛的内在因素是肾气虚不能生髓充骨而致骨的退变——骨质增生。他紧紧抓住这一机制，经过反复医疗实践，从多次成功的经验和失败的教训中，摸索出本病的治疗规律和治疗骨质增生的“骨质增生丸”处方，这样使“骨质增生”从“不治”向可治方面转化前进了一步。

骨质增生丸由熟地黄、肉苁蓉、淫羊藿、骨碎补、鹿衔草等六味药组成，制成浓缩丸剂。

为进一步探索骨质增生丸的作用机制，我院药理研究室，用骨质增生丸复方和各单味药的水醇法提取液进行了动物（大鼠）实验研究。实验结果表明：①复方和单味药中熟地、肉苁蓉具有抑制肉芽囊的增生和渗出作用；②有一定的镇痛效应；③其抑制增生的作用，可能是由于刺激垂体-肾上腺皮质系统释放肾上腺糖皮质激素的结果。该药经省科委、原省卫生厅主持科研成果鉴定，专家们认为：属国内首创，具有国内领先水平。骨质增生丸从20世纪60年代至现在，已应用半个多世纪，共治疗骨质增生患者10万多例，取得了较好疗效，总有效率在90%以上，从而填补了治疗骨质增生病的国内外空白。应用到现在，其疗效不减，信誉不减，销量不减，该药已纳入《中华人民共和国药典》，目前国内很多药厂均在批量生产。

该成果1987年获长春发明一等奖、1991年获吉林省科技进步一等奖、1992年获国家中医药管理局科技进步三等奖。

（二）颈腰椎病的治疗

颈腰椎病是临床常见病及多发病，其发病原因多为年老体弱，肝肾不足，颈腰部筋脉失养；或长期颈腰部慢性劳损，致使颈腰部经络阻滞，血流不畅；以及素体虚弱，气血不足，腠理不固，外邪滞留经脉，气血运行不畅，而致本病。在长期的临床实践中，研制出治疗颈、肩、腰腿痛的新药“壮骨伸筋胶囊”，此药2000年获吉林省科技进步二等奖、2003年获中华中医药学会科学技术三等奖。

三、筋骨为重，不离气血

伤筋损骨亦可累及肝肾之精气。唐·孙思邈在《备急千金要方》中云：“肾应骨，骨与肾合”“肝应筋，筋与肝合”，实践证明，举凡人之肝肾精气充足，可使筋骨强壮有力。反之，若其人素质不壮，或久病体虚，肝肾之精气不充盛。对比起来，如遭受同一暴力，则后者遭受轻微外力，即可能易发生骨折或脱骱。因此，筋骨伤后，若能注意调补肝肾，充分发挥精生骨髓、血荣筋络的作用，就能促进筋骨的修复。所以骨伤科临床，在三期分治的原则下，强调补益肝肾、益精填髓、固本培元的法则是非常重要的。在临床上，筋骨是肝肾的外合，故有“肝之合筋”与“肾之合骨”的论说。

肝主筋，肝又为藏血与调血的重要脏器，在正常情况下，肝脏通过筋的作用，主动与握。如果肝脏病变，不但藏血的作用发生障碍，而且容易使风自内生。外风过亢，也能伤肝。这两种致病因素，都能使筋的活动能力失常，呈现抽搐挛急或痿软无力等病理现象。故《素问·阴阳应象大论》曰：“肝生筋在变动为握……风伤筋”，又《素问·痿论》云：“肝主身之筋膜，筋膜干，则筋急而挛，发为筋痿”，这是说在无病的情况下，肝血能濡润营养筋骨，而肢节才“能步”“能摄”。一旦肝脏病变，则筋病丛生，如筋痿、筋软、筋挛等。不仅如此，凡一切行动坐卧的支持能力，也都是以筋的充盛与否为转移。故而“疾走伤筋”“肝厥好卧”，说明肢体的运动，完全取决于筋的功能是否正常，而筋的功能是通过肝脉来营养的。所以，临床上骨伤科医生特别强调柔肝以养筋、活血和血以舒筋、补血养血以续肌，这是具有重要意义的。

刘老在临床上治疗肩关节周围炎，俗称“漏肩风”“肩凝症”，因该病好发于50岁左右的患者，而又称为“五十肩”。盖因五旬之人，肝肾不足，气血渐亏，抑或长期劳损，或肩部露卧着凉，寒凝筋脉而致本病。究其致病机制，乃系肝肾亏虚、气血衰弱、血不荣筋为内因之本，风寒湿外邪侵袭、劳损为外因之标。于此，临证以益肝肾、补气血为治之本；温经络、祛风湿、止疼痛为治之标，是治筋之大法也。临床上常以生山楂、乌梅之酸以入肝为方之主；桑椹、淫羊藿入肾益精填髓为方之辅，更佐姜黄、桂枝等以温运肢节，并引药直达病所，芍药、炙甘草为使，以缓急止痛，诸药合用，每收卓效。

肝藏血，血养筋，肝血足则筋脉得养，肾生髓，髓养骨，筋骨全赖于气血的濡养，气血充盈，则筋强骨壮，气血衰弱，则筋弱骨衰。所以，临床上在治疗筋骨的疾病时，调补肝肾，但前提是气血充盈；若气血不足，则筋骨亦随之衰退，若气血充足，再加以调补肝肾，则筋骨功能强壮。此即年轻气血充盈，虽伤但机体修复快；年老，气血亏虚，筋骨伤后则机体修复较慢的原因。

清·沈金鳌《杂病源流犀烛》云：“跌仆闪挫，卒然身受，由外及内，气血俱伤病也。”这说明了伤筋动骨必然会伤及气血，所以治疗筋骨疾病在调补肝肾时，务必调治气血。

四、痰湿瘀兼顾，虚实分清

刘老强调骨伤科疾病多以“肾虚”为本，所以提出“治肾亦即治骨”，这里的“治肾”实质上就是“补肾”，刘老善用补肾中药治疗骨伤科疾病，但在临床上刘老并非一味单纯地用补肾中药治疗所有骨伤科疾病，而是以补肾中药为主，兼顾其他致病邪气，这样往往收到良好的疗效。刘老反对按图索骥，主张灵活应用、辨证论治来治疗骨伤科疾病，比如，腰椎疾病往往在肾虚的基础上合并有痰湿、瘀血等，但往往都是以素有肾亏为本，兼夹其他邪气，所以治疗过程中以补肾为主，兼顾痰湿瘀；刘老在治疗过程中常以熟地黄、杜仲、狗脊、淫羊藿、肉苁蓉、巴戟天、补骨脂等补肾中药为主，以白僵蚕、蜈蚣、薏苡仁、苍术、川萆薢、汉防己、车前子、泽泻、红花、桃仁、紫丹参等祛痰湿化瘀。治疗颈椎疾病时，刘老除补肾外，认为“筋骨的濡养不离气血”，所以除应用补肾中药外，还应用益气养血及活血药物，如黄芪、当归、紫丹参等，一并兼顾痰湿瘀之邪。

《素问・通评虚实论》云：“邪气盛则实，精气夺则虚。”对于膝关节疾病，如关节软骨损伤、滑膜炎等，如果关节腔内积液比较重，说明有湿有瘀，久之瘀阻不通，必化痰，刘老治疗时，往往应用祛痰湿、利关节之药物为君药，而以补肾中药为辅，这就是疾病病因的虚实之分，湿瘀或日久化痰，必阻滞经络关节，为肿为痛，这时是以实证为主，所以一般以祛痰湿化瘀的药物来治疗，如薏苡仁、汉防己、川萆薢、车前子、苍术、制半夏、白僵蚕、蜈蚣、骨碎补、桃仁、红花等；对于退行性骨关节疾病，关节软骨破坏较重、肝肾亏虚明显、关节腔缺少润滑液而伴关节疼痛、屈伸活动受限者，往往辨证以虚证为主，给予补肾中药为主；兼痰湿瘀邪者，给予通络药物，如枸骨叶、丝瓜络、豨莶草、伸筋草、蜈蚣等。

五、坚持中医基本理论，独创具有特色的治疗手法

刘老临证强调整体与局部并重，内外兼顾，尤其注重手法的应用与研究，他荟萃隋、唐以来正骨手法精华，整理研究，自成体系，将手法归纳为治骨和治筋两大类。正骨手法归纳为：拔伸、屈转、端挤、提按、分顶、牵抖、拿捏、按摩八法。在理筋手法治疗中，刘老强调经络辨证，治疗中因人施术，自

创了“两步十法”治疗腰椎间盘突出症、“理筋八法”治疗腰肌劳损，同时强调手法与针刺配合应用，创立了“一针一牵三扳法”治疗腰椎小关节紊乱症，针刺人中穴、点刺“暴伤点”治疗急性腰扭伤，疗效显著。刘老手法在我国北方独成一派，在我国骨伤界具有重要的学术影响力。中医骨伤科经过几千年的临床实践，形成了独特的手法治疗体系，可谓流派纷呈，各具特色，刘老深明经旨，对《内经》提出的按摩、导引等治法领悟颇深，他认为手法治疗疾病，是先贤们在与疾病长期斗争中总结出来的宝贵经验，应当继承与发扬。刘老从医60年，在骨伤科医疗实践中，自创了多种风格独特、疗效卓越的理筋手法，在我国北方独树一帜。其手法的特点是“重而不滞，轻而不浮，稳而见准；法之所施，使患者不感觉痛苦”。

（一）刘氏手法三个施术阶段的内容与意义

第一阶段：为准备阶段，运用手法为进行治疗做准备。它具有镇痛、解痉、散瘀活血、放松紧张肌肉的作用，使手法在肌肉舒松的情况下得以顺利地进行，以达到满意的治疗效果。另一方面也是使患者的肢体具有一个适应过程。如轻度按摩法（或叫抚摩法）、深度按摩法（或称推摩法），以及滚、擦、揉法等。

第二阶段：是解决疾病的主要矛盾阶段，即应用手法治疗各种软组织损伤（筋伤），以达到理顺筋络、调和营卫、通经活血、矫正畸形等治疗目的。

第三阶段：在理筋手法操作之后，患者往往有一个刺激反应过程，特别是使用较重、较猛手法解决主要矛盾以后，还可能或有筋骨间微有错落不合缝者，是伤虽平，而气血流行未畅，用叩击、揉按、摇晃、运展等手法，使紧张的肢节放松，进而推动气血的运行，是手法结束、整理收功的最后一步。

总之，理筋手法的应用是由轻到重，再由重到轻，循序渐进的治疗过程。

（二）刘氏“二步十法”治疗腰椎间盘突出症

1. 手法和步骤（二步十法）

（1）第一步：运用按、压、揉、推、滚五个轻手法。

①按法：患者俯卧按摩床上，术者立其身旁，以双手的拇指掌面侧自患者的上背部沿脊柱两旁足太阳膀胱经之第二条经线，自上而下地按摩至腰骶部，

连续3次。

②压法：术者两手交叉，右手在上，左手在下，以手掌自第一胸椎开始，沿棘突（即督脉）向下按压至腰骶部，左手于按压中稍向足侧用力，连续3次。

③揉法：术者单手张开虎口，拇指与中指分别置于两侧肾俞穴。轻轻颤动，逐渐用力。

④推法；术者以两手大鱼际自腰部中线向左右两侧分推。

⑤滚法：术者用手背或掌指关节的突出部，着于皮肤上，于背部足太阳膀胱经两条经线及督脉，自上而下地滚动（腰部着力，直至患侧下肢足部）反复3次。

（2）第二步：运用摇、抖、搬、盘、运五个重手法。

⑥摇法：术者将双手掌置于患者腰臀部，推摇患者身躯，使之左右摇摆，连续数次。

⑦抖法：术者立于患者足侧，以双手握住患者双踝，用力牵伸与上下抖动，将患者身躯抖起呈波浪形动作，连续3次。

⑧搬法：分俯卧搬与侧卧搬。

俯卧搬腿法：术者以一手按住患者第3、4腰椎，另一手托患者对侧膝关节部，使关节后伸至一定程度，双手同时相对交错用力，恰当时可听得弹响声，左右各做1次。

俯卧搬肩法：术者一手按压患者第4、5腰椎，另手搬起对侧肩部，双手同时交错用力，左右各做1次。

侧卧搬法：患者健肢在下伸直，患肢在上屈曲，术者立于患者腹侧，屈双肘，一肘放于髂骨后外缘，一肘放于患者肩前与肩平，两肘在躯体上相互交错用力，然后换体位，另侧再做1次。

⑨盘法：分仰卧盘腰与侧卧盘腿。

盘腰：患者仰卧屈膝，屈髋，术者双手握其双膝，并过屈贴近胸前，先左右旋转摇动，然后推动双膝，使腰及髋、膝过度屈曲，反复做数次。继之以左手固定患者右肩，右手向对侧下压双膝，扭转腰部，然后换右手压其左肩，左手向相反方向下压双膝，重复一次。

盘腿：患者侧卧，健腿在下伸直，患肢在上屈曲，术者站在患者腹侧，一手从患肢下方绕过按着臀部，此时前臂部即托拢患者患肢小腿，术者腹部在患者膝关节前方，同时另一手握住膝部上方，这时术者前后移动自己躯干，使患者骨盆产生前后推拉动作，带动腰椎的活动。然后屈髋，使膝部贴胸，术者一手向下方推屈膝部，另一手拢住臀部，以前臂托高患肢小腿，并在内旋的动作下，使患肢伸直，然后换体位，另侧再做一次。

⑩运法：术者以左手握住患者膝部，右手握其踝部，运用徐缓加提的运动手法，使患肢作屈伸，逐渐升高和略行拔伸的动作，运展的时间稍持久为好。

2. **术后处理**

（1）术后卧床休息30分钟后再活动。

（2）每天可有规律地做腰背肌锻炼。

（3）避免在腿伸直姿势下搬重物，以防突然扭闪腰部，引起病情加重或复发。

（4）注意预防感冒，汗后避风冷。

二步十法的作用机制：刘老认为就腰椎间盘突出症的临床症状来看，乃属于腰背部督脉和足太阳膀胱经两经气血运行失调所致，而运用按、压、揉、推、滚等轻手法，使经络气血得以畅通，则骨正筋柔，其痛自止。正如《医宗金鉴》所说："按其经络以通郁闭之气，摩其壅聚以散瘀结之肿。"其患可愈。

又据本病乃腰椎间盘突出物压迫脊髓神经根为其主要原因，只行推摩之法，对本病之治尚恐有所不及，因而运用摇、抖等重手法可以改变椎间盘的位置，加宽椎间隙，利用纤维环外层及后纵韧带的张力逼使突出的椎间盘还纳，再通过扳盘等手法分离粘连及受压的神经根。特别是侧扳手法，能使上下两椎体相互旋转、扭错，可将突出物带回原位或变小；运法通过徐缓加提，反复直腿抬高动作，而达到松解神经的作用，总之，二步十法是通过疏通经络改变突出的髓核位置，松解神经根与椎间盘粘连，消除神经根水肿，来改善患侧神经血管功能，从而达到治疗的目的。

（三）"一针一牵三扳法"治疗急性腰肌扭伤

急性腰肌扭伤较常见，俗称"闪腰""岔气"，是腰痛中最多见的疾病，刘老运用"一针一牵三扳法"治疗本病疗效显著，兹介绍如下。

1. **一针法**

先用三棱针将唇系带之粟粒大小的硬结刺破，然后将上唇捏起，用毫针刺人中穴（针尖斜向上重刺激），留针15分钟，每5分钟捻转1次；针刺后嘱患者深呼吸，活动腰部。往往针后立见功效。

2. **一牵法**

患者俯卧位。术者立于患者足侧，以双手握住患者双踝上，把双腿提起，使腰部后伸，缓缓用力牵伸（与助手行对抗牵伸），重复3次。

3. **三扳法**

（1）一扳：俯卧位。①扳肩压腰法：术者一手以掌根按压患者第4、5腰椎，一手将肩扳起，与压腰的手交错用力，对侧再做一次。②扳腿压腰法：术者一手以掌根按压患者第3、4腰椎，一手将一侧大腿外展抬起，与压腰的手上下交错用力，对侧再做一次。③双髋引伸压腰法：术者一手以掌根按压患者第3、4腰椎，一手与前臂同时将双腿抬高，先左右摇摆数圈，然后上抬双腿，下压腰部，双手交错用力。

（2）二扳：侧卧位。①腰部推扳法：患肢在上屈曲，健肢在下伸直，术者立其背后，助手立其胸前，双手扶持胸背部，二人协同向相反方向推和扳，使患者腰部获得充分的旋转活动。此法重复3次。②单髋引伸压腰法：术者一手用力按压腰部，一手握持患者大腿下端，并外展，向后方拉，使腰髋过伸，后再做屈膝、屈髋动作，如此交替进行，重复3次。

（3）三扳：患者仰卧位，屈髋屈膝。术者双手握其双膝，过屈贴近胸前，先做左右旋转摇动，然后推动双膝，使腰及髋、膝过度屈曲，反复数次。

术后让患者卧床休息30分钟再活动。

刘老用上法治疗急性腰肌扭伤数千例，疗效满意，往往一次即可治愈。

“一针一牵三扳法”的作用机制：急性腰肌扭伤，缘由腰背部经络气血受创，致经脉瘀滞不得宣通，发为腰痛，病在督脉。《内经》云：“督脉为病，脊强反折”，“腰痛似折，不可俯仰”。而“龈交”乃督脉之端，督伤经阻，结聚于该穴，遂现“经结”（即“报伤点”）于斯，针之以宣通经气，同时配刺“人中穴”，此穴亦督脉之络也，是治疗腰脊背痛项强之要穴。于是经气通，血脉和，“通则不痛”。复以手法牵伸理顺腰肌筋络，舒散筋结，宣通郁闭之气，再用扳、压法以解除骨节间微有错落（小关节紊乱）、不合缝者之虞。

（四）"理筋八法"治疗腰背肌劳损

腰背肌劳损是一种慢性腰背痛病。缘由腰部经常固定于一种姿势，做持久而超重的劳动，致使腰背部分肌肉、筋膜、韧带等长期处于紧张状态，引起局部组织水肿、纤维变性、粘连和失去正常张力等，以致腰肌萎缩无力，腰痛或腰背痛。

腰部扭伤后，未得到及时和适当的治疗，形成广泛瘢痕粘连，失去正常组织张力，亦可引起慢性腰痛。脊柱发育畸形，也可造成长期腰痛。

治疗本病，刘老运用"理筋八法"，即按、揉、推、滚、劈、击、摇、晃法。主要作用是：推理肌肉，活血通络，舒筋散结，解痉祛痛。

（1）按法：患者俯卧位，术者立其身旁（俯卧位左侧）以右手掌根置于患者腰背部，沿脊柱即督脉及两旁之足太阳膀胱经经线，自上而下按压至腰骶部，反复做数次。

（2）揉法：术者单手虎口张开，拇指与中指分别置于患者两侧肾俞穴，轻轻颤动，逐渐用力。

（3）推法：术者以两手大鱼际，自脊柱中线（背及腰部）向左右两侧分推。

（4）滚法：术者用手背或掌指关节的突出部着于患者的皮肤上，沿背部足太阳膀胱经两条经线及督脉，自上而下的滚动直至腰骶部。

（5）劈法：术者用双手小鱼际劈打患者腰背部。

（6）击法：术者用双手十指指端叩击患者腰背部。

（7）摇法：术者将双手掌置于患者腰臀部，推摇患者身躯，使之左右摆动。

（8）晃法：患者取仰卧位，屈膝屈髋，术者双手握住双膝，并屈膝贴近胸前，做环转摇晃。

注意：以上每法，均须连续做3~5次，手法宜轻柔和缓，切忌粗暴，每日或隔日做1次，10次为1个疗程，本法若能与全身药浴或腰背部熨腾中药相结合，疗效更佳。

理筋八法作用机制：按、揉、推、滚4个轻手法，用于推理肌肉、活血通络；而劈、击、摇、晃4个较重手法，主要用于舒筋理气散结，并通过摇、晃法来解除肌筋痉挛而祛痛。必须注意，在应用八法时一定要因人制宜，对青壮年人手法宜重些，对妇女、老年人手法应轻些。总之，法之所施使患者感到舒适、无痛苦为原则，最终要达到取得治疗效果的目的。

手法的禁忌证：临床诊断不清者，患有严重心脑血管疾病者，骨关节结核、骨髓炎、骨肿瘤，全身性皮肤病以及妇女妊娠或月经期等，均禁忌施行手法。

刘老是近代中医骨伤科“治肾亦即治骨”灵活运用的大师，其学术思想概括起来：在中医骨伤科基础理论上强调“肾主骨”学说；在中医骨伤科临证上，突出从肾论治，在中医骨伤科临床应用上独创了特有的治疗手法。

第三节　常用药物加减及对药应用

一、药物加减

在应用中，刘老虽重补肾，但反对按图索骥，主张详察病情，随证为治以求效。根据证之阴阳、寒热、虚实、瘀湿之不同，随证加减，灵活变通，效应更加。

如以肝肾亏虚为主的加炙龟甲、黄精，或可减少鹿角片、淫羊藿的用量。如以脾肾阳虚为主的加补骨脂、巴戟天；以外伤血瘀为主的加制乳香、制没药、延胡索；发于颈椎者，多加入葛根；伴有头晕、头痛者多加入天麻、白芷、菊花、蔓荆子；发于腰椎者加入川杜仲、金毛狗脊；发于下肢者多加入川牛膝、宣木瓜；痛甚瘀肿者加京三棱、莪术；发于上肢者多加入桑枝、嫩桂枝、片姜黄；局部有热者加黄柏、虎杖、赤芍、牡丹皮等；血虚者加西当归、阿胶；肢体重着、夹湿者多重用薏苡仁，加入汉防己、川萆薢、盐泽泻等；肢体重着夹瘀肿者多加入炮山甲、三棱、莪术、土鳖虫、蜈蚣等；合并膝关节腘窝囊肿者，常加入夏枯草、浙贝母、煅牡蛎等；合并肢体抽搐者，常加入全蝎、吴茰散等；合并口干者，常加入天花粉、麦冬、生地、玄参等；睡眠欠佳者，常加入夜交藤、炒枣仁；合并脾胃功能运化差者，常加入焦三仙、炒白术、山药等；合并腹胀者，常加入川厚朴、鸡内金；疼痛剧烈者，常加入醋元胡、炒白芍、炙甘草；合并半月板损伤者，重用乌贼骨，加入石见穿、无名异等；合并关节肿胀疼痛严重者，常加入鸡血藤、鸡矢藤、络石藤、海风藤等藤类药物；合并关节屈伸旋转活动受限者，常加入伸筋草、豨莶草、白僵蚕、乌梢蛇、土鳖虫等；合并自汗出者，常加入玉屏风散；合并盗汗者，常加入浮小麦、麻黄根；合并骨刺者常加入熟地黄、威灵仙；合并肢体疼痛者，常加入羌活、独活、桑寄生；合并小便不利者，常加入炒车前子、萹蓄；合并大便干结者，常加入生大黄、枳壳、川厚朴等；合并畏寒怕冷者，常加入炙附子、肉桂；肢体损伤中晚期肢体疼痛绵绵、缠绵不愈者，可加入丝瓜络、枸骨叶散结通络；伴有恶心、呕吐者，常加入姜竹茹、制半夏。

二、对药应用

刘老在数十年的临床经验中，摸索出一系列行之有效的方药，突出应用对药，临证常用对药如下。

（一）白僵蚕、蜈蚣——化痰通络

白僵蚕、蜈蚣是刘老常用的治疗素有肾精亏虚、又夹有痰瘀的骨伤科疾病的一对要药。刘老认为："素有肾精亏虚，虚久必化为痰瘀，形成痰瘀阻滞经络，经络不畅则肢体关节屈伸旋转活动受限。"临床上颈椎病、腰椎间盘突出症、强直性脊柱炎、髌膝关节滑膜炎等疾病中多数属于肾虚夹痰瘀入络范畴，可以在治疗时辨证应用。肾主水，内居元阴元阳，肾气虚衰，气化不利，水液上化为痰，如明·王节斋在《明医杂著》中曰："痰之本，水也，属于肾。"吴澄在《不居集》中曰："肾为生痰之源。"这都说明了肾虚为本；清·沈金鳌在《杂病源流犀烛》中提出："以故人之初生，以到临死皆有痰，皆生于脾……而其为物，则流通不测，故其为害，上到颠顶，下到涌泉，随气升降，周身内外皆到，五脏六腑俱有。"这说明痰无处不在。纵观以上各医家所述，刘老认为骨伤科疾病大多是以肾虚为本，夹杂痰瘀为标而成，所以治疗时以"治肾亦即治骨"为指导思想，以补肾为主，间夹痰瘀者予以化痰开瘀通络进行辨证治疗。

白僵蚕辛、咸、平，归肝、肺经，具有化痰散结、祛风止痛、息风止痉之功效。《本草纲目》云："散风痰结核瘰疬……"《本草求真》云："燥湿化痰、温利血脉之品。"《本草思辨录》云："治湿胜之风痰……劫痰湿散肝风。"刘老主要用其疗寒湿痹痛、肢体屈伸不利以及由气虚血瘀或跌打损伤所致的经络不利而引起的急性腰背部疼痛及腰腿痛等，常用量为15g，极量为20g，儿童酌减。

蜈蚣辛、温，有毒，归肝经，走窜之力最速，内至脏腑，外达经络，凡气血凝聚之处皆能开之。功善通经络、息肝风、解痉挛、止抽搐。张锡纯在《医学衷中参西录》中曰："蜈蚣味微辛，性微温，走窜之力最速。内而脏腑，外而经络，凡气血凝聚之处皆能开之。性有微毒，而转善解毒，凡一切疮疡诸毒皆能消之。"刘老常用2条通经络，极量为4条。

由此，僵蚕、蜈蚣两味药配伍应用可内而脏腑，外而经络，凡气血凝聚之处皆能开之，可达化痰散结、通络止痛、畅达气血、滑利关节之功效。

（二）仙灵脾、巴戟天——兴阳治骨

仙灵脾、巴戟天是刘老常用的治疗机体阳气不足，尤其是肾阳虚所致的骨伤科疾病的常用对药。刘老认为："机体阳气不足，尤其当肾阳虚时，元阳温煦作用减弱势必影响周身气血运行流通，而出现虚寒征象，如腰膝冷痛、畏寒肢冷怕风、脘腹冷痛、手足不温等，这正是机体阳气不足，尤其是肾阳虚的表现。"《素问·生气通天论》云："阳气者若天与日，失其所则折寿而不彰，故天运当以日光明。是故阳因而上，卫外者也。"人以阳气为本，有阳气则生，无阳气则死。阳气盛则健，阳气衰则病。刘老善用仙灵脾、巴戟天治疗腰膝冷痛、畏寒肢冷怕风、脘腹冷痛、手足不温等与阳虚、命门火衰有关的虚寒病症，为的是温补肾阳，刘老称之为"阳弱则阴翳生，阳充则阴霾散"。张介宾则提出阳不足的治疗法则："益火之源，以消阴翳。"

仙灵脾甘温味辛，归肝、肾经，具有温肾壮阳、强壮筋骨、祛风除湿之功效。《名医别录》云："主坚筋骨。"《日华子本草》云："治一切冷风劳气，筋骨挛急，四肢不仁，补腰膝。"《医学入门》云："补肾虚，助阳。"

巴戟天甘温味辛，归肾、肝经，具有补肾助阳、益精血、强筋骨、祛风湿之功效。《神农本草经》云："主大风邪气，阳痿不起，强筋骨，安五脏，补中增志益气。"《本草备要》云："补肾益精，治五劳七伤，辛温散风湿，治风湿脚气水肿。"《本草汇》云："为肾经血分之药，盖补助元阳则胃气滋长，诸虚

自退。”《本草新编》云：“温而不热，健脾开胃，既益元阳，复填阴水，真接续之利器，有近效而又有速功。”《名医别录》云：“补五劳，益精。”《常用中草药手册》提出：“补肾壮阳，强筋骨，祛风湿，治肾虚腰脚无力，痿痹瘫痪，风湿骨痛。”

仙灵脾甘温味辛，入肝、肾经，辛甘化阳，既善补肾阳，益精起痿，强筋健骨，又能祛风除湿，散寒通痹，疗肾阳不足之筋骨痿软、风湿拘挛麻木尤效；巴戟天甘温味辛，入肝、肾经，专走下焦，兴肾阳、益精血、强筋骨、祛风湿，疗肾阳精血不足之筋骨痿软、腰膝冷痛及风湿久痹，累及肝肾之步履艰难者尤佳；二者伍用，其功益彰，兴肾阳、益精血、强筋骨、祛风湿之力增强。

（三）木瓜、吴茱萸——止痉

木瓜、吴茱萸是刘老临床上常用来治疗腰腿痛伴有小腿腓肠肌痉挛的一对要药。木瓜、吴茱萸配伍应用出自孙思邈的《千金方》，主治脚气入腹、困闷欲死，腹胀。《仁斋直指方论》名曰木瓜汤，主治霍乱转筋。刘老在临床上称为“木萸散”。

小腿腓肠肌痉挛又称为“小腿抽筋”。刘老认为：“腰腿疼痛伴有小腿抽筋多素有肾亏，外有寒湿为患，故除应用补肾药物外还应配伍温经散寒、化湿和胃、舒筋活络药物。”

木瓜酸温味香，酸能入肝，以舒筋活络；温香入脾，能醒脾化湿和胃，可用于湿痹脚气、足胫肿大、腰膝酸痛、关节肿痛、筋挛足痿、转筋吐泻等症。《名医别录》云：“主湿痹邪气……转筋不止。”《本草正》云：“用其酸敛，酸能走筋，敛能固脱；得木味之正，故尤专入肝，益筋走血。疗腰膝无力、脚气，引经所不可缺；气滞能和，气脱能固。以能平胃，故除呕逆、霍乱转筋，降痰，祛湿，行水。以其酸收，故可敛肺禁痢，止烦满，止渴。”《食疗本草》云：“……病转筋不止者，煮汁饮之……”木瓜既是药物同时也是食物，刘老临床上应用木瓜一般常用量为15g，痉挛较重时，量大时可以用到30g。

吴茱萸辛散苦降，性热燥烈，既能温中散寒、降逆止呕，用于治疗脾胃虚寒、脘腹冰冷、呕吐涎沫、嗳气吞酸、食欲不振、消化不良等症；又能疏肝解郁、行气消胀、散寒止痛。李东垣云：“浊阴不降，厥气上逆，膈寒胀满，非吴茱萸不可治也。”刘老在临床上见到肢体冷痛、脘腹怕凉、手足不温等一派寒象伴有小腿腓肠肌痉挛者，经常选用木萸散；刘老说吴茱萸性大热，量不可过大，常用量为6g，一般不超过10g。《神农本草经》云：“主温中下气，止痛，咳逆寒热，除湿血痹，逐风邪，开腠理。”《名医别录》云：“主痰冷，腹内绞痛，诸冷实不消，中恶，心腹痛，逆气，利五脏。”《药性论》云：“主心腹疾，积冷，心下结气，疰心痛；治霍乱转筋，胃中冷气，吐泻腹痛不可胜忍者；疗遍身顽痹，冷食不消，利大肠壅气。”《日华子本草》云：“健脾通关节。”《本草纲目》云：“开郁化滞。”

木瓜味酸，得木之正气最多，主走肝经，能和胃化湿、舒筋活络；吴茱萸辛开苦降，专走下焦，为厥阴肝经的主药，能温经散寒，疏肝解郁，行气止痛。吴茱萸以散为主，木瓜以收为主，二药伍用，一收一散，相互制约，相互为用，共奏化湿和胃、舒筋活络、温中止痛之功。

（四）伸筋草、豨莶草——祛风湿、舒经络、通利关节

伸筋草、豨莶草是刘老临床上治疗骨关节损伤后关节肿痛、屈伸不利及风寒湿痹之腰膝疼痛等症的常用对药。刘老认为：“素体正气不足，加之外邪入侵入经入络，则会出现相应肢体关节肿痛、屈伸不利、活动受限等筋骨病。”正如《灵枢·本脏》云：“经脉者，所以行气血而营阴阳，濡筋骨，利关节也。”指出经络有运行气血、营运阴阳、濡养筋骨、滑利关节的作用。《素问·痹论》云：“痹在于骨则重，在于脉则血凝而不流，在于筋则屈不伸，在于肉则不仁，在于皮则寒……”说明当素体正气不足，加之风寒湿邪侵袭经络，经络不通，就会出现相应的各种症状，邪侵入筋则出现关节屈伸不利……

伸筋草辛温味苦，归肝经，具有祛风除湿、舒筋活血、通络止痛之功，为治痹痛拘挛及伤损瘀肿之要药。临床上常用于风湿痹痛、筋脉拘挛、皮肤不仁、跌打损伤等症。《本草拾遗》云：“主久患风痹，脚膝疼冷，皮肤不仁，气力衰弱。”《植物名实图考》云：“治筋骨，通关节。”《湖南药物志》云：“舒筋活血，补气通络。治腰痛，关节痛。”《滇南本草》云：“石松，其性走而不守，其用沉而不浮。”上述论述均说明伸筋草能舒筋活络、滑利关节，为治关节屈伸不利之要药。刘老临床常用量为15g，极量为25g，儿童酌减。

豨莶草辛寒味苦，归肝、肾经，具有祛风除湿、通经活络、清热解毒之功

效，临床上常用于治疗风湿痹痛、肢体麻木、半身不遂及疮疡肿毒等症。豨莶草善祛筋骨间风湿而通痹止痛。《本草纲目》云："治肝肾风气，四肢麻痹，骨痛膝弱，风湿诸疮。"《本草图经》云："治肝肾风气，四肢麻痹，骨间疼，腰膝无力者。兼主风湿疮，肌肉顽痹。"《本草蒙筌》云："治久渗湿痹，腰脚酸痛者殊功。"《品汇精要》云："壮筋力。"

由此可见，伸筋草、豨莶草两味药配伍应用，能祛除筋骨间风湿，达到濡养筋骨、滑利关节之作用。刘老临床常用量为15g，极量为25g，儿童用量酌减。

伸筋草苦降，祛风除湿、舒筋活血、通络止痛；豨莶草辛散，祛风除湿、活血通络、清热解毒。伸筋草性走而不守，其用沉而不浮，善祛筋骨间风湿而通痹止痛，为治痹痛拘挛及伤损瘀肿之要药。豨莶草长于走窜，开泄之力甚强，为祛风除湿活血之要药，善治腰膝无力、四肢痿软等症；二药伍用，辛散苦降，祛风湿、舒筋络、通血脉、利关节、强筋骨，相得益彰。

（五）白芍、炙甘草——调和肝脾、缓急止痛

白芍、炙甘草是刘老在临床上治疗各种骨关节相关痛症的常用对药。芍药甘草汤原方出自张仲景的《伤寒论》，原方的用意主要是酸甘化阴，甘味缓急止痛的作用治疗腿脚挛急，或腹中疼痛等，后世医家用其治疗各种痛症，效果显著。刘老认为"肝藏血，在体合筋，肝体阴而用阳，肝精肝血充足则筋力强健，运动灵活，能耐受疲劳，并能较快地解除疲劳，如果肝精肝血亏虚，筋脉得不到很好地濡养，则筋的运动能力就会减退，出现小腿腓肠肌的痉挛等，肝肾同源，日久则累及肾，必发生筋骨退行性改变，相应的血管神经等组织结构受到压迫而产生疼痛"。刘老善用白芍、炙甘草配以补肾壮骨药来治疗各种骨与关节退行性改变合并疼痛者，尤其是气血不和，筋脉失养，以致下肢无力、拘挛疼痛者疗效颇佳。

白芍酸苦味甘微寒，归肝、脾经，具有补血柔肝、平肝止痛、敛阴止汗、养血调经之功效。临床上常用于肝阴不足、肝气不舒或肝阳偏亢之头痛、胁肋疼痛、脘腹四肢拘挛等证。《神农本草经》云："主邪气腹痛，除血痹，破坚积，治寒热疝瘕，止痛，利小便，益气。"《本草备要》云："补血，泻肝，益脾，敛肝阴。"《名医别录》云："通顺血脉，缓中，散恶血，逐贼血，去水气，

利膀胱、大小肠，消痈肿，（治）时行寒热，中恶腹痛，腰痛。”《医学启源》云：“安脾经，治腹痛，收胃气，止泻利，和血，固腠理，泻肝，补脾胃。”《滇南本草》云：“泻脾热，止腹疼，止水泻，收肝气逆疼，调养心肝脾经血，舒经降气，止肝气疼痛。”

炙甘草甘平，归心、肺、脾、胃经。具有益气补中、缓急止痛、调和药性等功效。临床上用于脘腹及四肢挛急作痛、心气不足，也常用于药性过猛的中药中起调和作用。善于解毒及治腹痛挛急或四肢挛急，能缓解拘挛而止疼痛，并善和百药。与峻烈药同用，又能缓和药物的作用等，故有“国老”之美称。《神农本草经》云：“主五脏六腑寒热邪气，坚筋骨，长肌肉，倍气力，金疮肿，解毒。”《名医别录》云：“温中下气，烦满短气，伤脏咳嗽，止渴，通经脉，利血气，解百药毒。”《日华子本草》云：“安魂定魄。补五劳七伤，一切虚损、惊悸、烦闷、健忘。通九窍，利百脉，益精养气，壮筋骨，解冷热。”《本草正》云：“甘草，味至甘，得中和之性，有调补之功，故毒药得之解其毒，刚药得之和其性，表药得之助其外，下药得之缓其速……祛邪热，坚筋骨，健脾胃，长肌肉。随气药入气，随血药入血，无往不可，故称国老。”

由此可见，白芍养血敛阴，柔肝止痛，平抑肝阳；炙甘草补中益气，泻火解毒，润肺祛痰，缓解止痛，缓和药性。白芍味酸，得木之气最纯；甘草味甘，得土之气最厚。二药配伍应用，有酸甘化阴之妙用，共奏敛阴养血、缓解止痛之功用。

（六）当归、黄芪——补气养血

刘老崇尚肾主骨理论，但是治疗时除大剂量应用补肾中药外，也常常兼顾气血痰瘀等，当归、黄芪就是刘老在临床中针对骨伤科疾病气血亏虚者经常应用的对药。《景岳全书》云：“人有阴阳，即为血气。阳主气，故气全则神旺；阴主血，故血盛则形强。人生所赖，惟斯而已。”这说明气与血对人体生命活动的重要性。气和血是构成人体和维持人体生命活动的两大基本物质，气为阳，血为阴，两者关系密切。人体各关节之所以能屈伸活动自如、筋骨健壮，全依赖于气血的濡养。因此，治疗骨伤科疾病用药时应当兼顾气血。

当归甘温味辛，归肝、心、脾经，具有补血活血、调经止痛、润肠之功效。《本草经集注》云：“温中止痛……湿痹，中恶，客气虚冷，补五脏，生肌肉。”《药性论》云：“补女子诸不足。”《本草纲目》云：“治一切风，一切血，补一切劳，破恶血，养新血……治头痛，心腹诸痛，润肠胃筋骨皮肤，治痈疽，排脓止痛，和血补血。”《本草新编》云：“当归是生气生血之圣药，非但补也。血非气不生，气非血不长。当归生气而又生血者，正其气血之两生，所以生血之中而又生气，生气之中而又生血也。”

黄芪甘温，归脾、肺经，具有补气升阳、益卫固表、利水消肿、托疮生肌之功效。刘老临床上常用其治疗气血不足、气虚血滞不行所致的关节痹痛、肢体麻木等症。《本草汇言》云：“黄芪可以荣筋骨。”《药性赋》云：“温分肉而实腠理，益元气而补三焦。”《开宝本草》云：“逐五脏间恶血，补丈夫虚损，五劳羸瘦，止渴，益气，利阴气。”

由此可见，当归、黄芪配伍应用，益气生血，气血兼顾，为刘老常用对药。刘老强调在治疗气或血的一些疾病时，如果单纯用一些补气或补血的药时，可以酌情加一些行气或活血的药物，效果更好，这样的目的是补而不壅。当归，刘老常用量为15g；黄芪，刘老常用量为25g，极量为150g，主要来源于清·王清任《医林改错》中的补阳还五汤治疗脊髓型颈椎病时，黄芪用量较大，一般起药在80g，逐渐增加，当归量则基本不变。

（七）炙乳香、明没药——活血化瘀止痛

乳香、没药是刘老临床上善用的一对药，尤其在伤科杂病中的应用更为广泛。刘老认为“骨伤科疾病，无论是伤骨、伤筋还是骨病方面，常常会出现疼痛，而血瘀气滞者并不少见。”乳香辛散苦泄，芳香走窜，内能宣通脏腑，畅达气血，外能透达经络，功善活血止痛、消肿生肌，并兼行气。凡血瘀气滞疼痛、跌打损伤、痈疽疮疡、瘰疬肿块皆可用之。没药辛平芳香，既能通滞散瘀止痛，又能生肌排脓敛疮，为行气散瘀止痛之要药，治疗各种气血凝滞、胸胁腹痛、风湿痹痛、跌打损伤、疮疡肿毒等症。俗语说：“不通则痛，痛则不通”，乳香、没药都是一对不可多得的活血止痛要药。

杨清叟云：“凡人筋不伸者，敷药宜加乳香，其性能伸筋。”《本草汇言》：“乳香，活血去风，舒筋止痛之药也”。《珍珠囊》云：“（乳香）定诸经之痛。”《本草纲目》云：“乳香香窜，入心经，活血定痛，故为痈疽疮疡、心腹痛要药。”又云：“消痈疽诸毒，托里护心，活血定痛伸筋，治妇人产难，折伤。”

本品有镇痛、消炎作用。口服本品能促进多核白细胞增加，加速炎症渗出的吸收，促进伤口的愈合。《药性论》云："（没药）主打磕损，心腹血瘀，伤折踒跌，筋骨瘀痛，金刃所损，痛不可忍，皆以酒投饮之。"《医学衷中参西录》云："乳香、没药，二药并用，为宣通脏腑、流通经络之药，故凡心胃胁腹、肢体关节诸疼痛皆能治之。又善治女子经行腹痛，产后瘀血作痛，月事不以时下。其通气活血之力，又善治风寒湿痹，周身麻木，四肢不遂及一切疮疡肿痛，或疮硬不痛。外用为粉以敷疮疡，能解毒、消肿、生肌、止痛，虽为开通之品，不致耗伤气血，诚良药也。"又云："乳香、没药不但流通经络之气血，诸凡脏腑中，有气血凝滞，二药皆能流通之。医者但知见其善入经络，用之以消疮疡，或外敷疮疡，而不知用之以调脏腑之气血，斯岂治乳香、没药者哉。"《本草衍义》云："没药，大概通滞血，打仆损疼痛，皆以酒化服。血滞则气壅凝，气壅凝则经络满急，经络满急，故痛且肿。凡打仆着肌肉须肿胀者，经络伤，气血不行，壅凝，故如是。"《医学入门》云："东垣云：没药在治疮散血之科。此药推陈致新，故能破宿血，消肿止痛，为疮家奇药也。"《本草纲目》云："乳香活血，没药散血，皆能止痛消肿、生肌，故二药每每相兼而用。"《日华子本草》云："破癥结宿血，消肿毒。"

刘老临床运用时常写成炙乳没，一般常用量为15g，儿童酌减。

乳香辛温香润，能于血中行气，舒筋活络，消肿止痛。没药苦泄力强，功善活血散瘀，消肿止痛。乳香以行气活血为主，没药以活血散瘀为要。二药伍用，气血兼顾，取效尤捷，共奏宣通脏腑、流通经络、活血祛瘀、消肿止痛、敛疮生肌之功。

（八）熟地黄、淫羊藿——调和肾中阴阳并促进骨的生发

熟地黄、淫羊藿是刘老临床上治疗骨质增生、骨质疏松、股骨头无菌性坏死等骨伤科疾病中常用的一对对药。刘老提出："肾主骨生髓，年少者肾阳升发，骨升髓长，肾阴充盈，髓充骨壮；年老则肾亏阴损，阳气虚浮，骨生旁赘，髓减骨衰。阴藏精，阳升发，阴阳调和则骨强健生发有力。"而《难经·八难》云："所谓生气之原者，谓十二经之根本也，谓肾间动气也，此五脏六腑之本，十二经脉之根，呼吸之门，三焦之原，一名守邪之神。"指出生命本原之气，是产生于两肾之间的生命动力之气，其是五脏六腑、十二经脉活动的根本，维

持呼吸之气出纳的关键，是三焦气化的发源地，又具有抗御病邪的功能。后世医家意见不一，但多数医家认为肾间动气根于命门，来自于先天精气，一般理解为肾阴肾阳，先天真阳蒸动真阴而化生的动力。

王冰注《素问·生气通天论》云："阳气根于阴，阴气根于阳，无阴则阳无以生，无阳则阴无以化。"而熟地甘温，补血生津，滋肾养肝，安五脏，和血脉，润肌肤，养心神，安魂魄。《本经逢原》云："熟地黄，假火力蒸晒，转苦为甘，为阴中之阳，故能补肾中元气。……皆肾所主之病，非熟地黄不除。"《本草正》云："阴虚而神散者，非熟地之守，不足以聚之；阴虚而火升者，非熟地之重，不足以降之；阴虚之躁动者，非熟地之静，不足以镇之；阴虚而刚急者，非熟地之甘，不足以缓之。"《本草纲目》云："填骨髓，长肌肉，生精血，补五脏、内伤不足，通血脉，利耳目，黑须发，男子五劳七伤，女子伤中胞漏，经候不调，胎产百病。"《药品化义》云："熟地……能益心血，更补肾水。凡内伤不足，苦志劳神，忧患伤血，纵欲耗精，调经胎产，皆宜用此。安五脏，和血脉，润肌肤，养心冲，宁魂魄，滋补真阴，封填骨髓，为圣药也。"《本草从新》云："滋肾水，封填骨髓，利血脉，补益真阴，聪耳明目，黑发乌须。又能补脾阴，止久泻，治劳伤风痹，阴亏发热，干咳痰嗽，气短喘促，胃中空虚觉馁，痘证心虚无脓，病后胫股酸痛，产后脐腹急疼，感证阴亏，无汗便闭，诸种动血，一切肝肾阴亏，虚损百病，为壮水之主药。"《珍珠囊》云："大补血虚不足，通血脉，益气力。"以上说明熟地善补血滋阴，益精填髓，为滋补肝肾阴血之要药。

刘老在临证中喜用熟地，因其甘温味厚，质地柔润，既能填补真阴，又具有养血滋阴、补精益髓之功效。在补阴诸方中均以熟地为主药。临证中刘老经常会讲到的一句话就是"肾主骨，治肾亦即治骨，骨病必须治肾，肾精充足则骨健，补肾必用熟地"，刘老一般常用量为15~30g，最大量用至60g；因熟地过于滋腻，容易碍胃腻膈，所以常常配伍健脾行气药，如砂仁、陈皮等。

淫羊藿辛香甘温，既能温补命门火、兴阳事、益精气，既能用于治疗肾阳虚衰所引起的遗精、阳痿、尿频、腰膝酸软、神疲体倦等症；又能祛风湿、强筋骨，用于风湿痹痛、四肢麻木、筋脉拘急或兼见下肢瘫痪、筋骨痿软等症。《神农本草经》云："主阴痿绝伤，茎中痛。利小便，益气力，强志。"《医学入门》："补肾虚，助阳。"《名医别录》："主坚筋骨。"《日华子本草》："治一切冷风劳气，筋骨挛急，四肢不仁，补腰膝。”淫羊藿是刘老在治疗骨伤科疾病中，尤其是肾阳虚、命门火衰骨生发无力的一味要药，常配伍熟地黄形成对药应用。刘老临床常用量为20g，极量为30g，儿童酌减。

刘老于20世纪60年代运用“肾主骨，治肾亦即治骨”理论研制的骨质增生丸中就是以熟地黄为君药，取其能补肾中之阴（填充物质基础），淫羊藿兴肾中之阳（生化功能动力）等精确配伍而成。此后，依此理论研制的治疗颈椎病、腰椎间盘突出症、腰椎管狭窄、骨质疏松、增生性（退行性）骨关节病的壮骨伸筋胶囊中则以熟地黄滋肾阴、淫羊藿兴肾阳相互搭配共为君药，以求阴阳俱补，阴阳调和，肾间动气旺，则骨强健生发有力，从而达到“阴平阳秘，精神乃治”的目的。

淫羊藿辛香甘温，补肾助阳，强壮筋骨，祛湿散寒，舒筋通络。熟地黄以补阴为主，淫羊藿以补阳为要。二药伍用，一阴一阳，阴阳俱补，则阴平阳秘，骨痿得治，骨赘得除。

刘老临证时喜欢引用《素问·阴阳应象大论》中“治病必求于本”，常教导我们说：“本是什么？是本于阴阳，所以治病调和阴阳很重要。”其实，熟地黄、淫羊藿就是一个鲜明的例子，刘老运用这对药治疗骨质增生、疏松及退行性骨关节病的患者，几十年来疗效显著，这都验证了刘老说法的准确性与科学性；也说明了退行性骨关节疾病不仅仅是单纯的阴亏或阳损的问题，及时地调整阴阳往往能收到满意的效果。

（九）薏苡仁、紫丹参——活血消肿

薏苡仁、紫丹参是刘老在临床上治疗下肢关节腔积液及所形成的髋关节滑膜炎、膝关节滑膜炎、踝关节滑膜炎时喜用的一对药。刘老认为：“下肢关节腔积液及滑膜炎等多源于湿邪阻滞经络，滞于关节，气血运行不畅，关节屈伸不利，为肿为痛。”《素问·至真要大论》云：“诸湿肿满，皆属于脾。”意思是说凡是湿病而发生的浮肿胀满，都责之于脾。《医宗金鉴·杂病心法要旨》云：“上肿多风宜乎汗，下肿多湿利水泉。”这句源于《素问·汤液醪醴论》中的“开鬼门，洁净府”，并在上述的层面上更近一步，意思都是指用发汗利小便的方法祛除肿胀。

薏苡仁甘淡微寒，甘淡利湿，微寒清热，既能利水渗湿，又能健脾止泻，

利水而不伤正，补脾而不滋腻，为淡渗清补之品。凡水湿滞留均可用之，尤以脾虚湿滞者为宜，常用于水肿、小便不利、脾虚泄泻等证。善渗湿而舒筋脉、缓挛急，治痹痛拘挛、脚气浮肿，以湿热者为宜。并可清热排脓，用于肺痈、肠痈等。

《本草新编》云："薏苡仁最善利水，不至损耗真阴之气，凡湿盛在下身者，最宜用之，视病之轻重，准用药之多寡，则阴阳不伤，而湿病易去。"《本草纲目》云："薏苡仁，阳明药也，能健脾益胃。""筋骨之病，以治阳明为本，故拘挛筋急风痹者用之。土能胜水除湿，故泄泻水肿用之。"《药品化义》云："薏苡仁，味甘气和，清中浊品，能健脾阴，大益肠胃。主治脾虚泻，致成水肿，风湿盘缓，致成手足无力，不能屈伸。"《神农本草经》云："主筋急拘挛，不可屈伸，风湿痹，下气。"刘老临床上治疗下肢关节肿胀时常用薏苡仁50g，极量为80g，儿童酌减。刘老说薏苡仁力缓，用量宜大，应用时宜包煎。

丹参苦寒降泄，入走血分，为活血化瘀要药，既能活血化瘀、行气止痛，用于心脉瘀阻所引起的冠心病心绞痛等证，又能活血化瘀、祛瘀生新，用于治疗瘀血所引起的癥瘕积聚等证，还能凉血消痈，用于疮疡痈肿等证。《本草汇言》云："丹参，善治血分，去滞生新，调经顺脉之药也。"《日华子本草》云："养神定志，通利关脉。治冷热劳，骨节疼痛，四肢不遂。"《本草新编》云："丹参，味苦，气微寒，无毒。入心、脾二经。专调经脉，理骨筋酸痛，生新血，去恶血。"《本草纲目》云："活血，通心包络。"《重庆堂随笔》云："丹参，降而行血。"刘老喜用丹参活血养血、化瘀生新，古有"一味丹参散，功同四物汤"之说。刘老临床上常用15g，瘀血较重或合并有冠心病时，可酌情增加，极量为25g。

薏苡仁甘淡渗利，善除脾湿而清热，以健脾化湿、利水消肿。丹参活血祛瘀，化瘀生新，凉血消痈。二药相伍，互相促进，共奏健脾祛湿、活血消肿、化瘀生新之功。

刘老治疗关节腔积液及所形成的髋关节滑膜炎、膝关节滑膜炎、踝关节滑膜炎时除用紫丹参、薏苡仁对药来活血消肿外；因湿邪易于阻滞经络，滞于关节，往往在其中加一些通络的药物，比如络石藤、海风藤等藤类药物，以在活血消肿的基础上达到通经活络的作用，疗效较好，如果肿胀依然不消退，刘老会依据《金匮要略》中提出的"病痰饮者，当以温药和之"，在原方中加入一对药，就是我们之后要谈到的一对——“附子、肉桂”，虽然附子辛甘大热，但入药后往往疗效很好，为刘老喜用药对。刘老说：“滑膜炎之关节肿胀、屈伸不利，除祛湿活血通络之外，依情况可酌加温阳药温化水湿之邪。”

（十）乌贼骨、骨碎补——促进骨与关节软骨再生

乌贼骨、骨碎补是刘老临床上长期应用治疗膝关节半月板损伤常用的行之有效的一对药。依据《素问·五脏生成篇》云：“诸筋者皆属于节”、《素问·宣明五气篇》云：“肝主筋、肾主骨”及《素问·阴阳应象大论篇》云：“肾生骨髓，髓生肝”，刘老认为：“半月板等关节软骨皆属于筋，肝主筋，肾主骨，故治疗半月板等关节软骨损伤，必求于筋，责之于肝；疗骨之病则必求于肾。”

乌贼骨，又名海螵蛸，咸涩微温，入肝经走血分，长于收涩，既善于止血止带，为治妇女崩漏带下之良药。又善制酸止痛，为治胃痛吐酸之佳品。又能固精止带，用于遗精、滑精、带下等证。外用还可收湿敛疮，为治湿疮湿疹及疮疡溃烂的常用药。《神农本草经》云：“主妇女赤白漏下经汁，血闭，阴蚀肿痛，寒热，癥瘕，无子。”《要药分剂》云：“通经络，祛寒湿。”实验研究表明：海螵蛸有明显的促进骨缺损修复作用，其能促进纤维细胞和成骨细胞增生与骨化；刘老临床上治疗膝关节半月板损伤及退行性骨性关节病等涉及关节软骨时喜用乌贼骨，常用量为30g，极量为60g，儿童酌减；刘老强调半月板损伤及关节软骨修复等需重用乌贼骨。

骨碎补，又名申姜，苦温，入肝、肾经，既善活血疗伤止痛、续筋接骨，治跌仆闪挫、筋伤骨折、瘀肿疼痛，又善益肾强骨，为治肾虚腰痛、足膝痿弱及耳鸣耳聋诸症之良药。《本草图经》云：“治闪折筋骨伤损。”《药性论》云：“主骨中毒气，风血疼痛，五劳六极。”《开宝本草》云：“主破血，止血，补伤折。”《本草述》云：“治腰痛行痹，中风鹤膝风挛气证。”《本草正》云：“疗骨中邪毒，风热疼痛，或外感风湿，以致两足痿弱疼痛。”《本草新编》云：“骨碎补，味苦，气温，无毒。入骨，用之以补接伤碎最神。疗风血积疼，破血有功，止血亦效。同补血药用之尤良，其功用真有不可思议之妙；同补肾药用之，可以固齿；同失血药用之，可以填窍，不止祛风接骨独有奇功也。”以上说明骨碎补为骨伤科续筋接骨疗伤之良药。

骨碎补为刘老临证中喜用的一味药，因其能补肾续筋接骨、祛风活血止

痛，其苦温性降，不但能补肾，还能收浮阳兼活血，除在各类骨折时应用外，在伤筋骨病中经常能看到刘老应用此药，比如腰椎间盘突出症、腰椎管狭窄属肾虚腰痛症及膝关节半月板损伤、滑膜炎等症，可见，骨碎补为治疗脊柱疾病之要药，治疗骨关节疾患等骨伤科常用药之一。

实验证实：骨碎补水煎剂能促进骨钙吸收，同时提高血钙血磷水平，有利于骨钙化和骨质的形成；对骨关节软骨细胞有刺激细胞代偿性增生的作用，并能部分改善由于力学力线改变造成的关节软骨的退行性病变。刘老治疗退行性骨关节病常用量为15g，极量为25g，儿童酌减。

乌贼骨咸涩，长于入肝经走血分，善于收涩，固精止带、收敛止血、制酸止痛，而骨碎补苦温，入肝肾经善行，善活血疗伤止痛、接骨续筋；二药相伍，一收一行，共奏接骨续筋、瘀去新生之功。

（十一）金毛狗脊、川杜仲——补肝肾、强腰膝

狗脊、杜仲是刘老依据《素问·上古天真论》中随着年龄增长，肾中精气日渐衰减及"肾主骨"理论，临床上治疗腰膝疼痛，尤其是在老年退行性骨关节疾病时喜用的一对对药。刘老认为："肾主骨生髓，年少者肾阳升发，骨升髓长，肾阴充盈，髓充骨壮，年老则肾亏阴损，阳气虚浮，骨生旁赘，髓减骨衰，故退行性骨关节疾病出现的腰膝疼痛、活性受限责之于肾。"故刘老认为"治肾亦即治骨"。《素问·逆调论》云："肾不生，则髓不能满。"说明肾与骨髓的关系甚为密切。《素问·脉要精微论》云："腰者肾之府，转摇不能，肾将惫矣。"说明腰活动受限责之于肾，多源于肾亏。正如《诸病源候论》所云："夫腰痛，皆由伤肾气所为。"《医林绳墨》也云："故大抵腰痛之证，因于劳损而肾虚者甚多。"

狗脊甘温味苦，入肝、肾经，苦能燥湿，甘能养血，温能益气，有温而不燥、补而能走、走而不泄的特点。对肝肾不足兼风寒湿邪之腰脊强痛、不能俯仰、足膝软弱，尤其对于风湿日久、关节屈伸不利等最为适宜，为治疗脊柱疾病之常用药物。刘老临床上常用量是20g，极量为30g。对于狗脊的论述，各家基本都是以补肾、强腰膝为主，来治疗骨伤科关节及相关疾患。《神农本草经》云："主腰背强，关节缓急，周痹，寒湿膝痛。颇利老人。"《名医别录》云："疗失溺不节，男女脚弱腰痛，风邪淋露，少气目暗，坚脊，利俯仰，女子伤

中，关节重。”《本草纲目》云：“强肝肾，健骨，治风虚。”

杜仲味甘性温，入肝、肾经，肝主筋、肾主骨，肾充则骨强，肝充则筋健。脊柱乃筋骨聚集之处，筋骨病变繁多，因而本品乃治疗各种脊柱病变之要药。《神农本草经》云：“主腰脊痛，补中益精气，坚筋骨，强志。”另外，凡腰腿部创伤、骨折后期筋骨无力及损伤后遗症均可用之。炒用治疗损伤性胎动不安或习惯性流产。刘老临床上常用量为20g。《本草汇言》云：“凡下焦之虚，非杜仲不补；下焦之湿，非杜仲不利；足胫之酸，非杜仲不去；腰膝之痛，非杜仲不除……补肝益肾，诚为要药。”《名医别录》云：“主脚中酸痛，不欲践地。”《药性论》云：“治肾冷臀腰痛，腰患者虚而身强直，风也。腰不利加而用之。”《日华子本草》云：“治肾劳，腰脊挛。”《玉楸药解》云：“益肝肾，养筋骨，去关节湿淫。治腰膝酸痛，腿足拘挛。”

狗脊甘温味苦，入肝、肾经，除善祛脊背之风寒湿邪外，又善补肝肾、强腰膝、祛风湿、利关节、镇疼痛；杜仲补肝肾、强筋骨、降血压，善走经络关节之中；二药伍用，其功益彰，补肝肾、壮筋骨、祛风湿、强腰膝之力量增强。

（十二）穿山甲、皂角刺——活血散瘀、消肿溃坚

穿山甲、皂角刺是刘老临床上治疗骨伤科肿瘤、腱鞘囊肿、腘窝囊肿等骨伤科肿块之常用药。刘老认为：“癥瘕积聚乃气血痰湿凝聚而成，非破血消癥之药不能破除。”诚如《杂病源流犀烛·筋骨皮肉毛发病源流》所云：“肝之经脉不调，气血失节，往往有筋结之患，不论骸体间，累累若胡桃块状是也。”故治当以调肝散结为大法。《灵枢·痈疽》云：“以手按之，坚有所结，得中骨气，因于骨，骨与气并，日以益大，则为石疽。”隋·巢元方在《诸病源候论·石痈》中写道：“石痈者……其肿结确实，至牢有根，皮核相亲”及“坚如石核者复大，色不变或作石痈，坚如石，不作脓……”以上多为描述肿瘤的表现特征及治疗方法。

穿山甲咸寒，性善走窜，内通脏腑，外透经络，功善活血消癥、通经下乳、消肿溃痈，治癥瘕痞块及瘀血经闭、风湿痹痛、肢体拘挛或强直疼痛、不得屈伸，痈肿疮疡等症。《医学衷中参西录》云：“穿山甲，味淡性平，气腥而窜，其走窜之性，无微不至，故能宣通脏腑，贯彻经络，透达关窍，凡血凝血

聚为病，皆能开之。以治疗痈，放胆用之，立见功效。并能治癥瘕积聚，周身麻痹，二便秘塞，心腹疼痛。”《本草纲目》云：“除痰疟寒热，风痹强直疼痛，通经脉，下乳汁，消痈肿，排脓血，通窍杀虫。”《本草再新》云：“搜风去湿，解热败毒。”刘老临床上常用量是5~15g，儿童酌减；因穿山甲为国家二级保护动物，而且市场上价格比较昂贵，故现在刘老临床上用得比较少，一般以京三棱、蓬莪术、山慈菇等药物代替。

皂角刺，辛散温通，药力锐利，直达病所。功专拔毒搜风、消肿排脓。《本草纲目》云：“治痈肿，妒乳，风疠恶疮，胞衣不下，杀虫。”《本经逢原》云：“肿疡服之即消，溃疡服之难敛，以其性善开泄也。”《本草汇言》云：“皂荚刺，拔毒祛风。凡痈疽未成者，能引之以消散，将破者，能引之以出头，已溃者能引之以行脓。于疡毒药中为第一要剂。”《医学入门》云：“皂刺，凡痈疽未破者，能开窍；已破者能引药达疮所……乃诸恶疮癣及疠风要药也。”刘老在临床上常用量是15g，极量为30g，儿童酌减。

穿山甲活血散瘀、消肿溃坚，皂角刺性极锐利，搜风败毒，消肿排脓。二药伍用，走窜行散、攻通透达、活血散瘀、消肿溃坚、散结通络之力益彰。

（十三）生牡蛎、夏枯草——软坚散结

生牡蛎、夏枯草是刘老临床上治疗陈旧性关节扭挫伤、踝关节创伤性关节炎、踝关节滑膜炎、踝关节肿胀不消时喜用的一对药。刘老认为：“陈旧性踝关节扭挫伤后青紫瘀肿，肿胀不消，功能障碍，除有瘀血外，还应责之于肝。因肝主筋，凡是筋的问题，都应调肝。”

夏枯草，既善清泄肝火，为治肝火目赤、目珠疼痛之要药。又能清热消肿散结，为治痰火凝结之瘰疬、瘿瘤所常用。《滇南本草》云：“治目珠胀痛，消散瘰疬、周身结核、手足周身筋骨酸疼。”“行肝气，开肝郁，止筋骨疼痛、目珠痛，散瘰疬、周身结核。”《本草纲目》云：“能解内热，缓肝火。”《生草药性备要》云：“去痰消脓。治瘰疬，清上补下，去眼膜，止痛。”《神农本草经》云：“主寒热、瘰疬、鼠瘘、头疮，破癥，散瘿结气，脚肿湿痹。”《本草从新》云：“治瘰疬、鼠瘘、瘿瘤、癥坚、乳痈、乳岩。”《本草通玄》云：“夏枯草，补养厥阴血脉，又能疏通结气。”

临床上刘老常用夏枯草清肝火、散瘀结，一般用15g，极量为30g。

牡蛎咸涩微寒，质重沉降，生用为平肝潜阳之要药，善治阴虚阳亢、头晕目眩之证，又长于软坚散结，常治痰核、瘰疬、癥瘕之疾。《本草备要》云："咸以软坚化痰，消瘰疬结核，老血疝瘕。涩以收脱，治遗精崩带，止嗽敛汗，固大小肠。"《汤液本草》云："牡蛎，入足少阴，咸为软坚之剂，以柴胡引之，故能去胁下之硬；以茶引之，能消结核；以大黄引之，能除股间肿；地黄为之使，能益精收涩、止小便，本肾经之药也。"《珍珠囊》云："软痞积。又治带下，温疟，疮肿，为软坚收涩之剂。"《本草纲目》云："化痰软坚，清热除湿，止心脾气痛，痢下，赤白浊，消疝瘕积块，瘿疾结核。"刘老认为类似牡蛎质重沉降贝壳类药要重用，因其水煎后，有效成分煎出较少。故临床上生牡蛎软坚散结常用量可达50g。西医学研究证明，牡蛎有强肝解毒、净化瘀血、促进新陈代谢、缓解疲劳、提高免疫等作用。

（十四）桑椹、生山楂——化瘀开郁、补益肝肾、滑利关节

桑椹、生山楂是临床上刘老用来治疗肩关节周围炎等骨伤科疾病的常用药。肩关节周围炎又称为"冻结肩""肩凝症""漏肩风""五十肩""肩痹"等，其为肩关节周围关节囊及其周围韧带、肌腱和滑囊等发生的慢性非特异性炎症，一般好发于50岁左右的中年人，女性多见，临床上以肩痛、肩关节多方向活动受限等为主要特征。中医学中将其归属为"痹证"范畴。刘老依《素问·上古天真论》中提出的"随着年龄的增长，肾气逐渐亏虚"理论，认为："五旬之人，肾气不足，气血渐亏，加之长期劳累或因肩部受寒致寒凝筋膜、气血滞涩不通而引起。其外因是寒湿之邪侵袭、劳损，内因是肝肾不足、气血虚弱、血不荣筋。"《中藏经·五痹》云："肾气内消……精气日衰，则邪气妄入。"宋·王怀隐在《太平圣惠方》中云："夫劳倦之人，表里多虚，血气衰弱，腠理疏泄，风邪易侵……随其所感，而众痹生焉。"以上更多强调的是本为肾气亏虚，又有外邪等入侵为标致使关节活动受限。

《儒门事亲》云："此疾之作，多在四时阴雨之时，及三月九月，太阴寒水用事之月，故草枯水寒如甚，或濒水之地，劳力之人，辛苦失度，触冒风雨，寝处潮湿、痹从外入。"《普济方》云："此病盖因久坐湿地，及曾经冷处睡卧而得。"此更多强调的是外邪致病的重要性。

临床中刘老依据"肾主骨、肝主筋"理论，应用桑椹、生山楂来治疗肩关

节周围炎，效果显著。

桑椹甘寒质润，既能滋阴补血，又能生津止渴、润肠通便，可用于阴血亏虚之眩晕、目暗耳鸣、须发早白、肠燥便秘及津伤口渴、消渴等证。《滇南本草》云：“益肾脏而固精，久服黑发明目。”《随息居饮食谱》云：“滋肝肾，充血液，祛风湿，健步履，息虚风，清虚火。”《本草拾遗》云：“利五脏关节，通血气。”《本草述》云：“乌椹益阴气便益阴血，血乃水所化，故益阴血，还以行水，风与血同脏，阴血益则风自息。”《本草经疏》云：“桑椹，甘寒益血而除热，为凉血补血益阴之药，消渴由于内热，津液不足，生津故止渴。五脏皆属阴，益阴故利五脏。阴不足则关节之血气不通，血生津满，阴气长盛，则不饥而血气自通矣。热退阴生，则肝心无火，故魂安而神自清宁，神清则聪明内发，阴复则变白不老。”刘老临床上常用量是50g。

实验研究发现：“桑椹对脾脏有增重作用，对溶血性反应有增强作用，可防止人体动脉硬化、骨骼关节硬化，促进新陈代谢。它可以促进血红细胞的生长，防止白细胞减少，并对治疗糖尿病、贫血、高血压、高血脂、冠心病、神经衰弱等病症具有辅助功效。”

西医学证明，桑椹具有增强免疫、促进造血红细胞生长、防止人体动脉及骨骼关节硬化、促进新陈代谢等功能。

生山楂酸甘微温，味酸入肝，既善行气散瘀，疗瘀阻肿痛，可通行气血、化瘀散结而止痛；甘温入脾，又善消食化积而健脾胃、消一切饮食积滞，疗脘腹胀满、嗳腐吞酸、腹痛便溏等症。《本草纲目》云：“化饮食，消肉积，癥瘕，痰饮痞满吞酸，滞血痛胀。”《本草求真》云：“山楂所谓健脾者，因其脾有食积，用此酸咸之味，以为消磨，俾食行而痰消，气破而泄化，谓之为健，止属消导之健矣。”《日用本草》云：“化食积，行结气，健胃宽膈，消血痞气块。”《食鉴本草》云：“化血块，气块，活血。”《医学衷中参西录》云：“山楂，若以甘药佐之，化瘀血而不伤新血，开郁气而不伤正气，其性尤和平也。”

现代研究发现：山楂有活血化瘀的功效，有助于解除局部瘀血状态，对跌打损伤有辅助疗效。刘老临床上常用量为50g。

山楂味酸性温，气血并走，化瘀血而不伤新血，开郁气而不伤正气，补益肝肾、滑利关节。桑椹甘寒，补肝益肾、滋阴补血，补而不腻。桑椹、生山楂相配伍，一温一寒，一化一补，共奏化瘀开郁、滑利关节之功效。

（十五）京三棱、蓬莪朮——破血行气、化积消块

临床上刘老常用这对药治疗关节瘀肿、肿胀难消、肿瘤及血瘀气滞之骨伤科疾病。刘老认为："因损伤气血后，血行不畅而成积瘀，瘀久势必阻碍气机，气机郁滞反又加重瘀块形成，非破血消积之法不能除。"

三棱苦平降泄，入肝脾血分，破血中之气，功专破血祛瘀、行气止痛、化积消块，用于血瘀气结之重症，疗以血瘀经闭、腹中包块、产后瘀滞腹痛，以及饮食停滞、胸腹胀满疼痛之症；又可用于肝脾肿大、胁下胀痛、跌打损伤、疮肿坚硬。《日华子本草》云："治妇人血脉不通，心腹痛，落胎，消恶血，补劳，通月经，治气胀，消仆损瘀血，产后腹痛，血运，并宿血不下。"《开宝本草》云："老癖癥瘕，积聚结块，产后恶血血结，通月水，堕胎，止痛利气。"《本草纲目》云："通肝经积血，女人月水，产后恶血。"实验研究证实，本品水煎剂可抑制血小板聚集，使动物血栓形成时间明显延长，血栓长度缩短。还可直接破坏肿瘤细胞，对实验动物肿瘤模型有一定的抑制作用。

莪术辛温行散，苦温降泄，入肝脾气分，功专行气破血、散瘀通经、消积化食，为破血消癥之要药，药力颇强。凡瘀血气滞重症每用，既疗血瘀气结之癥瘕积聚、肿块等症，又治宿食不消之脘腹胀痛及跌打损伤诸证。另外，还有抗肿瘤作用，用于各种肿瘤。唯易伤正气，用时宜慎重。《药性论》云："治女子血气心痛，破痃癖冷气，以酒醋摩服。"《日华子本草》云："治一切气，开胃消食，通月经，消瘀血。"《药品化义》云："蓬术味辛性烈，专攻气中之血，主破积消坚，去积聚癖块，经闭血瘀，仆损疼痛。"《汤液本草》云："蓬莪茂色黑，破气中之血，入气药发诸香。"《萃金裘本草述录》云："破气中之血，血涩于气中则气不通，此味能疏阳气以达于阴血，血达而气乃畅，放前人谓之益气。"《医家心法》云："广茂即莪术，凡行气破血、消积散结皆用之。"

实验证实：莪术水提取液能够抑制血小板聚集和抗血栓形成，并能明显降低血液黏度，以及缩短红细胞的电泳时间。除此之外，实验还证实莪术挥发油对肿瘤的生长有明显抑制和破坏作用，发现肿瘤明显缩小者，可见瘤组织周围纤维细胞增多，不同浓度的莪术油对瘤细胞均有明显的直接破坏作用，有作用快而强的特点。治疗后发现肿瘤细胞表现核质比例减少，核外形趋向正常，染

色质、核仁和染色质间颗粒数量减少，故认为莪术对小鼠肉瘤的细胞核代谢有抑制作用。

三棱、莪术相互配伍原方名为三棱丸，出自《经验良方》，用于治疗血滞经闭腹痛。张锡纯谓："三棱、莪术，若治陡然腹胁疼痛，由于气血凝滞者，可单用三棱、莪术，不必以补药佐之；若治瘀血积久过坚者，原非数剂所能愈，必以补药佐之，方能久服无弊。""三棱气味俱淡，微有辛意；莪术味辛苦，气微香，亦微有辛意，性皆微温，为化瘀血之要药。以治男子痃癖，女子癥瘕，月经不通，性非猛烈而建功甚速。其行气之力，又能治心腹疼痛，胁下胀痛，一切血凝气滞之症。"

三棱苦平辛散，入肝脾血分，为血中气药，长于破血中之气，以破血通经；莪术苦辛温香，入肝脾气分，为气中血药，善破气中之血，以破气消积。二药伍用，气血双施，活血化瘀、行气止痛、化积消块。此二药刘老常用量为10g，极量为15g；儿童酌减。莪术有耗气伤血之弊，中病即止，不宜过量或久服。月经过多及孕妇忌服。正如《药性通考》所云："乃攻坚之药，可为佐使，而不可久用。"《本草正》亦云："性刚气峻，非有坚顽之积，不宜用。"

（十六）葛根、川芎——舒头项强痛

葛根、川芎是刘老临床上用于治疗颈椎病出现头项强痛，而舒颈清眩时常用的一对药，尤其是当患者出现头项强痛伴发肝阳上亢、津液亏虚之高血压、冠心病时效果显著。刘老认为："素有肝肾亏虚，外有外伤劳损、风寒湿邪侵袭，邪侵足太阳膀胱经，经脉不利，故现头项强痛等症。"

《证治准绳》云："颈项强急之证，多由邪客三阳经也，寒搏则筋急，风搏则筋弛，左多属血，右多属痰。"这句话的意思是说一侧颈部肌肉紧张，另一侧松弛，左右肌力不协调，颈椎力学平衡失调，导致颈椎失稳，椎间关节紊乱而促发颈椎病。

西医学认为，风寒湿邪可使局部肌肉张力增高，血运障碍，代谢产物堆积，刺激椎动脉或交感神经而引起颈椎病。

临证中刘老应用葛根、川芎配伍治疗各种原因引起的头项强痛伴发头晕、头痛、血压增高等，尤其是随着年龄增长而出现的颈椎退行性病变，可明显改

善头项强痛等症状。

葛根辛甘凉，入脾、胃经，轻扬升发，既能发表散邪、解肌退热、透发麻疹，以治表证发热无汗、头痛、项背强痛等症；又能疏通足太阳膀胱经之经气，升发清阳，以疗清阳不升所致的头晕、头痛、疹出透发不畅等症，还可鼓舞脾胃清阳之气上升而生津止渴、止泻止痢。《神农本草经》云："主消渴，身大热，呕吐，诸痹，起阴气，解诸毒。"《本草正》云："虽善达诸阳经，而阳明为最，以其气轻，故善解表发汗。"

经现代中药研究证实：葛根内含黄酮类物质大豆素、大豆苷、葛根素及大量淀粉等成分。通过动物实验证实：葛根能扩张冠状动脉和脑血管，增加血流量，改善冠状动脉及脑循环，能降低心肌耗氧量，有明显的降压作用，并能降低血糖，有较明显的解热作用，以及缓解肌肉痉挛的作用。临床上刘老常用量是20g。

川芎辛散温通，走而不守，入肝、胆、心包经。能上行颠顶，下走血海，旁通四肢，外彻皮毛，为"血中之气药"，具有良好的活血行气、祛风止痛之功效，对于血瘀气滞兼寒凝者用之最宜，尤善治妇女血瘀气滞经产诸证，为妇科活血调经要药，也用于治疗头痛、目痛、跌打损伤、风湿痹痛等症；其治头痛，无论风、寒、湿、热、虚、血瘀所致，皆可随证选用。而且，其在活血药中使用可增强散血行气之功；在补血药中使用，能通达气血，祛瘀生新，补而不滞。《神农本草经》云："主中风入脑，头痛，寒痹，筋挛缓急，金疮，妇人血闭无子。"《珍珠囊》云："上行头角，助清阳之气，止痛；下行血海，养新生之血调经。"《本草备要》云："搜风散瘀，止痛调经。"《日华子本草》云："治一切风，一切气，一切劳损，一切血，补五劳，壮筋骨，调众脉，破癥结宿血，养新血。"

经现代中药研究证实：川芎中内含川芎嗪等多种生物碱成分。通过动物实验证实川芎能扩张冠状动脉，增加冠状动脉血流量，降低心肌耗氧量，改善微循环，降低血小板表面活性，抑制血小板聚集等作用。临床上刘老常用量是15g。

葛根辛甘凉，轻扬升发，发表解肌、透发麻疹；川芎辛散温通，走而不守，活血行气、祛风止痛，能上行颠顶，下走血海，旁通四肢，外彻皮毛，为"血中之气药"，二者伍用，一温一凉，共奏舒头项强痛之功。

（十七）制附子、肉桂——温阳

制附子、肉桂是刘老临床上治疗机体阳气不足所致的各种骨伤科疾病时常用的一对药。刘老认为："阳气衰则血行不畅，温煦气化不足，则经脉失于濡养，寒邪乘隙内侵，寒主收引，寒邪闭阻经脉，经脉不通起初出现肢体关节冷痛、活动不利，久则出现筋脉挛急，关节拘挛难以屈伸活动等，故治则宜兴阳治骨。"《素问·生气通天论篇》云："阳气者若天与日，失其所则折寿而不彰，故天运当以日光明。是故阳因而上，卫外者也。"人以阳气为本，有阳气则生，无阳气则死。阳气盛则健，阳气衰则病。《素问·举痛论篇》云："经脉流行不止，环周不休。寒气入经而稽迟，泣而不行，客于脉外则血少，客于脉中则气不通，故猝然而痛。"人体经脉中的气血流行不止，如环无端，如果寒邪侵入了经脉，则经脉气血的循行迟滞，凝涩而不畅行，故寒邪侵袭于经脉内外，则使经脉凝涩而血少，脉气留止而不通，所以突然作痛。

附子辛甘热，有毒力猛，入心、肾、脾经；既善上助心阳、中温脾阳、下补肾阳，而奏回阳救逆之功，又善峻补元阳，益火消阴。既为治亡阳证之主药，又为治肾阳虚、脾阳虚、心阳虚等阳虚诸证之良品。且秉性纯阳，散寒力大，温散走窜，亦为散阴寒、除风湿、止疼痛之猛药，善治寒湿痹痛及阳虚外感等。唯性燥烈而有毒，用当宜慎。《神农本草经》云："主风寒咳逆邪气，温中，金疮，破癥坚积聚，血瘕，寒湿痿躄，拘挛膝痛，不能行走。"《本草汇言》云："附子，回阳气，散阴寒，逐冷痰，通关节之猛药也。诸病真阳不足，虚火上升，咽喉不利，饮食不入，服寒药愈甚者，附子乃命门主药，能入其窟穴而招之，引火归原，则浮游之火自息。凡属阳虚阴极之候，肺肾无热证者，服之有起死之殊功。"《本草正义》云："附子，本是辛温大热，其性善走，故为通行十二经纯阳之要药。外则达皮毛而除表寒，里则达下元而温痼冷，彻内彻外，凡三焦经络，诸脏诸腑，果有真寒，无可不治。但生者尤烈，如其群阴用事，汩没真阳，地加于天，仓猝暴病之肢冷肤清，脉微欲绝，或上吐下泻，澄澈清冷者，非生用不为功。而其他寒病之尚可缓缓图功者，则皆宜炮制，较为驯良。"

肉桂辛甘热，归脾、肾、心经，其性纯阳温散，善补命门之火，益阳消阴，并能引火归原，为治命门火衰及虚阳上浮诸证之要药；又善温脾胃、散寒邪，为治脾胃寒证及脾肾阳虚证之常用药；且散血分阴寒而温通经脉功胜，可治寒凝血滞诸痛，尤善治风湿痹痛、经闭痛经及胸痹心痛。此外，取其甘热助阳补虚，辛热散寒通脉，常用治阴疽，或气血虚寒所致的痈肿脓成不溃或溃久不敛及气血虚衰证。《名医别录》云："主温中……坚骨节，通血脉，理疏不足，宣导百药。"《本草汇言》云："肉桂，治沉寒痼冷之药也。凡元虚不足而亡阳厥逆，或心腹腰痛而呕吐泄泻，或心肾久虚而痼冷怯寒……或气血冷凝而经脉阻遏，假此味厚甘辛大热，下行走里之物，壮命门之阳，植心肾之气，宣导百药，无所畏避，使阳长则阴自消，而前诸症自退矣。"《本草汇言》云："大补命门相火，益阳治阴。凡沉寒痼冷，营卫风寒、阳虚自汗、腹中冷痛、咳逆结气、脾虚恶食、湿盛泄泻、血脉不通、胎衣不下、目赤肿痛，因寒而滞而得者，用此治无不效。"

制附子辛甘热，有毒力猛，性走不守，既善上助心阳、中温脾阳、下补肾阳，又善峻补元阳，通行十二经脉；肉桂辛甘热，性守不走，其性纯阳温散，善补命门之火，益阳消阴，并能引火归原，二药伍用，一走一守，其功益彰，阳气得温，寒邪得逐。

刘老治疗颈腰椎疾病善用附子、肉桂，临床上成人常用治疗量：制附子15g，肉桂10g，根据情况酌减。刘老说："此类疾病非附子、肉桂不可。"

在临证中刘老于补肾阴药中总是加入炙附子、肉桂，寓于阴中求阳、阳中求阴之理，如明·张介宾在《景岳全书·新方八阵·补略》中说："善补阳者，必于阴中求阳，则阳得阴助而生化无穷；善补阴者，必于阳中求阴则阴得阳生，而泉源不竭。"此语在补益阴阳方面一直为后世医者所重视而指导着临床实践，已成为广为传颂的名言，所以我们有必要认真学习领会，努力继承和发扬以为我所用。

第四节 独特的诊疗技术

一、折骨、伤筋病，手法先行

手法是指医师用手指掌腕等部位运用一定的操作技巧作用于患者体表或穴

位，循经传导，由表入里，从而达到治疗疾病的一种方法，在骨伤科临床治疗中占有重要地位。刘老尤其强调手法在临床中的应用，独创的“二步十法治疗腰椎间盘突出症”为天池伤科流派独特的治疗方法，在临床上得到了广泛的应用，并取得良好的治疗效果。具体操作手法详参本章第二节。

二、调肾为主，重视阴阳

1. 复肢胶囊治疗股骨头无菌性坏死

从疾病的病因病理及辨证施治方面入手研究，并在国内首先提出了一整套对股骨头坏死的病因病机、诊断及治疗的独特方法及诊治标准，其诊疗规范已作为中华中医药学会标准在业内实施。研制的治疗股骨头坏死的“复肢胶囊”系列新药，获国家药品监督管理局临床研究批号。

2. 骨质增生止痛丸治疗骨性关节炎

研制治疗骨性关节炎的药物“骨质增生丸”已收入《中华人民共和国药典》、获得国家中医药管理局科技进步三等奖，提出了“二补一健一通法”，即补肝肾、健脾胃、通经络，治疗骨性关节炎。

3. 复方鹿茸健骨胶囊治疗骨质疏松症

以“肾主骨理论”为指导，研发的以鹿茸为主药的“复方鹿茸健骨胶囊”可用于治疗骨质疏松症。复方鹿茸健骨胶囊已于2006年获新药生产批号，并批量生产，投放临床使用，获得了良好的社会效益。复方鹿茸健骨胶囊治疗骨质疏松的研究于2008年获吉林省科技进步二等奖。

4. 颈椎病治疗的系列方案

院内制剂“颈肩臂痛胶囊”“舒筋片”可用于治疗颈椎病，治疗颈椎病的中药新药“壮骨伸筋胶囊”已开发为中药新药，该研究成果获吉林省科技进步二等奖。

三、强调针刺在骨伤疾病中的应用

刘老强调经络辨证及针刺在骨伤疾病中的应用，在国内首先提出了点刺“爆伤点”——针刺人中穴治疗急性腰扭伤。

急性腰扭伤是指腰部肌肉、筋骨、韧带、椎间小关节、腰骶关节的急性损伤，多由突然遭受间接外力所致，俗称闪腰、岔气，多发于青壮年和体力劳动者。急性腰扭伤发病时，患者比较痛苦，并严重影响患者生活及工作。西医学对急性腰扭伤治疗多采用理疗、卧床休息等，治疗周期比较长，患者容易遗留腰部疼痛。传统医学治疗本病具有独特的优势，常用推拿、局部中药溻渍等方法，虽然治疗效果较好，但同样存在治疗周期比较长的问题。

经过大量的文献古籍整理及临床探索，刘老认为“针刺人中穴治疗急性腰扭伤”，疼痛是机体受到伤害性刺激后的一种防御反应，是神经系统活动的结果，外周伤害性刺激引起机体痛觉的产生须通过很多神经元共同活动，针刺镇痛是针刺改变了痛觉传入信息的性质，使机体对痛觉刺激引起的感觉和反应受到抑制，提高了痛阈。中医学典籍也为针刺人中穴治疗急性腰扭伤提供了证据，据《针灸资生经》记载：“刺水沟，可治腰脊强痛”，水沟（人中）系督脉经经穴，督脉循行于脊中，纵贯腰背，诸阳经均来交会，故有“阳脉之海”之称。又腰为肾之府，《玉龙歌》云：“脊背强痛泻人中，挫闪腰痛也可攻。”故针此穴可达疏通督脉经气之效，使瘀散肿消而使病痊愈。针刺后，患者可立即下地活动，治疗周期短，取得了满意临床疗效。2003年赵文海教授主持的“针刺人中穴治疗急性腰扭伤”列入国家中医药管理局《中华人民共和国针灸穴典》腧穴主治临床研究项目（课题号为：03XDL18），2003~2005年，长春中医药大学附属医院作为组长单位，进行了多中心、随机、对照、单盲的临床验证工作，由长春中医药大学附属医院、吉林省中医中药研究院、长春市中医院共完成240例受试者的临床观察，获取了急性腰扭伤的详实、客观、准确的疗效数据，针刺人中穴治疗急性腰扭伤总有效率达到95.83%，并被收录在《中华人民共和国针灸穴典》。

第二篇

特色疾病诊治及临证应对

第一章　脊柱疾病概述

第一节　脊柱生理特点及功能

脊柱在矢状面上有颈曲、胸曲、腰曲、骶曲4个生理弯曲。正常成人的脊柱由26块椎骨通过椎间盘、韧带相连接，构成一个人体的中轴支柱，在肌肉牵张力的作用下，可做前屈、后伸、侧屈、伸缩、环转运动。在人体直立平衡的状态下，脊柱的重力线，从外耳门平面经枢椎齿突，第二胸椎最前方，第十二胸椎椎体中心，再经第五腰椎后1~3处到骶骨前面。在这个中心重力线上，颈曲和腰曲凸向前，背曲和骶曲凸向后。在冠状面上，正常脊柱没有侧弯，但由于习惯使用左手或右手的个体差异，可见在上胸部有轻度的侧曲。人体的姿势和负荷，骨盆前倾角度，椎体及椎间盘形态、肌肉牵张力，先天畸形与后天病因都可以改变正常的生理曲度，出现临床症状；生理曲度发生异常，也会反作用于椎体、椎间盘，肌肉、韧带，加重其病理程度。

脊柱的功能是通过其功能单位即运动节段来实现的。一个运动节段包括上下两个脊椎和两者之间的连接结构。单个运动节段可分为前后两个部分。节段前部有相邻的椎体和其间的椎间盘，前纵韧带及后纵韧带组成，节段前部承载脊柱下传的大部分载荷。节段后部包括相应的椎弓、关节突关节及黄韧带等构成。关节突关节具有引导和限制运动节段运动方向的作用。关节突关节的关节方位与脊柱各节段的运动性质及运动幅度相适应。颈段的关节突关节面近水平位，使之具有较大的旋转幅度；胸椎的关节突关节面呈冠状，运动幅度较小，腰椎的关节突关节面呈矢状，使腰椎具备较大的伸屈度。椎弓则在椎体和关节突关节之间起杠杆作用。椎孔串加成椎管，内容脊髓。两个相邻椎体上下切迹兑合成椎间孔，有脊神经通过。椎体及之间的椎间盘与关节囊组成椎体关节。椎体关节和两个关节突关节构成一个三角形力学平面，椎体关节与关节突关节有微小的运动角度。全部运动节段的运动功能综合起来，即构成整个脊柱的运动功能。在脊柱的颈段和腰段，其椎体和椎间盘呈现前部厚、后面薄的形态，以维持颈曲和腰曲的存在；胸椎的椎体和椎间盘形态则呈现前部薄、后部厚，以维持胸曲。正常的椎曲对保持脊柱的生理功能有重大意义。

第二节　脊柱疾病的病因

脊柱的运动是一个动态平衡的过程。脊柱整体的力学特性，就像一根具有弹性的曲杆，由前后左右的相对主动或相对拮抗的肌群保持其动态平衡。当颈曲弧度改变，腰曲也会相应地发生改变，当脊柱上段出现侧弯时，其下段必有代偿性的反方向侧弯，这是脊柱动态平衡特性自动调节的结果。脊柱的运动幅度主要由关节突关节的定向和椎间盘的承载弹性所决定的。人体直立时，其负荷由椎体和椎间盘叠加而成的前力柱与关节突关节组成的两个后力柱承载，椎体椎间盘是承重的主体。椎间盘的厚度和形态影响着椎间隙的大小和形态，也影响椎曲的弧度。当颈椎或腰椎前屈时，椎间隙的形态由前宽后窄变成接近平行，椎间盘髓核被向后挤压，增大了椎间盘后部纤维环的张应力，同时椎曲也随之变直，由于重力线的前移，背侧拮抗肌相应紧张。长期的前屈体位，既可导致背部肌群的劳损，也可使颈曲、腰曲变直，从而产生临床症状。有学者研究表明，脊柱的椎曲变化对椎管的长度与宽度和椎间孔与脊神经的毗邻关系，以及椎间盘髓核运动内应力都有着很大的相应影响。而造成椎曲改变的核心原因是椎体的板块移动因素。进一步说，造成椎体板块移动的原因有外伤、劳损、退化、椎间盘突出等。

脊柱疾病的发生与外在因素有直接的关系，而身体的内在结构以及这些结构在运动中所发挥的作用因素在发病中也占有重要的地位，内外因相互影响、相互作用是脊柱疾病的发病学特点。

一、外因

1. 外伤

外力作用于脊柱可以导致肌肉、韧带、脊髓等损伤及骨折脱位等，常见的外力包括跌仆、扭闪、坠堕及撞击等。临床上脊柱损伤以颈、腰段多见，尤其是腰部。颈部的损伤外力以间接外力为主，如急刹车导致的“挥鞭样”损伤，轻则颈椎小关节紊乱或颈椎半脱位，重则发生骨折脱位并发脊髓损伤而瘫痪，甚至死亡。高处坠地可导致胸腰段压缩骨折，或骨折脱位伴截瘫。唐代《外台秘要》已提到“因坠打压损……有头项伤折骨节”，《普济方·折伤门》记载了“从高跌坠，颈骨摔进”，《跌损妙方》指出有“颈项打断”。以上均说明坠堕是颈椎损伤的重要原因。《医宗金鉴·正骨心法要旨》首次明确将颈椎骨折脱位分为四大类型，并描述了脊柱损伤的症状表现。民间常说的“闪腰岔气”包括胸腰椎小关节紊乱症及急性腰扭伤等。

2. 慢性劳损

《素问·宣明五气论篇》说：“久视伤血，久卧伤气，久坐伤肉，久立伤骨，久行伤筋，是谓五劳所伤。”脊柱是人体负重和运动的轴心，连接脊椎的软组织——韧带、关节囊、筋膜、椎间盘及椎旁肌肉等易遭受外力损伤或慢性劳损。以下是脊柱及周围软组织慢性劳损或损伤的常见因素。

（1）长期低头工作或长期在某一特定姿势下做重体力劳动，而又不定时做肌力平衡运动锻炼者，如坑道作业者。

（2）姿势不良者，如歪头写字、卧位看书、姿势性驼背、睡高枕者。

（3）剧烈运动前没有做适当预备活动者，如单双杠、球类比赛运动员等。

（4）反复轻度扭挫伤者，如攀、抬、挑、搬重物时，或手持重物向外抛掷时，用力不当或用力过于持久者。

（5）缺乏体力劳动锻炼或因疾病所致体质虚弱、气血亏虚者；突然做过重挑、抬、扛、掷等劳动者；或持久做过伸、过屈头颈、腰背动作者。

（6）头颈、腰背部受撞击，或软组织急性扭挫伤后，未彻底治疗者。

3. 风、寒、湿邪

中医历来都非常重视风、寒、湿邪在脊柱病发病中的地位。风、寒、湿邪既是引起脊柱疾病的直接原因，又是某些脊柱疾患的重要诱因。《素问·痹论》曰："风、寒、湿三气杂至，合而为痹也。其风气盛者为行痹，寒气盛者为痛痹，湿气盛者为着痹。"风、寒、湿邪侵袭人体，流注经络、关节，导致气血凝滞，营卫不得宣通，不通则痛，故脊柱疾病多以疼痛为主要症状，且多有得寒则症状加重、得热则舒适的特点。如在腰椎间盘突出症的发病中，风、寒、湿邪侵袭腰背肌肉，导致肌肉痉挛，可使已发生退变的椎间盘压力增高而导致椎间盘破裂，是腰椎间盘突出症的重要诱发因素之一。《伤科补要》中说："感冒风寒，以患失颈，头不能转。"《伤寒论·辨太阳病脉证并治》曰："太阳病，项背强几几……"以上所论类似于现代的落枕、颈椎病等。《素问·至真要大论》曰："太阳在泉，寒复内舍，则腰尻痛，屈伸不利，股胫足膝中痛。"又云："湿淫所胜……病冲头痛，目似脱，项似拔，腰如折，髀不可以回，腘如结，踹如别。"《素问·气交变大论篇》云："岁火不及，寒乃大行……民病……胸腹火，胁下与腰背相引而痛，甚则屈不能伸，髋髀如别。"《素问·调经论篇》云："寒湿之中人也，皮肤不收，肌肉坚紧，荣血泣，卫气去，故曰虚。"《诸病源候论·卒腰痛候》指出："夫劳伤之人肾气虚损，而肾主腰脚，其经贯肾络脊，风邪乘虚，猝入肾经，故猝然而患腰痛。"以上说明了风、寒、湿邪与脊柱疾病的相关性，是临床上辨证求因、审因论治的根据。

二、内因

内因是指人体内部影响而导致脊柱发生病变的诸多因素。各种外在因素固然是脊柱病变的重要因素，但它们都有各种不同的内在因素和一定的发病规律。《素问·评热病论篇》指出："邪之所凑，其气必虚。"《灵枢·百病始生》曰："风雨寒热，不得虚，邪不能独伤人"，"此必因虚邪之风，与其身形，两虚相得，乃客其形"。这说明大部分外界致病因素只有在机体正气不足的情况下，才能伤害人体致病，这不仅体现在外感六淫病证和内伤七情病证的发病上，而且对脊柱疾病的发病也不例外。故而我们强调内因在脊柱疾病发病学上的重要作用。

1. **年龄**

年龄因素与脊柱疾病关系较为密切。如脊柱退行性骨关节病及骨质疏松症等多见于中老年人，强直性脊柱炎则多发生于青年人。腰椎间盘突出症多发生于成年及壮年人，因为此时期髓核吸水性强，膨胀性大，纤维环一旦破裂，髓核即因压力大而突出；而老年人髓核脱水，张力较低，即便纤维环破裂，髓核也多不突出。

2. 体质

体质强壮，气血旺盛，肝肾充实，则筋骨强劲，承受外界暴力和风、寒、湿邪侵袭的能力就强，故不易发病。反之，则较易发生筋骨病变。如素体虚弱的中老年人，易感风寒之邪侵袭而引发颈椎病，出现项背强硬、疼痛、转动不利，肩臂疼痛，头晕目眩等症状。体质与先天禀赋、饮食调养及身体锻炼有关。

3. 解剖结构

人体所有筋骨的解剖结构及生理形态并非完全相同，因此有些筋骨在特殊的解剖结构及生理条件下极易发生损伤。如骶1的隐性脊柱裂，由于棘上及棘间韧带失去了依附点——棘突，使腰骶关节的稳定性降低，故该部位易发生劳损。下颈椎活动度小于上颈椎，故颈椎病以下颈椎多见。胸椎附有肋骨，活动度小，故较少发生椎间盘突出症。

4. 情志因素

正常情况下，七情属于生理活动，并不会引起损伤，但是刺激过于强烈而持久，同时又不能正确对待时，就会导致剧烈的情志变化，使内脏气机发生紊乱而致病。暴怒伤肝，使肝气郁结，影响肝主筋的生理功能，使筋僵不利，即使遭受轻微外力也易造成筋伤病变。忧思伤脾，脾气不足，运化无力，气血生化无源，使筋骨失于充养，也易发生筋骨病变。惊恐伤肾，肾主骨生髓，肾伤则不能生髓养骨，肾腑易伤。临床上发现肾虚者腰腿扭闪损伤发生率较高。情志内伤，最易影响气机，进而累及气血津液代谢，使机体产生痰饮、瘀血等病理产物，阻滞颈项腰背部经络，不通则痛，故脊柱疾病多有疼痛等症。总之，情志刺激是脊柱外科临床上不容忽视的致病因素之一。

三、造成脊柱及其周围软组织病变的主要病理因素

1. 椎旁有关肌肉改变

椎旁肌肉遭受急性扭伤或慢性劳损者，多见肌腱与骨膜附着处发生撕脱性损伤，或发生肌纤维局限性断裂。慢性劳损的局部组织呈纤维性变，或机化粘连，甚至痉挛或挛缩，最终造成脊椎两侧肌力失衡。脊椎处于失衡状态后，极

易发生椎间关节错位而致病。同时，肌肉的痉挛（或挛缩）和疼痛，可引起机体生物信息节律失常，功能平衡紊乱，从而出现相关自主神经功能紊乱的一系列征象。

2. 黄韧带肥厚

黄韧带若长期被过度牵拉（低头工作、睡高枕、长期弯腰工作等）或因脊椎失稳而活动度加大，则将增生肥厚，甚至钙化、骨化，从而压迫神经根，出现症状。当脊椎后伸时，肥厚的黄韧带可能发生皱褶并突入椎管内而压迫脊髓。

3. 前、后纵韧带改变

前、后纵韧带若遭受急性外伤，或因脊柱长期过度活动而受损伤，则将发生因出血、水肿而钙化、骨化，从而对脊髓或神经根产生压迫。

4. 项韧带钙化

颈椎失稳后，项韧带（颈椎部的棘上韧带）将因过度活动而肥厚，继而钙化、骨化。项韧带钙化的部位多在颈椎3~6之间头夹肌、半棘肌与小菱形肌的附丽点，因头颈或上肢运动易损伤此段项韧带。项韧带钙化的部位与颈椎病发病的部位相一致。

5. 骨质增生（骨刺、骨唇、骨嵴）

脊椎失稳后，活动度增大，此时，在关节突关节、钩椎关节或和椎体边缘的韧带、骨膜将遭受牵扯而损伤，继而发生出血、机化，而后骨化成为增生骨质。骨质增生的好发部位在颈、腰椎，活动度较小的胸椎则较少发生。骨质增生随年龄的增长而增多，但有增生不一定致病，只有增生突入椎管、椎间孔或横突孔时才有可能压迫脊髓、神经根或椎动脉而出现症状。

6. 椎间盘退变及突出

构成椎间盘的软骨板、纤维环及髓核从20~30岁开始发生变性，若受急性创伤或慢性劳损，则可加速变性。其变性的结果如下。

（1）软骨板：逐渐变薄，甚至被髓核逐渐侵蚀而造成缺损，最终失去由椎体向椎间盘内渗透营养液的半渗透膜作用，从而促进纤维环及髓核变性。

（2）髓核：含水量逐渐减少，其中纤维网和黏液样组织基质渐渐被纤维组织及软骨细胞代替，最后使椎间盘弹性下降而成为纤维软骨实体，此时，其高度降低，椎间隙也变窄。如发生椎间盘突出，则椎间隙将更加狭窄。

（3）纤维环：纤维环变性比软骨板和髓核为早，常人20岁以后纤维环即停止发育，并开始变性。纤维交错的纤维环虽然壮实，但经历长期的摩擦后，纤维将逐渐变粗，并呈透明样变，从而使其弹性减弱。在一定诱因作用下（急性外伤或慢性劳损），变性的纤维环将发生破裂，髓核可向破裂处突出。因后纵韧带在后外侧较薄弱，故椎间盘突出多向后外侧突出。突出的椎间盘初期为较软的组织，以后可逐渐钙化及骨化。椎间盘突出后可对神经根、椎动脉、交感神经，甚至脊髓造成压迫或刺激症状。另外，椎间盘发生退行性改变后，其椎间隙逐渐变窄，使椎间及周围软组织相对松弛，此时在一定诱因作用下，可发生椎体滑脱或椎间关节微小移位，从而亦对神经根、椎间血管、交感神经或脊髓造成压迫和刺激而致病。

7. **椎间小关节微小移位因素**

椎间小关节微小移位往往与软组织损伤同时发生，并随之发展。椎间盘退变，椎周肌肉相对紧张或松弛，韧带、关节囊、筋膜等软组织慢性劳损或损伤变性（纤维化、钙化、或粘连和瘢痕挛缩）等都可使椎间关节的力平衡失调，从而发生椎间小关节微小移位，这种情况最为常见。另外，先天畸形或炎症等因素，加上一定诱因作用，也易发生椎间小关节微小移位。其诱因主要有：轻微扭伤，过度疲劳，工作或睡眠姿势不良，感受风、寒、湿邪及内分泌失调等。一般情况下，活动度大的颈腰椎关节移位的幅度可稍大；活动度较小的胸椎及骶髂关节移位机会及幅度相对较小。椎间盘突出也可视为椎间关节移位的特殊形式。椎间小关节发生微小移位将直接或间接地对脊神经根、椎动脉、脊髓或交感神经造成卡压和刺激，从而引起相关器官出现一系列临床症状。因此，椎间小关节微小移位是“脊柱相关疾病”的主要病因之一。

8. **先天性畸形**

对先天性椎体融合，先天性颈肋及椎管狭窄者来说，由于患椎或患肋活动度减少，也就增加了其上或下部椎骨或肋骨的负担而使其周围的软组织易于发生劳损，故脊椎病好发于畸形椎体的上或下一椎间部位。先天性椎管狭窄者，其椎管、椎间孔及横突孔等骨性孔道比正常人狭小，因而代偿功能较差，对原本在常人可以不致病的轻度脊椎错位、骨质增生或韧带肥厚钙化等病理改变则即可发病，且患病后症状往往比一般患者重。

9. 炎症因素

躯干某部位发生急、慢性感染时，将刺激邻近的肌肉、韧带和关节囊，使其充血或松弛，从而造成脊椎内在和外在的稳定性降低，此时在一定诱因作用下就可能引起脊椎的错动移位，如儿童中绝大多数的自发性颈椎1、2脱位者，大多与咽喉及颈部的炎症有关。消化系统和呼吸系统及盆腔等炎症变化，亦能影响到胸椎、颈椎和腰骶椎，使其稳定性降低，以致引起颈背和腰骶部的疼痛不适。这主要因为炎症造成关节囊及其周围韧带充血松弛，使其失去护卫作用，从而使椎体的稳定性受到损害，加上一定的诱因，结果发生关节错位。

10. 自身免疫反应

有人认为，强直性脊柱炎患者体内存在自身免疫性抗原，其所致的抗原抗体反应首先侵害骶髂关节及脊柱诸关系，使椎间关节滑膜充血、水肿，大量单核细胞、浆细胞、淋巴细胞浸润。浸润处毛细血管和纤维细胞增生，形成肉芽组织，进而使滑膜增厚并有绒毛形成。同时，肉芽组织中释放出某些水解酶，对关节软骨，软骨下骨质、韧带和肌肉中的胶原基质发生侵蚀，结果使关节破坏，使上、下关节面融合，并发生纤维性关节强直，甚至骨化，这就是我们所说的脊柱强直。另一种情况，就是受罹患的前纵韧带、横突间韧带、后纵韧带和棘上韧带的硬化、骨化。这四种韧带的硬化有时并非同步进行，前二者较慢，后二者较快。前二者一般到静止期才硬化。部分病例的前纵韧带和横突间韧带根本就没有硬化、骨化征象，其主要病理变化是挛缩。由于前边逐渐挛缩，后边逐渐硬化，结果使人体各种支持脊柱前后平衡的组织将无力阻止脊柱前屈的趋势。由于脊柱的逐渐屈曲，前面的腹部肌肉也就发生废用性萎缩，同时背部肌肉也被强制性拉长。人体为了缓和这种难以抗拒的趋势，就被迫将下肢处于半屈曲状态，这样人就更显得弯曲成团，这种情况就是临床上所说的强直性脊柱炎性驼背。强直性脊柱炎可引起脊柱侧弯。

11. 其他因素

脊椎骨折、脱位、结核、肿瘤或嗜伊红细胞肉芽肿以及脊髓自身的病变等均可引起脊柱损害或引发相应疾病。

第三节 脊柱疾病的基本病机

中医学认为，脊柱属阳经所在之处，背为阳，督脉行于背正中，总督一身之阳气，为“阳脉之海”。腰为肾之府，腰脊为督脉所过之处，督脉并于脊里，肾附其两旁，膀胱经挟脊络肾，脊柱疾病的发生、发展与脏腑经络有着密切的关系。了解它们之间的内在联系，有利于临床诊断和治疗。至于具体疾病的经络辨证特点，应具体分析，其内容详见各病的辨证治疗中。

一、脏腑病机

脊柱为人体重要支撑结构，椎管内含有脊髓，支配四肢及内脏的神经均起自或途经脊柱。脏腑的功能正常，才能使脊柱皮肉筋骨得以濡养润泽，发挥皮肉卫外强健的作用。脏腑功能失调，则皮肉筋骨失于刚劲强健，从而易患损伤疾患。由于肝主筋、肾主骨，因此肝、肾与脊柱疾患的关系尤为密切。

1. 肝

肝主疏泄，不仅能调节全身气机，还能调畅情志。肝又主藏血，有贮藏血液和调节气血的功能。肝与筋关系密切，故有“肝主筋”之说。肝的功能正常，则气机条达，血脉和畅，筋络强劲，并能有力地束骨属节而利关节。青壮年肝气充实，故筋骨强健，脊柱活动灵活，很少发生骨质增生、小关节紊乱等筋骨病变。“丈夫……七八肝气衰”，无以濡筋，导致筋纵弛软无力，而“筋不能动”。于是，由筋所连属约束的骨节就变得软弱无力，即使轻微的损伤，也能导致各种肌筋扭伤及关节错动等病变，出现动则作痛，难以支重。《内经》曰：“诸风掉眩，皆属于肝。”肝病多风，肝之阴血不足可生内风，外风过亢也能伤肝。肝血不足或肝风内动，可影响筋的活动能力，出现痿软无力或抽搐挛急等现象。肝藏血，“女子以肝为先天”，肝阴虚则妇人月经不调，经期较长可失血过多而致血虚，血不荣筋，遂产生腰痛。故《证治要诀》说：“妇人失血过多及患者血虚致腰痛者，当益其血。”《素问·痿论》曰：“肝气热，则胆泄口苦，筋膜干。筋膜干则拘急而挛，发为筋痿。”中年以后精血不足，阴亏虚火旺盛，以致肝肾气热，出现项背腰臀疼痛拘急、活动不利，并伴口苦咽干、小便黄赤等症状。此外，凡一切行动坐卧的支持能力，都与筋的充盛与否有关，故而“疾走伤筋”“肝厥好卧”，说明肢体的运动，完全取决于筋的功能是否正常，而筋的功能是通过肝脉来营养的。因此，治疗脊柱疾患特别强调柔肝以养筋，活血以舒筋，补血养血以续肌，是具有重要意义的。

2. **肾**

肾藏精，主骨生髓，主生长发育。“肾藏五脏六腑之精气，其充在骨。”无疑肾当主骨，因为肾贯脊骨而生髓，骨髓充盈于骨空之内，反过来营养骨体，以促其发育壮实。《素问·逆调论》说：“肾不生，则髓不能满。”说明肾与骨髓的关系甚为密切，故有些患腰脊伛偻不能举动和两足痿软不能支撑身体的骨痿病，古人认为是“肾气热，则腰背不举，骨枯而髓减，发为骨痿”（《素问·痿论》）。中年以后，调摄失宜，易致阳有余而阴不足，阴不足是肝肾真阴不足，阳有余是虚火邪热有余。邪热又可使无髓之骨异常增殖，于是骨骼外形粗大却支撑无力，且有骨痛，多同时筋拘挛急又无力，关节牵强且失稳。

《素问·上古天真论》云：“三八肾气平均，筋骨劲强；四八筋骨隆盛，肌肉满壮；五八肾气衰，发堕齿槁”，“肾者主水，五脏六腑之精而藏之，五脏皆衰，筋骨懈堕”，“腰者，肾之府也，转摇不能，肾将惫矣”。《医宗必读》认为腰痛之证“有寒、有湿、有风热、有挫闪、有瘀血、有滞气、有瘀积，皆标也，肾虚其本也”。《景岳全书》说：“腰痛之虚证，十之八九。”以上论述都说明了肾与骨、髓等的生理、病理联系，揭示了肾在骨关节疾病发病上的重要性。在治疗上应使肾气充盈，骨骼坚壮，充满盛的活力。常用熟地补肾中之阴（填充物质基础）为之主，仙灵脾兴肾中之阳（生化功能动力）为之辅，合肉苁蓉入肾充髓，骨碎补、鹿衔草补骨镇痛，再加上通经理脾诸药。如此，在补肾益精填髓、补脾益胃的基础上，进一步畅通经络、血脉，达到骨健筋舒及“通则不痛”之效。

二、经络病机

经络是人体内运行气血，沟通表里上下，联系脏腑器官的独特系统。《灵枢·海论》曰：“十二经脉者，内属于腑脏，外络于肢节。”《难经·二十三难》中说：“经脉者，行血气，通阴阳，以荣于身者也。”人体气血之所以能够通达全身各部发挥作用，就是通过经络传注的。

人体遭受损伤后，经脉失常，气血运行受阻，机体抵抗力减弱，外邪或疼痛刺激可通过经络的传递作用向内传入，影响内脏的生理功能。另外，伤病引起经络运行阻滞，也会使其循行所经过的组织器官的功能失常，出现相应的临床症状。脊柱、脊髓等本身的病变最易通过经络反映于体表。临床上与脊柱疾患有密切联系的主要是手太阳经、足太阳经及督脉。

1. **手太阳小肠经**

起于手小指尖端，沿手尺侧、前臂背侧尺侧缘，经尺骨鹰嘴与肱骨内上髁之间，再沿上臂外侧后缘，经肩胛、颈前到达耳前，联络心脏，沿食管到胃，下行属小肠。

手太阳经所呈现的病证主要有：喉痛，下颊肿，颈部不能转动，肩痛似拔，腰痛似折，颈、下颌、肩、臑、肘、臂部外后缘疼痛，此与颈椎病（根型）或尺神经受刺激所出现的症状类似。

2. **足太阳膀胱经**

起于目内眦沿额上行，交会于颠顶其支脉：从颠顶入里络脑，然后分两行，挟脊柱到达腰部，络肾、属膀胱。从腰背而下通过臀部，进入腘窝部中央，再向下至小腿外侧，经足外踝后面，至足小趾外侧尖端。

足太阳经最易受外邪侵袭，其病证主要有：头痛，脊柱疼痛，腰痛如折，髋膝活动受限，足跟痛似裂开，项、背、腰、骶、腘、踝及足等部位疼痛，足小趾不能活动等。这些症状可见颈椎病、坐骨神经痛及腰椎诸病变，治疗时，多辨证地加入相应的引经药物，以直达病所。针灸推拿多于本经取穴。

3. **督脉**

起于会阴部，行于腰背后正中脊柱，上达风府，进入脑内，属脑，由项沿头部正中线到达头项，经前额下行至鼻柱，下入上唇。

督脉为一身之阳经，为“阳脉之海”，阳经受邪，最终必累及督脉。督脉的主要病证表现在脊背方面。《难经·二十九难》曰：“督脉之为病，脊强而厥。”《素问·骨空论》曰：“督脉为病，脊强反折。”

在脊柱外科临床上，主要是利用经络理论来指导用药及辨证选穴。因此熟练掌握经脉的循行路线及各经腧穴具有重要的意义。

第四节　常用的检查及诊断方法

任何疾病，正确的诊断来源于对于病史的良好获取和正确的检查方法，对于脊柱病更是如此。脊柱是高度复杂的生物力学结构，具有保护神经结构、维持直立姿态、协助呼吸和行走的特点。完成这些功能需要使脊柱承受极大的应力，所以脊柱病的临床表现比较复杂，产生症状的原因也很多，由于患者的年龄、性别、先天因素及后天病变过程的不同等原因，即使同一疾病，所表现的临床症状也会有很大的差异，因而掌握脊柱病的检查方法，对于脊柱病的诊断来说是至关重要的，与此同时我们也应该克服和避免重检查、轻病史，重辅助检查、轻临床检查的倾向。

一、一般检查

（一）病史采集

通过询问，详细地了解患者的病史，是了解患者疾病和决定采取何种检查方法以及对症治疗的首要步骤。在询问病史时，首先要询问患者来就诊的主要病痛是什么，引起病痛的原因和病痛的持续时间，然后要求患者比较具体地谈一谈从发病到现在的疾病发展过程。一般来说，应着重了解以下几个方面的情况。

1. **外伤史**

多数脊柱病患者一般没有严重的外伤史，但是有“扭腰”、腰部撞伤等主诉。这些患者多半是腰背部软组织如筋膜、韧带、关节囊等处的损伤或劳损。在对外伤史的询问过程中要注意这些内容：致伤机制、损伤程度、伤后治疗情况、受伤与此次发病间隔、伤后症状变化。对于有严重外伤史的患者，除软组织损伤外，尚需要考虑有无脊柱及其附件骨折的可能。

2. **疼痛史**

由于脊柱病的病种甚多，因此难以采取单一的方式了解所有的病情，除了各种直接性因素和某些显而易见的病变特点（如各种急性、慢性炎症，肿瘤及先天畸形等），一般病例均难以一目了然，需要全面了解。例如老年人颈腰背痛往往与脊柱的增生、退变有关，可以没有任何外伤史。椎间盘的病变一般是与其本身的退变有关。病发于青壮年及体力劳动者，则与反复的积累性损伤有关。而疼痛是脊柱病的主要临床表现，应详细地进行询问。对疼痛的描述主要包括如下几个方面。

（1）疼痛的起因：是突然起病还是缓慢起病，发病时有无外伤史或其他诱因，是否伴有其他症状等。多数颈肩腰腿痛的患者没有严重外伤史，常因生活中某种动作或过度用力引起局部症状，这些患者多半是局部软组织如筋膜、肌肉、韧带、关节囊等处的损伤或劳损外，尚需考虑有无骨折的可能。老年人的脊柱疾病往往与骨质增生、退变有关，可以没有任何外伤史。

（2）疼痛的部位和放射范围：应使患者尽可能地准确指出疼痛的部位和范围，尤其是用手指指出疼痛的部位往往比单纯的口述要准确得多，软组织损伤多局限于损伤部位，称为局灶痛。有些疾病除局部疼痛外，亦可在病灶的周围出现疼痛，称为反射痛。如有放射痛，也应指出其部位。一般颈部病变引起的疼痛可以放射至项背部、肩背部，直至上肢手部；腰骶部病变可反射至臀部、大腿、小腿及足部。而放射痛的部位，多与累及相关神经根有着密切的关系。例如腰5神经主要参与坐骨神经外侧部分的组成，其放射痛主要位于大腿后外侧、小腿及足的外侧。

（3）疼痛的性质和程度及时间：患者对疼痛的性质描述可能各不相同，除了一般的疼痛以外，还有酸痛、胀痛、麻痛、牵拉痛等。酸痛、胀痛、麻痛多见于软组织的慢性劳损和陈旧性损伤，也可见于某些风湿或类风湿病变；刺痛、刀割痛较多见于关节囊、韧带、滑膜等急性损伤；牵拉痛、灼痛多见于神经根受刺激所致；绞痛还要注意其他脏器的疾病，如肾脏、输尿管结石。夜间或白天，持续性痛或间歇性痛，疼痛持续的时间及发作的频率等。例如恶性骨肿瘤、小儿髋关节结核疼痛，夜间更甚；感染性疾病的疼痛多呈持续性；与负重、局部供血有关的病变可有间歇性疼痛等。

（4）疼痛和活动体位的关系：绝大多数患者减少活动或卧床休息，能使疼痛明显好转。但是也有少数患者卧床休息反而使疼痛加重，这些是严重的椎间盘突出、椎管内占位性病变等。因病变对神经根的挤压很重，站立或活动时患者可自行调整体位以减轻病变神经根的挤压而使疼痛减轻；卧床休息时，体位不易调整合适，故疼痛加重；典型的脊椎退变和骨质增生患者，往往在睡觉至黎明前时腰痛明显，以至于不得不很早起床，开始活动时腰痛明显，但是活动数分钟或数十分钟后，疼痛即可好转。患者常在某一体位时疼痛加重，而在另一体位时疼痛减轻。如患椎间盘突出的患者，弯腰时神经根紧张，压迫更甚时疼痛加重。患腰椎椎管狭窄的患者则与此相反，腰后伸时，椎管进一步变小而使狭窄更加严重，从而加重了疼痛；弯腰和下蹲时，椎管容量加大而使疼痛减轻。

（5）伴随症状：颈肩腰腿痛患者在疼痛的基础上多伴有麻木和肌肉萎缩等。如伴有相应部位麻木，提示病史较长，很可能有韧带或骨质增生压迫神经根（后根）；如既有麻木又有肌肉萎缩，提示脊神经受累。但也有少数根型颈椎病患者病史中只有手臂麻木而无明显疼痛，出现麻木系神经受压所致。由于颈肩腰腿痛患者具体情况不同，其伴随症状亦复杂多变，应详细询问并结合其他检查，做出诊断和治疗。

（二）其他病史

由于与脊柱相关的情况甚多，因此应酌情了解既往病史情况，包括以下五方面。

（1）气候与脊柱病变的关系：脊柱的疼痛是否因为天气的变化从而减轻或加重。

（2）既往治疗史：既往接受过何种治疗，有无疗效。例如骨结核，应询问有无肺结核、淋巴结结核、结核性腹膜炎病史。另外，亦应询问有无长期或反复使用某些药物，以了解有无药物过敏史。

（3）家族史：与先天畸形、传染性疾患（结核等）关系密切。特别是家族内的传染病史（如结核）；对风湿性疾病、痛风、血友病、先天性畸形、骨肿瘤更应着重询问家族史。

（4）婚姻史：先天畸形者不少为近亲联姻者，此在山区或边远地区多见。

（5）职业史：与退变性及劳损性疾患关系较为密切。

二、体格检查

（一）视诊

通过察看患者的“神”“形”“色”“舌象”来判断伤势与病情的大致情况。

脊柱的检查从视诊开始，从患者进入诊室时，就要观察患者的静态及动态姿势以及步态，此常可以预测部分疾病的性质。观察患者双足着地、双臂垂于身体两侧时的自然姿态。头部应与骨盆位于同一平面，双肩应与骨盆同一水平，骨盆正常时两侧髂前上棘处于同一水平，骨盆骨折、脊柱侧弯、下肢短缩、臀肌瘫痪、内收肌痉挛等均可致骨盆倾斜。正面观察背部是否对称，双肩及胸是否对称，两侧髂嵴是否在同一水平线上。双下肢是否等长，肌肉是否萎缩。棘突连线在站立及前弯时有无侧凸。侧面观察姿势是否良好，颈胸腰的生理曲度是否正常，有无前或后凸、扭转等。如患者行动时以手托头，可能为颈椎疾病；头前伸，弯腰不便，脊柱可能强直。颈项强直、肢体僵硬、坐姿时不自然蜷曲均提示脊柱的潜在病变。检查皮肤时注意有无色素沉着或隆起性病变。咖啡斑或神经纤维瘤提示存在神经皮肤综合征，如神经纤维瘤病。检查后方中线处的皮肤有无红斑、毛发丛或凹陷。这些表现提示脊柱闭合不良。观察患者的步态应注意观察姿态、平衡、肢体摆动以及下肢运动情况。在腰椎病变活动时可使步态失常，同时双上肢前后摆动也不自然。如在腰椎间盘突出时，有跛行、患肢不敢伸直、重心移向健侧、脊柱向一侧倾斜。脊柱结核时走路轻而慢，身体怕震动，背部向后伸。脊柱外伤后走路僵直欠灵活，转身慢而困难。正常舌象为质淡红而润泽、苔薄白。如肢体损伤，体内有瘀血者，往往表现为舌有瘀斑，伤病日久气虚多湿者，舌体胖有齿印，伤病夹有实热者为舌苔黄厚而干等。也可通过察看患部的形态、活动、色泽等情况，来判断局部伤病的性质、严重程度等。

（二）触诊

视诊结束后，对每一椎体及肌肉进行触诊，而确定压痛点是寻找病灶的最直接方法。压痛点常为病变所在处。在检查压痛点之前，首先应熟知被检查部位的局部解剖学关系，在触摸压痛点时，要由浅到深，由轻到重，并注意观察患者的反应。颈椎病多见于第5、第6、第7颈椎棘突旁压痛；落枕压痛点多在斜方肌中点；前斜角肌综合征多见于颈后三角区压痛；竖脊肌外缘深部压痛常为横突骨折及肌肉、韧带劳损。腰椎间隙棘突旁压痛并向患者下肢放射痛多为腰椎间盘突出症。棘突上压痛多为棘上韧带劳损、棘突滑囊炎及骨折。棘间压痛多为棘间韧带劳损。通过触摸患者皮肤的温度，可以有助于判断病变的性质。如风寒之邪郁塞经脉，气血运行受阻，肤温可下降，有化热现象的肤温可升高。例如创伤后的压痛提示挫伤、骨折或脱位。压痛也可见于感染和关节炎，颈椎的触诊可诱发后方关节突的不适感。这些关节在$C_{2\sim7}$棘突外侧约2.5cm处，位于斜方肌深面，除非肌肉松弛，否则难以触及。腰部触诊时，应注意有无“台阶”征，以发现椎体移位或滑脱。触诊尾端的骶髂关节，压痛提示骶髂关节病变，这也是下腰痛的常见原因。椎旁肌的触诊也非常重要。痉挛的肌肉触之质硬且有结节感。肌肉痉挛提示骨、韧带或肌肉扭伤或损伤，但不是确定疾病因果关系所必需的。通过检查脉象来判断病情的轻重。主要从脉搏的有无、脉位的高低、搏动的频率大小等方面来观察。如体表受伤、伤势较轻者可有浮弦之脉，损伤较深、病情较重者可有沉弦之脉，痛证主弦脉，瘀血主涩脉等。

（三）闻诊

闻诊一方面包括听患者的讲话、呼吸、咳嗽；另一方面包括闻其身体、口腔和各种排泄物的气味。在软组织损伤疾病的闻诊方面，特别注意在触诊和活动检查时，局部有无响音的出现。

（四）运动功能检查

正常脊柱的运动包括前屈、后伸、旋转及侧弯，有一定的活动度，如有限制，均易发现。正常时，维持伸膝并前弯，可使手达足趾，脊柱成一弧度。如有强硬，例如脊柱结核、类风湿脊柱炎、脊柱骨折、急性劳损及腰椎间盘突出症，可嘱患者拾物；腰部强直，下蹲拾物。

在前屈过程中有无疼痛出现以及疼痛出现时屈曲度数。屈曲运动姿势有无异常。例如腰椎或骶髂关节有病变时，腰部平直、姿势发僵、屈曲活动受限并有疼痛、前屈活动的中心在髓关节。脊柱后侧韧带撕裂伤或劳损时，脊柱前屈运动，使断端分离而加重疼痛。后伸运动过程中，观察脊柱后伸运动的度数和有无疼痛出现。例如腰椎间关节或腰骶关节有病变时，伸展运动过程中出现疼痛。若患腰椎管狭窄症，后伸受限，局部疼痛及向患肢的放射痛明显加重。强直性脊柱炎患者多不能做脊柱后伸和侧屈运动，脊柱后侧肌肉韧带撕裂伤，屈曲时断端被动分离，后伸时肌肉主动收缩，亦使断端分离，故脊柱屈、伸可引起局部疼痛。侧屈运动时腰椎间盘突出症患者，多为单侧侧屈受限，强直性脊柱炎患者侧屈受限为疾病发展过程早期体征。旋转运动时，脊柱各种关节炎的患者亦有疼痛发生。

骨盆部骨盆环为一相对固定的整体，活动度很小。当有明显活动并伴有疼痛时，多有骨折脱位发生。骶髂关节疾患的患者常将体重放置于健侧下肢，使患侧松弛，呈髋部屈曲状、腰前屈、旋转活动受限。而后伸、侧屈活动较少受限。骶髂关节患病时还有一个特征，即患者喜向侧卧位，双下肢屈曲，翻身困难，甚至需要用手扶持臀部转动。

（五）神经系统检查

人体皮肤感觉由脊髓发出神经纤维支配。在检查时必须在安静温暖的条件下进行，并与患者说明检查方法，取得配合。根据感觉障碍区与肌力情况，可判断神经与肌肉情况。感觉包括知觉、痛觉和温觉。检查从上而下，从一侧到另一侧，从失去知觉区移向正常区。

1. 浅感觉

（1）触觉：用棉絮轻触皮肤或眼角膜，自躯干到四肢上端逐次向下，询问有否觉察及敏感程度。对异常区域做出标记。

（2）痛觉：用锐针轻刺皮肤，询问有无痛感及疼痛程度。检查时应自上而下，从一侧至另一侧，从无痛觉区移向正常区，不应遗留空白。

（3）温度觉：分别用盛冷（5~10℃）、热（40~45℃）度水的试管轻触皮肤，询问患者感觉（冷或热）。

2. 深感觉

（1）位置觉：被动地屈伸某一关节，这种关节虽包括运动觉和位置觉在内，但一般只称为位置觉。位置觉障碍多出现在肢体远端小关节处。

（2）振动觉：用振动的音叉测试手指、足趾、茎状突、踝部、胫骨前和髂前上棘等处。检查时应左右和上下对比。正常老年人双下肢的振动觉都偏低。

（3）深部压觉：用力捏压跟腱或腓肠肌时有疼痛感。脊柱相关病变时，深部压痛明显。

3. 复合觉

（1）两点辨别觉：两点辨别觉的正常数值是指尖为3~6mm，手掌8~12mm，手背10mm，前胸40mm，股部70mm。

（2）定位觉：通过触觉和痛觉刺激，嘱患者说出刺激部位，或以手指指出其刺激，正常数值在2cm以内。

（3）皮肤书写感：书写数字0~9于手掌、前臂、胫前或足背部用以测试。皮肤书写是记忆和数字的综合功能。一侧书写失常说明对侧顶叶有病变。

（4）实体觉：对物体的大小、形态、质地和品名进行测试。

（六）生理反射

反射是神经活动的基本形式，检查反射可以判定神经系统损伤的部位。生理反射分浅反射和深反射二类。浅反射是刺激体表感受器引起的，如刺激皮肤或黏膜；深反射是刺激肌腱和关节内的本位感受器所产生的反应。病理反射是某些疾病才能引出来。检查反射要比较对侧，如一侧增强、减弱或消失是神经系统损害的重要体征。

1. 浅反射

临床上常做的有腹壁反射、提睾反射。

（1）腹壁反射

方法：患者仰卧，下肢屈曲，用火柴梗或钝尖物迅速轻划其两侧季肋部、脐平面和髂部腹壁皮肤，划的方向是由内向外，正常时可见腹肌收缩。

意义：其反射弧分别通过胸7~8、胸9~10、胸11~12。一侧腹壁反射全消失见于锥体束损，某一水平的腹壁反射消失见于相应的周围神经和脊髓损害。

（2）提睾反射

方法：用钝尖物向上或向下划股内侧皮肤，正常时，同侧提睾肌收缩，使睾丸上提，但两侧可能不等。

意义：其反射弧通过腰1~2。提睾反射消失见于锥体束损害。

2. 深反射

临床常做的有肱二头肌、肱三头肌、膝和踝反射。深反射减弱或消失，见于周围神经疾患、脊髓灰质炎等。锥体束病变时，由于解除了控制，腱反射可亢进。

（1）肱二头肌反射

方法：检查者以左手托住患者的肘部，左拇指置肱二头肌腱上，嘱患者将前臂半屈并稍旋后，搭在检查者的左前臂上，检查者用叩诊锤叩打自己的左拇指，则可见患者的前臂做快速屈曲运动，同时拇指可感到肱二头肌肌腱收缩。反射弧在颈5~6。

（2）肱三头肌反射

方法：检查者用左手托住患者肘部，让他将前臂搭在检查者的左前臂上，上臂稍外展，叩诊锤叩打患者尺骨鹰嘴突上方约1mm处的肱三头肌腱，则可见前臂做伸展运动反射弧在颈7~8。

（3）膝反射

方法：患者取仰卧时，检查者以前臂托住腘窝部，使膝关节屈曲，嘱患者将腿部肌肉放松；患者取坐位时，可嘱其两腿自然下垂。用叩诊锤叩打髌骨下缘与胫骨粗隆之间时股四头肌收缩，小腿弹向前方。其反射弧在腰2~4。

（七）病理反射

病理反射仅在中枢神经系统损害时才发生。主要是锥体束受损后失去对脑干和脊髓的抑制作用而引起。

1. 巴宾斯基征

方法：检查时用钝尖物轻划足掌外缘，到掌趾关节处再转向内侧。正常反应是足趾向跖面屈曲。如拇趾背屈，其余四趾呈扇形散开，即为巴宾斯基征阳性。

意义：提示有锥体束损害。

2. 霍夫曼征

方法：检查者以左手持患者前臂，使其腕部背屈向上，各手指轻度屈曲，再用右手的食指和中指夹住患者的中指第二节，以拇指迅速弹拨该中指指甲，如患者拇指和食指同时屈曲，则为霍夫曼征。

意义：提示有锥体束损害。

3. 阵挛

阵挛是在腱反射亢进的情况下强力牵引肌腱而产生的肌肉节律性快速收缩，常见的有踝阵挛和髌阵挛。

方法：检查踝阵挛时，嘱患者仰卧，检查者一手托住患者的腘窝部使其髋、膝关节稍屈曲，另手紧贴患者足掌，迅速用力将足推向背屈，并保持一定的推力。如在推力下，该足呈持续性快速而有节律的颤动，则称为踝阵挛。

患者仰卧，下肢伸直，检查者以拇指和食指间指蹼卡在髌骨上缘，突然用力下推，并保持一定的能力，如髌骨呈持续性的快速而有节律的上下运动，则称为髌阵挛。

4. **凯尔尼格征**

方法：患者仰卧，一腿伸直，另一腿屈髋屈膝至直角，然后检查者一手扶住其膝部，另一手握住其踝部，将膝关节逐渐伸直，如在135℃以内出现抵抗和沿坐骨神经发生疼痛者，称为阳性。

（八）特殊试验

1. **颈椎的特殊试验**

（1）椎间孔挤压试验

方法：让患者取坐位，头部微向患侧侧屈，检查者于患者后方，用手按住患者顶部向下施加压力，如患肢发生放射性疼痛即为阳性。原因是侧屈使椎间孔变小，按压头部使椎间孔更窄，椎间盘突出暂时加大，故神经根受挤压症状更加明显。提示颈神经根受刺激或压迫。

（2）臂丛神经牵拉试验

方法：检查时让患者颈部略前屈，检查者一手放于头部患侧，另一手握住患肢的腕部，呈反方向牵拉，如感觉患肢有疼痛、麻木，则为阳性。提示颈神经根受刺激或压迫。

（3）头部叩击试验

方法：患者端坐，检查者以一手平置于患者头部，掌心接触头顶；另一手叩击放置于头顶部的手背。若患者感到颈部不适、疼痛或向上肢窜痛、酸麻，则该试验为阳性。

（4）捷克松压头试验

方法：当患者头部处于中立位和后伸位时，检查者于头顶部依纵轴方向施加压力，若患肢出现放射性疼痛症状加重者，即为阳性。

（5）颈部拔伸试验

方法：检查者将一手掌张开放在患者颈下，另一手放在枕部，然后双手逐步向上牵引头部，如患者感觉颈及上肢疼痛减轻，即为阳性。

（6）肩部下压试验

方法：患者端坐，让其头部偏向健侧，当有神经根粘连时，为了减轻疼痛，患侧肩部会相应抬高。此时检查者握住患肢腕部做纵轴牵引，若患肢有放射痛和麻木加重时，即为阳性。

（7）直臂抬高试验

方法：患者取坐位或站立位，手臂伸直，检查者站在患者背后，一手扶住患侧肩部，另一手握住患肢腕部向后上方抬起，以使臂丛神经受到牵拉，若患肢出现放射性疼痛即为阳性。

（8）转身看物试验

方法：让患者观察自己肩部或身旁某物，若患者不能或不敢猛然转头，或转动全身观看，即为阳性，说明颈椎或颈肌有疾患，如颈椎结核或“落枕”等。

（9）头前屈旋转试验

方法：先将患者头部前屈，继而向左右旋转，如颈椎出现疼痛，即为阳性，多揭示有颈椎骨关节病。

（10）深呼吸试验

方法：患者端坐凳上，两手置于膝部，先比较两侧桡动脉搏动力量，然后让患者尽力抬头做深吸气，并将头转向患侧，同时下压肩部，再比较两侧脉搏或血压，若患侧桡动脉搏动减弱或血压降低，即为阳性。说明锁骨下动脉受到挤压，同时往往疼痛加重。相反，抬高肩部，头面转向前方，则脉搏恢复，疼痛缓解。主要用于检查前斜角肌综合征。

（11）挺胸试验

方法：正常肋锁间隙约一横指宽，可使锁骨下动脉通过，如果肋锁间隙过窄，可使锁骨下动脉受压。检查时，患者坐位，两肩外展，两臂后伸，如桡动脉搏动减弱或消失，即为阳性。

（12）拉斯特征

方法：患者常用手抱住头固定保护，以免在行动中加剧颈椎病变部位疼痛。颈椎结核患者此征为阳性。

（13）超外展试验

方法：患者取站立位或坐位，将患肢被动地从侧位外展高举过肩过头，若桡动脉脉搏减弱或消失，即为阳性。用于检查锁骨下动脉是否被喙突及胸小肌压迫。

（14）压肩试验

方法：检查者用力压迫患者肩部，若引起或加剧该侧上肢的疼痛或麻木感，则表示臂丛神经受压。主要用于检查肋锁综合征。

（15）吞咽试验

方法：患者取坐位，令其做吞咽动作，若出现吞咽困难或颈部疼痛，或平时患者吞咽食物时有疼痛感，即为阳性，可见于咽后壁脓肿、颈椎骨折脱位、颈椎结核等。

（16）转头加力试验

方法：术者一手托住患者枕部，另一手托起下颌，将头缓慢转至最大角度，再稍加用力移动，出现颈痛或上肢放射痛者为阳性。

（17）位置性眩晕试验

方法：将患者颈部旋转或伸屈时头晕加重者为阳性，提示椎动脉受刺激或压迫。

2. 胸腰椎的特殊试验

（1）骨盆倾斜试验

方法：患者侧立，先在髂前上棘与髂后上棘之间画一直线，在此直线上黏贴一直尺并令患者弯腰，若直尺无倾斜或少许倾斜，说明患者利用腰椎的弯曲来减轻腰椎的移动；反之，若腰椎保持伸直而骨盆倾斜明显，说明弯曲中心在骶髂关节，为腰椎关节病变的表现。

（2）直伸试验

方法：患者站立位，嘱尽量向后弯曲，如胸部呈强直状且疼痛，即为阳性。在脊柱结核、脊柱强直症中常是一早期体征。

（3）拾物试验

方法：一般用于腰部前屈运动检查。患儿站在地上，嘱患儿从地上拾起一玩具，正常时，两膝微屈，弯腰俯地用手拾起玩具。腰部如有病变，则可见患儿双膝双髋尽量屈曲，腰部挺直用手去拾起地上玩具。

（4）足嘴试验

方法：患者单足站立，双手捧起另一足并尽力向嘴方向上举，若出现腰骶部疼痛并稍偏向抬足侧，说明腰骶关节可能有疾患；若对侧骶髂关节后部疼痛，可能为对侧骶髂关节疾患。本试验为腰骶关节屈曲和骨盆旋转运动。

（5）鞠躬试验

方法：患者站立位做鞠躬动作，如患肢立刻有放射性疼痛并后伸，此试验为阳性。见于坐骨神经疼痛、腰椎间盘突出症、腰椎滑脱等。

（6）弯腰压迫试验

方法：患者两足并拢站立，向前弯腰时，腰椎有病变其腰部呈强直状态，髂棘肌痉挛明显，在弯腰同时压迫两侧髂棘，反复几次，如腰骶关节有病变，则腰痛加剧，骶髂关节病变时，影响较小或阳性率低。

（7）坐位屈颈试验

方法：患者取坐位或半坐位，伸直双下肢，使坐骨神经保持一定的张力，然后使颈前屈。腰椎间盘突出症时，因脊髓牵动增加神经根刺激而出现患侧下肢放射痛。

（8）卢尔斯征

方法：患者坐于凳上，坐下时小心翼翼，手先撑在凳子上，再以半侧臀部坐下，且让患侧臀部悬空，上身向健侧倾斜，如先不用手支撑，突然坐下，患侧骶髂关节因受震动和压力而出现剧痛，即为卢尔斯征阳性。见于骶髂关节疾病或坐骨神经痛。

（9）坎贝尔征

方法：患者坐位或站位，骶髂关节有病变时，骨盆不动，躯干可向前倾，腰骶关节病变时，则骨盆及躯干同时前倾。

（10）拉塞格征

方法：患者仰卧，屈髋、膝，于屈髋位伸膝时，引起患肢痛或肌肉痉挛者为阳性，这是腰椎间盘突出症的表现之一。

（11）直腿抬高加强试验

方法：直腿抬高至痛时，降低5°左右，再突然十足背伸，可引起大腿后侧剧痛，常为腰椎间盘突出症。

（12）股神经牵拉试验

方法：患者俯卧、屈膝，检查者将小腿上提或尽力屈膝，出现大腿前侧放射性疼痛为阳性，见于股神经受压，多为腰3、4椎间盘突出症。

（13）骨盆回旋摇摆试验

方法：患者仰卧、双手抱膝，极度屈髋屈膝。检查者一手扶膝，一手托臀，使臀部离开床面，腰部极度屈曲，摇摆膝部，腰痛者则为阳性，多见于腰部软组织劳损或腰椎结核。

3. **骨盆特殊试验**

（1）骨盆分离与挤压试验

方法：检查时，患者仰卧位，检查者用两手分别压在两侧髂峪上，用力向外下方挤压，称为骨盆分离试验，然后两手掌扶住两侧髂前上棘外侧并向内侧对向挤压。或让患者侧卧，检查者双手掌叠于上侧髂峰之外续向对侧按压，称为骨盆挤压试验。

（2）“4”字试验

方法：患者仰卧，屈髋膝，并外展外旋，外踝置于对侧大腿上，两腿相交成“4”字，检查者一手固定骨盆，一手置于膝内侧向下压。若骶髂关节痛，则为阳性。阳性者提示骶髂关节劳损、类风湿关节炎、结核、致密性骨炎。

（3）床边试验

方法：患者仰卧位，患者靠床边使臀部稍突出，大腿能垂下为宜，对侧下肢屈髋屈膝，双手抱于膝部前，检查者一手下压侧膝部以固定骨盆，另一手将垂下床旁的腿向地面方向加压，如能诱发骶髂关节处疼痛，则为阳性。

（4）梨状肌紧张试验

方法：患者取俯卧，屈曲患侧膝关节90°，检查者一手固定其骨盆，另一手握持患肢小腿远侧，推动小腿做髋关节内旋及外旋运动，若做内旋时出现坐骨神经放射性疼痛，外旋时疼痛随缓解即为阳性。

（5）拉瑞征

方法：患者坐于板凳上，用手撑起躯干，然后突然放手坐下，患者骶髂关节因震动而引起疼痛，即为阳性。

三、影像学检查

（一）X线平片检查

脊柱分为颈、胸、腰、骶、尾五段，一次摄片往往不能全部包括，因此摄片应首先定位摄片中心，以避免遗漏。

常规检查宜摄前后位和侧位片。为了检查椎弓和椎间孔可摄两侧斜位片。疑为高颈位病变时，摄片应包括颅底。第1、第2颈椎前后位摄片时，为了避免与下颌骨重叠，可摄张口位，或于曝光时使下颌骨均匀不停地上下移动，使下颌骨影模糊而上颈椎被清楚显示。为了便于椎骨计数，摄上胸椎时应包括下颈椎，摄下胸椎时应包括上腰椎。脊柱的X线表现及检查方法是随颈、胸、腰、骶、尾五段的X线解剖特点不同而异。

1. **颈椎**

（1）颈椎的生理特征

寰椎在椎体的发育上与其他颈椎不同，寰椎体部的骨化中心，脱离此椎和枢椎的椎体融合而形成齿状突。寰椎由前弓、后弓和介于它们之间的两个侧块组成，前弓后缘之中部有关节面与枢椎之齿状突前缘形成关节，寰枢关节在侧位时的宽度是一重要指征。侧位X线片上正常寰齿间距在成人不超过2.5mm，在屈曲时的距离最大。在儿童屈曲和伸展时，相差2~3mm，但可大到4.5mm。在前后位X线片上，齿状突两侧缘与寰椎间的关系间隙一般是对称的。齿状突骨化中心与椎体未联合前，它们之间为一裂隙影像，不可误以为是骨折。显示寰、枢椎的常规位是侧位、开口位，枢椎平面以下的各椎体排列规则，形状相似。但第4、5颈椎椎体之前部稍窄扁，不可误以为病变。在颈椎正位片上，第4颈椎水平由于声门裂的空隙与椎体重叠，可造成密度降低的阴影，甚似椎体纵行骨折或脊柱裂。

第7颈椎的一侧或双侧可有肋骨存在，称为颈肋，这是常见的畸形。

颈椎椎间孔需斜位投照，多数呈卵圆形，亦有少数呈圆形、肾形或不规则形，其纵径大于横径，自第2颈椎至第5颈椎逐渐变小，向下则轻度增大。在同一片上测量，变窄的椎间孔比其上下椎间孔小1/3时，可出现压迫症状；如小于1/2时，则说明症状较为严重。

颈椎前方软组织包括鼻咽部、口咽部、喉咽部及食管上端。咽后壁软组织在儿童期由淋巴腺样体组成，故较厚。成人腺样体萎缩而变薄，相当于第6颈椎水平处，成人咽后壁的厚度为1.3cm，第3~7颈椎椎体两侧缘偏后各有一个向上的唇状突起，称钩突，它与上一个椎体下外侧缘的斜坡间组成钩椎关节，其作用是防止椎体、椎间盘向后、外方脱位或突出。钩椎关节与许多重要结构相毗邻，其后部邻近脊髓，后外侧部构成椎间盘孔的前部，邻接颈神经根或后神经节，外侧为椎动脉、椎静脉和围绕在椎动脉外面的交感神经丛，紧贴钩突后面，有窦椎神经和营养椎体的动脉。当颈椎的内外平衡失调，如椎间隙变窄，必然影响钩椎关节，而压迫其毗邻结构。颈段椎管矢径与硬膜囊矢径（包含脊髓和各层膜间的间隙）之比，正常为1∶0.73，其比值较胸、腰段均小，说明颈段椎管缓冲余地较小，硬膜囊容易受压。

（2）常见的颈椎异常X线特征

①生理曲度改变。正常颈椎生理曲度为一较光滑的连续的前凸弧线。此弧线最隆起处与齿状突顶点后缘至第7颈椎椎体后下角所形成的距离为12±5mm。颈椎生理曲度消失或反张，多见于颈椎软组织急性损伤、颈椎间盘突出或变性以及有神经根刺激症状者。临床上除具有其各自病损所致的症状外，尚有咽部异物感、吞咽障碍、恶心以及颈肩沉重、酸累等症状。

②颅底凹陷征。自硬腭后缘至枕骨大孔后唇之间的连线称“枕腭线”。正常情况下，齿状突顶部不超越此线。若超越此线，应考虑为“颅底凹陷征”。大多数属于先天发育异常。由于齿状突占据了枕骨大孔的部分空间，通过枕骨大孔的脊髓、神经、血管遭受不同程度的挤压而产生症状。表现为程度不同的枕部胀闷不适甚至疼痛，有时出现跳痛、头昏头胀、睡眠障碍等。上述症状，在持久的低头或仰头后出现或加剧，多能自行缓解。随着年龄的增长，症状日益频繁发作和加重。查体可见患者颈项粗短，后发际低下为其特点。

③项韧带钙化是颈椎病的典型X线征之一。此为颈椎屈曲性损伤、项韧带撕裂出血机化所致。侧位片上可见钙化影同一水平的椎体前缘骨质增生或有椎间盘变性等改变。临床症状多见低头受限或不持久，颈肩酸累或有肩、肘疼痛，上肢乏力等。

④椎体骨质增生是颈椎病的重要征象。前缘及后缘骨质增生多在侧位片上观察到。前缘骨质增生多为唇状、突状甚至如鸟嘴样，是颈椎陈旧性损伤或老年退行性改变所致。骨质增生的程度与临床症状不成比例。但相邻两个椎体前后角骨质增生伴有椎间隙狭窄，说明该椎间盘有损伤、变性，临床症状则较明显。

⑤寰枢关节半脱位。张口位上若寰椎侧块偏移、齿状突不居中、两侧寰枢关节间隙不等宽，是寰枢关节半脱位的X线征。临床症状以头面部和五官症状

多见，如眩晕、偏头痛、眼睛不适、眼朦、流泪、视力障碍、鼻塞、流清涕、鼻腔异样感觉、血压异常、睡眠障碍等症状。

⑥钩椎关节骨质增生性改变。正位片上如显示单个椎间隙钩椎关节增生，说明该相邻椎体有陈旧性损伤或椎间盘变性，病损一侧或两侧钩突变尖、密度增高。严重者钩突骨质增生往外突向椎间孔，斜位片可见椎间孔变形狭窄。临床症状多见于肩、肘、上肢的疼痛、麻胀以及不同程度的功能障碍、麻木、肌肉萎缩等。

2. **胸椎**

（1）胸椎的生理特征

胸椎椎体自上而下逐渐增大，椎体后部的高度大于前部，第12胸椎及第1腰椎呈前高后矮的楔形，并非为压缩骨折。胸椎椎体的上下面十分平坦。有时其正中央可出现一不清楚的凹陷状，这无特殊意义。若凹陷边缘较清楚，同时伴有椎体上下两面呈波浪起伏，则有肯定病理意义。各椎体的后面，略呈凹面。第12胸椎与其他胸椎不同，其横突较短，第11、12胸椎有时可出现多余的副突。胸椎椎间孔呈圆形，其大小比颈椎及腰椎小。胸椎椎管比颈、腰椎段小，矢径值在13mm以下，可考虑为椎管狭窄。

胸椎的常规位为侧位和前后位，第1~3胸椎因肩部影像重叠，侧位不易显示，故常用稍斜侧位。在前后位像上，沿胸椎之左侧由第4胸椎至第10或第11胸椎可见一条致密白线，称胸椎旁线，系左肺内缘后部胸膜反折线，正常的为1cm左右。此线可因脊柱病变而出现增宽凸出，如脊柱结核及骨髓炎的早期脓液集聚在椎旁，使其略有凸出；新鲜骨折因血肿常致胸椎旁线凸出；部分强直性脊柱炎可有胸椎旁线增宽的现象。

（2）常见的胸椎异常X线特征

①单个椎间隙相邻椎体的增生改变提示该相邻椎体有陈旧性损伤或异常的应力存在。临床症状有：相对应肋间神经分布区的疼痛和相应交感神经支配脏器的功能紊乱症状。这些症状常由于过度劳累和气候变化而诱发或加剧。例如胸椎正位片显示胸第8、9相对应椎体右侧季肋部的慢性疼痛和胃肠、胆道功能紊乱症状，仅是其程度不等而已。

②下胸段椎体楔形改变多见于第11、12胸椎。如该椎体无明显的骨质增生性改变且骨结构正常，则属于正常范围，无临床意义。如该楔形改变的椎体有

明显的骨赘形成，则属于陈旧性压缩骨折（即使外伤史可能被忘却）。此类患者，一般可有下腹不适、腹股沟牵扯痛或者胃肠功能紊乱等症状。

3. **腰椎**

腰椎的正、侧位X线平片，要求显示从胸十二椎体至骶椎和两侧骶髂关节。在腰椎的正侧位片上，可见椎体宽度自上而下逐渐增大或大小一致，但第5腰椎椎体呈前部高、后部矮的楔形。第5腰椎与骶骨的间隙通常较其他处窄，若无合并其他病理征象，则无临床意义。其他腰椎间隙的宽度皆近乎相等，或者第3、4腰椎间隙略宽。腰椎横突最长，其大小、形状变异较大，一般第3腰椎横突最长，第4腰椎横突上翘，有时在横突附近可出现多余的副突。

关节间部或峡部为位于上下关节突之间较窄细的骨段，此处持久而不骨化者亦不少见。此段由软骨或纤维组织形成，若有断裂常为脊椎滑脱的原因。显示腰椎的常规位是侧位和前后位，腰椎小关节、椎弓及椎间孔在斜位时显示较清楚，腰椎的椎间孔最大。

腰椎两旁之腰大肌呈自上向外下斜之三角形软组织影像。椎旁脓肿（结核、骨髓炎）或腰椎骨质破坏向腰椎浸润（肿瘤），均可使腰大肌膨隆。有时在腰大肌之外可见腰方肌阴影，腰大肌或腰方肌外缘的脂肪线可能与腰椎横突相重叠，不可误为骨折线。以下讨论两个较易被忽略的X线征。

（1）水平骶椎侧位片显示腰曲加深，腰骶角增大（大于43°）。由于脊柱重心前移，腰骶关节负荷增加，机体为维持重力平衡致腰肌持续收缩，易致腰肌劳损。患者表现为不能持久站立、端坐或仰卧，喜欢屈曲腰部或下蹲借以缓解腰部酸胀和不适。任何促使躯体重心前移、腰曲加深的姿势均能导致腰部症状加剧。因此，患者往往自觉不自觉舍弃高跟鞋而穿平底鞋，仰卧时喜在髂部垫薄枕或屈曲下肢侧卧。严重者出现间歇性跛行症状。查体可见腰曲明显加深，两腰肌代偿性肥厚且腰肌紧张，菱形窝明显，骶部后凸。

（2）一侧骶髂关节密度增高表示该侧骶髂关节有慢性劳损。可能是该侧关节的病损所致或是对侧关节病损、该侧关节长期代偿的结果。此X线征多见于慢性腰腿痛和骶髂关节错位的患者。临床表现为：一侧骶髂关节疼痛，伴有同侧下肢的放射痛或酸胀不适，患者自觉患肢乏力，两下肢“不等长”，以及不同程度的歪臀跛行。部分患者有一侧下腹隐痛或盆腔脏器功能紊乱症状（如尿频、尿急、排尿不畅、遗尿、排便习惯改变、阳痿等）。个别患者有骶尾部疼痛不适和尾骨痛，患肢怕冷或灼热感，多汗或无汗。查体发现该侧（或对侧）骶髂关节压痛，两侧髂后上棘不在同一水平高度。

4. **骶椎及尾椎**

第1骶椎的上面可轻度凹陷，骶、尾椎相邻，形成少动关节。常规投照位是前后位及侧位。

总之，脊椎各节段X线片所显示的影像，是脊髓损伤性疾患在X线平片上的客观反映。由于其解剖结构上的特点，常引起头面部、五官、脑神经血管至全身和内脏的症状。但个体的差异、机体代偿能力不同，X线片所显示的与临床症状相关联的X线征，在不同的患者身上，不可能完全出现相应的症状，且X线片上的阳性征与临床症状也不完全成比例。但是，一旦机体代偿失调，必将程度不同地出现相应的症状。医者可针对患者的现状，采取必要的预防措施，指导治疗和功能锻炼。

（二）CT检查

CT是一种简便、迅速、安全、无痛苦的新技术，是电子计算机X线扫描横断体层摄影（computerized transverse axial scanning tomography，computed ography）的英文缩写，简称X线电子计算机体层摄影或电算体层。CT图像是断层图像，密度分辨率高，解剖关系清晰，对脊柱的检出率和诊断率较高，能准确地观察椎管形状和大小，椎骨及椎间关节的形态和结构，以及椎管内外软组织，如脊髓、蛛网膜下腔、神经根、黄韧带、大血管及椎间盘、肌肉等情况，且X线CT能迅速、准确做出诊断，被检查患者没有痛苦，所以极受欢迎。

CT检查有两种主要方法，即普通扫描（简称平扫）与增强扫描。前者系不用造影剂，仅凭组织器官以及病变的密度天然差异进行扫描；后者即造影剂增强扫描，系统静脉内注入大剂量的含碘水溶性造影剂后再行扫描。骨科诊断主要采用普通扫描。

CT与普通X线检查不同的是：普通X线摄影时人体的许多不同组织重叠在一张X线片上；而CT则是沿着人体横断的解剖和病理结构。CT图像的空间分辨力不如X线照片高，但密度分辨力则比X线照片高1020倍，它可分辨许多X线无法分辨和不易分辨的组织结构和病变。

1. CT在骨伤科范围的适应证

（1）脊柱、骨盆、髓、肩脚带等部位的外伤，用常规X线片难于显示者，如脊柱椎体或附件的纵裂骨折、旋转移位、寰椎弓骨折、突入椎管内的骨片、椎间盘、血肿压迫脊髓的情况；髋臼的某些骨折、骨盆骨折、髋关节脱位后股骨头的位置，以及这类骨折治疗后的复位情况。

（2）椎间盘病变及椎管狭窄症。

（3）先天性及发育异常疾病，如先天性髋关节脱位等。

（4）感染性脊柱炎、椎前、椎旁及腰大肌脓肿。

（5）骨和软组织肿瘤，特别是椎体和椎管内的肿瘤以及骨转移病变。

2. 正常脊柱的CT影像

（1）颈椎：寰椎由两个侧块和前后弓组成，无椎体、棘突及关节，侧块由上下关节凹分别与枕骨和枢椎上关节突形成关节。枢椎椎体齿状突，前与寰椎齿状凹相关节，后与寰椎横突韧带形成齿横关节。$C_{3\sim7}$椎体上面两侧缘向上突起称为椎体钩，椎体钩与上位椎体的唇缘相接，形成了钩锥关节。同钩突构成椎间孔的一部分，因此钩突增生可引起椎间孔狭窄。

颈段椎管大致呈圆钝的三角形，从第1~3颈椎逐渐变小，第3~7颈椎大小相似。颈椎椎管前后径变异较大，小于12mm可考虑为椎管狭窄症。但是在临床诊断中不能单纯地根据测量数字，而应该结合全部临床表现做出判断。颈段椎管内脂肪很少，仅在背侧和两侧有很少的脂肪组织，因而平扫硬膜囊显影不满意，需借助CT脊髓造影确诊。颈段椎间盘的厚度介于胸段和腰段间，CT扫描需要用2~3mm的薄层扫描。颈髓横断面呈椭圆形，前缘稍平，正中有一浅凹（为前中裂），后缘圆隆，颈髓横径大于前后径，以颈4~5横径最大。颈髓前后径从颈2~7逐渐减少，以颈4~5和颈5~6最小。颈段蛛网膜下腔比较宽大，其前后径之比约为2 ∶ 1。

（2）胸椎：12个椎体从上向下依次增大，上位胸椎体近似颈椎，而下位胸椎体近似腰椎。整个胸段椎管外形大小一致。上部胸段椎管继承下颈段的外形，类似椭圆形，下部胸段椎管逐渐过渡到腰段，类似三角形，椎管内脂肪组织较颈段稍多，但仍限于背侧和椎间孔内。胸段椎间盘最薄，故更需要CT薄层扫描二胸段脊髓的横断面呈圆形，位于蛛网膜下腔稍偏前，下胸段（第9~12胸段）膨大，然后很快缩小为脊髓圆椎。

（3）腰骶椎：腰椎椎体粗大，椎间孔大，呈三角形。骶骨由5个骶椎融合而成，骶髂关节间隙正常宽度为2~3mm。上腰段椎管的横断面呈卵圆或圆形，有些人下腰段椎管为三角形。腰1~4椎管矢径逐渐轻微减小，而腰4~5则轻度增加。CT测量椎管前后径的正常范围为15~25mm，椎弓根距离的正常范围通常约为10~30mm。骨性侧隐窝是神经根通过处，故又称为骨性神经根管，其前界为椎体后缘，外壁为椎弓根，后界为上关节突的前缘。侧隐窝的前后矢径正常范围较大，一般在5mm或5mm以上，如小于或等于3mm则高度提示狭窄，如小于或等于2mm肯定为狭窄。

腰椎间盘的横断面呈肾形，后缘相当于后纵韧带经过的部位轻度内凹；老年人后缘变为平直。腰5至骶1的椎间盘比上位腰椎间盘薄，从不超过10mm，往往只有5mm，后缘平直，甚至轻度外凸。CT片上椎间盘呈软组织密度；在椎间盘的周缘，有时可见环形高密度影，此系椎体骨质的部分容积效应。和颈、胸段椎管不同，腰4至骶1椎管内有较多的脂肪组织，分布在硬膜囊的周围和侧隐窝内，因而在脂肪组织低密度的对比下，平扫就可以清楚显示硬膜囊和神经根，脊髓CT造影显示更清楚。以正常腰5至骶1椎管为例：硬膜囊呈圆形，骶2神经根从硬膜囊引出，呈“熊猫脸”状，腰1神经根嵌在两侧隐窝内，腰5神经根在椎管外，位于两侧骶翼与椎体移行处。而腰4~5间隙以上，硬膜囊与椎间盘边缘紧密相邻，没有或仅有少量硬膜外脂肪介于其间。

（4）黄韧带：黄韧带是一对厚而有弹性的黄韧带，沿脊椎全长延伸，CT上最易确认。黄韧带呈“V”字形，“V”字尖端的肥厚部代表棘间韧带，大致可将其分为两个部分：内侧部，位于椎管内后侧面，起自上一椎板的前下缘，连接到下一椎板的后上缘；外侧部，向外延伸融合于椎间小关节囊前部，逐渐变薄，参与组成中央椎管侧壁、侧隐窝和椎间盘的后壁。在CT图上其密度介于脂肪和骨质间，正常韧带的厚度为2~4mm，到5mm时可谓黄韧带肥厚。CT上不能显示未钙化的前、后纵韧带。

（5）硬膜外间隙：是位于硬脊膜与骨性椎管之间，含有丰富的脂肪、神经、淋巴和结缔组织等，神经根鞘表现为硬脊膜前外方侧隐窝内直径1~3mm的圆形或类圆形影，为类似脑脊液密度，CTM上神经根鞘内可有造影剂分布，腰神经鞘可呈囊状扩大，属解剖学变异，也有人称为Tarlov囊肿。

椎静脉丛可分为椎后静脉丛、椎体静脉、椎前静脉和根静脉。椎后静脉丛在椎体可形成类组织影，密度接近椎间盘，有时尚可见钙质沉着，不可误认为椎间盘突出或后纵韧带骨化。鉴别要点是前者无神经根及硬膜囊受压变形，Bolus方式注射造影剂，静脉丛呈均匀强化，而突出椎间盘不强化及强化的静脉丛被推移。有时可见Y形椎静脉穿入椎体的静脉沟（椎静脉管），识别特征为清晰的骨壁，缺乏在多个连续层面的延伸，无移位和主要定位于椎体中份平面，不要误以为是骨折线。

3. 常见脊柱疾病的CT影像

（1）椎间盘突出症：椎间盘边缘局部突出，密度较鞘囊为高。脱出椎间盘超过椎体边缘，由正常或侧方突入椎管内。椎管前外侧的硬膜外脂肪被推移。神经根受压移位。鞘囊受压移位。但是有些椎间盘髓核脱出的CT表现并不典型，如钙化的椎间盘脱出，向头侧或足侧扩展的椎间盘脱出等，都可能漏诊或误诊。

（2）脊椎退行性病变及椎管狭窄症：脊椎退行性病变主要发生在椎体、椎间盘、椎弓关节，可单独或合并存在。CT可发现或证实脊柱的退行性病变，如韧带肥厚、韧带钙化、骨刺及膨出或突出的变性椎间盘，还可精确地观察椎管的形态、大小、骨质结构和连接方式。CT可见关节突退变性肥厚、椎弓切迹处骨性嵌压、单侧侧隐窝狭窄等。

（3）骨转移瘤：骨转移瘤可为单发或多发性的，累及脊柱、骨盆或肢体长骨。成骨性转移瘤，CT表现为密度增高区，与良性病变相比，边缘较模糊。溶骨性转移瘤表现为密度降低区，边缘相对较清楚。CT对诊断骨转移瘤的有效率为80%。

（4）骨髓炎：骨髓炎急性期，病变骨髓的CT值升高。达40~60Hu；亚急性期仍高于正常肢体，在慢性期清楚地显示骨外壳。但CT检查对感染的效果不大，不能提供关键性的帮助。

（三）ECT

ECT是将能够被某种特定组织（如骨骼等）浓聚的放射性核素及无标记化合物注入体内，利用体外显影技术来反映该组织的形态、血供及代谢状况，用于协助判断病变部位和诊断疾病。应用新的显像技术，如单光子发射型计算机，将放射性核素显影与CT的三维成像技术结合在一起，可以显示不同层面内放射性核素的分布图像，不仅能清晰显示形态学异常，而且能显示脏器的局部血流量、血容量、氧与葡萄糖代谢等生理生化改变，对判断各类疾病的早期代谢障碍有重要价值。目前全身主要脏器几乎皆可实现放射性核素显影。

放射性核素显影分为阳性显影和阴性显影两种。阳性显影是以放射性浓集来显示病变。阴性显影则是以放射性的异常稀疏或缺损来表示病变的存在。显影分静态和动态两类，前者以观察形态为主，后者将形态与功能的观察结合起来。放射性核素显影广泛应用于恶性肿瘤的骨转移和代谢性骨病的诊断、急性骨髓炎和蜂窝织炎鉴别诊断以及植骨成骨活性的观察。

目前常用的显像剂是99mTc标记的亚甲基二磷酸盐（99-Tc-MDP）与骨组织中无机成分进行离子交换或化学吸附，或与骨组织中的无机成分相结合进入骨组织。局部骨骼血流增加，骨代谢活跃，如成骨性病变、恶性肿瘤骨转移、炎性或骨折及骨折后骨骼修复均可使显像剂聚集。而脊柱结核合并脓肿、骨缺血坏死及部分多发性骨髓瘤则表现为放射性降低。

1. **正常骨显像**

（1）全身骨骼放射性呈对称性分布。

（2）脊柱因有生理弯曲的存在，前后位骨显像时，重力作用使显像剂聚集于颈椎下端和腰椎下端，肩胛骨下角、双侧胸锁关节及骶髂关节处放射性增加。

（3）扁平骨（如脊椎）、长骨干骺端较长骨骨干显影清晰。

2. **异常骨显像**

（1）全身骨骼中出现非对称性分布，表现为有异常浓集区或降低区。如恶性肿瘤骨转移，可出现多个孤立病灶，多表现为放射性增高。骨显像较X线检查能更早期地发现原发或转移性骨肿瘤，并能发现X线检查不能发现的病灶。动态观察病灶的放射浓度数目可用于评价治疗效果。

（2）骨外软组织显影：软组织内有炎症、钙化或出现某些软组织肿瘤时可有放射性增高。

（四）MRI

磁共振（MRI），全名是磁共振显像系统（nuclear magnetic resonance imaging system）。磁共振是利用磁共振的原理，测定各组织中运动质子的密度差加以判定，较CT更为先进，且图像十分清晰，甚至被誉为活的解剖图谱。MRI有多个成像参数，能提供丰富的诊断信息，比CT有更高的软组织的分辨力，切层方向多，能直接行轴位、矢状位、冠状切面及任意方向的斜切面，无需造影剂，能直接显示心脏和血管结构，无骨性伪影，并且无电离辐射，安全可靠，其对CT扫描和超声系统既是一个补充，又是一个新技术。

1. **成像方法**

MRI可以产生3种参数，即自旋核密度、T_1和T_2。当人体置于均匀静磁场中时，通过射频线圈向受检部位发射一系列激发脉冲，以产生与静磁场呈一定角度的交变磁场。利用这些射频脉冲序列即可以产生构成MRI图像的基本数据。经过电子计算机处理、储存、重建成数字信息，再通过数字/模拟转换显示灰阶图像，以此分辨不同组织和器官，以及其病理变化。

2. **脊柱和脊髓的正常MRI表现**

（1）脊椎：椎体的信号主要由骨髓中水分、脂肪比例及缓慢血流所产生。椎体边缘的骨皮质在T_1和T_2加权上呈低信号，黄骨髓在T_1W_1上为中等信号，基本上与皮下脂肪信号类似；在SE T_2W_1上为中等信号，而快速SE T_2W_1上为高信号；黄骨髓在脂肪抑制技术上为低信号强度。在梯度回波成像上，脂肪信号强度随骨小梁数量多少而变化，增强MRI检查中，黄骨髓信号强度无变化。

红骨髓在T_1W_1的信号强度低于黄骨髓，但一般高于椎间盘的信号强度。在SE及快速SE T_2W_1上，红骨髓信号强度轻度低于黄骨髓，但差别不如T_1W_1明显。在脂肪抑制自回旋（SE ）、快速SE T_2W_1和STIR像上，红骨髓为中等信号强度，相对高于黄骨髓的信号强度。在梯度回波成像上，红骨髓信号强度依据回波序列特征而异。在T_1W_1上，成人很少发现注射Gd-DTPA对比剂红骨髓强化的现象，但在部分儿童和婴儿，椎体骨髓可有广泛且明显的信号增高。红骨髓的分布和成分与年龄和性别有关。红黄骨髓的转变是一个动态生理变化过程。出生以后椎骨的红骨髓被黄骨髓逐渐替代，2个月以上的婴儿骨髓（以红骨髓占主导）集中分布于上、下部分，在T_1W_1上多低于或等于肌肉或椎间盘信号，随着年龄的增长，其信号强度也进行性增高，这反映生理上骨髓脂肪组织进行性增多的现象。

（2）椎间盘：由髓核、纤维环、上软骨板和下软骨板（厚度约为1mm）所构成。上下软骨板紧贴于椎板上下面。在T1和T2加权像上呈低信号，纤维环为围绕于髓核周围的纤维软骨，其前部较厚，后外侧较薄。由于椎间盘后缘和后纵韧带均在T1，T2加权像上呈低信号，因此椎间盘外纤维环与后纵韧带往往难以区分。髓核为胶胨状物质，含水分、胶质蛋白和糖蛋白，内纤维环则以VI型胶原蛋白为主，因此，髓核和内纤维环在T_1W_1呈低信号，而T_2W_1上均呈高信号，两者难以区分。髓核的水分随着年龄的增长而减少，在T_2W_1上信号强度逐渐减弱，且信号的减弱多从中心向周边延伸发展。值得注意的是，成人椎间盘中央可见一横行低信号带，以T_2W_1明显，有人认为是折入的纤维环组织造成的，属于正常现象，也有人认为与椎间盘的开始退变有关。

3. MRI对脊柱疾病的诊断意义

（1）对骨性组织的判定：MRI在获取脊椎的三维结构的同时，还可以从矢状面、冠状面及横断面观察椎管内外解剖状态的变异，如椎管的矢径、椎体后缘的骨质增生、髓核的突出与脱出、骨折的形态、骨折片的位移以及局部有无炎症或肿瘤等，使人一目了然。

（2）对脊髓组织的判定：与其他检查相比，更有意义的是其可以早期发现脊髓组织本身的病理及生化改变。这主要是由于灰质中的氢几乎都存在于水中，而在白质内却有相当数量的氢包含在脂质内，根据此种差异，当脊髓本身发生病变，如脊髓损伤、变性、空泡形成，很易检查出来。

（3）对椎间盘突（脱）出症的判定：由于其可以清晰地在图像上显示出髓核的位置、移动方向及大小等，可以使椎间盘突（脱）出症及时获得明确诊断，从而有利于治疗方法的决定与手术方法的选择。

（4）对椎旁软组织的判定：当因各种原因（例如术后）椎管周围有炎性反应及脓肿形成时，利用T1值升高这一特性，可以清楚地反映出感染的范围及程度。

（5）其他：MRI尚可用于对肿瘤组织的普查，对与血供及血流相关某些疾患的判定等，均具有其自身的特点。

4. MRI在骨伤科的应用

MRI在骨伤科的应用目前主要是通过骨与其周围软组织如肌肉、脂肪、肌腱等组织间信号强度的对比来显示骨的轮廓。软组织的MRI显像对比明显，所以还可用来检测膝关节交叉韧带、滑膜肥厚、软组织肿瘤、原发性的肌肉疾患等。某些骨肿瘤和炎症时的持续时间增长，可对这类疾病的诊断和判断疗效有帮助。

MRI是直接显示椎间盘和四肢关节详细结构的一种检查方法，能用于椎间盘突出等矫形外科领域。对骨髓的显像则更是MRI技术的一个独到之处。用它检查可以了解骨髓的供血和转移癌的情况。通过显示变化了的T1信号，可以使向骨髓供血减少的情形成像；它显示的骨髓分布有利于诊断血液病及转移到骨髓的肿瘤病灶，选择骨髓穿刺部位，观察骨髓的走行。因此，在诊断肿瘤与外伤骨髓病方面，当可成为一种新的有效方法。

（五）B型超声检查

超声医学是医、理、工相结合的一门新兴科学，20世纪80年代以来在我国有了较迅速的发展，尤其是超声诊断已成为西医学中不可缺少的诊断方法。近些年来在我国骨科领域中有了一定的应用。1978年Porter首先报道了超声检测腰椎管的方法。因其能较清晰地显示腰椎管内结构及邻近软组织的关系，所以已在腰椎间盘突出、腰椎管狭窄、腰椎结核等腰痛病的诊断上得到应用。此外尚可用来诊断四肢骨和软组织的肿痛或损伤。

1. B型超声在骨科的应用

B型超声诊断在骨科目前多用于帮助诊断骨肿瘤，特别是恶性肿瘤。其可确定肿瘤部位、三个径线的大小和性质。侵犯软组织时，并可评估软组织肿块情况。并用于四肢及肢带部的软组织肿瘤，判断其大小、形态、部位及肿瘤与邻近组织的解剖关系。B超并用于腘窝囊肿和动脉瘤的诊断、四肢软组织脓肿、外伤血肿和异物探测和大关节积液及关节滑囊炎的（穿刺）定位。

骨折时，可使用指导骨折复位、血肿穿刺定位、局部麻醉、内固定、判断有无内脏损伤。急性骨髓炎时，可使用指导骨膜下脓肿穿刺。骨转移瘤时，用B超指导病灶穿刺。B超还可用于判断骨髓炎死骨是否分离，辅助诊断骨转移瘤、半月板损伤、肩袖损伤、先天性髋关节脱位、血友病性假肿瘤、假痛风、隐性脊柱裂及其他疾病的诊断。

B超对骨关节疾病的诊断不足处主要是不易显示完整的骨骼切面像和病变的轮廓，图形有失真。而且它不能对肿瘤的病理类型和良、恶性做出准确的鉴别。其对骨病的整体判定不如X线。

2. 正常腰椎管的声像图

按Porter方法扫查所得到的腰椎管的斜矢状切面的图像，由两条相互平行、断续呈串珠状强回声构成，两条断续回声线各由5个窄的强回声光条组成，后方一列为椎板放射所产生，前方一列为椎体后表面的反射。两列回声带间的暗带为椎管。Porter测定的结果为：腰1内径最宽，腰4最窄，腰5又变宽，斜矢状径正常低限值，男性腰2~腰3及腰5~骶1为14mm，女性则分别为15mm及14mm。按Porter经腹侧途径探测所得到的腰椎管横切面声像图，正常硬膜囊呈圆形或椭圆形无回声结构，其中可见马尾神经根弱回声光点，硬膜外周围呈环形高回声。

3. 常见腰痛病的B型超声诊断

（1）腰椎间盘突出症：腰椎管的纵切面声像图表现是：在椎管内相当于病变间隙的水平上，可看到由椎管俯侧向背侧突出的强光团，其形状可以是圆形，内部回声均匀，轮廓完整；也可是片状，内部回声不均匀，周边不整。其横切面声像图表现是：突出的椎间盘组织呈较强回声光团，若显示的强光团较大，同时可见破膜腔暗区有局限性压迹。

（2）腰椎管狭窄症：在临床上椎管后壁的黄韧带肥厚是促成本病的重要因素。腰椎管的纵切面声像图表现是：腰椎管呈节段性或弥漫性内径变窄，内径小于10mm，或小于正常值10%以上。其横切面声像图表现是：一侧神经根管后方呈弧形凸出。

（3）腰椎结核：单纯椎体结核声像图表现是：椎体暗区变形，中间出现强声光点或光斑，一侧或两侧椎管出现大小不等的脓肿液性暗区，其内可见散在强回声光点，腰椎结核的流注脓肿有时可在骶窝及股三角处探到。

第二章　常见疾病

第一节　颈部扭挫伤

一、概述

因各种暴力使颈部过度扭转、牵拉或受暴力直接打击，引起颈部软组织损伤者，称为颈部扭挫伤。颈部软组织损伤常累及的肌肉有胸锁乳突肌、斜方肌、提肩胛肌、头夹肌和前斜角肌等。当暴力作用于颈部，有时可能有颈椎骨折或脱位，甚至可损伤颈段脊髓，临床上必须仔细加以检查，以免误诊。

颈部扭挫伤是颈部突然扭闪，肌肉无准备地强烈收缩或牵拉，致使颈部肌筋损伤。颈部介于头、胸和上肢之间。因颈部诸肌作用于颈、脊柱间的连结，使头颈运动灵活，活动范围大，活动方向多，活动次数频繁，故发生损伤的机会也较多。颈部肌筋既是运动的动力，又有保护和稳定颈部的作用。如遭受强大外力或超越颈部肌筋应力的外力持久的作用时，便可引起筋伤，甚或造成骨折、脱位等损伤。颈部脊柱由七个颈椎构成。除第1、2颈椎椎体之间无椎间盘外，其余颈椎间隙均有一个椎间盘，颈椎椎体较小，上面两侧偏厚各有向上的骨性突起称钩突，与上一个椎体下面斜坡形缺面合成钩椎关节，防止椎间盘向后突出。横突向外侧而偏前，根基部有横突孔，被椎动脉穿过，上面呈凹形与脊神经相适应。棘突平伸向后，尖端分为两叉。颈椎上关节突的关节面，向上偏后外侧，下关节突的关节面向下偏前内侧。第一颈椎呈寰形，无椎体，只有前弓和后弓。两弓的两侧借侧块相连，侧块上面是上关节凹，接枕骨髁，下面是下关节面，与第二颈椎上关节突构成关节。侧块后方有一横沟，称椎动脉沟，沟的外侧接横突孔，从孔向上穿行的椎动脉向内转入此沟进入枕骨大孔入颅。第一颈椎无棘突而只有后结节，第二颈椎从椎体向上突出齿状突，与第一颈椎的前弓构成关节，第一颈椎从齿突转动，故第二颈椎又称枢椎，其棘突较长宽，为脊椎棘突中最大者。各脊椎骨之间是有椎体小关节及关节囊、韧带和椎间盘相互紧密地连接在一起。主要的韧带有椎体前方的前纵韧带，后方的后纵韧带，两椎板间的黄韧带、棘突间棘间韧带以及棘突上的棘上韧带。颈部的棘上韧带最为粗大，又称为项韧带。它们和小关节囊对脊椎骨起着良好的稳固作用。颈部的肌群有颈阔肌、胸锁乳突肌、菱形肌、斜方肌、头夹肌、半棘肌、提肩胛肌、斜角肌等。这些肌肉群司头和颈肩部的各种活动。如受到外力或劳损，使颈部肌肉张力失去平衡，便产生颈部肌筋等损伤。颈部的浅筋膜位于皮下，在颈前外侧部的深面有菲薄的颈阔肌。颈部的深筋膜位于浅筋膜及颈阔肌的深面，颈深筋膜分三层，包裹并支持颈部肌肉、咽、器官、食管、淋巴结及大血管和神经。颈神经有8对，颈1至颈4前支合成颈丛，颈5至颈8和第1胸神经前支合成臂丛。颈神经根常因颈椎间盘退行性变，颈椎骨质增生等受压和摩擦，久之则产生上肢的神经疼痛、麻木、功能障碍，甚至肌肉萎缩。颈部的动脉起源于主动脉，在颈部的主干即颈总动脉和锁骨下动脉，右侧发自头臂干，左侧直接发自主动脉弓。颈部静脉与动脉伴行。椎动脉为锁骨下动脉的最大分支，穿过颈椎横突孔上行，颈枕骨大孔入颅。

当颈部猛然扭闪，搬重物或攀高等用力过猛，可使颈部筋肉受到过度牵拉，而发生扭伤。或在日常生活中，颈部突然前屈后伸，如快速行驶的车辆因骤然刹车，使乘客头颈猛然向前屈，而后头部后伸，或反复出现数次较小的屈伸活动均可导致颈部筋肉损伤。因为颈部的屈伸活动有头夹肌、肩胛提肌、斜方肌和颈部的筋膜与韧带等组织来完成，当颈部突然屈伸、肌肉可在其起点或肌腹处部分纤维撕裂致伤。

颈部挫伤系因钝物体打击颈部软组织所致，临床上单纯的颈部软组织挫伤较为少见。

二、临床表现、诊断与鉴别诊断

有明确的损伤史。伤后颈部疼痛，有负重感，疼痛可向肩背部放射。

颈部活动受限，以旋转侧屈受限明显，故患者不敢活动颈部。在患处可摸到肌肉痉挛并有压痛，甚至局部有轻度肿胀。有的患者可出现头痛、头胀等症状。检查时要注意有无手臂麻痛等神经根刺激症状，因本病损伤力较小，多无神经根刺激症状。可与颈椎骨折、脱位，颈椎间盘突出症，颈椎病相鉴别。

三、辅助检查

X线片多无异常改变。

四、治疗方法

刘老认为本病采取各种保守治疗方法都能有良好的疗效，治疗的目的是舒筋活血、消肿止痛，防止颈部软组织产生粘连及挛缩，鼓励患者多活动头颈部。临床刘老常用手法及中药辨证治疗本病。

1. 中药疗法

损伤之初以祛瘀活血为主，可用羌活灵仙汤、防风归芎汤加减；损伤中期，则以舒筋活络止痛为主，可服舒筋活血汤；后期宜温经通络，可用大活络丹、小活络丸等。

2. 推拿疗法

术者站立于患者背后。术者一手扶住患者头部，一手的中指点按风池、天柱、风府、肩井等穴位，以中指或食指在所点之穴由上而下推揉，反复数次。再以拇指和食指相对，轻轻捏拿颈项部筋肉数次。如果筋伤后颈部偏歪者，可做颈颌带牵引或手法牵引。

3. 练功疗法

应向患者说明必须有意识地松弛颈部肌肉，尽量保持头部于正常位置，并练习头颈屈伸旋转活动。

4. 针灸疗法

（1）体针：可针刺落枕、风池、大椎、天柱、悬钟、合谷等穴。落枕穴位于胸锁乳突肌后缘上中1/3交界处，直刺1~1.5寸。

（2）火罐：主要在颈背部痛点处。

五、预防

激烈运动或乘车时要注意自我保护，以防颈部扭挫伤。伤后应尽量保持头部于正常位置，以松弛颈部的肌肉，必要时用颈部围领固定。平时经常做颈部功能锻炼，增强颈部肌力，维持颈椎稳定，增强抗损伤的耐受力。

六、医案举隅

案1 梁某某，女，36岁，职员。因颈痛、活动受限2小时，于20××年8月5日就诊。

［病史］2小时前患者不慎扭伤颈部，活动明显受限，疼痛剧烈。

［体格检查］颈部活动受限，呈斜颈姿势，颈椎旁（左）肌肉紧张，胸锁乳突肌压痛（+）。脉浮紧。

［理化检查］X线检查：颈椎生理弯曲消失、变直，余未见明显异常。

［诊断］颈部扭挫伤。

［治法］舒筋活血，消肿止痛。

［处方］

①防风归芎汤加减：川芎20g，当归25g，防风20g，荆芥15g，羌活20g，白芷15g，细辛3g，蔓荆子15g，丹参20g，乳香25g，没药25g，桃仁15g，苏木15g，泽兰叶15g。水煎服，日1剂，连服5剂。

②推拿：理筋手法，每日1次。

治疗1周，诸症悉退。

案2 李某，男，45岁，职员。因颈痛、活动受限3小时，于20××年7月5日就诊。

［病史］3小时前患者不慎扭伤颈部，活动明显受限，疼痛较烈。

［体格检查］颈部活动受限，呈斜颈姿势，胸锁乳突肌压痛（+），双侧臂丛牵拉试验（-），旋颈试验（-），双侧霍夫曼征（-）。脉浮紧。

［理化检查］X线检查：颈椎生理弯曲消失、变直，双侧椎间孔无明显狭窄，余未见明显异常。

［诊断］颈部扭挫伤。

［治法］舒筋活血，消肿止痛。

［处方］

①舒筋活血汤加减：羌活20g，防风25g，荆芥20g，独活15g，当归15g，续断10g，青皮15g，牛膝20g，五加皮25g，杜仲15g，红花15g，枳壳15g。水煎服，日1剂，连服5剂。

②针刺疗法：可针刺落枕、风池、大椎、天柱、悬钟、合谷等穴。落枕穴位于胸锁乳突肌后缘上中1/3交界处，直刺1~1.5寸。

前后2周治疗，诸症悉退。

案3　江某某，女，46岁，职员。因颈痛、活动受限5小时，于2012年8月5日就诊。

［病史］5小时前患者不慎扭伤颈部，活动明显受限，疼痛明显。

［体格检查］颈部活动受限，呈斜颈姿势，胸锁乳突肌压痛（+），双侧臂丛牵拉试验（-），旋颈试验（-），双侧霍夫曼征（-）。脉浮紧。

［理化检查］X线检查：颈椎生理弯曲变直，颈椎椎体前后缘不同增生，双侧椎间孔无明显狭窄，余未见明显异常。

［诊断］颈部扭挫伤。

［治法］舒筋活血，消肿止痛。

［处方］

①桃红四物汤加减：桃仁15g，红花15g，当归20g，川芎10g，白芍15g，赤芍15g，葛根20g，苏木15g，桑枝15g，没药10g，元胡15g，甘草10g。水煎服，日1剂。

②针刺疗法：可针刺落枕、风池、大椎、天柱、悬钟、合谷等穴。落枕穴位于胸锁乳突肌后缘上中1/3交界处，直刺1~1.5寸。

前后2周治疗，诸症悉退。

案4　洪某，男，56岁，干部。因颈痛、活动受限1小时，于20××年10月5日就诊。

［病史］于1小时前患者扭伤颈部，疼痛明显，活动明显受限。

［体格检查］颈部活动受限，呈斜颈姿势，胸锁乳突肌压痛（+），双侧臂丛牵拉试验（-），旋颈试验（-），双侧霍夫曼征（-）。脉浮紧。

［理化检查］X线检查：颈椎生理弯曲反弓，颈椎椎体前后缘不同增生，双侧椎间孔无明显狭窄，余未见明显异常。

［诊断］颈部扭挫伤。

［治法］舒筋活血，消肿止痛。

［处方］

①理筋手法：患者取坐位，术者立于其背后，在颈背部及肩部行拿捏、弹拨、推、滚、按、揉等手法，仔细寻找压痛点并重点施术。然后在风池、天柱、肺俞、曲垣、肩贞等穴行点压按摩。最后以叩击手法结束。

②针刺疗法：可针刺落枕、风池、大椎、天柱、悬钟、合谷等穴。

前后2周治疗，诸症悉退。

案5 王某某，女，31岁，干部。因颈痛、活动受限1小时，于2011年12月5日就诊。

［病史］于1小时前患者不慎扭伤颈部，疼痛明显，活动明显受限。

［体格检查］颈部活动受限，呈斜颈姿势，胸锁乳突肌压痛（+），双侧臂丛牵拉试验（-），旋颈试验（-），双侧霍夫曼征（-）。脉浮紧。

［理化检查］X线检查：颈椎生理曲度变直，颈椎椎体前后缘不同增生，双侧椎间孔无明显狭窄，余未见明显异常。

［诊断］颈部扭挫伤。

［治法］舒筋活血，消肿止痛。

［处方］

①理筋手法：患者取坐位，术者立于其背后，在颈背部及肩部行拿捏、弹拨、推、滚、按、揉等手法，仔细寻找压痛点并重点施术。然后在风池、天柱、肺俞、曲垣、肩贞等穴行点压按摩。最后以叩击手法结束。

②身痛逐瘀汤加减：五灵脂10g，秦艽15g，川芎15g，红花15g，葛根20g，桃仁10g，没药10g，当归10g，延胡索15g，香附15g，全虫5g，甲珠10g。水煎服，日1剂。

前后2周治疗，诸症悉退。

小　　结

激烈运动或乘车时要注意自我保护，以防颈部扭挫伤。多为血瘀气滞、气血不畅为患。治宜舒筋活血、消肿止痛为原则。方用防风归芎汤、舒筋活血汤等加减，配合推拿按摩缓解肌肉痉挛即可缓解症状，平时应纠正不良工作姿势，调整睡枕高度，注意颈部保暖并配合颈部功能锻炼，可减轻本病的发生。

第二节　落枕

一、概述

因睡醒后出现颈部酸痛、活动不利等症状，称为落枕。清·胡廷光《伤科汇纂·旋台骨》载有："有因挫闪及失枕而项强痛者。"本病多见于青壮年，男多于女。春、冬两季发病较高。

（一）寰椎

寰椎是一个环形的骨头，上与头颅连接。寰椎无椎体，由前后两个骨弓以及两个侧块互相连接成环状。

（1）前弓：约占寰椎的1/5为连接两侧块的弓形板，向前凸隆，中央有小结节，称为前结节，为颈长肌及前纵韧带的附着部；后部凹陷，中部有圆形或卵圆形的关节凹，称为尺突关节面，与枢椎的尺突构成关节。前弓上下两缘，分别为寰枕前膜及前纵韧带的附着部。

（2）后弓：约占寰椎的2/5连接于两侧块后面，呈弓形，比前弓大，后面中部有粗糙隆起，称为后结节，有项韧带和头后小直肌附着。后弓下缘有一浅切迹，与枢椎椎弓根上缘的浅沟相吻合形成椎间孔，有第2颈神经通过。后弓与侧块连接处上面，有一深沟，称为椎动脉沟，有椎动脉和枕下神经通过。前后弓比较细，与侧块相接处更为纤细，是力学上的薄弱处，此处易发生骨折。

（3）侧块：是寰枢椎两侧骨质增厚部分，上面有椭圆形凹形关节面，称上关节凹，与枕骨髁形成寰枕关节，具有仰头及伸屈运动功能。侧块下方为圆形凹形关节面，称下关节面，与枢椎上关节面构成关节。上关节面和下关节面的周围分别为寰枕关节囊与寰枢关节囊的附着部，该韧带把椎管分为大小不等的两个部分，前方的小部分容纳齿突，后方则通过脊髓及其被膜。横突大而扁平，不分叉，为肌肉及韧带附着部，并有一大的横突孔。

（二）第2颈椎——枢椎

其特点为自椎体向上有柱状突起，称之为齿突。齿突长约14~16mm，根部较扁，前后各有一卵圆形关节面，分别与寰椎前弓的齿突关节面及寰椎横韧带相连。齿突末端较尖，为齿尖韧带附着，其两侧分别有翼状韧带附着。齿突两侧，各有圆形关节面，向外上方，即与寰椎下关节突和第2颈椎构成关节，椎弓根短而粗，椎板较厚，棘突粗大，末端分叉。横突粗小，不分叉，有一斜行横突孔。齿突原属于寰椎椎体一部分，发育过程中与其他部分分离并与枢椎融合，该部颈椎在发生和发育过程中畸形和变异较多，如齿突缺如、基底发育障碍或齿突中央不发育、寰椎与枕骨融合（寰椎枕化）、寰椎融合等，由此引起该区域不稳定而发生移位导致脊髓压迫。

（三）第7颈椎——隆椎

隆椎为颈椎最下面一个，棘突长而接近水平，但不分叉而有小结节，项韧带附着其上。横突变异很多，通常无椎动脉通过。

（四）颈椎椎骨借助于椎间盘及各种韧带结构相互连接

1. 椎间盘

椎间盘是椎体间的主要连接结构，自第2颈椎起，两个相邻的椎体之间都有椎间盘。椎间盘由周缘的纤维环、上下软骨板和髓核三部分组成。纤维环的纤维互相交叉排列，而在横断面上为同心环状，牢固地包绕髓核。髓核是由含水量较多的类黏蛋白构成，呈胶状，上下为纤维软骨组织，具有一定张力和弹性。椎间盘的厚度占整个颈椎高度的1/4。

2. 韧带

（1）前纵韧带：很坚韧，是人体中最长的韧带。上起枕骨的咽结节，向下经寰椎前结节及各椎体的前面，止于第1或第2骶椎的前面。前纵韧带的宽窄和厚度因部位而不同，在颈椎及颈椎椎间盘较阔而薄。前纵韧带由三层并列纵行纤维构成，浅层纤维跨越3或4个椎体，中层纤维跨越2或3个椎体，而深层纤维只连接相邻两个椎体。韧带与椎间盘和椎体的边缘紧密相连，而与椎体之间连接较疏松。前纵韧带张力和弹性较大，也有限制颈椎过度伸展运动的作用。

（2）后纵韧带：细而坚韧，位于椎管的前壁，起自第2颈椎，向上移至枕骨，向下依次沿椎体后缘达骶管，与骶尾后伸韧带相移行。浅层纤维跨越3或4个椎体，而深层纤维只连接两个椎体之间。与椎体的上下缘之间紧密相连接，和椎体连接较松。后纵韧带中部有间隙，有椎体的静脉通过。

（3）黄韧带或弓间韧带（椎板间）：由弹力纤维构成，有弹性坚韧的黄色韧带组织，位于相邻的两个椎板之间。上缘起自上位椎板下缘的前面，止于下位椎板上缘的后面，外缘止于关节突。颈椎的黄韧带薄而较宽，两侧黄韧带在中央部的相连部较薄，为一凹陷，有椎内静脉丛和椎外静脉丛。黄韧带的侧缘逐渐变薄，与椎间关节的关节囊韧带相连。在正常情况下，黄韧带有限制脊柱的过度前屈作用。

（4）其他韧带：横突间韧带和棘间韧带在颈椎不发达。但棘上韧带发育形成项韧带。项韧带为三角形的弹力纤维膜，基底部向上方，附着于枕外嵴和枕外隆凸，尖部向下，与寰枢后结节及下6个颈椎棘突尖部相连，其后缘肥厚呈游离状，为斜方肌的附着部。具有参与支持头颅的功能。

二、病因病理

落枕多因睡眠时枕头过高、过低或过硬，或睡姿不良，头枕过度偏转，使颈部肌肉长时间受到牵拉，处于过度紧张状态而发生静力性损伤。平素缺乏筋肉锻炼，身体衰弱，气血不足，循行不畅，舒缩活动失调，复遭受风寒侵袭，致经络不畅，肌肉气血凝滞而痹阻不通，僵凝疼痛而发此病。损伤往往以累及一侧软组织为主，如发生于胸锁乳突肌、斜方肌或肩胛提肌痉挛等。

三、临床表现

一般表现为起床后感觉颈后部，上背部疼痛不适，以一侧为多，或有两侧俱痛者，或一侧重，一侧轻，由于身体从平躺改为直立，颈部肌群力量改变，可引起进行性加重，甚至累及肩部及胸背部。多数患者可回想到昨夜睡眠位置欠佳，检查时颈部肌肉有触痛。由于疼痛，使颈项活动不利，不能自由旋转，严重者俯仰也有困难，甚至头部强直于异常位置，使头偏向病侧。检查时颈部肌肉有触痛，浅层肌肉有痉挛、僵硬，触之有“条索感”。

四、诊断与鉴别诊断

（1）因睡眠姿势不良或感受风寒后所致。

（2）急性发病，睡眠后一侧颈部出现疼痛、酸胀，可向上肢或背部放射，活动不利，活动时病侧疼痛加剧，严重者使头部歪向病侧，有些病例进行性加重，甚至累及肩部及胸背部。

（3）患侧常有颈肌痉挛，胸锁乳突肌、斜方肌、菱形肌及肩胛提肌等处压痛。在肌肉紧张处可触及肿块和条索状的改变。

因风寒外来，颈项强痛、淅淅恶风、微发热、头痛等表证。其起病较快，病程短，多在1周内自行痊愈，但易于复发。

X线片多无异常改变。

五、治疗

中医治疗落枕的方法很多，手法理筋、针灸、药物、热敷等均有良好的效果，尤以按摩理筋法为佳。按摩、推拿等手法治疗落枕，有很好的效果。因按摩可很快缓解肌肉痉挛，消除疼痛，故往往治疗1次，症状即减轻大半，如配合药物治疗等，则疗效更佳。

（一）手法治疗

1. 揉摩法

患者端坐，术者站于患者背后，在颈项部找到痛点或痛筋后，用拇指或小鱼际在患部做揉摩10余次，使痉挛的肌肉得到缓解。

2. 点穴

用拇指或中指点按风池、天柱、天宗、曲池、合谷等穴，每穴按压可达半分钟，以流通气血、解痉止痛。

3. **捏拿弹筋**

用拇指和食指、中指对捏颈部、肩上和肩胛内侧的肌肉，行捏拿弹筋手法。

4. **牵颈**

术者一手托住患者下颌，一手托住枕部，两手同时用力向上提，此时患者的躯干部重量起反牵引的作用，边做牵引，边做颈前屈、后伸动作数次。

5. **摇颈**

使头略成仰位，术者用两手左右旋转其头，待患者能主动配合至头的旋转顺利无阻时，可突然向患侧加大活动范围，使下颌角处于锁骨前缘，动作要稳妥，在活动过程中，可听到发出清脆的弹响声，略停片刻随即将下颌角旋转向健侧同样的位置。

6. **拍打叩击法**

轻轻地拍打叩击肩背颈项四周10余次。

（二）针灸治疗

针灸治疗本病方法颇多，如针刺、指针、电针、耳穴压丸等。

1. **针刺**

（1）方法一

［主穴］悬钟、养老、后溪。

［配穴］内关、外关、中渚、阳陵泉。

［治法］以主穴为主，每次仅取一穴，效欠佳时，加用或改用配穴。悬钟穴，直刺1~1.5寸深，用强或中等刺激，得气后留针15~20分钟；养老穴，针尖向上斜刺1寸，使针感传至肩部；后溪，直刺0.5~0.8寸，得气后捻转运针1~3分钟，亦可加电针刺激，频率40~50次/分，连续波。配穴，用常规针法，深刺，务求得气感强烈。在上述任一穴位针刺时，均需要求患者主动活动颈部，范围由小渐大。留针均为15分钟，每日1次。

（2）方法二

［主穴］大椎。

［配穴］肩井。

［治法］令患者端坐于椅上，头向前倾。取准穴后，针尖偏向患侧进针深度约0.5~1寸，使针感向患侧颈、肩部传导，得气后，操作者用一手按患侧肩井穴，让患者做最大限度左右活动颈部，同时，另一手捻针3~4分钟。如效果不显著，取艾条长约5cm，插于针柄上点燃，至灸完后起针，穴区加拔罐10~15分钟。每日1次。

2. **指针**

［主穴］外关、内关、阿是穴。

［配穴］风池、肩井、肩贞、养老、天柱、风府、大椎等穴。

［治法］主穴为主，效不佳时加配穴。先轻拍或指按疼痛处即阿是穴1分钟。术者以拇指掐压患者内关穴，中指或食指抵于外关穴，每次2~3分钟，用力由轻而重，使压力从内关透达外关，患者可有酸、麻、胀、热感，或有此类得气感上传的感觉。掐压过程中，嘱患者左右旋转颈部。配穴，单手拿风池穴20次，双手拿肩井穴20次，余穴可采用指压法，或上下左右推按，每穴1~2分钟。上述方法每日1次，3次为1个疗程。

3. **电针**

［主穴］分2组。第1组为养老、合谷、外关、肩中俞；第2组为风池、肩井、大椎旁1寸、肩外俞。

［治法］上穴均取。应用直流感应电疗机，取直径为3cm的圆形手柄电极操作。其中阳极取第1组穴，阴极取第2组穴。通电前先轻揉穴位片刻，再通以感应电，电量渐增大至2~10V，以患者能耐受为限，每次通电约3~5秒钟。当看到患侧肌肉收缩，即改为直流电治疗，为20~40mA，每次亦通电3~5秒钟，治疗时令患者做颈部活动。全部治疗时间约5~10分钟。每日1次，3次为1个疗程。

4. **耳穴压丸**

［主穴］颈、神门。

［治法］双侧主穴均用。取绿豆1~2粒，置于市售活血止痛膏或伤湿止痛膏剪成的1cm×1cm的方块中，粘贴于所选耳穴，将边缘压紧。之后，按压该耳穴30秒~1分钟，手法由轻到重，至有热胀及疼感为佳，并嘱患者活动颈部2~3分钟。要求患者每日自行按压3次，贴至痊愈后去掉。

（三）拔罐疗法

［主穴］阿是穴。阿是穴位置：颈部压痛最显处。

［配穴］风门、肩井。

［治法］阿是穴，用力揉按片刻，常规消毒后，以三棱针快速点刺3~5下，或用皮肤针中等度叩打，叩打面积可相当于罐具口径。然后，选用适当口径之罐具吸拔。配穴可取1~2个，针刺得气后，留针，再于针上拔罐。吸拔时间均为10~15分钟。起罐后，可在阿是穴用艾卷回旋灸5~7分钟。每日1次，不计疗程。

（四）药物疗法

本病多采用外用药物治疗，如膏药、药膏等。膏药多外贴颈部痛处，每天更换1次，止痛效果较理想，但患者自感贴膏后颈部活动受到一定限制，需注意某些膏药中含有辛香走窜、动血滑胎之药，故孕妇忌用。药膏可选用按摩乳、青鹏软膏等，痛处擦揉，每天2~3次，有一定效果。

（五）理疗

1. 牵引疗法

对于落枕后是否用牵引疗法，存在不同的观点。有人认为，可以像颈椎病一样采用颌枕托牵引，且重量可适当加重，常用重量为4~7kg，牵引时间为20~30分钟。但也有人认为，落枕后牵引不仅无效，反而使疼痛加剧。在与颈型颈椎病作鉴别诊断时，若两手稍用力将患者头颈部向上牵引时，颈型颈椎病症状可消失或缓解，而落枕者则疼痛加剧。一般认为，因为落枕后肌肉处于痉挛状态，所以牵引时的重量大小尤其要讲究，过轻往往效果差，过重又易加重损伤。因此，可用其他方法进行治疗。当然，是否使用牵引疗法，也可以在临床工作中进行探讨、研究。有些医院应用牵引疗法治疗落枕已积累了不少经验，根据实践，也可使用牵引疗法。

2. 热敷疗法

采用热水袋、电热手炉、热毛巾及红外线灯照射均可起到止痛作用。必须注意防止烫伤。此外亦可应用醋敷法：取食醋100ml，加热至不烫手为宜，然后用纱布蘸热醋在颈背痛处热敷，可用两块纱布轮换进行，痛处保持湿热感，同时活动颈部，每次20分钟，每日2~3次。

（六）运动疗法

（1）低头仰头：坐在椅子上，挺起胸部，头先向下低，以下颌骨挨着胸部为止，然后向上仰头，眼朝天上看。停3秒钟再低头，如此反复20次。

（2）左右摆头：坐在椅子上，两臂自然下垂，头先向左摆，然后再向右摆，这样反复20次。

（3）摇摆下颌：坐在椅子上，两臂自然下垂，胸部挺起，用力向左右摇摆下颌，连续20次。

（4）伸缩颈部：坐在椅子上，胸部挺起，先将颈部尽量向上伸长，再将颈部尽量向下收缩，连续伸缩20次。

（5）旋转颈部：坐在椅子上，身体不动，先向左旋转颈部90°，再向右旋转颈部90°，连做20次。

（七）机械疗法

可选用TDP神灯局部照射、局部旋磁疗法及局部冷疗法或湿热敷法治疗。此外，轻微的落枕也可自行使用电动按摩棒治疗。按摩棒强而有劲的捶打按摩功能渗透肌肉组织，可有效减轻肌肉酸痛。按摩棒的重量全集中在按摩头上，大幅度加强了按摩力度，效果颇佳。

（八）药物治疗

1. **内服药**

（1）风寒证：颈项背部强痛，拘紧麻木，可兼有淅淅恶风、微发热、头痛等表证。舌淡、苔薄白，脉弦紧，治宜疏风散寒，无汗者可用葛根汤；有汗者可用瓜蒌桂枝汤；兼有湿邪者可用羌活胜湿汤。

（2）瘀滞证：晨起颈项疼痛，活动不利，活动时患侧疼痛加剧，头部歪向患侧，局部有明显的压痛点。舌紫暗，脉弦紧。治宜活血舒筋止痛，方可用和营止痛汤、活血舒筋汤。

2. **外用药**：可外擦万花油、正红花油，或外贴伤湿止痛膏、风湿跌打膏等。

3. **其他疗法**

（1）封闭疗法：用0.5%~1%普鲁卡因，做痛点或疼痛部位的局部封闭。

（2）理疗：可用局部热敷法，常用的方法有水热敷或醋局部热敷，每次20~30分钟。睡眠时头枕要合适，不能过高、过低、过硬，避免颈部受风受凉。

六、预防

1. **用枕适当**

人生的三分之一是在床上度过的，枕头的高低软硬对颈椎有直接影响，最佳的枕头应该是能支撑颈椎的生理曲线，并保持颈椎的平直。枕头要有弹性稳定，枕芯以热压缩海绵枕芯为宜。喜欢仰卧的，枕头的高度为8cm左右；喜欢侧卧的，高度为10cm左右。仰卧位时，枕头的下缘最好垫在肩胛骨的上缘，不能使颈部脱空。其实，枕头的真正名字应该叫“枕颈”。枕头不合适，常造成落枕，反复落枕往往是颈椎病的先兆，要及时诊治；另外要注意的是枕席，枕席以草编为佳，竹席一则太凉，二则太硬，最好不用。

2. **颈部保暖**

颈部受寒冷刺激会使肌肉血管痉挛，加重颈部疼痛。在秋冬季节，最好穿高领衣服；天气稍热，夜间睡眠时应注意防止颈肩部受凉；炎热季节，空调温度不能太低。

3. **姿势正确**

颈椎病的主要诱因是工作学习的姿势不正确，良好的姿势能减少劳累，避免损伤。低头时间过长，使肌肉疲劳，颈椎间盘出现老化，并出现慢性劳损，会继发一系列症状。最佳的伏案工作姿势是颈部保持正直，微微地前倾，不要扭转、倾斜；工作时间超过1小时，应该休息几分钟，做些颈部运动或按摩；不宜头靠在床头或沙发扶手上看书、看电视。

4. **避免损伤**

颈部的损伤也会诱发本病，除了注意姿势以外，乘坐快速的交通工具，遇到急刹车，头部向前冲去，会发生“挥鞭样”损伤，因此要注意保护自己，不要在车上打瞌睡，坐座位时可适当地扭转身体，侧面向前；体育比赛时更要避免颈椎损伤；颈椎病急性发作时，颈椎要减少活动，尤其要避免快速转头，必要时用颈托保护。

七、功能锻炼

颈椎的锻炼应该慎重，要避免无目的的快速旋转或摇摆，尤其是颈椎病急性期、椎动脉型颈椎病或脊髓型颈椎病。我们推荐的方法简单易行，但要达到防病治病的目的，必须持之以恒。

（1）头中立位前屈至极限，回复到中立位；后伸至极限，回复到中立位；左旋至极限，回复到中立位；右旋至极限，回复到中立位；左侧屈至极限，回复到中立位；右侧屈至极限，回复到中立位。动作宜缓慢，稍稍用力。锻炼时，有的患者颈部可感觉到响声，如果伴有疼痛，应减少锻炼的次数或停止锻炼；如果没有疼痛，则可以继续锻炼。

（2）头中立位双手十指相叉抱在颈后，头做缓慢的前屈和后伸运动，与此同时，双手用力对抗头的运动，以锻炼颈椎后侧的肌肉力量。

八、医案举隅

案1　江某，女，36岁，老师。因颈部疼痛伴活动受限5小时，于20××年7月5日就诊。

［病史］5小时前患者因睡眠姿势不正确出现颈部疼痛，不能自由旋转，俯仰困难，使头偏向病侧。

［体格检查］颈部活动受限，呈斜颈姿势，胸锁乳突肌、斜方肌、菱形肌及肩胛提肌等处压痛，触之有“条索感”。脉紧。

［理化检查］X线检查：颈椎棘突向一侧弯曲，颈椎椎体前后缘不同增生，双侧椎间孔无明显狭窄，余未见明显异常。

［诊断］落枕。

［治法］舒筋活血，消肿止痛。

［处方］

①和营止痛汤加减：赤芍9g，当归尾9g，川芎6g，苏木8g，陈皮6g，桃仁6g，续断12g，乌药9g，没药6g，木通6g，甘草6g。水煎服，日1剂。

②针刺疗法：可针刺落枕穴、风池、大椎、天柱、悬钟、合谷等穴。直刺1寸。

前后2周治疗，诸症悉退。

案2　秦某某，女，39岁，工人。因颈部疼痛伴活动受限9小时，于20××年7月15日就诊。

［病史］9小时前患者因着凉后出现颈部疼痛，不能自由旋转，俯仰困难，使头偏向病侧。

［体格检查］颈部活动受限，呈斜颈姿势，颈部肌肉有触痛，浅层肌肉有痉挛、僵硬，触之有“条索感”。脉紧。

［理化检查］X线检查：颈椎曲度弯曲，颈椎椎体前后缘及上下关节突不同增生，双侧椎间孔无明显狭窄，余未见明显异常。

［诊断］落枕。

［治法］疏风散寒，行气止痛。

［处方］

①羌活胜湿汤加减：羌活6g，独活6g，藁本3g，防风3g，蔓荆子2g，川芎3g，葛根20g，苏木15g，桑枝15g，没药10g，元胡15g，炙甘草3g。水煎服，日1剂。

②针刺疗法：可针刺落枕穴、风池、大椎、天柱、悬钟、合谷等穴。

前后2周治疗，诸症悉退。

案3　胡某某，男，31岁，职工。因颈部疼痛伴活动受限12小时，于20××年1月7日就诊。

［病史］12小时前患者因睡眠姿势不正确出现颈部疼痛，不能自由旋转，不能俯仰困难，使头偏向病侧。

［体格检查］颈部严重活动受限，呈斜颈姿势，胸锁乳突肌、斜方肌、菱形肌及肩胛提肌等处压痛，触之有“条索感”。脉紧。

［理化检查］X线检查：颈椎侧弯，颈椎椎体前后缘不同增生，双侧椎间孔无明显狭窄，余未见明显异常。

［诊断］落枕。

［治法］舒筋活血，消肿止痛。

[处方]

①活血舒筋汤加减：当归尾15g，赤芍15g，姜黄12g，伸筋草15g，松节6g，海桐皮15g，落得打10g，路路通10g，羌活12g，独活12g，防风9g，续断12g，甘草10g。水煎服，日1剂。

前后2周治疗，诸症悉退。

案4 黄某某，女，42岁，干部。因颈部疼痛伴活动受限8小时，于20××年4月7日就诊。

[病史] 8小时前患者因睡眠姿势不正确出现颈部疼痛，可向上肢或背部放射，活动不利，活动时伤侧疼痛加剧，不能俯仰困难，使头偏向病侧。

[体格检查] 颈部严重活动受限，呈斜颈姿势，胸锁乳突肌、斜方肌、菱形肌及肩胛提肌等处压痛。舌质暗红、苔薄白，脉浮紧。

[理化检查] X线检查：颈椎侧弯，颈椎椎体前后缘不同增生，双侧椎间孔无明显狭窄，余未见明显异常。

[诊断] 落枕。

[治法] 舒筋活血，消肿止痛。

[处方] 活血舒筋汤加减：当归尾15g，赤芍15g，姜黄12g，伸筋草15g，松节6g，海桐皮15g，落得打10g，路路通10g，羌活12g，独活12g，防风9g，续断12g，甘草10g。水煎服，日1剂。

前后2周治疗，诸症悉退。

案5 西某某，女，38岁，干部。因颈部疼痛伴活动受限4小时，于20××年6月7日就诊。

[病史] 4小时前患者因睡眠姿势不正确出现颈部疼痛，可向上肢或背部放射，活动不利，俯仰困难，使头偏向病侧。

[体格检查] 颈部严重活动受限，呈斜颈姿势，胸锁乳突肌、斜方肌、菱形肌及肩胛提肌等处压痛。舌质暗红、苔薄白，脉浮紧。

[理化检查] X线检查：颈椎侧弯，颈椎椎体前后缘不同增生，双侧椎间孔无明显狭窄，余未见明显异常。

[诊断] 落枕。

［治法］舒筋活血，消肿止痛。

［处方］

①活血舒筋汤加减：当归尾15g，赤芍15g，姜黄12g，伸筋草15g，松节6g，海桐皮15g，落得打10g，路路通10g，羌活12g，独活12g，防风9g，续断12g，甘草10g。水煎服，日1剂。

前后2周治疗，诸症悉退。

（2）手法治疗

①揉摩法：患者端坐，术者站于患者背后，在颈项部找到痛点或痛筋后，用拇指或小鱼际在患部做揉摩10余次，使痉挛的肌肉得到缓解。

②点穴：用拇指或中指点按风池、天柱、天宗、曲池、合谷等穴，每穴按压可达半分钟，以流通气血、解痉止痛。

③捏拿弹：用拇指和食指、中指对捏颈部、肩上和肩胛内侧的肌肉，做捏拿弹筋手法。

小　　结

本病因睡眠姿势不良或感受风寒后所致。多为风寒、瘀血为患。治宜疏风散寒、舒筋活血、消肿止痛为原则。方用：羌活胜湿汤、活血舒筋汤等加减，配合推拿按摩、针灸缓解肌肉痉挛即可缓解症状。因风寒外来，颈项强痛，淅淅恶风，微发热，头痛等表证。其起病较快、病程短，多在1周内自行痊愈，但易于复发。

第三节　颈项部肌筋膜炎

颈项部肌筋膜炎，又称颈项部纤维组织炎，或肌肉风湿病。通常是指颈项部的筋膜、肌肉、肌腱和韧带等软组织的病变，主要表现为颈项部疼痛、僵硬、活动受限等症状。

一、概述

颈部的浅筋膜即皮下组织，在颈前外侧部的深面有菲薄的颈阔肌。颈部的深筋膜包裹并支持颈部肌肉、咽、气管、食管、淋巴结及大血管和神经。颈部深筋膜的最外层，形成一完整的被膜，除颈阔肌外，所有的颈部软组织均包裹在其内。颈深筋膜中层是位于舌骨下肌群深面的筋膜。颈深筋膜的深层覆盖椎前诸肌，并延向两侧覆盖斜角肌，构成颈外侧区的底。项部浅筋膜向上与颅顶的皮下浅筋膜移行，并有纤维束与深筋膜相连。项深筋膜覆盖在头夹肌、项夹肌和头半棘肌的表面，上方附着于枕骨上项线，下方移行于腰背筋膜，内侧附着于项韧带、第7颈椎和上位胸椎的棘突。自该层筋膜的深面向项部各肌之间，伸出许多筋膜隔，构成各肌的纤维鞘。颈肌（muscles of neck）按其位置可分为颈浅肌群、颈中肌群和颈深肌群。颈浅肌群：主要有胸锁乳突肌。胸锁乳突肌斜列于颈部两侧，为颈部一对强有力的肌肉，起自胸骨柄前面和锁骨的胸骨端，肌束斜向后上方，止于颞骨的乳突。作用：两侧收缩，使头向后仰；单侧收缩，使头屈向同侧，面转向对侧。单侧胸锁乳突肌可因胎儿产伤等原因造成肌挛缩，导致小儿斜颈。颈中肌群：包括舌骨上肌和舌骨下肌。舌骨上肌：位于舌骨与下颌骨和颅底之间，是一群小肌，共4对。除二腹肌外，都以起止点命名。包括二腹肌、茎突舌骨肌、下颌舌骨肌和颏舌骨肌。

二、病因病理

颈项部肌筋膜炎的确切病因尚不十分明了，通过临床观察认为本病与轻微外伤、劳累、受凉等有关。

颈项部的急性损伤，使肌筋膜组织逐渐纤维化，瘢痕形成，经络气血运行不畅，产生软组织中过敏性病变而发生本病。长期的慢性积累损伤，虽然损伤轻微，病变部位小，但在肌肉筋膜组织中产生纤维小结，引起较广泛的疼痛。

久卧湿地，贪凉受冷或劳累后复感寒邪，使肌筋中筋肉气血循行障碍，亦可导致颈项部筋膜炎的发生，故颈项部筋膜炎患者对天气的敏感度较高。

此外，邪毒感染，如感冒、麻疹等邪毒经血脉而侵入肌肉、筋膜，使局部组织产生纤维性改变而形成小的结节，成为以后产生慢性肌筋膜炎的基础。

三、临床表现

本病主要表现为颈部肌肉慢性疼痛，晨起或天气变化及受凉后症状加重，活动后则疼痛减轻，常反复发作。急性发作时，局部肌肉痉挛、颈项僵直、活动受限。

疼痛区域内有激痛点，按压痛点可出现传导痛，有时可放射至肩臂部、上背部及头部，是引起颈肩部疼痛的常见病。

该病可与上呼吸道感染伴发，有肌肉感冒之称。如遭遇天气变化、寒冷潮湿，或身体过度劳累及精神紧张等因素的刺激就可能加重。此病易被漏诊或过度检查治疗。

四、诊断与鉴别诊断

体格检查时可摸到明显的痛点、痛性结节（筋膜脂肪疝）、索状物、肌肉痉挛或者肌肉无力。一般只需辅以拍片或红外热像检查，就能初步诊断病情。

检查一般无皮肤感觉障碍，肌腱反射正常，症状十分明显，但体征却很少。

（一）诊断

（1）疼痛发作史及相关病因。

（2）疼痛的放散性分布。

（3）颈椎活动受限。

（4）受累肌肉轻度无力。

（5）激痛点局部压痛。

（6）激痛点的肌肉出现肌紧张并可触及肌紧张带。

（7）用力加压激痛点可引起局部肌收缩反应。

（8）持续机械性刺激痛点再现放散痛。

（二）鉴别诊断

诊断项背部筋膜炎时，应详细询问病史，仔细检查有关部位，并做好相应的实验室检查，并需与下列病相鉴别。

1. 颈项部扭伤

有明确的颈项部外伤史，病程短。颈项部无结节，按摩治疗效果较好。

2. 前斜角肌综合征

多为女性，脉搏与上肢体位改变有明显的关系，有神经受损症状，甚至肌肉营养改变，但无结节。

3. 强直性脊柱炎

多发生在青壮年男性，有肌肉萎缩，以下肢为明显。实验室检查血沉快，贫血。X线片检查骶髂关节及腰椎关节有明显改变。

五、辅助检查

（1）拍片或红外热像检查，就能初步诊断病情。

（2）血常规：红细胞和血小板计数可轻度减少，部分患者嗜酸性粒细胞增高。

（3）血沉：约半数患者血沉增快。若并发血液学障碍，则可见相应的血细胞异常及骨髓异常。

（4）超声影像检查：可显示肌肉的厚度较正常侧增大、肌筋膜的回声增强、肌肉增厚伴回声减弱、肌肉增厚伴肌肉明显变形以及肌肉变薄回声增强等。

（5）皮肤电位测定可发现激痛点呈高电位特性。

六、治疗

本病宜采用综合治疗方法，同时治愈后要注意防止复发。常用的治疗方法有以下三方面。

（一）手法治疗

手法的目的是减轻疼痛，缓解肌肉痉挛，舒筋活血，疏通经脉，防止产生肌筋粘连。可选用以下手法进行治疗。

1. **𢮎法**

患者俯卧位，暴露颈项及背部，四肢平伸，整体放松，用𢮎法在患者背部进行深透𢮎动，可反复持续3~4分钟。

2. **分筋弹拨法**

仔细寻找触摸压痛点、筋结合筋束，用拇指在患处与肌纤维或肌腱垂直的方向上来回分筋弹拨，反复3~5次，或用大拇指和食、中两指的指端部分对称地拿住疼痛的患处筋肉进行拿捏，或提起后迅速放手，可反复弹筋3~4次。

3. **推理舒筋法**

从头部开始，沿斜方肌、背阔肌、骶棘肌的纤维方向，分别向项外侧沟及背部推理舒筋，手法由轻到重，再由重到轻，反复10余次。

4. **拍打叩击法**

用双手掌或双手握拳，在患者项脊及两肩胛部进行拍打、叩击，反复10余次。拍打叩击时，动作要轻柔，使患者感到轻松舒适，以使整体气血、经络平衡协调，筋肉关节舒展。

（二）练功疗法

加强项部的练功活动，积极参加体育运动，如体操、打太极拳等，以增强颈项部的肌力与人体体质。同时要注意避免受凉、感冒等。颈部练功可做提肩缩颈、与项争力、前俯后仰、颈项侧弯、左顾右盼、前伸探海、回头望月、颈椎环转等。

（三）药物治疗

1. **内服药**

（1）风寒湿阻证：项背疼痛板滞，甚至痛引上臂，伴恶寒怕冷。舌淡苔白，脉弦紧。治宜祛风散寒除湿，方用羌活胜湿汤、葛根汤加减。或用中成药木瓜丸、独活寄生丸、小活络丸等。

（2）气血凝滞证：晨起项背部板硬刺痛，痛有定处，活动后疼痛稍减轻。舌质紫暗、苔薄，脉涩。治宜行气活血、舒筋活络，方用舒筋活血汤或四物汤加延胡索、续断、羌活、制乳香、制没药等。或用中成药三七片、复方丹参片等。

（3）气血亏虚证：项背部热痛，痛处伴有肿胀或形成小结节，小便短赤。舌红苔黄，脉弦数。治宜清热化湿止痛法，方用加味二妙散加减。中成药可用二妙丸等。

2. 外用药

可外贴狗皮膏、伤湿止痛膏、代温灸膏等。

（四）其他治疗

1. 针灸治疗

可选用风池、肩井、肩髃、阿是穴等。用强刺激手法，留针10分钟，每日1次，10次为1个疗程。

2. 理疗

可选用蜡疗、红外线照射，或用中药离子导入，并可用热敷散热敷，或坎离砂热熨。

3. 封闭疗法

在压痛点处注入0.5%普鲁卡因2~5ml，加入醋酸泼尼松龙25mg，每周1次，3次为1个疗程。

4. 手术治疗

当肌筋膜炎的激痛点处可摸到痛性筋结或痛性筋束经非手术疗法治疗无效时，可采用手术将痛性筋束剥离切除。

七、医案举隅

案1 路某某，男，36岁，老师。因颈部疼痛10天，于20××年3月5日就诊。

［病史］患者10天前着凉后颈部活动不利，未能及时就诊，在家休养，病情时有反复。1天前颈部疼痛加重，活动不利。

［体格检查］颈部活动受限，有时可放射至肩臂部、上背部及头部。脉紧。

［理化检查］X线检查：颈椎生理曲度变直，颈椎椎体前后缘不同增生，双侧椎间孔无明显狭窄，余未见明显异常。

［诊断］颈项部肌筋膜炎。

［治法］疏风散寒，通络止痛。

［处方］

①葛根汤加减：葛根20g，白芍20g，羌活15g，姜黄15g，红花15g，桂枝15g，麻黄10g，秦艽10g，甘草5g。水煎服，日1剂，连服10剂。

②推拿：理筋手法，每日1次。

前后2周治疗，诸症悉退。

案2　胡某某，女，37岁，工人。因颈部疼痛伴活动受限1个月，于20××年4月17日就诊。

［病史］1个月前患者因着凉后出现颈部疼痛，活动不利。

［体格检查］颈部活动受限，呈斜颈姿势，颈部肌肉有酸痛。脉紧。

［理化检查］X线检查：颈椎曲度弯曲，颈椎椎体前后缘及上下关节突不同增生，双侧椎间孔无明显狭窄，余未见明显异常。

［诊断］颈项部肌筋膜炎。

［治法］疏风散寒，行气止痛。

［处方］

①羌活胜湿汤加减：桃仁15g，红花15g，当归20g，川芎10g，白芍15g，赤芍15g，葛根20g，苏木15g，桑枝15g，没药10g，元胡15g，甘草10g。水煎服，日1剂。

②针刺疗法：可针刺风池、大椎、天柱、悬钟、合谷等穴。

前后1周治疗，诸症悉退。

案3　胡某，男，36岁，职工。因颈部疼痛伴活动受限2个月，于20××年7月7日就诊。

［病史］2个月前患者因劳累后出现颈部疼痛，不能自由旋转。

［体格检查］颈部严重活动受限，胸锁乳突肌、斜方肌、菱形肌及肩胛提肌等处压痛。脉紧。

［理化检查］X线检查：颈椎生理弯曲变直，颈椎椎体前后缘不同增生，双侧椎间孔无明显狭窄，余未见明显异常。

［诊断］颈项部肌筋膜炎。

［治法］疏风散寒，通络止痛。

［处方］

①葛根汤加减：葛根20g，白芍20g，羌活15g，姜黄15g，红花15g，桂枝15g，麻黄10g，秦艽10g，甘草5g。水煎服，日1剂，连服10剂。

②推拿：理筋手法，每日1次。

前后2周治疗，诸症悉退。

案4 金某某，女，41岁，干部。因颈部疼痛3个月，于20××年5月7日就诊。

［病史］3个月前患者因劳累出现颈部疼痛，可向上肢或背部放射，活动不利。

［体格检查］颈部活动受限，颈椎棘突旁开1.5cm压痛（+），胸锁乳突肌、斜方肌、菱形肌及肩胛提肌等处压痛。舌质暗红、苔薄白，脉浮紧。

［理化检查］X线检查：颈椎生理曲度变直，项韧带钙化，颈椎椎体前后缘不同增生，双侧椎间孔无明显狭窄，余未见明显异常。

［诊断］颈项部肌筋膜炎。

［治法］舒筋活血，消肿止痛。

［处方］活血舒筋汤加减：桃仁15g，红花15g，当归20g，川芎10g，白芍15g，赤芍15g，葛根20g，苏木15g，桑枝15g，没药10g，元胡15g，甘草10g。水煎服，日1剂。

前后2周治疗，诸症悉退。

案5 龚某某，女，34岁，干部。因颈部疼痛6个月，加重5天，于20××年9月13日就诊。

［病史］6个月前患者因劳累后出现颈部疼痛，可向上肢或背部放射，活动不利，自行在家休息，休息后症状减轻。5天前再次劳累出现上述症状。

［体格检查］颈部疼痛明显，活动受限，胸锁乳突肌、斜方肌、菱形肌及肩胛提肌等处压痛。舌质暗红、苔薄白，脉浮紧。

［理化检查］X线检查：颈椎生理曲度变直，颈椎椎体前后缘不同增生，双侧椎间孔无明显狭窄，余未见明显异常。

［诊断］颈项部肌筋膜炎。

［治法］舒筋活血，消肿止痛。

［处方］

①活血舒筋汤加减：桃仁15g，红花15g，当归20g，川芎10g，白芍15g，赤芍15g，葛根20g，苏木15g，桑枝15g，没药10g，元胡15g，甘草10g。水煎服，日1剂。

②手法治疗

揉摩法：患者端坐，术者站于患者背后，在颈项部找到痛点或痛筋后，用拇指或小鱼际在患部做揉摩10余次，使痉挛的肌肉得到缓解。

点穴：用拇指或中指点按风池、天柱、天宗、曲池、合谷等穴，每穴按压可达半分钟，以流通气血、解痉止痛。

捏拿弹法：用拇指和食指、中指对捏颈部、肩上和肩胛内侧的肌肉，做捏拿弹筋手法。

前后2周治疗，诸症悉退。

小　　结

颈项部肌筋膜炎作为颈椎病的一个分型目前尚有争议。此型虽然不重，但临床较为常见，可能为其他型颈椎病的前期表现。多为风寒湿邪、痹阻经络，营卫气血不畅为患。治宜疏风散寒、舒筋通络、通络止痛为原则。方用：葛根汤、舒筋活血汤加减，配合推拿按摩、针刺缓解肌肉痉挛即可缓解症状，平时注意颈部保暖并配合颈部功能锻炼，可减轻本病的发生。

第四节　颈椎病

现代社会生活节奏加快，以及生活工作方式和环境的变化，使本病发病呈现年轻化趋势。其发病率在30岁人群为10%左右，40~50岁为25%左右，50~70岁则达50%以上，而平均发病率国内报道为17.3%。

随着人口的老年化，其发病率将会不断升高。严重威胁着人类的生存质量和健康水平，给家庭和社会带来沉重的负担。专家们预测，未来50年内，颈椎病将成为与现代社会发展相伴随的一种现代病。在整个脊柱病的临床与实验研究方面，颈椎病将取代以体力劳动为主要诱因的腰腿痛而上升为在骨伤科临床中占有重要地位的疾病。目前颈椎病的命名比较混乱。最初人们对颈椎病的认识主要集中在神经根的受累及其改变上，故称之为“颈肩综合征”；有人认为其临床症状较复杂，应称之为“颈椎综合征”。刘老认为，目前对颈椎病的认识尚不完善，有些问题有待进一步研究，各种教科书及文献资料大都采用人们习惯的称呼即“颈椎病”，故仍以“颈椎病”作为正式名称为妥。

一、概述

颈椎病的定义，有多种不同的表述，但其基本思想大致相同。即颈椎椎间盘组织退行性改变及其继发病理改变累及其周围组织结构（神经根、脊髓、椎动脉、交感神经等），并出现相应临床表现者，称为颈椎病。这个定义包括3个基本内容：①颈椎间盘退变或椎间关节退变。②累及其周围组织。③出现相应的临床表现。

二、分型

（一）西医学分型

西医学根据颈椎病病理机制及临床表现将其分为六型，即颈型、神经根型、脊髓型、椎动脉型、交感神经型及其他型。交感神经型临床表现复杂，有人甚至否定该型的存在，还有人主张将其归入椎动脉型，近20年来国外已将交感型归入钩椎关节病。

（二）中医学分型

中医学里虽然没有“颈椎病”之名，但对其有关症状、体征的认识却很早，一般多见于“颈项门”“肩门”等，隶属于痹证、痿证、痉证、瘀证、痰证、眩晕等范畴。关于颈椎病的中医分型，目前比较混乱，尚无统一的分型标准。刘老根据辨病与辨证相结合的原则，将颈椎病分为20个证型。

（1）颈型颈椎病：风寒型；气血瘀滞型；肝肾不足型。

（2）神经根型颈椎病：风寒湿型；气滞血瘀型；肝肾亏虚型；虚寒型。

（3）脊髓型颈椎病：正气不足、痰瘀互阻型；肝肾亏虚、筋骨失养型。

（4）椎动脉型颈椎病：痰阻经脉型；肝阳上亢型；痰浊阻滞型；气血虚弱型；肝肾不足型。

（5）交感神经型颈椎病：心脾气虚型；肝肾亏损型；肝郁气滞型；痰湿中阻型。

（6）其他型：阴虚痰阻型；气滞郁结型。

此种分型有利于临床科研总结。

三、颈椎病的诊断

颈型及神经根型颈椎病，一般根据病史、症状、体征及普通X线片即可明确诊断。椎动脉型及脊髓型颈椎病临床表现复杂，容易与其他疾病相混淆，以下几种检测手段有助于明确诊断及指导治疗。

1. 脊髓造影

脊髓造影用以确定脊髓病是否因退变因素引起，并除外侧索硬化症、脊髓空洞症、脊髓内或脊髓外的肿瘤等。目前临床常用的造影剂为欧乃派克造影剂（om–nipaqvue），需做碘过敏试验。

2. CT扫描

CT检查目前在我国已比较普遍。CT可以较清晰地显示椎管四壁骨性结构或椎体边缘的骨质增生、椎间盘突出的形态。但CT扫描显示的骨化范围均较普通断层要大。CT可清楚显示骨化的长度、宽度、厚度和椎管狭窄率。如果与水溶性造影结合起来，则可显现各断层的脊髓轮廓，对诊断脊髓受压更为有利。但脊髓造影可进行动态观察，在某些情况下为CT所不能取代。

3. 磁共振成像（MRI）

MRI对于颈椎的扫描可以显示脊髓纵剖面及横断面的形态，对于髓外压迫及髓内病变如脊髓空洞症，可以提供明确的诊断征象，在诊断及鉴别诊断方面都有很大的帮助，多数情况下可取代脊髓造影。

4. 椎动脉彩色多普勒

椎动脉彩色多普勒（TCD）检查对诊断椎动脉型颈椎病有重要参考价值，TCD可以了解椎-基底动脉系统血管的形态、管径大小及血流速度等，也是判定临床疗效的重要客观指标。

四、诊断标准

（一）一般原则

（1）临床表现与影像学所见相符合者，可以确诊。

（2）具有典型颈椎病临床表现，而影像学所见正常者，应注意除外其他疾患后方可诊断颈椎病。

（3）仅有影像学表现异常，而无颈椎病临床症状者，不应诊断颈椎病。

（二）各型诊断标准

除上述原则外，各型诊断依据分述如下。

1. 颈型

①主诉头、项、肩疼痛等异常感觉，并伴有相应的压痛点。②X线片上颈椎显示曲度改变或椎间关节不稳等表现。③应除外颈部其他疾患（落枕、肩周炎、风湿性肌纤维组织炎）、神经衰弱及其他非颈椎间盘退行性变所致的肩颈部疼痛。

2. 神经根型

①具有较典型的根性症状（麻木、疼痛），且范围与颈脊神经所支配的区域相一致。②压颈试验或臂丛牵拉试验阳性。③影像学所见与临床表现相符合。④痛点封闭无显效（诊断明确者可不做此试验）。⑤除外颈椎外病变（胸廓出口综合征、网球肘、腕管综合征、肘管综合征、肩周炎、肱二头肌腱鞘炎等）所致以上肢疼痛为主的疾患。

3. 脊髓型

①临床上出现颈脊髓损害的表现。②X线片上显示椎体后缘骨质增生、椎管狭窄，影像学证实存在脊髓压迫。③除外肌萎缩性脊髓侧索硬化症、脊髓肿

瘤、脊髓损伤、继发性粘连性蛛网膜炎及多发性末梢神经炎。

4. **椎动脉型**

关于本型的诊断是有待于研究的问题。①曾有猝倒发作，并伴有颈性眩晕。②旋颈试验阳性。③X线片显示节段性不稳定或钩椎关节骨质增生。④多伴有交感症状。⑤除外眼源性、耳源性眩晕。⑥除外椎动脉Ⅰ段（进入颈6横突孔以前的椎动脉段）和椎动脉Ⅲ段（出颈椎进入颅内以前的椎动脉段）受压所引起的基底动脉供血不全。⑦手术前需行椎动脉造影或数字减影椎动脉造影（DSA）。

5. **交感神经型**

临床表现为头晕、眼花、耳鸣、手麻、心动过速、心前区疼痛等一系列交感神经症状，X线片有失稳或退变，椎动脉造影阴性。

6. **其他型**

颈椎体前鸟嘴样增生压迫食管，引起吞咽困难（经食管钡剂检查证实）等。

五、基本病因病机

（一）内因

1. **先天性畸形**

包括颈肋、横突肥大、颈椎隐裂、椎体融合（常伴棘突融合）、寰枕融合、颅底凹陷及椎管狭窄等。随着年龄的增长，加之各种急、慢性损伤，外感风寒湿邪等各种因素的作用，加速了颈椎的退变进程，致使颈椎节段骨关节及软组织的生理功能或其内在平衡发生紊乱，从而出现各种颈椎病的相应症状和体征。

2. **年龄**

人类在20岁左右即发育完善，发育的停止便意味着退变的开始。椎间盘是人体各种组织中发生退变最早的组织。30岁以后纤维环弹力降低，可产生裂隙，软骨板也有变性。特别是髓核的含水量减少，弹性也逐步减小，最后可致纤维化和钙化。整个椎间盘的退化，导致椎间盘变薄，并由此引起一系列继发性改变而产生临床症状。

中医学认为，肾藏精，主骨生髓，肝藏血主筋。《素问·上古天真论》曰：“五八肾气衰”，“七八肝气衰、筋不能动”，“身体重、行走不正”。《灵枢·海论》曰：“髓海不足，则脑转耳鸣。”此概括地叙述了随着年龄的增长，肝肾功能衰退，筋骨也会出现功能障碍，引起各种症状。颈部的筋骨也有同样的演变规律。

（二）外因

1. **外伤**

外伤既是本病发生的主要因素之一，又是加速病情进展的重要因素。外伤可以导致颈椎的力学平衡失调，产生应力集中，加速局部组织的退变；外伤还可引起机体局部的血管反应。早期的血管扩张、充血、渗出及组织水肿等，后期的粘连、变形、狭窄与闭塞等均可累及颈椎局部，包括椎管内血供。另一方面，在颈椎间盘退变后的继发性改变如骨赘、粘连、继发性椎管狭窄等存在的情况下，外伤可以诱发或加重原有症状。

2. **慢性劳损**

颈部是脊柱活动度最大的部位，因而最易造成慢性损伤。另外，长期处于低头位的工作如刺绣、缝纫、织毛衣、书写、绘画、修表、化验等，易引起颈部软组织的疲劳，从而加速颈椎的退变。平时睡觉喜欢高枕也是本病发生的重要因素之一。《证治准绳》云：“颈痛非是风邪，即是气挫，亦有落枕而成痛者……由挫闪及久坐失枕而致颈项不可转移者，皆由肾气不能生肝，肝虚无以养筋，故机关不利。”《张氏医通》曰：“有肾气不循故道，气逆挟脊而上，至肩背痛。或观书对弈久坐而致脊背痛者。”以上均指出颈部的慢性劳损是颈椎病的重要发病因素。

3. **风寒湿邪侵袭**

年老体虚，气血衰少，营卫不固，易感风寒湿邪。外邪痹阻经络，气血运行不畅，则筋骨失养。《素问·痹论》曰：“风寒湿三气杂至，合而为痹……痹者，闭也。”《素问·至真要大论》云：“诸痉项强，皆属于湿”，“湿淫所胜……病冲头痛，目似脱，项似拔。”《类证治裁》曰：“肩背痛，不可回顾，此手太阳经气郁不行，宜风药散之。肩背痛，脊强，腰似折、项似拔，此足太阳经气郁不行。”手太阳经皆经过颈肩背部，外邪最易伤及此阳经而致经气郁结，气血运行受阻，不能濡养颈椎，导致颈椎间盘发生退变。《证治准绳》有云：“颈项强急之证，多由邪客三阳经也，寒搏则筋急，风搏则筋弛，左多属血，右多属痰。”筋急，意为肌肉痉挛；筋弛，指肌张力下降，肌肉松弛。即一侧颈肌紧张，另一侧松弛，左右肌力不协调，颈椎力学平衡失序，导致颈椎失稳，椎间关节紊乱而促发颈椎病。西医学认为，风寒湿邪可使局部肌张力增高，血运障碍，代谢产物堆积，刺激椎动脉或交感神经而引起颈椎病。

通过颈肩痛流行病学抽样调查发现，精神刺激是颈椎病的发病诱因之一（占2.44%）。精神紧张或焦虑不安，可以加重老年人颈椎病的头痛症状。情志因素可引起人体内分泌系统的改变而诱发颈椎病。另外，饮酒者中颈椎病患病率较高，提示长期大量饮酒也是颈椎病发病中不可忽视的因素。

综上所述，颈椎病的发生、发展，是体内外各种因素相互作用的结果，其临床特点表现为病程迁延，症状繁杂，轻重悬殊，本虚标实。

六、基本治法

绝大多数颈椎病可以运用各种中医药疗法治疗而获得满意疗效，只有极少数的患者需手术治疗。目前，颈椎病的治疗方法种类繁多，既可采用单一疗法，也可多种疗法并用，临床上多采用综合疗法。下面主要介绍临床常用的几种治疗方法。

（一）牵引疗法

牵引是治疗颈椎病行之有效的传统方法之一，适用于各型颈椎病，对早期病例效果尤佳。但对病程较久的脊髓型，有时可加重症状，故宜慎用或不用。

近十几年来，人们对颈椎牵引的方法及用具进行了较深入的研究，研制出多种颈椎牵引用具，提高了颈椎病的治疗效果。

1. 颈椎牵引的作用

（1）颈部制动，有利于组织充血、水肿的消退。

（2）解除颈部软组织痉挛，以降低椎间盘的压力。

（3）松解小关节滑膜嵌顿，纠正小关节紊乱。

（4）恢复颈椎的外在力学平衡体系，为内在力学平衡的恢复创造外在条件。

（5）舒展扭曲的椎动脉，改善脑部血液供应。

（6）缓冲椎间盘的内压，有利于已向外突出组织的消肿；后纵韧带的牵张有利于椎间盘的还纳。

（7）牵引可松解关节囊挛缩，扩大椎间隙、椎间孔及椎管，解除神经根及脊髓的压迫。有人对牵引前后的颈椎X线片进行对比证明，牵引后每一椎间隙可增宽2.5~5.0mm。

2. **常用牵引方法**

目前，颈椎牵引用器较多，逐步向多功能方向发展，但最常用的仍是颌枕带牵引，其他各种方法应用较局限。

轻证患者多采用间断牵引，每日1~3次，每次0.5~1小时。病情较重者可以持续牵引，每日6~8小时。牵引重量可以从小重量开始，坐位牵引可用2~3kg，如无不良反应可渐增至5kg；卧位牵引可以从5kg开始，但最重不宜超过10kg。

坐位牵引重量宜为自身体重的15%~20%；仰卧床头牵引，重量宜为自身体重的5%~7%，一般颈肌弱者以15~18kg，5~10分钟；颈肌强壮者以18~20kg，5~10分钟的效果为佳。而有人通过试验证明：牵引重量为5kg时，椎间隙即已有明显增宽。增至10kg时增宽更为明显，认为更大重量的颈椎牵引似无必要，也不宜采用。总之，牵引重量应根据患者性别、年龄、体质强弱、病情轻重、颈肌发育情况及患者对牵引的反应情况而定，同时在牵引过程中注意观察，随时调整。

临床上，采用头颈前屈15°~20°仰卧位床头颌枕带牵引，效果较好。

（二）推拿疗法

推拿是治疗颈椎病的有效方法，疗效确切，深受患者欢迎。

1. **推拿对颈椎病的治疗作用**

（1）疏通经络，使紧张痉挛的筋肌放松，气血得以畅通，从而达到“松则通”，“通则不痛”的目的。

（2）纠正偏歪棘突，加宽椎间隙，扩大椎间孔，整复椎体滑脱，恢复颈椎的内在平衡。

（3）松解神经根及软组织粘连，消除局部充血、水肿等炎症。

（4）防止肌肉萎缩及关节僵直。

（5）改善体内的自由基代谢紊乱状态。

2. **常用推拿手法**

颈椎病推拿手法颇多。临床上以拔伸为主，按压为辅。常用的基本手法包括：㨰、按、揉、拿捏、拔伸、弹拨、旋转、摇摆、搓、擦、叩、一指禅推法等。点按常用穴位：风池、风府、大椎、肩中俞、天宗、曲池、合谷、缺盆、肩井、肩髃、手三里、小海、内关、外关、神门等。其中寻找压痛点是推拿治疗的关键之一。

（1）指禅推法：用于各型颈椎病。用大拇指端罗纹面或偏峰着力于一定的部位或穴位上，腕部放松，沉肩、垂肘、悬腕，肘关节略低于手腕，以肘部为支点，前臂做主动摆动，带动腕部摆动和拇指关节做屈伸活动。腕部摆动时，尺侧要低于桡侧，使产生的“力”持续地作用于治疗部位上。压力、频率、摆动幅度要均匀，动作要灵活。手法频率为120~160次/秒。

（2）颈椎旋扳法：用于颈型、根型及部分椎动脉型颈椎病。

［操作方法］患者端坐于矮凳上，术者立于其后，先用拇、食指拿捏两侧颈肌，缓解紧张的肌肉。术者一手托住患者下颌，另一手托住后枕部，嘱患者放松颈肌，两手自然放于其膝部；术者两手徐徐用力，将患者头部向头顶部方向尽量上提，然后向一侧旋转，当旋转至接近限度时，术者用适当力量使头部继续向该侧旋转5°~10°，此时多数可听到小关节弹响声。如无不良反应，可再做对侧旋转。效果明显者可隔日做1次。

［注意事项］①患者颈部肌肉必须放松。②旋转时动作不宜快，可缓慢旋转。③最后旋转5°~10°时要把握分寸，不能旋转过度。④向侧方旋转时，必须同时保持将患者头部上提的力量。⑤不宜做侧方用力的推扳手法，以免损伤脊髓。⑥术后嘱患者卧床休息，适当限制颈部活动，睡眠时宜低枕。⑦禁忌在麻醉下施用本法。

［并发症］本法应用不当可引起下列并发症：①胸锁乳突肌损伤。②寰枢关节半脱位。③休克。④椎动脉血栓形成。⑤脑干损伤。⑥瘫痪等。

［禁忌证］①颈椎骨折脱位及畸形，尤其是寰枢椎先天性畸形。②患有严重高血压病、动脉硬化症及脑供血不足者。③有严重的脊髓压迫症状者。④颈

椎骨质破坏性疾病（结核、肿瘤等）。⑤颈椎管狭窄症及椎间孔明显狭窄者。⑥有明显的节段性颈椎不稳定者。⑦颈椎严重骨质增生或有骨桥形成者。⑧尚不能除外椎管内肿瘤、粘连性蛛网膜炎或脊髓变性疾病的患者。

（三）针灸疗法

针灸治疗颈椎病有悠久的历史。《证治准绳》曰："《内经》刺灸颈项痛有二，其一取手足太阳经治项后痛，经云足太阳之脉是动则病，项如拔，视虚盛寒热陷下取之；又云项痛不可俯仰，刺足太阳，不可以顾，刺手太阳；又云大风项颈痛，刺风府；又云邪客于足太阳之络，令人头项肩痛，刺足小指爪甲上与肉交者各一病立已。其二足手阳明治颈前痛。"此乃对《内经》针灸治疗颈椎病的认识和总结。《普济方》总结明以前的针灸经验，对颈肩背痛的各类症状表现，分别以针灸穴位治疗，提出了"治肩背颈项痛，穴涌泉。治肩背热痛而寒至肘，又疗肩痛发寒热引项强，穴肩井。治颈项不得顾，肩膊痛，两手不得向头，或因扑伤，穴肩外俞。治肩痛，引项不得顾，穴天窗"等辨证取穴的观点。

《灵枢·本脏》曰："经脉者，所以行血气、营阴阳、濡筋骨、利关节者也。"现代临床上针刺仍是治疗颈椎病行之有效的重要手段之一。目前各地取穴及操作方法等各有特点，总有效率大都在90%以上。

（四）中药疗法

中药是中医学治疗颈椎病的特色之一，刘老总结出了一些行之有效的方药。在临床上，遵循辨病与辨证相结合的原则，首先确立诊断及分型，然后再辨证分型治疗用药（详见各型颈椎病证治），取得了较好的疗效。

常用中药剂型包括内服汤剂、外用熨腾药及中成药等。病情较重时，多汤剂、丸药同服；病情稳定或恢复期，多以中成药常服，以图缓治。

（五）练功疗法

练功疗法，古称"导引"。"导引"这个名称最早见于《庄子·刻意篇》，《内经》有"导引按跷"，华佗有"五禽戏"。可见我国人民早已用练功法防治疾病。《诸病源候论》引养生方导引法云："一手长舒，令掌仰；一手捉颏，挽之向外。一时极势二七，左右亦然，手不动两向侧势急挽之二七。去头骨急强，头风脑旋，喉痹，膊内冷注偏风。”这是用于颈部疾病的颈椎旋转练功法，对现代旋转复位手法的形成，从理论到实践都有很大的启发和指导作用。《内经图说》曾用“首功”“肩功”“背功”来治疗颈肩背痛。《祛病延年二十势》中的“回头望月”“摘星换斗”等均可用于颈椎病的防治。

现代临床上常用的练功方法有：全身性的如太极拳、广播操；颈项局部练功如“回头望月”“往后观看”“与项争力”等。通过练功，增加颈部肌力，恢复颈部两侧的肌力平衡状态；滑利颈椎诸关节，流通气血，改善局部的气血瘀滞状态，从而解除疼痛、眩晕等症状；还可巩固疗效，预防颈椎病的复发。

需要注意的是练功动作主要用于颈型及根型颈椎病，椎动脉型可试用，脊髓型则慎用或禁用。

七、辨证论治

（一）颈型颈椎病证治

由颈椎间盘退行性改变引起颈部疼痛或反射性地引起头、颈、肩部疼痛者，称为颈型颈椎病。本病以女性多见，与职业有关，多见于刺绣、缝纫、书写、绘画等长期低头工作者。本型易与其他颈部急、慢性劳损混淆，且有自愈倾向。

1. 病因病机

中年以后体质虚弱，肝肾之气渐虚，筋骨失养，关节囊松弛，韧带钙化，椎间盘退变，骨刺形成，颈椎稳定性减弱；颈部肌肉、韧带、关节囊遭受各种急、慢性损伤，使椎间盘退变，椎体位移或小关节紊乱，此为本病的基本病因。若机体感受风寒侵袭、感冒、疲劳、感染及睡眠姿势不当、枕头过高过低等，使颈部过伸或过屈，导致肌肉、韧带不协调或神经受到牵拉压迫，从而引发本病。本病最常受累的组织主要是胸锁乳突肌、斜方肌、前斜角肌、副神经等。

2. 诊断要点

（1）多在夜间或晨起时发病，有自然缓解或反复发作的倾向。

（2）以颈背部酸、胀、痛为主要症状。少数有反射性肩、臂、手麻木、疼痛，但咳嗽或喷嚏时症状不加剧。

（3）个别合并有眩晕或偏头痛等症状。

（4）急性期颈部活动受限，呈斜颈姿势（俗称歪脖子）。

（5）颈椎旁肌肉、斜方肌、胸锁乳突肌、冈上肌、冈下肌处疼痛，患节棘突可有压痛。臂丛牵拉试验阴性。

（6）X线片显示颈椎生理曲度消失、变直或椎间关节失稳，具有“双边”“双凸”“切凹”“增生”等现象。

3. **鉴别诊断**

本型主要与根型颈椎病及落枕相鉴别，此外，尚需与肩周炎、风湿性肌纤维组织炎及神经衰弱等疾病相区别。

4. **治疗方法**

本病有自然缓解的趋势，各种非手术治疗方法都能取得较好疗效，但易反复发作。因此，纠正不良的姿势及加强颈部练功很重要，临床刘老常用手法及中药辨证治疗本病。

（1）中药疗法

①风寒型

［症状］颈背强痛，转动不灵活，恶风寒，无汗，喜温喜按。舌质淡苔薄白，脉浮紧。

［治法］疏风散寒，通络止痛。

［方药］葛根汤加减。

葛根20g，桂枝10g，白芍15g，麻黄10g，秦艽20g，羌活15g，红花15g，甘草10g。水煎服，日1剂。

②气血瘀滞型

［症状］颈肩疼痛，痛如锥刺，固定不移，转侧不利。舌质暗或有瘀点，脉沉弦或涩。

［治法］活血通经，理气止痛。

［方药］桃红四物汤加减。

桃仁15g，红花15g，当归20g，川芎10g，白芍15g，赤芍15g，葛根20g，苏木15g，桑枝15g，没药10g，元胡15g，甘草10g。水煎服，日1剂。

③肝肾不足型

［症状］项背酸胀、疼痛，时轻时重。病程较长，反复发作，或伴有头晕、腰酸无力。舌质淡，脉沉细弱。

［治法］补肝肾，壮筋骨，通经络。

［方药］补肾壮筋汤加减。

葛根20g，熟地黄30g，当归20g，杜仲15g，山萸肉20g，续断20g，白芍15g，五加皮20g，狗脊20g，鸡血藤30g，骨碎补30g，丹参20g。水煎服，日1剂。

（2）推拿疗法

①理筋手法

患者取坐位，术者立于其背后，在颈背部及肩部行拿捏、弹拨、推、㨰、按、揉等手法，仔细寻找压痛点并重点施术。然后在风池、天柱、肺俞、曲垣、肩贞等穴行点压按摩。最后以叩击手法结束。

②颈椎旋扳法

与上述手法配合应用，具体操作详见本节“六、基本治法”（137页）。

（3）牵引疗法

详见本节“六、基本治法”（136页）。

（4）针灸疗法

①体针

选取颈椎夹脊穴、大椎、中平、后溪、阿是穴、天柱、风池、曲池等。以上穴位每次选2~3个，用毫针刺，可配合电针。

②火罐

主要在颈背部痛点处。

5. **医案举隅**

案　李某，男，39岁，职员。因颈僵痛，肩背酸、麻、痛2周，于20××年9月5日就诊。

［病史］2周前晨起时感觉颈僵硬，左肩及右背酸痛。有时手麻。

［体格检查］颈活动受限，呈斜颈姿势，颈椎旁（左）肌肉紧张，胸锁乳突肌压痛（+）。脉浮紧。

［理化检查］X线检查：颈椎生理弯曲消失、变直，余未见明显异常。

[诊断] 颈型颈椎病(风寒型)。

[治法] 疏风散寒,通络止痛。

[处方]

(1)葛根汤加减:葛根20g,白芍20g,羌活15g,姜黄15g,红花15g,桂枝15g,麻黄10g,秦艽10g,甘草5g。水煎服,日1剂,连服10剂。

(2)推拿:理筋手法,每日1次。

前后2周治疗,诸症悉退。

小　　结

颈型颈椎病作为颈椎病的一个分型目前尚有争议。此型虽然不重,但临床较为常见,可能为其他型颈椎病的前期表现。多为风寒湿邪、痹阻经络、营卫气血不畅为患。治宜疏风散寒、通络止痛为原则。方用葛根汤加减,配合推拿按摩缓解肌肉痉挛即可缓解症状,平时应纠正不良的工作姿势,调整睡枕高度,注意颈部保暖并配合颈部功能锻炼,可减轻本病的发生。

(二)神经根型颈椎病证治

颈椎间盘退行性改变,刺激或压迫神经根,引起感觉、运动障碍者称为神经根型颈椎病。本病在颈椎病各型中发病率较高,约占60%,多见于30岁以上的人群,男多于女。多有颈部扭伤或急性外伤病史。

1. 病因病机

(1)肝肾不足

老年患者素体虚弱,或外伤筋骨日久,筋伤内动于肝而耗血,骨伤内动于肾而伤精,气、血、精均不足致筋骨经脉失养。病久则由阴及阳,导致肾阳不足,筋脉失于温煦,此为“不荣则痛”。

(2)气滞血瘀

长期低头伏案或颈椎慢性损伤而致颈部筋络病变,气血凝滞,经络不通,气机受阻,血流不畅。急性损伤时,外伤于颈部,内伤于气血,导致气滞血瘀,此为“不通则痛”。而气血瘀滞,则脉络不通,气血运行不畅,久之则筋骨失养,从而出现“不荣则痛”。

（3）外感风寒湿邪

年老体虚，肝肾不足，气血虚损，腠理不固，则风寒湿邪乘虚而入，邪留经络，络道闭阻，气血运行不畅。经云："风寒湿三气杂至，合而为痹。"

西医学认为主要是突出的椎间盘、骨赘、变窄的椎间孔（包括组织的肿胀）刺激或压迫颈脊神经根，使之受到牵张及缺血，少数病例进而纤维化。有学者认为钩椎关节骨质增生致椎间孔狭窄，并由前向后压迫相应的神经根是本病的主要原因。

2. 诊断要点

头、颈、肩、臂、手的麻木与疼痛为本病的主要特点。疼痛可为隐痛、酸痛、剧痛等，当颈部活动或腹部增压时症状加重。其他症状可有手指麻木，肢冷，上肢发沉、无力，持物坠落等症状。

体征：颈部活动明显受限，尤以后伸受限明显，僵硬发板，生理曲度变小或反弓。压痛点可出现在风池穴、肩胛冈上角、棘突、棘突旁、胸大肌区。其中以棘突旁受累神经根所在部位最为明显，且其疼痛向患侧上肢放射。臂丛牵拉试验阳性，椎间孔压缩试验阳性。颈神经根受刺激时其所分布的皮区出现疼痛过敏，当产生压迫时则表现为麻木或感觉消失。临床上一般可根据感觉受累区域来推断神经根受压的节段平面，但有时可产生误差。腱反射改变：以肱二、三头肌腱反射为主，支配该肌腱的主要神经受到刺激时腱反射活跃或亢进；反之则腱反射减退或消失。一般来讲颈6神经支配肱二头肌腱，颈7神经支配肱三头肌腱。肌力改变：神经长期受压后，轻者其所支配的肌肉力量减弱，重者肌肉明显萎缩。

3. 鉴别诊断

神经根型颈椎病应与冠心病、肩周炎、颈肋与前斜角肌综合征、风湿病、锁骨上肿物进行性肌萎缩等疾病相鉴别。

4. 治疗方法

（1）中药疗法

①风寒湿型

［症状］颈、肩、臂或胸背疼痛，颈部活动受限，恶风寒，全身发紧，或上肢沉重。口不渴，舌淡、苔白，脉沉紧。

［治法］祛风散寒除湿，蠲痹通络止痛。

［方药］羌活防风汤。

葛根10g，羌活15g，姜黄20g，当归15g，防风15g，熟附子10g，白芍10g，桑枝15g，茯苓15g，黄芪20g，蜈蚣2条，甘草10g，桂枝10g，威灵仙15g。水煎服，日1剂。

②气滞血瘀型

［症状］头颈、肩背及上肢疼痛、麻木，其痛多为针刺样或抽痛，痛有定处，夜间加重，甚或不能入睡，或有大小鱼际肌萎缩。兼有皮肤干燥不泽，心烦痞闷，或面色不华，倦怠少气。舌质紫暗或有瘀斑，脉弦细或细涩。

［治法］活血祛瘀，行气通络。

［方药］身痛逐瘀汤加减。

五灵脂10g，秦艽15g，川芎15g，红花15g，葛根20g，桃仁10g，没药10g，当归10g，延胡索15g，香附15g，全虫5g，甲珠10g。水煎服，日1剂。

气虚血瘀者，方用补阳还五汤加鸡血藤30g、葛根15g。

③肝肾亏虚型

［症状］颈项强痛，掣引肢臂，麻木痛着，可向头部、耳后、胸背及肩、手放射，头颈转动不利，或因活动而加重，或伴头目昏花、倦怠。脉沉细，舌质暗。

［治法］温补肝肾，宣痹缓急。

［方药］二仙汤合芍药甘草汤加减。

仙灵脾15g，枸杞子20g，仙茅10g，木瓜20g，鸡血藤30g，骨碎补20g，白芍30g，甘草10g，莱菔子10g，葛根20g，熟地黄20g，狗脊15g。水煎服，日1剂。

④虚寒型

［症状］颈部冷痛，上肢麻木、疼痛，以麻木为主，怕冷，四肢不温、疲乏无力，伴头晕，舌体胖大、苔薄白，脉沉细弱。

［治法］温阳散寒，益气通络。

［方药］黄芪桂枝五物汤加味。

熟附子10g，黄芪30g，葛根15g，桂枝12g，鸡血藤20g，白芍20g，干姜10g，延胡索15g，党参20g，天麻10g，当归15g，甘草10g。水煎服，日1剂。

（2）推拿疗法

刘老认为推拿是治疗本病有效方法之一，各地报道具体推拿手法不一，但总有效率大多在90%以上。有人对神经根型颈椎病患者推拿治疗前后的甲皱微循环变化进行了观察，发现治疗后患肢甲皱微循环改善，清晰度增加，单位面积内管襻数量增多，排列较治疗前整齐，流速加快，与临床症状的改善呈正相关。此提示甲皱微循环可作为本病疗效判定的指标之一。

①点穴按摩

常用穴位：肩髃、肩髎、曲池、手三里、合谷、少海、神门、中府、肩井、天宗、缺盆及阿是穴等。

②颈椎旋扳法

见本节“六、基本治法”（137页）。

（3）牵引疗法

见本节“六、基本治法”（136页）。

（4）针灸疗法

①巨刺法

［取穴］中平穴位于足三里下1.0寸，偏于腓侧。根据中医巨刺法“左病右取，右病左取，上病下治，下病上治”的理论取穴。

［操作］用3寸28号毫针行直刺法，留针30分钟，5~10分钟行针1次，10次为1个疗程。

②手穴单针法

［取穴］食指掌指关节桡侧赤白肉际处。手背食指与中指之间掌指关节处，左病右取、右病左取。

［操作］与皮肤呈45°进针，深达肌层或对侧筋膜，捻转数次后定向转动，施用提插、捻转及雀啄法，强刺激不留针，数分钟内出针。

③激光针刺法

取颈4~7夹脊穴，每次1穴。用JG–10激光针灸仪，激光波长6328A，光纤输出大于2mv。留针15分钟，日1次，6次为1个疗程。

激光针不仅有针刺之效，还有热效应及微灸作用。激光本身有消炎、止痛及镇静作用，并可调节机体免疫功能。

④穴位注射法

[取穴] 颈夹脊、风池、大椎、天宗、曲池、臂臑、内关、阿是穴。每次选用1~2穴。

[药液] 当归注射液或麝香注射液。

[操作] 针刺得气后将药液缓缓注入，每穴注射1.5ml，每周3次，6次为1个疗程。

⑤耳穴压豆法

“耳者，宗脉之所聚也”。耳穴疗法有悠久的历史，可用于多种疾病的治疗，对本病的治疗也有较好疗效。临床研究发现，用本法治疗神经根型颈椎病，治疗后血浆中5-羟色胺含量升高，去甲肾上腺素、多巴胺含量明显降低，并且这种升降幅度越显著疗效越好。

[双耳取穴] 颈椎区、肝、肾、神门。

[操作] 耳廓常规消毒，橡皮膏剪成6cm×6cm大小的方块形，将王不留行籽3~4粒贴压固定于穴位上，用拇、食二指分别相对捏、揉压之，患者自觉耳压部有疼痛，至整个耳廓潮红发热为度。

（5）小针刀疗法

[取穴] 肩井、大椎、大杼、天宗、肩髃、曲池、阿是穴，每次2~3个穴。

5. **医案举隅**

案1 贾某，女，31岁。因颈肩臂痛，伴手麻木3个月余。于20××年3月5日就诊。

[病史] 无明显诱因，起初颈僵、肩痛，继之臂痛、手麻，右侧为著，每遇天气寒冷或阴雨天则症状加重，曾在某医院牵引、按摩、服药（具体不详）等不效。

[体格检查] 颈活动不受限，颈胸段轻度压痛，压头试验（+），右侧臂丛神经牵拉试验（+），脉沉细无力，舌苔薄白。

[理化检查] CT检查：颈4~5、颈5~6关节增生，间盘突出。

[诊断] 神经根型颈椎病（虚寒型，寒湿阻络）。

[治法] 温阳散寒，益气通络。

[处方] 颈肩臂痛饮（自拟），配合理筋手法。

黄芪25g，当归15g，川芎15g，赤芍20g，桂枝15g，姜黄15g，葛根20g，鸡血藤25g，天麻15g，香附15g，甘草10g，生姜3片，大枣5枚，羌活10g，陈皮10g。6剂，水煎服。

二诊：颈僵痛消失，肩臂酸痛减轻，惟手麻不减。

［处方］按原方加桑枝20g、茯苓20g。服10剂，配壮骨伸筋胶囊，每次6粒，每日3次。手法按摩每周3次。

前后历45日治疗，临床症状基本消失。

［按语］本病例系一长期低头伏案的工作者，察其体质羸瘦，面无华容，脉象沉迟而涩，一派正虚邪实之象。系素体虚弱，肝肾不足，气血亏损，腠理不固，寒湿之邪乘虚而入，邪留经络，络道受阻，气血运行不畅所致。故其治以温阳散寒、益气通络为法。自拟“颈肩臂痛饮”方，药用黄芪、当归、鸡血藤以补气和血活血，尤其重用黄芪之气分要药。盖气为血帅，以其先行为动力，配川芎、赤芍、姜黄活血化瘀通络之力益著。合香附、羌活、桂枝之温经散寒，葛根虽凉，与羌活、桂枝同用，其升阳解肌、止痉住痛、理项背强痛之功甚笃；用橘皮理气调中，甘草以缓急、解痛。以上诸药配伍，共奏温阳散寒、益气通络、理气和中、解痉止痛之功效。

颈肩臂痛饮是治疗神经根型颈椎病的主方。若兼气滞血瘀或湿痰郁结者，可酌加活血化瘀药，如丹参、泽兰；痰郁加半夏、胆南星、白芥子等；若肝肾不足者，可酌加仙灵脾、巴戟天、肉苁蓉等。化热减附子，阴虚加山茱萸。

案2　陈某某，男，57岁。20××年5月13日初诊。

［主诉］因颈痛、右手指麻木6个月。

［病史］6个月前因长期劳累出现颈部疼痛，并逐渐出现右手指麻木，寐差，曾口服中成药、针灸等治疗，症状略缓解。

［体格检查］颈部肌肉紧张，颈部活动度不受限，颈4~7棘突旁压痛（+），压顶试验（+），右臂丛牵拉试验（+），右侧肱二、三头肌腱反射略减弱，霍夫曼征（-）。脉象沉迟而涩，舌淡苔薄白。

［理化检查］X线检查：颈椎曲度变小；自带X片：双侧位片示：颈4~5，颈5~6，颈6~7钩椎关节增生改变。

［诊断］神经根型颈椎病。

［治法］益气活血，温阳散寒通络。

［处方］黄芪25g，当归15g，葛根20g，桂枝15g，姜黄15g，丹参15g，天

麻15g，赤芍15g，延胡索15g，香附15g，泽泻15g，甘草10g，蜈蚣2条，菊花20g，蔓荆子15g，白蒺藜20g，全蝎5g，夜交藤50g，炒枣仁20g（加鲜姜、大枣）。5剂，水煎服，日服1剂。

中成药：颈肩臂痛胶囊3瓶，每次6粒，日3次，口服。

二诊：20××年5月20日。患者自述服药后，颈部疼痛减轻，手指麻木缓解，服药后（中成药），偶有胸闷、腹胀不适，脉沉弦细，舌苔厚白。

［处方］上方去白蒺藜、炒枣仁，加山萸肉20g、厚朴10g、莱菔子10g。5剂，水煎服，日服1剂。

颈痛胶丸3瓶，服6粒，每日3次。

三诊：20××年5月27日。患者自觉颈部稍痛，手指略感麻木，胸闷减，偶尔心慌，胃部难受。脉沉涩无力，舌苔薄白。

［处方］首诊处方加山萸肉20g，乌梢蛇15g，鸡矢藤15g。7剂，水煎服，日服1剂。

四诊：20××年6月3日。症状减轻，颈僵但不痛，手不麻。服药后有时心慌，胃好，胸不闷。脉沉缓弱，舌苔厚白。

［处方］黄芪20g，当归15g，川芎15g，菊花20g，蔓荆子15g，白芍20g，桂枝15g，天麻15g，白芷10g，钩藤20g，半夏15g，白芥子15g，丹参20g，全蝎5g，甘草10g（加姜、枣）。7剂，水煎服，日服1剂。

［治疗效果］随诊症状基本消失。

案3　代某某，女，19岁。2011年6月27日初诊。

［主诉］颈部疼痛3年。

［病史］3年前因长期低头学习，出现颈部疼痛、僵硬，未予治疗，故来就诊。

［体格检查］颈部活动不受限，颈3、4、5、6、7棘突两旁压痛（+），压头试验（+），双侧臂丛牵拉试验弱阳性，霍夫曼征（-）。脉沉弦细，舌苔薄白。

［理化检查］颈椎X线片：正位片示：颈椎寰枢椎间隙不对称，右侧增宽；侧位片示：颈椎曲度变直；斜位片示颈3、4；颈4、5；颈5、6钩椎关节增生，相应椎间孔变窄。

［诊断］颈椎病（神经根型），寰枢椎半脱位。

［治法］舒颈化瘀，祛痛；配合枕颌带牵引。

［处方］黄芪25g，当归15g，葛根20g，桂枝15g，姜黄15g，丹参15g，天麻15g，赤芍15g，延胡索15g，香附15g，泽泻15g，甘草10g，蜈蚣2条，白蒺藜20g，乌梢蛇15g，山萸肉15g，补骨脂20g，全蝎5g，鸡矢藤15g。5剂，水煎服，日服1剂。

中成药：颈痛胶囊3瓶，每次6粒，每日3次，口服。

二诊：20××年7月1日。服药后，患者自述颈痛减轻，脉沉弦细，舌苔薄白。

［处方］治按前方加僵蚕15g。5剂，水煎服，日服1剂。

颈痛胶囊2瓶，每次6粒，每日3次，口服。

三诊：20××年7月6日。

颈部略僵，基本不痛，脉沉弦细，舌苔薄白。

［处方］二诊上方加仙鹤草20g。

后服颈痛胶囊1周，以巩固疗效。

四诊：20××年7月11日。服药5日后，患者自述，晨僵仍存在，活动后就消失。脉沉弦，舌苔微黄黏腻。

［处方］初诊方加炒白术29g、补骨脂20g。5剂，水煎服，日服1剂。

颈痛胶囊5瓶，服6粒，每日3次。

五诊：20××年7月15日。颈活动仍痛，无其他症状。检查颈胸段压痛，颈活动不受限。脉沉弦细，舌苔薄白。

［处方］初诊方加白术30g。5剂，水煎服，日服1剂。

颈痛胶囊4瓶，每次6粒，每日3次。

［治疗效果］2周后随诊患者颈部疼痛症状基本消失，无晨僵感。

案4　高某某，女，65岁。20××年2月22日初诊。

［主诉］颈部疼痛、肩臂痛10年。

［病史］10年前出现颈部疼痛、僵硬，双肩部酸痛，双手麻木，头晕，恶心，吞咽困难，曾在社区卫生服务站按摩，但症状未减轻，伴有嘴唇麻木、耳鸣。

［体格检查］颈部活动无明显受限，颈4、5、6、7棘突旁压痛，压头试验（+），双侧臂丛牵拉试验（+），双侧霍夫曼征（+）。脉象弦滑，舌红、苔薄白根腻。

[理化检查] X线检查：颈椎侧位片示：颈椎变直，颈5~6椎体不稳，项韧带钙化；斜位片示：颈3~4、颈4~5、颈5~6、颈6~7钩椎关节增生改变，颈4~5、颈5~6、颈6~7相应椎间孔变窄。

[诊断] 神经根型颈椎病。

[治法] 温经舒颈，祛风止痉。

[处方] 黄芪25g，当归15g，葛根20g，桂枝15g，姜黄15g，丹参15g，天麻15g，赤芍15g，延胡索15g，香附15g，泽泻15g，甘草10g，蜈蚣2条，白蒺藜15g，胆南星10g，菊花15g，蔓荆子15g，白芷10g，川羌活10g，防风6g，石决明30g，白芥子10g；加姜3片、枣5枚。日1剂，嘱服1周。

中成药：颈痛胶囊3瓶，每次6粒，日3次，口服。

二诊：20××年2月28日。服药1周后，颈部疼痛、僵硬减轻，双肩部酸痛，双手麻木缓解，头晕减，已不恶心，嘴唇麻木，耳鸣仍然。

[处方] 治按前方减白芥子，加全蝎6g。

嘱继服2周。颈痛胶囊3瓶，每次6粒，日3次，口服。

三诊：20××年3月14日。服药2周后，颈部略有痛感，无僵硬感，双肩部无明显酸痛，双手麻木减轻，略感头晕，无嘴唇麻木感，略感耳鸣。

[处方] 首诊方调剂，减去菊花、蔓荆子；加乌梢蛇20g、天麻10g、鸡血藤15g、白附子10g（先煎30分钟）。连服2周。

[治疗效果] 2周后诸症悉退。后服颈痛胶丸2周，以巩固疗效。

案5 侯某某，男，67岁。20××年11月23日初诊。

[主诉] 颈痛，左肩臂痛2个月。

[病史] 2个月前劳累后出现颈痛，左肩臂痛，偶有头晕，曾在吉林大学第一医院就诊，未予治疗，颈部活动不利。脉弦滑，舌苔厚白。

[体格检查] 颈4、5、6、7棘突及棘旁触压痛阳性；颈部活动受限：前屈40°，后伸30°，左右侧屈各30°，左右旋转30°；双上肢肌张力略增高，左前臂、左手尺侧皮肤触、痛觉迟钝，颈椎间孔挤压试验阳性，左侧臂丛神经牵拉试验阳性，双侧霍夫曼征阳性。

[理化检查] 自带CT片提示：颈3~4、颈4~5、颈5~6、颈6~7间盘突出。

[诊断] 颈椎间盘突出症（神经根型）。

［治法］滋补肝肾，清眩舒颈。

［处方］黄芪25g，当归15g，葛根20g，桂枝15g，姜黄15g，丹参15g，天麻15g，赤芍15g，延胡索15g，香附15g，泽泻15g，甘草10g，蜈蚣2条，白蒺藜20g，乌梢蛇20g，鸡矢藤15g，山萸肉20g，蔓荆子15g，白术20g，全蝎6g，生附子6g（先煎30分钟）。8剂，水煎服。

中成药：颈痛胶囊，每次6粒，日3次，口服。

二诊：20××年12月2日。患者自述：服药期间，颈痛减轻，左肩臂疼痛缓解，无明显头晕，脉沉弦细，舌苔薄白黏腻。

［处方］治按前方加姜枣。嘱继服7剂，日1剂。

颈痛胶囊，每次6粒，日3次，口服。

三诊：20××年12月9日。患者自述颈部稍痛，左肩臂痛减轻，脉弦滑，舌苔厚白。

［处方］治按前方加决明子10g、桑枝15g。5剂，日1次，口服。

颈痛胶囊，每次6粒，日3次，口服。

四诊：20××年12月14日。患者自述颈部无痛感，左肩臂酸，脉沉弦滑，舌苔薄白。

［处方］续前方去鸡矢藤、决明子、桑枝、白术，加白芥子10g、菊花20g、牡丹皮10g。7剂，日1次，口服。

［治疗效果］2周后随诊，症状基本消失，嘱患者适当进行颈背肌功能锻炼。

案6　侯某，女，47岁。20××年5月7日初诊。

［主诉］颈项部疼痛10余年，近2个月加重。

［病史］10年前颈部扭伤后，颈项部疼痛反复发作，伴双手麻木，以右手为甚，近2个月症状加重。故来我院就诊，现症：颈项部疼痛，双手麻木刺痛，以夜间为甚，烦躁便结。

［体格检查］颈4、5、6、7棘突及棘旁触压痛阳性；颈部活动受限：前屈40°，后伸30°，左右侧屈各30°，左右旋转30°；颈椎间孔挤压试验（+），左侧臂丛神经牵拉试验（+），双上肢肱二、三头肌腱及桡骨膜反射活跃，双侧霍夫曼征阳性。舌质偏暗，脉弦。

［理化检查］颈椎MRI检查提示：颈4~5、颈5~6椎间盘突出。X线片提示：

颈椎曲度反张，颈4~7椎体前后缘唇样骨质增生，颈4~5向后成角，椎间隙变窄，颈4~5、颈5~6椎间孔变窄。

［诊断］神经根型颈椎病。

［治法］活血化瘀，行气止痛。

［处方］黄芪25g，当归15g，葛根20g，桂枝15g，姜黄15g，丹参15g，天麻15g，赤芍15g，延胡索15g，香附15g，泽泻15g，甘草10g，蜈蚣2条，桃仁10g，红花10g，川芎10g，威灵仙10g，枳实10g，延胡索10g，五灵脂10g，木瓜10g，桑枝10g，甘草6g。14剂，水煎服，日服1剂。

中成药：颈痛胶囊3瓶，每次6粒，日3次，口服。

二诊：20××年5月21日。患者自述症状缓解，查舌质偏暗，脉弦。辨证：患者气血得行，但仍有瘀血未尽。故加活血化瘀之药，以瘀血消散之鹿衔草10g、骨碎补10g继续治疗2周。

［治疗效果］患者自述症状基本消失，嘱其进行颈部肌肉功能锻炼。追诊3个月，未见复发。

案7 李某，男，80岁。20××年4月9日初诊。

［主诉］颈肩痛6天。

［病史］6天前因劳累过度后出现颈部疼痛、左肩背部疼痛，在一汽车厂医院就诊，行按摩、自服止痛药治疗，症状略缓解。

［体格检查］颈部生理曲度变直，无侧弯畸形，颈4、5、6、7棘突及棘旁触压痛（+），颈部活动受限：前屈40°，后伸30°，左右侧屈各30°，左右旋转30°；颈椎间孔挤压试验（+），左侧臂丛神经牵拉试验（+），双上肢肌张力略增高，肌力5级，双上肢肱二、三头肌腱及桡骨膜反射活跃，双下肢肌力、肌张力正常，左前臂、左手尺侧皮肤触、痛觉迟钝，双侧霍夫曼征阳性。脉沉缓，舌苔薄白。

［理化检查］MRI提示：颈3~4、颈4~5、颈5~6、颈6~7间盘突出。

［诊断］颈椎病（神经根型）。

［治法］通络舒颈。

［处方］黄芪30g，桂枝15g，白芍30g，山萸肉30g，姜黄15g，葛根20g，延胡索20g，没药15g，川芎15g，白芷10g，天麻15g，钩藤15g，蔓荆子15g，

决明子10g，炙甘草10g，鲜姜3片，大枣5枚。5剂，水煎服，日服1剂。

中成药：颈痛胶囊，每次6粒，日3次，口服。

二诊：20××年4月13日。患者自述：服药2剂，颈部疼痛、左肩背部疼痛减轻。脉沉缓而细，舌假苔。

［处方］治按前方加白术30g、山萸肉10g、菊花20g，加姜。5剂，水煎服，日服1剂。

颈痛胶囊6粒，日3次，口服。

三诊：20××年4月20日。患者自述：服药后，颈部稍痛，左肩背部疼痛减轻，脉沉弦滑，舌苔淡暗。

［处方］首方加山萸肉10g、白术30g、山药20g、菊花20g、佛手15g，加姜枣，减决明子。7剂，水煎服，日服1剂。

颈痛胶囊，每次6粒，日3次，口服。

四诊：20××年5月4日。患者自述：颈痛明显好转，能自主活动，手不麻木，走路时下肢不稳，脉弦紧，舌苔一般。

［处方］首方加山萸肉10g、白术30g、怀山药20g、黄芪20g、佛手15g、砂仁10g，另加姜、枣，减白芷、决明子。7剂，水煎服。

颈痛胶丸6粒，日3次，口服。

五诊：20××年5月18日。患者自述：颈肩略有痛感，下肢行走有力。脉沉弦紧，舌苔白厚腻。

［处方］黄芪50g，桂枝15g，白芍30g，山萸肉20g，葛根20g，姜黄15g，天麻25g，钩藤15g，白术30g，山药20g，莱菔子15g，厚朴6g，佛手10g，丹参15g，蜈蚣2条，炙甘草10g，加姜、枣。12剂，水煎服，日服1剂。

［治疗效果］2周后，患者颈肩偶有痛感，嘱患者注意休息，适当进行颈部屈伸功能锻炼。

案8　刘某某，男，34岁。20××年1月11日初诊。

［主诉］颈肩痛、手麻3个月。

［病史］3个月前因劳累后出现颈部疼痛，右肩部疼痛，双手麻木，未予治疗，休息后无缓解。

［体格检查］颈4、5、6、7棘突及棘旁触压痛（+），颈椎间孔挤压试验（+），

右侧臂丛神经牵拉试验（+），右肱二、三头肌腱及桡骨膜反射活跃，右前臂尺侧皮肤触、痛觉迟钝，右侧霍夫曼征阳性。双下肢肌力、肌张力正常。脉沉弦紧，舌苔薄白。

［理化检查］X线检查：颈椎变直，项韧带钙化；斜位片示：颈3~4、颈4~5、颈5~6钩椎关节增生，相应椎间孔变窄。

［诊断］颈椎病（神经根型）。

［治法］通督舒颈。

［处方］颈痛1号加白蒺藜20g、乌梢蛇20g、鸡矢藤15g、山萸肉20g、补骨脂20g、炙附子10g（先煎30分钟）、白术30g、桑枝15g，加姜、枣。5剂，水煎服，日服1剂。

中成药：壮骨伸筋胶囊4盒，每次6粒，日3次，口服。

二诊：20××年1月20日。患者自述：颈部、右肩部疼痛减轻，双手麻木缓解。脉沉弦细，舌苔薄白。

［处方］前方山萸肉加10g，炙附子加5g，桑枝加5g，加全蝎6g（加姜、枣）。5剂，水煎服，日服1剂。

三诊：20××年1月30日。患者自述：服药1周，颈肩已不痛，偶有右肩酸软不适，偶尔手麻。脉沉弦细，舌苔薄白。

［处方］颈痛1号加白蒺藜20g、乌梢蛇20g、山萸肉20g、补骨脂20g、炙附子10g（先煎30分钟）、白术30g、桑枝15g、薏苡仁15g（包煎）、全蝎6g，加姜、枣。5剂，水煎服，日服1剂。

［治疗效果］患者症状基本消失，嘱患者适当进行颈部功能锻炼。

案9 孟某，女，25岁。20××年9月5日初诊。

［主诉］颈部疼痛、左上肢麻痛3个月，近1周加重。

［病史］3个月前无明显诱因，起初颈部僵硬、酸痛，继之左上肢麻木、疼痛，每遇阴雨天则症状加重。曾经某医院牵引、按摩治疗，略有缓解。1周前症状加重，故今来我院诊治。现症：颈部疼痛，左上肢麻痛，纳可，寐差，二便调。

［体格检查］颈僵，颈4、5、6棘突及棘旁压痛，压头试验（+），臂丛神经牵拉试验（+）。脉沉迟而涩，舌淡苔薄白。

［理化检查］X线片显示：颈椎生理曲度消失变直，斜位片示：颈4~5、颈5~6钩椎关节增生改变。

［诊断］颈椎病（神经根型）。

［治法］温经散寒，补气通络。

［处方］黄芪30g，当归15g，川芎15g，鸡血藤20g，赤芍15g，羌活15g，桂枝15g，姜黄15g，防风10g，葛根10g，陈皮10g，炙甘草5g，炙附片7.5g（先煎30分钟）。7剂，水煎服，日1剂。

配合枕颌牵引，每次15分钟，日1次。

二诊：20××年9月12日。患者自述：颈僵痛缓解，左下肢麻痛减轻。脉象沉迟，舌淡苔薄白。继用前方，10剂，水煎服，日1剂。继用颈椎机械牵引1周，嘱患者适当进行颈部肌肉功能锻炼。

［治疗效果］颈部无明显疼痛，左上肢稍有麻痛，嘱患者继续进行颈部肌肉功能锻炼。随诊1个月，症状基本消失，可以正常工作。

案10 牟某某，男，37岁。20××年6月3日初诊。

［主诉］颈肩痛、双手麻木4年，加重15天。

［病史］4年前因过度活动出现颈部疼痛，双肩酸痛，逐渐出现双肩疼痛，双手麻木，偶有头痛、恶心，曾在吉林市医院就诊，经治疗（具体不详）后，症状改善，15天前上述症状加重，故来就诊。

［体格检查］颈4、5、6、7棘突旁触压痛阳性，颈部活动受限：前屈45°，后伸30°，左右侧屈各30°，左右旋转30°；双上肢肌力5级，双上肢肱二、三头肌腱及桡骨膜反射活跃，颈椎间孔挤压试验（+），双侧臂丛神经牵拉试验（+），右前臂桡侧皮肤触痛觉迟钝，双侧霍夫曼征阳性。脉沉弦，舌苔薄白。

［理化检查］MRI重扫提示：颈3~4、颈4~5、颈5~6间盘突出。

［诊断］颈椎病（神经根型）。

［治法］解痉祛痛舒颈。

［处方］颈痛1号加白蒺藜20g、土鳖虫10g、全蝎5g、山萸肉20g、桑枝20g、鸡矢藤15g、白芷10g、蔓荆子15g，加姜、枣。5剂，水煎服，日服1剂。

中成药：颈痛胶丸，每次6粒，每日3次，口服。

二诊：20××年6月10日。患者自述：颈部疼痛减轻，双肩稍痛，双手麻木缓解，无头痛、恶心。脉沉缓无力，舌苔白腻。

［处方］颈痛1号加白蒺藜20g、乌梢蛇20g、炙附子10g（先煎30分钟）、全蝎5g、山萸肉20g、鸡矢藤15g，加姜、枣。5剂，水煎服，日服1剂。

中成药：颈肩臂痛胶囊，每次6粒，每日3次，口服。

三诊：20××年6月24日。患者自述：颈部稍痛，双肩偶有痛感，双手麻木明显减轻。脉沉缓，舌苔微白腻。

［处方］颈痛1号加白蒺藜20g、乌梢蛇20g、鸡矢藤15g、炙附子10g（先煎30分钟）、天竺黄10g、炒白术20g、山萸肉20g，加姜、枣。5剂，水煎服，日服1剂。

中成药：颈肩臂痛胶囊6粒，日3次，口服。

四诊：20××年7月2日。患者自述：颈部略有痛感，双肩部酸软不适，双手略有麻木感。脉沉缓，舌苔白。

［处方］颈痛1号加白蒺藜20g、乌梢蛇20g、鸡矢藤15g、炙附子10g（先煎30分钟）、全蝎6g、生白术20g、山萸肉20g，加姜、枣。5剂，水煎服，日服1剂。

中成药：颈肩臂痛胶囊6粒，日3次，口服。

［治疗效果］患者疼痛症状基本消失，偶有颈部酸胀不适感，嘱患者加强颈部肌肉功能锻炼。

案11　牛某某，女，56岁。2011年4月11日初诊。

［主诉］颈痛、左肩部疼痛4个月。

［病史］4个月前因劳累导致颈痛，左肩部疼痛，左手麻木，症状逐渐加重，自服药物治疗（具体不详），症状未缓解。

［体格检查］颈部肌肉痉挛，颈4、5、6、7棘突旁触压痛（+），颈部活动度：前屈40°，后伸30°，左右侧屈各20°，左右旋转25°；双上肢肌力5级，左上肢肱二、三头肌腱反射略减弱，左前臂、左手尺侧皮肤触痛觉迟钝，颈椎间孔挤压试验（+），左侧臂丛神经牵拉试验（+），双侧霍夫曼征阳性。脉沉缓无力，舌苔薄白。

［理化检查］自带MRI提示：颈3~4、颈4~5、颈5~6间盘突出。

［诊断］颈椎病（神经根型）。

［治法］活血化瘀，疏肝理气，清眩镇痛。

［处方］颈痛1号加白蒺藜20g、乌梢蛇15g、菊花20g、山萸肉20g、蔓荆子15g、鸡矢藤15g、全蝎5g，加姜、枣。5剂，水煎服，日服2次。

中成药：壮骨伸筋胶囊6粒，日3次，口服。

二诊：20××年4月18日。患者自述：服药1周，症状未减，并未加重，脉沉缓，舌苔薄白。

［处方］颈痛1号加白蒺藜20g、乌梢蛇20g、山萸肉20g、鸡矢藤15g、桑枝15g、炒白术20g、白芥子10g，加姜、枣。7剂，水煎服，日服2次。

三诊：20××年5月4日。患者自述：服药后，颈部略感疼痛，左肩部酸胀，左手无麻木感。脉沉缓，舌苔薄白。

［处方］颈痛1号加白蒺藜20g、乌梢蛇20g、山萸肉20g、鸡矢藤15g、桑枝15g、炒白术20g、夜交藤30g、女贞子15g，改为黄芪35g，加姜、枣。14剂，水煎服，日服2次。

［治疗效果］患者症状基本消失。

案12　欧某某，男，37岁。20××年04月13日初诊。

［主诉］颈痛3个月。

［病史］3个月前因晨起突然感到颈部疼痛，颈部活动不利，曾在我院经手法治疗后，症状缓解，但时轻时重。

［体格检查］颈部生理曲度变直，颈4、5、6、7棘突及棘旁触压痛（+），颈部活动受限：前屈40°，后伸30°，左右侧屈各30°，左右旋转30°，双上肢肌张力略增高，肌力5级，双上肢肱二、三头肌腱及桡骨膜反射活跃，右前臂尺侧皮肤触、痛觉迟钝，颈椎间孔挤压试验（+），左侧臂丛神经牵拉试验（+），双侧霍夫曼征（+）。脉沉弦细，舌苔白厚腻。

［理化检查］自带X线片：颈椎变直，项韧带钙化，双斜位X光提示：颈3~4、颈4~5、颈5~6钩椎关节增生，颈3~4、颈4~5椎间孔变窄。颈椎MRI提示：颈3~4、颈4~5、颈5~6、颈6~7间盘突出。

［诊断］颈椎病（神经根型）。

［治法］通督舒颈。

［处方］颈痛1号加白蒺藜20g、乌梢蛇20g、鸡矢藤15g、补骨脂20g、山萸肉20g、炙附子10g(先煎30分钟)、生白术30g、刘寄奴15g，加姜、枣。5剂，水煎服，口服，日1剂。

外用中药：熏洗Ⅱ号，日1次，外用。

二诊：20××年4月18日。患者自述：颈部疼痛减轻，活动进步。脉沉弦细，舌苔厚白。

［处方］调整中药颈痛1号加白蒺藜20g、乌梢蛇20g、鸡矢藤15g、补骨脂20g、山萸肉20g、炙附子10g（先煎30分钟）、生白术30g、刘寄奴15g、全蝎5g，加姜、枣。5剂，水煎服，口服，日1剂。

外用中药：熏洗Ⅱ号，日1次，外用。

三诊：20××年4月23日。患者自述：颈部旋转时欠灵活，有牵拉感，睡眠欠佳，腹胀、反胃。脉象弦细，舌苔白腻。

［处方］颈痛1号加白蒺藜20g、乌梢蛇20g、鸡血藤15g、补骨脂20g、山萸肉20g、香橼10g、炙附子（先煎30分钟）10g、生白术30g、肉桂10g、佛手15g。5剂，水煎服，口服日1剂。

外用中药：熏洗Ⅱ号，日1次，外用。

三诊：20××年5月5日。患者自述：颈部仍有不适感，左侧胸锁乳突肌压痛（+），活动不受限。脉沉弦紧。

［处方］黄芪30g，当归20g，白芍30g，川芎15g，桂枝20g，桑枝20g，天麻15g，炙附子10g（先煎30分钟），甲珠10g，葛根30g，姜黄20g，石见穿15g，山萸肉20g，白芥子15g，补骨脂20g，炙甘草10g，白术30g，加姜、枣。7剂，水煎服。

中成药：壮骨伸筋胶囊6粒，日3次，口服。

［治疗效果］症状基本消失。

案13　庞某某，男，49岁。20××年9月7日初诊。

［主诉］颈痛、双肩痛3年，加重20天。

［病史］3年前因劳累后出现颈部、双肩部疼痛，双手指麻木，20天前上述症状加重，曾在个体医院经针灸治疗后，症状无改善。

［体格检查］颈部生理曲度变直，颈4、5、6、7棘突旁压痛（+），颈部活动：

前屈35°，后伸30°，左右侧屈各30°，左右旋转30°，双上肢肌力5级，颈椎间孔挤压试验（+），双侧臂丛神经牵拉试验（+），双侧霍夫曼征阳性。脉象沉弦细，舌红、苔薄白。

［理化检查］自带CT提示：颈3~4、颈4~5、颈5~6间盘突出。

［诊断］颈椎病（神经根型）。

［治法］解痉祛痛舒颈。

［处方］颈痛1号加白蒺藜20g、乌梢蛇20g、鸡矢藤20g、山萸肉20g、补骨脂20g、全蝎6g，加鲜姜、大枣。7剂，水煎服，日服1剂。

中成药：壮骨伸筋胶囊6粒，日3次，口服。

二诊：20××年9月14日。患者自述：服药后，颈痛略轻，双肩部疼痛未减轻，双手已不麻木，偶有右耳鸣，脉沉弦细，舌苔薄白。

［处方］治按前方山萸肉加10g、补骨脂加10g，加炒白术30g、防风10g。7剂，水煎服，日1剂。

中成药：壮骨伸筋胶囊6粒，日3次，口服。

三诊：20××年9月21日。患者自述：服药后症状明显好转，颈部胀痛，双手不麻，耳不鸣，偶有右肩不适感，脉沉弦细，舌苔薄白。

［处方］按前方乌梢蛇加10g、山萸肉加10g、补骨脂加10g，加炒白术30g、防风10g、炙附子6g（先煎30分钟）。7剂，水煎服，日1剂。

四诊：20××年9月28日。患者自述：颈部略有胀感，偶有右肩不适感，口干。脉沉弦细，舌苔薄白。

［处方］以颈痛1号加白蒺藜20g、乌梢蛇20g、山萸肉20g、鸡矢藤20g、白术30g、炙附子6g（先煎30分钟）、全蝎6g、玉竹15g，加姜、枣。14剂，水煎服，日2次。

中成药：壮骨伸筋胶囊6粒，日3次，口服。

［治疗效果］颈部偶有不适感，嘱患者注意休息，适当进行颈部肌肉功能锻炼。

案14　苏某某，女，56岁。20××年11月11日初诊。

［主诉］双肩痛3个月。

［病史］3个月前无明显诱因出现双肩部疼痛，曾在某西医院就诊，诊断为

"颈椎病"，但未予治疗。

［体格检查］颈5、6、7棘突旁压痛（+），颈椎间孔挤压试验（+），双侧臂丛神经牵拉试验（+），双上肢肌力5级，双上肢肱二、三头肌腱及桡骨膜反射对称，双侧霍夫曼征阴性。双肩关节活动不受限，无明显压痛。脉沉弦紧，舌苔薄白。

［理化检查］X线检查：颈椎正斜位片：颈3~4、颈4~5、颈5~6、颈6~7钩椎关节增生，颈4~5椎间孔变窄。

［诊断］颈椎病（神经根型）。

［治法］理气化痰，舒颈展痹。

［处方］瓜蒌20g，薤白15g，清半夏15g，山萸肉20g，姜黄15g，茯苓20g，延胡索15g，广郁金15g，桂枝10g，乌药10g，川楝子10g，制香附10g，白芥子10g，柴胡10g，川芎10g，炙甘草6g。日服1剂，5剂，水煎服。

中成药：颈痛胶囊6粒，日3次，口服。

二诊：20××年11月16日。患者自述：服药后双肩部疼痛减轻，自觉怕冷、畏寒。脉沉弦细，舌苔白厚腻。

［处方］首诊方桂枝加5g、乌药加5g、白芥子加5g、加羌活10g。日服1剂，10剂，水煎服，日服1剂。

中成药：颈痛胶囊6粒，日3次，口服。

三诊：20××年11月30日。症状好转，左肩部已无痛感，右肩部酸痛，脉沉缓，舌苔薄白。

［处方］黄芪30g，当归20g，川芎15g，白芍30g，桂枝15g，白术30g，姜黄15g，山萸肉20g，延胡索15g，鸡矢藤15g，羌活15g，炙附子10g（先煎30分钟），香附子10g，炙甘草6g，加姜、枣。日1剂，14剂，水煎服。

中成药：颈痛胶囊6粒，日3次，口服。

四诊：20××年12月14日。患者自述：症状继续好转，偶有右肩部酸痛感。脉沉涩无力，舌苔薄白。

［处方］瓜蒌30g，薤白20g，清半夏15g，山萸肉20g，姜黄15g，茯苓20g，延胡索15g，广郁金15g，柴胡15g，乌药15g，白芥子15g，紫丹参10g，桂枝10g，丝瓜络20g，佛手10g，加鲜姜、大枣。日服1剂，14剂，水煎服。

［治疗效果］患者症状基本消失。

案15 孙某某，女，46岁。20××年12月12日初诊。

［主诉］颈部疼痛、左肩部疼痛2年。

［病史］2年前因长期伏案工作后，出现颈部疼痛、左肩部疼痛，左手麻木，曾在某西医院就诊，诊断为“颈椎病”，服根痛胶囊治疗，症状略有缓解。

［体格检查］颈部生理曲度变直，颈5、6、7棘突旁压痛（+），颈部活动受限：前屈30°，后伸20°，左右侧屈各25°，左右旋转25°。颈椎间孔挤压试验（+），左侧臂丛神经牵拉试验（+），双上肢肌力5级，左侧肱二、三头肌腱反射略减弱，左前臂尺侧皮肤触痛觉迟钝，左侧霍夫曼征阳性。脉沉缓，舌苔薄白。

［理化检查］X线检查：侧位片：颈椎变直，颈4~5不稳；斜位片：颈4~5、颈5~6、颈6~7钩椎关节增生，相应椎间孔变窄。

［诊断］颈椎病（神经根型）。

［治法］舒颈壮骨，补肝肾。

［处方］颈痛1号加白蒺藜20g、乌梢蛇20g、鸡矢藤15g、山萸肉20g、桑枝15g、白术30g、补骨脂20g、炙附子10g（先煎30分钟），加姜、枣。日1剂，5剂，水煎服。

中成药：壮骨伸筋胶囊6粒，日3次，口服。配合枕颌牵引，日1次。

二诊：20××年12月17日。患者自述：颈部疼痛明显减轻、左肩部稍痛，左手麻木缓解。脉沉缓无力，舌苔薄白。

［处方］上方加山萸肉30g，炙附子加2g。日1剂，7剂，水煎服。

三诊：20××年12月11日。患者自述：颈部略感疼痛，左肩偶有疼痛，左手麻木明显减轻，睡眠欠佳。脉沉缓无力，舌苔薄白。

［处方］颈痛1号加白蒺藜20g、乌梢蛇20g、鸡矢藤15g、山萸肉30g、桑枝20g、白术30g、补骨脂20g、肉桂6g，炙附子15g（先煎30分钟）、夜交藤50g，加姜、枣。日1剂，7剂，水煎服。

中成药：壮骨伸筋胶囊6粒，日3次，口服。

四诊：20××年2月18日。患者自述：颈肩部疼痛已基本消失，左手无麻木感，睡眠好转。脉沉弦细，舌苔薄白。调整处方，以巩固疗效。

［处方］瓜蒌20g，薤白15g，清半夏15g，陈皮15g，厚朴10g，延胡索15g，川楝子10g，白术30g，郁金15g，丝瓜络15g，鸡矢藤15g，白蒺藜20g，山药20g，茯神15g，夜交藤30g，天麻15g。日服1次，7剂，水煎服。

［治疗效果］患者无明显症状，嘱患者改掉不良姿势，注意休息。

案16 佟某某，女，32岁。20××年5月02日初诊。

［主诉］颈肩痛2年，加重10天。

［病史］2年前因长期劳累导致颈部疼痛，颈部活动不利，双肩部酸痛，10天前症状加重，曾自服血府通瘀丸，痛时略有缓解。

［体格检查］颈部生理曲度变直，颈5、6、7棘突及棘旁触压痛（+），颈部活动受限：前屈40°，后伸30°，左右侧屈各30°，左右旋转30°；颈椎间孔挤压试验（+），双侧臂丛神经牵拉试验（+），双上肢肌力5级，霍夫曼征（+）。脉沉弦细，舌苔薄白。

［理化检查］MRI示：颈椎生理曲度变直，颈3~4、颈4~5、颈5~6间盘突出。

［诊断］颈椎病（神经根型）。

［治法］通督舒颈。

［处方］颈痛1号加白蒺藜20g、乌梢蛇20g、鸡血藤15g、补骨脂20g、山萸肉20g、炙附子（先煎30分钟）10g、生白术30g、土鳖虫10g、金蝎6g，加姜、枣。5剂，水煎服，口服1剂。

中成药：壮骨伸筋胶囊6粒，日3次，口服。

二诊：20××年5月11日。患者自述：颈肩部基本不痛，夜间有僵硬感。腹胀，稀便。脉沉弦细，舌苔白腻。

［处方］前方土鳖虫加5g、补骨脂加10g，加姜、枣。5剂，水煎服。

中成药：壮骨伸筋胶囊6粒，日3次，口服。

［治疗效果］患者临床症状基本消失。

小　　结

刘老认为本病主要为风、寒、湿外邪侵袭，而致颈部气血闭阻，经络不畅所致。在临床中可有：①年老体弱，肝肾不足，颈部筋脉失于温煦濡养，此为“不荣则痛”。②气滞血瘀，长期低头伏案或颈部慢性劳损，以致颈部经络阻滞，血流不畅，此乃“不通则痛”。③素体虚弱，气血不足，腠理不固，风、寒、湿邪滞留经脉，气血运行不畅，痹阻不通，所谓“风、寒、湿三气杂至，合而为痹”。

本病由于长期劳累过度，导致的正虚邪实之象，故其治以益气活血、温阳散寒通络为法。本方药用黄芪、当归、鸡血藤以补气和血活血，尤以重用黄芪之气分要药，盖气为血帅，以其先行为动力，配赤芍、姜黄、丹参活血化瘀通络之力益著，延胡索活血和蜈蚣、全蝎、香附通络共用发挥止痛之功，合桂枝之温经散寒。泽泻渗湿泄热，葛根虽凉，与桂枝、天麻同用，其升阳解肌、止痉、止痛、理项背强痛之功甚笃。用菊花、蔓荆子、白蒺藜清肝利头目，夜交藤、炒枣仁养心安神，甘草以缓急、解痛。上述诸药配伍共奏温阳散寒、益气通络止痛、安神之功效。依据患者病情变化，酌情加减，使其已达审证求因、治病求本之目的。

（三）脊髓型颈椎病证治

由于颈椎间盘退行性改变及其继发的一系列病理改变，造成脊髓受压和缺血，引起脊髓传导功能障碍者称为脊髓型颈椎病。它又可分为中央型和周围型两种。中央型的发病是从上肢开始，向下肢发展；而周围型的发病是从下肢开始，向上发展。本病约占颈椎病的10%左右，发病年龄比其他各型高，平均为48~61岁，男多于女。

自从CT及MRI等先进检查手段问世以来，本病的诊断水平有了显著的提高，临床误诊率明显下降。随着脊柱外科水平的不断提高，本病手术的效果也有较大的改观，但非手术疗法仍占有重要的地位。

中医对本病的治疗有一定的优势。临床目前大多采用中药内服、手法、针灸等综合疗法。我们单纯用中药内服也取得了较好疗效。总之，进一步探索本病的确切发病机制及有效的非手术治疗方法，提高临床疗效，仍是目前亟待解决的重要课题。

1. 病因病机

中医学认为本病为本虚标实之证，其内因为肝肾精血不足；外因为各种急、慢性损伤，劳损，情志刺激等。早期以实证为主，晚期则以虚证为主。

（1）正气不足，痰瘀互阻

随着年龄的增长和机体的衰老，患者逐渐出现肝肾气血不足。各种急、慢性损伤，导致颈部经络受损，气血运行不畅，从而出现气血瘀滞的病理状态。情志不舒，则影响气机的调畅，气滞则血瘀。气机不畅又可导致津液输布失常，津液不从常化，而变生痰饮。《金匮要略》也有“血不利则为水”之说。正气不足，无力推动津血正常输布，从而出现痰、瘀等病理产物。各种外来因素更加速了这一进程，痰、瘀形成之后反过来影响气血津液的输布，因而形成了恶性循环。痰、瘀互结为标，正气不足为本，但标急本缓。痰、瘀互结，颈部督脉等经络阻塞，从而出现肢体拘急不舒等类似痉证的症状、体征。

（2）肝肾亏虚，精血失充

肝主筋、肾主骨，肾气衰则骨枯髓减，肝气衰则疲乏无力，甚至筋不能动。老年人“五脏皆衰，筋骨解堕，天癸尽矣”，另外筋骨病变日久则累及肝肾，“骨痹不已复感于邪，内舍于肾；筋痹不已复感于邪，内舍于肝”，导致肝肾精血更加亏虚，精血不足则筋脉失于濡养，故出现“身体重，行步不正”（《素问·上古天真论》）等晚期症状。肝肾久虚，阴阳气血不足，还可致血虚生风，出现肢体动摇不定的状态，筋肉失养日久可出现肌肉萎缩，肾气不固则致膀胱失约。此多出现于晚期病例及手术后的康复期。

西医学认为本病有三大发病因素：①椎间盘或骨赘的直接压迫。②病变节段的失稳，刺激交感神经引起反射性脊髓血管痉挛，甚至栓塞，使脊髓缺血缺氧。③椎管狭窄复有外伤。总之脊髓的受压和缺血是其基本病理机制，其病理变化分两个阶段：首先是脊髓功能性障碍，系可逆性变化；其次是脊髓的实质变性，系不可逆改变。治疗的关键在于阻止由第1阶段向第2阶段的发展，并使之恢复正常功能。

2. 诊断要点

本病以慢性进行性四肢瘫痪、下肢症状早于上肢为特征。

（1）双下肢沉重无力，如踩棉花感，步态笨拙，颤抖，易跌跤。

（2）双下肢麻木，逐渐向上发展，胸腹部有束带感。

（3）逐渐出现四肢痉挛性瘫或三肢瘫、单瘫、偏瘫及交叉瘫。

（4）肢体发凉、浮肿，尿频、尿急、排尿困难、尿潴留，大便无力、便秘或失禁等。

（5）四肢肌张力增高，腱反射活跃或亢进，霍夫曼征阳性，巴宾斯基征阳性或阴性，踝阵挛与髌阵挛阳性，压迫严重者腹壁反射及提睾反射消失。

（6）脊髓型颈椎病手为本病的特殊体征，提示手指内收肌无力，检查方法有以下两种。

①令患者手臂前伸，手掌向下，其小指即外展或不能维持内收30秒钟。重者环指或食指均不能向中指靠拢。

②令患者手臂前伸，做握掌和伸指动作，正常人10秒钟内可连续做30~40次，而本病患者则不足20次。

（7）脊髓造影、CT、MRI等检查，对定位、定性及了解受压程度有重要意义。

3. 鉴别诊断

脊髓型颈椎病应与颈髓肿瘤、粘连性蛛网膜炎、脊髓空洞症、肌萎缩性侧索硬化症、多发性硬化症等疾病相鉴别。

4. 治疗方法

目前常用的非手术疗法主要有：中药、针灸、推拿及理疗等，其中中药疗效优于其他各种疗法。本病不宜采用牵引疗法。

（1）中药疗法

①正气不足，痰瘀互阻型

［症状］下肢筋脉拘急，行走不便，易跌仆，伴有震颤，或有上肢麻木、疼痛、活动不利。颈部僵硬，转侧受限。舌质暗、苔白，脉沉细涩或弦滑无力。

［治法］祛痰化瘀，益气通络。

［方药］颈肢灵Ⅰ号。水煎服，日3次。

②肝肾亏虚，筋骨失养型

［症状］肢体沉重无力，屈伸不利，筋惕肉瞤，头身摇动，步履蹒跚，肌

肉萎缩，伴神疲倦怠，腰背酸软，头晕目眩，或阳痿遗精，小便淋沥不禁，语言不利。舌淡红，脉沉细无力。

［治法］温补肝肾，益精填髓。

［方药］颈痛灵Ⅱ号。水煎服，日3次。

（2）推拿疗法

本病一般不宜采用颈椎旋扳手法，可以采用轻柔的理筋手法，以疏通经络、镇静解痉、增强肌力。常用推拿方法如下。

①颈部按揉、推擦、弹拨。

②按揉肩髎、肩贞、缺盆、极泉、曲池、小海、合谷等穴。

③按压急脉、冲门、环跳、血海、足三里、八风、三阴交等穴。

④按四肢各关节功能位充分屈伸旋转各关节。

⑤抖动四肢各大小关节。

⑥对四肢关节从上至下顺序揉捏，其中重点揉捏肱骨内外髁及前臂、股四头肌内侧和跟腱两侧。

（3）针灸疗法

①体针

常用穴位：颈夹脊、大椎、肩井、曲池、合谷、髀关、足三里、悬钟、阳陵泉、承山、委中。每次选用5~6个穴，日1次。可间隔使用电针，尤其是肌肉萎缩明显者。

②耳针

常用穴位：颈椎、皮质下、肾上腺、交感、神门。同侧取穴，亦可对侧或双侧取，每次取2~3个穴，用毫针刺，留针1~2小时，隔日1次，10次为1个疗程，亦可选用王不留行籽等做耳穴贴压。

③水针

取穴：颈夹脊穴。常用药液：维生素B_1、维生素B_{12}、当归注射液、威灵仙注射液、狗脊注射液等，每次选用1~2种药液，2~3个穴位每穴注射1.5~2ml，日1次或隔日1次，10次为1个疗程。

（4）理疗

①石蜡疗法

利用加热后的石蜡敷贴于患处，使局部血管扩张，循环加快，有利于组织水肿的消散和血肿吸收，并有消炎、镇痛、解痉等作用。

②离子导入法

将配制好的中药煎剂（药物组成：川草乌各20g，秦艽15g，蒲公英30g，当归15g，乳香20g，威灵仙30g，干姜20g，独活15g，杜仲20g，白芷20g，苏木20g，牛膝10g，骨碎补30g）用棉垫湿透后趁热放于颈部，然后接通离子导入机。

（5）手术疗法

手术方法分前路及后路两种术式。前路手术的目的是：①彻底减压。②稳定颈椎。其手术指征为无椎管狭窄的脊髓型颈椎病。手术方式主要是椎间盘切除加椎体间植骨。后路手术的目的是：扩大椎管，解除后方脊髓的压迫，同时尽可能减少颈椎后部结构的损伤，临床上前路手术较常用。

5. **医案举隅**

案1 盖某，男，46岁。20××年8月5日初诊。

［主诉］颈僵，两下肢无力，足底感觉迟钝，走路不稳1年余。

［病史］无明显诱因，1年来两下肢酸痛、发紧、沉重，行走不稳逐渐加重，近日尚有尿急、便秘。曾在许多医院多方治疗，未见明显效果。

［体格检查］颈部僵硬，活动受限，颈胸段压痛（+），压顶试验（+），双侧霍夫曼征（+），步行不稳，膝反射、跟腱反射亢进，巴宾斯基征试验（+）。脉象沉细无力，舌苔薄白。

［理化检查］X线片：侧位片示颈椎生理弯曲减小，斜位片示颈4~5、颈5~6间钩椎关节均有骨刺突向椎间孔，相应椎间孔变窄；CT检查：颈4~5、颈5~6关节增生，间盘突出。

［诊断］脊髓型颈椎病（正气不足，痰瘀互阻）。

［治法］祛痰化瘀，益气通络。

［处方］颈肢灵Ⅰ号（补阳还五汤化裁）。

黄芪50g，鸡血藤25g，丹参20g，穿山甲（炮）15g，当归15g，胆南星10g，地龙20g，葛根20g，桃仁15g，怀牛膝15g，香附15g，赤芍15g，红花15g，仙灵脾15g，寸云20g。水煎服，日1剂，分3次温服。

该方连进10剂，下肢酸痛减轻，走路稍有力；大小便基本恢复。又嘱服原方黄芪加25g，地龙加10g，仙灵脾加10g。又进20剂，两下肢行走有力，步态较稳，但仍有麻木感。上方加白茯苓30g，再进20剂，同时配服壮骨伸筋胶囊。

［治疗效果］病状稳定，活动基本自如。

案2 张某某，男，38岁。20××年11月2日初诊。

［主诉］颈部疼痛，双手麻木半年，加重1个月。

［病史］半年前因外伤，出现颈部疼痛，双手麻木，活动中度受限，遂到当地医院经治疗，略有缓解，具体治疗不详，近1个月逐渐症状加重，双手握力差、持物易坠落，故来本院治疗。现症：颈部疼痛，双手麻木，活动中度受限，双手握力差、持物易坠落。

［检查］颈部僵硬，功能活动障碍，双侧霍夫曼征（+），胸腰部有束带感，双上下肢腱反射亢进，舌红苔薄白，脉沉弦。

［理化检查］颈椎CT示：颈5、6椎间盘突出。

［诊断］脊髓型颈椎病。

［治法］活血化瘀，通络止痛。

［处方］赤白芍各15g，红花15g，桃仁15g，黄芪30g，当归20g，川芎15g，葛根20g，地龙20g，刘寄生15g，姜黄15g，泽泻15g，蜈蚣2条。7剂，日1剂，口服。

辅以颈椎牵引，日1次，每次15分钟。

二诊：20××年11月11日。经治疗，颈部疼痛及双手麻木明显减轻，活动轻度受限，双手握力渐强，睡眠尚可。辨证：本病现以气滞血瘀症状为主，经治疗虽好转，但仍须补气养血、活血通络治疗，前方续服不变。嘱患者低枕睡眠，2周后复查。

三诊：20××年11月25日。患者自诉症状明显减轻，颈部略有疼痛，麻木明显缓解，活动增大，双手握力渐恢复。辨证：经治疗，气滞血瘀症状明显改善，停服中药及颈椎牵引，行神灯理疗，以巩固疗效，嘱2周后复查。

［治疗效果］颈部无明显疼痛，双手仍略有麻木感，活动可，嘱患者适当进行颈部肌肉功能锻炼。

案3 李某某，男，38岁。20××年6月15日初诊。

［主诉］颈部疼痛，双手指尖麻木45天。

［病史］45天前因劳累导致颈部疼痛，双手指尖麻木，左腿酸软不用，右小腿麻木，足麻木，曾在个体诊所就诊，针灸、口服汤药治疗，症状略有缓解。

［体格检查］颈4、5、6、7棘突及棘旁触压痛（+），颈部活动受限：前屈40°，后伸30°，左右侧屈各30°，左右旋转30°；双上肢肌张力略增高，肌力5级，双上肢肱二、三头肌腱及桡骨膜反射活跃，双下肢肌力、肌张力正常，左前臂、左手尺侧皮肤触、痛觉迟钝，颈椎间孔挤压试验（+），左侧臂丛神经牵拉试验（+），双侧霍夫曼征（+）。脉沉涩，舌苔薄白。

［理化检查］自带MRI重扫提示：颈4~5、颈5~6、颈6~7间盘突出，颈4~5椎管狭窄。

［诊断］颈椎病（脊髓型）。

［治法］补阳通督化瘀，壮筋骨。

［处方］生黄芪60g，当归尾20g，川芎15g，赤白芍各20g，丹参20g，桃仁15g，红花15g，土鳖虫15g，天麻15g，仙灵脾20g，寸云15g，白术20g，怀山药20g，骨碎补20g，香附15g，甘草10g。7剂，水煎服，日服2次。

中成药：壮骨伸筋胶囊6粒，日3次，口服。

二诊：20××年6月22日。患者自述：服药后，颈部疼痛减轻，双手指尖麻木减轻，腿走路略有劲，小腿麻木减轻。脉沉弦细，舌苔厚白。

［处方］黄芪80g，当归30g，川芎15g，白芍30g，丹参20g，桃仁15g，红花15g，土鳖虫15g，天麻15g，仙灵脾30g，寸云15g，炒白术20g，山药20g，申姜20g，炙附子7.5g（先煎30分钟），桑枝20g。14剂，水煎服，日1剂。

中成药：壮骨伸筋胶囊6粒，日3次，口服。

三诊：20××年7月6日。患者自述：症状继续好转，睡觉醒来有抽筋改变。有时手麻，走路有劲。脉弦细，舌苔薄白。

［处方］黄芪100g，当归20g，川芎15g，白芍30g，丹参20g，桃仁15g，红花15g，土鳖虫15g，仙灵脾30g，炒白术20g，怀山药20g，葛根20g，申姜30g，姜黄15g，炙附子10g（先煎30分钟），肉桂10g。14剂，水煎服，日1剂。

中成药：壮骨伸筋胶囊6粒，日3次，口服。

四诊：20××年7月20日。患者自述：症状同前，睡醒偶有抽筋，右手不麻，左手麻。走路较前有力。脉沉弦细，舌苔厚白。

［处方］黄芪90g，当归20g，川芎15g，白芍20g，丹参20g，丝瓜络30g，薏苡仁（包煎）30g，地龙20g，桃仁15g，红花15g，熟地黄30g，怀山药20g，炒白术20g，葛根20g，申姜20g，炙附子10g（先煎30分钟），肉桂10g，炙甘草10g。14剂，水煎服，日1剂。

中成药：壮骨伸筋胶囊6粒，日3次，口服。

五诊：20××年8月3日。患者自述：颈部无疼痛症状，手指尖无明显麻木，右足底略麻，双腿走路正常。脉弦细，舌苔厚白。

［处方］黄芪120g，当归30g，川芎20g，白芍30g，葛根20g，桃仁15g，红花15g，地龙20g，丹参20g，炙乳香、没药各15g，木瓜20g，天麻15g，肉桂10g，白术30g，陈皮15g，炙附子6g（先煎30分钟），桑枝20g。14剂，水煎服。

中成药：壮骨伸筋胶囊6粒，日3次，口服。

［治疗效果］患者症状基本消失。

小　结

脊髓型颈椎病虽较为少见但症状严重，且多以隐性侵袭的形式发展，易误诊为其他疾患而延误治疗时机，因此其在诸型颈椎病中处于重要地位。由于脊髓型颈椎病起病隐匿，不同个体间差异较大，脊髓受损表现多种多样，其发展速度、趋势和转归也各有差异。

脊髓型颈椎病在中医学中虽然没有此提法，但其相应症状，多体现在痹证中，痹之为病多为人体气血虚弱，复感风寒湿邪。《素问·痹论》云："风、寒、湿三气杂至，合而为痹也。"可因外邪不同，而有偏盛。本病的发生和发展是由于各种原因引起脊髓受压、脊髓变性所致。刘老认为是属于颈背部"督脉"和"足太阳膀胱经"两经气血运行失调，日久瘀痰互阻，正气不足，故治宜祛痰化瘀、益气通络为法。以补气养血，改善局部血运，缓解肌肉痉挛，增强肌力，稳定椎体，恢复肢体功能。

（四）椎动脉型颈椎病证治

由于颈椎间盘退变所出现的患椎失稳，骨质增生，软组织充血、水肿、痉挛等病理改变，刺激或压迫椎动脉及其周围的交感神经而引起椎-基底动脉系统供血不足者，称之为椎动脉型颈椎病。其主要症状是眩晕，故又称“眩晕型颈椎病”或“颈性眩晕”，是中老年人较为常见的慢性疾患，在颈椎病中占20%左右。好发年龄在35~60岁之间，平均45岁。女性明显多于男性。男女之比约为1 ∶ 1.5。

椎动脉型颈椎病是影响中老年人身心健康的常见病，随着社会的发展，生活方式及环境的改变及人口的老年化，其发病率将会不断升高，但其确切的病因及发病机制目前尚不清楚。

本病命名较混乱，如外伤性颈性眩晕、后颈交感性综合征、Barre-Lieou综合征、椎动脉缺血综合征、颈源性椎-基底动脉供血不足等。比较规范的名称应为“椎动脉型颈椎病”或“颈椎病（椎动脉型）”。中医界多称为“眩晕型颈椎病”或“颈性眩晕”。

本病临床症状较为复杂，易与内科、神经科、五官科等多种疾病相混淆，其误诊率在颈椎病各型中占首位。本型多合并神经根型，临床诊治要分清主次轻重。

1. **病因病机**

刘老认为椎动脉型颈椎病以眩晕为主要症状，当属中医“眩晕”范畴；又因常合并颈肩臂疼痛，而具有“痹证”的特点。因此，本病之眩晕与其他各科之眩晕的病机有很大的区别。

刘老指出椎动脉型颈椎病为本虚标实之证，本虚乃脏腑功能衰弱，标实为经脉阻滞。脏腑功能衰弱，影响气血津液的正常代谢，则产生痰浊、瘀血等病理产物，阻滞于经脉则影响精血上承荣脑，在脏腑功能衰退、精血亏虚的基础上，进一步加重了脑部的失养状态，从而发生眩晕等症状，这是本病的基本病机所在。

（1）痰犯头颈

痰犯头颈是本病的首要病机。中老年人肝肾功能逐渐衰退，加之劳倦、七情所伤，致使脏腑功能失调，气血津液代谢紊乱，从而出现痰浊、瘀血等病理产物，而“瘀血既久，化为痰水”（唐容川），痰浊上犯头颈，既可循经入脉直冲犯脑，扰乱清空；又可阻滞颈部经脉，影响精津气血上行，从而髓海失充。五脏之中，肝肾与本病中痰的产生关系最密切。肾主水，内寄元阴元阳。肾气虚衰，气化不利，水液上泛为痰。故明·王节斋在《明医杂著》中曰："痰之本，水也，属于肾。"吴澄《不居集》中曰："肾为生痰之源。"肝主疏泄，调畅气机。今肝脏亏虚，复有情志所伤，导致肝脏功能失调而疏泄无力，气机虚滞。宋·严用和《济生方》曰："人之气道贵乎顺，顺则津液流通，绝无痰饮之患。"若"七情沮乱，脏气不行，郁而生痰"（陈无择）。"痰多夹血""痰瘀同源"，因而本病多出现痰瘀互结的病理变化，如颈肩臂麻木、疼痛，眩晕每因颈部转动而诱发或加重。

（2）肝阳上亢

肝肾阴虚，虚火内扰，易灼津为痰。若阴虚不能制约肝阳，可出现阳亢风动，引动内痰，形成肝阳夹痰上扰之证。

（3）气血亏虚

脾胃为气血生化之源，脾主运化水谷精微，若生化不及则气血化源匮乏；脾气主升，脾虚清阳不得舒展，营血不能上承，则清窍失养而作眩晕，多伴有全身乏力、食少、失眠、健忘等症。

（4）肝肾不足

肝主藏血，主筋；肾藏精，主骨。本病大多有肝肾精血不足，则髓海空虚，从而出现"髓海不足，则脑转耳鸣，胫酸眩冒，目无所见，懈怠安卧"（《灵枢·海论》）的病理现象。此为本病的病理基础，也可见于本病的后期。

总之，本病病机较复杂，其病情变化，不仅取决于整个机体的内在环境，而且还受社会心理因素的影响，病情反复发作，缠绵难愈。

2. 西医学的认识

（1）骨赘的影响

这里所说的骨赘是指钩椎关节（Luschka关节）骨赘，它在本病的发病环节中是一个重要的因素，是产生临床症状的病理基础。Luschka关节增生变形最易向外侧压迫刺激椎动脉及其周围的软组织。再加上体内外各种因素的影响，产生临床症状。如颈部的扭挫等外力改变了骨赘的原来位置而加重对椎动脉的压迫；或劳损、外感风寒湿邪等，使颈部肌肉发生痉挛，骨赘周围产生无菌性炎症反应，代谢产物堆积，刺激椎动脉丛，使椎动脉在受压的基础上又发生痉挛；或Luschka关节囊滑膜的肿胀、充血及渗出，减少了横突孔的横径，从而加重了对椎动脉的压迫，使椎动脉的血流量减少而出现脑供血不足。

（2）椎间隙变窄的影响

颈椎间盘总高度占颈脊柱总高度的20%~25%，椎间隙变窄后，颈脊柱的总高度就要相应降低，与之相伴行的椎动脉也势必发生改变。传统的观点认为，此时椎动脉会出现“长则必曲”的改变。我们认为这种观点不妥，因为椎间盘的退变是一个缓慢的渐进过程，此间椎动脉会通过自身的调节而发生缓慢的弹性回缩，以便使本身的长度与颈段脊柱的长度保持协调，因而不存在所谓的“相对变长”，也就没有“长则必曲”的结局。相反，椎动脉的长度较以前变小，管壁增厚，血管外径增大，而内径变小，尤其是位于横突孔内的一部分。一般情况下，可以不出现临床症状，若椎动脉有硬化，加之颈部因各种因素的影响而发生结构力学平衡紊乱等，使管腔已经变小的椎动脉无法代偿，最终导致其血流量的减小。

（3）颈椎节段性失稳的影响

颈椎发生退变后，椎间隙变窄，Luschka关节及后关节的关节间隙也变窄，其周围的韧带及关节囊变得较为松弛，顺应性降低，脊柱的内在稳定结构遭到破坏，力学平衡发生紊乱。日常生活中颈部活动频繁，活动度较大，因而容易发生生理曲度改变，小关节错动、旋转等，使椎动脉受到不断的拉伸和扭曲，其周围的交感神经丛也经常受刺激。另外，为了维持颈脊柱的稳定，其周围的肌肉等外在稳定装置发生保护性收缩，日久则影响颈部的灵活性而出现颈僵痛，局部血液循环障碍，发生出血、水肿等病理变化，刺激压迫椎动脉丛，从而反射性引起椎动脉痉挛。

总之，各种因素的综合作用导致椎动脉狭窄，并进而反射性引起基底动脉痉挛，使椎-基底动脉系血流量减少，从而出现脑供血不足，这是本病的主要病理机制。有人通过试验发现颈内动脉系对椎-基底动脉系供血不足的代偿意义不大。传统观点认为，只有当两侧椎动脉同时存在病损时，才有可能出现椎-基底动脉供血不全。但新研究发现，单侧椎动脉压迫性病变也易导致椎动脉供血不足。其机制可能是，患侧椎动脉不断遭受骨性压迫刺激及椎动脉周围的交感神经受刺激，引起椎动脉及其分支的痉挛狭窄，而对侧椎动脉代偿不全。

3. 诊断要点

（1）以发作性眩晕为特点，眩晕可因颈部转动而诱发或加重，重者伴有恶心呕吐。

（2）多伴有头痛，耳鸣。

（3）可有失眠多梦、易惊等神经衰弱症状。

（4）多有猝倒史，即患者突感四肢无力而跌倒在地，但神志清，自己可立即爬起来。多数患者能回忆起与转头有关。

（5）可伴有肩臂麻痛等根性症状。

（6）多有颈部僵硬、疼痛、活动受限。

（7）颈4~7棘突或其两侧多有固定压痛点。

（8）旋头试验阳性。

（9）X线片显示生理曲度改变，钩椎关节增生、椎间隙变窄、小关节紊乱等。

（10）TCD检查多发现椎动脉的收缩期峰速、平均血流速度降低，脉动指数增高，波形改变，基底动脉血流速度多增快。颈内动脉系统多无明显改变。

（11）血流动力学检查多发现全血黏度、血浆黏度、全血还原黏度、血细胞比容均高于正常人，异常率在84%左右。

（12）其他。如听性脑干诱发电位、脑血流图等有一定的参考价值。最近有人利用CT测量横突孔的形态，来作为术前诊断的依据。

4. **鉴别诊断**

椎动脉型颈椎应与Meniere综合征、眼源性眩晕、位置性低血压、内听动脉栓塞、链霉素中毒、神经官能症等相鉴别。

5. **治疗方法**

刘老治疗椎动脉型颈椎病有丰富的临床经验。目前临床常用的方法主要有：中药、推拿、针灸等，尤其是以中药为主配合手法等内外兼治之法疗效最优。

（1）中药疗法

①痰阻经脉型

［症状］眩晕时作，恶心欲吐，头重如蒙，耳鸣乏力，胸脘痞闷，舌苔白滑或厚腻，脉象弦滑或濡缓。重者可出现昏厥猝倒。

［治法］补肾疏肝，化痰通络。

［方药］颈晕汤（经验方）。

姜半夏15g，茯苓30g，白芍30g，白芥子10g，胆南星10g，熟地黄15g，香附10g，仙灵脾15g，穿山甲10g，川芎10g，葛根30g，甘草10g。水煎服，日1剂。

［加减］①痰郁化热者，加柴胡10g、郁金10g。②恶心呕吐频繁者，加赭石15g、竹茹10g、旋覆花10g。③伴失眠多梦者，加夜交藤20g、远志10g。

②肝阳上亢型

［症状］眩晕耳鸣，头胀痛，烦躁易怒，颈项转侧不利，腰膝酸软，头重脚轻。舌红少津，脉弦细或滑数。

［治法］平肝潜阳，祛痰活血。

［方药］天麻钩藤饮加减。

天麻10g，钩藤15g，生地黄15g，白芍20g，夜交藤10g，牛膝10g，僵蚕10g，生龙骨30g，生牡蛎20g，丹参30g，茯苓15g，半夏10g，葛根10g，菊花10g，川芎10g，甘草10g。水煎服，日1剂。

［加减］①肝火旺盛者，加川楝子10g、龙胆草10g、柴胡10g、白蒺藜15g。②阴虚火旺者，加黄柏10g、知母10g、牡丹皮10g、天门冬各10g。

③痰浊阻滞型

［症状］眩晕，头痛，伴肩臂麻木重痛，发作时多伴恶心呕吐。胃纳欠佳，心悸乏力。或兼见肌肉萎缩。舌质暗或有紫点、苔腻，脉多细涩或弦滑。

［治法］祛痰化瘀，通络定眩。

［方药］导痰汤合桃红四物汤化裁。

半夏15g，茯苓30g，胆南星15g，枳实10g，天麻15g，钩藤20g，白芍15g，川芎15g，穿山甲（炮）10g，当归20g，全虫5g，地龙15g，黄芪20g，苏木15g，骨碎补20g，甘草10g。水煎服，日1剂。

④气血虚弱型

［症状］头晕目眩，动则尤甚，面色皖白或不华，心悸气短，倦怠少食，便溏，肢体麻木。脉沉细无力，舌质淡白。

［治法］补养气血，舒筋通络。

［方药］归脾汤化裁。

黄芪30g，党参20g，白术15g，升麻10g，当归15g，白芍20g，茯苓30g，鸡血藤30g，熟地黄30g，陈皮20g，丹参15g，远志10g，酸枣仁10g，骨碎补10g，甘草10g。水煎服，日1剂。

⑤肝肾不足型

［症状］眩晕耳鸣，精神萎靡，健忘失聪，腰膝酸软无力。偏于阳虚者，四肢欠温，舌淡，脉沉细；偏于阴虚者，五心烦热，舌红，脉细数。

［治法］补益肝肾，益精定眩。

［方药］骨质增生汤（经验方）。

熟地黄30g，鸡血藤20g，骨碎补20g，肉苁蓉20g，鹿衔草20g，仙灵脾20g，菟丝子20g，甘草5g，威灵仙15g，莱菔子15g，楮实子15g。水煎服，日1剂。

［加减］偏于阳虚者，加鹿角霜20g、肉桂10g。偏于阴虚者，加知母10g、黄柏10g、白芍20g。

（2）推拿疗法

患者端坐于方凳上，双手放于膝部，头部略前屈，全身放松，术者立于其后，然后按下列步骤施法。

①穴位按摩

术者用拇指按揉百会、风府、阿是穴（颈部压痛点），用拇、示指拿捏两侧风池穴及天柱穴。

②拔伸松解法

术者一手托住患者下颌，另一手扶住其后枕部，两手同时用力向前上方拔伸，持续约3分钟。然后缓慢做头颈部前屈后伸5~6次，再徐徐左右旋转至最大生理限度5~10次。若有棘突偏歪，则加用旋扳手法。

③理筋手法

在颈项肩背部施以推、㨰、叩击手法结束治疗。每次30分钟，日1次。

推拿的目的在于调整颈椎的内外力学平衡，解除局部软组织的充血、水肿、痉挛等炎性反应，从而解除椎动脉的扭曲和受压状态，恢复椎动脉的正常血液供应。

（3）牵引疗法

参见本节“六、基本治法”（137页）。

（4）针灸疗法

①体针

常用穴位有百会、风池、大椎、天柱、列缺、丰隆、足三里、太冲、阿是穴。每次选用4~5个穴，常规针刺法。

②耳穴压丸

常用穴位：颈椎、肾、肝、脾、神门、皮质下、内耳、枕。

操作方法：局部常规消毒，王不留行籽放于0.8cm×0.8cm方形胶布上，贴压于所选耳穴上。拇、示指相对揉压之，至患者产生酸、麻、胀、痛、热等感觉。嘱患者每日自行按压3~5次。

每周贴压3次，每次贴压一侧耳穴4~5个，两耳交替应用。

③磁疗法

古人曰："益眠者，无如磁石，以为益枕可老不昏。"近年来，磁疗法发展很快，采用稀土元素制成永磁体，有钡铁氧体、锶铁氧体、铝镍钴、钙钴永磁等品种。常用的磁感应强度为0.03~0.3T。

于颈部夹脊穴、阿是穴上敷贴磁片，做旋磁治疗。每次20分钟，日1次，10次为1个疗程。

本法具有镇静、止痛、消炎、消肿作用，并有良好的降血压作用，故对并发高血压者较为适宜。

（5）练功疗法

参见本节"六、基本治法"（138页）。

6. **医案举隅**

案1　张某，女，56岁。20××年4月5日初诊。

［主诉］阵发性头晕，恶心，有时耳鸣，手麻2年余。

［病史］无任何诱因出现阵发性头晕，转身或转头时症状加重，甚至站立不稳而突然跌倒。之后发现颈活动受限，双手持物时发抖。曾按梅尼埃病及神经官能症治疗无效。

［体格检查］颈外形正常，后伸活动受限，左右旋转头部时诉头晕加重。脉沉弦，舌苔淡黄稍腻。

［理化检查］MRI：颈4~5、颈5~6椎间盘突出，椎动脉彩超：右侧椎动脉屈曲变窄。

［诊断］椎动脉型颈椎病。

［治法］补肾疏肝，化痰通络。

［处方］天麻15g，钩藤20g，半夏15g，茯苓20g，胆南星10g，丹参15g，香附15g，葛根20g，竹茹15g，陈皮15g，蔓荆子15g，白芍20g，黄芩10g，甘草

10g。水煎服，日1剂。

该方连进6剂，头晕减轻，已不恶心，耳鸣轻，按原方不变，加桂枝15g，连进10剂。仅遗少许头胀和手麻，余症悉退。后投颈痛胶囊连服3周而痊愈。

[治疗效果] 诸症消除，活动自如。

案2 李某，女，44岁。20××年1月5日初诊。

[主诉] 因颈肩痛，头晕、头胀、胸闷、恶心欲吐3个月余。

[病史] 颈肩痛，头晕、头胀、胸闷、恶心欲吐3个月，有时右臂酸痛、手麻。曾在某医院牵引按摩，服颈复康、颈痛灵等药，无明显效果。

[体格检查] 颈活动不受限，颈胸段压痛（+），压头试验（+），转头时头晕。脉象弦滑，舌红、苔薄白根腻。

[理化检查] X线检查：颈椎变直，项韧带钙化；斜位片示：颈4~5、颈5~6钩椎关节增生，相应椎间孔变窄。椎动脉彩超：双侧椎动脉屈曲变窄。

[诊断] 颈椎病（椎动脉型）。

[治法] 通脉化痰，平肝息风，清眩舒颈。

[处方] 天麻15g，钩藤20g，石决明（先煎）30g，姜半夏15g，茯苓20g，葛根20g，陈皮15g，旋覆花15g（包煎），竹茹15g，天竺黄15g，丹参15g，泽兰15g，僵蚕15g，全蝎5g，白芍20g，甘草10g。日1剂，嘱服1周。

二诊：患者自述：服药1周，头晕减，已不恶心，惟头胀、胸闷仍然。

[处方] 治按前方减旋覆花、竹茹，加菊花20g、紫苏梗15g。嘱继服2周。

三诊：胸闷减，头胀轻。惟颈僵、肩酸胀时作。嘱按复诊方连服2周，诸症悉退。后服颈痛胶丸2周，以巩固疗效。

案3 包某某，女，33岁。20××年4月27日初诊。

[主诉] 颈肩痛、头晕4年，加重15天。

[病史] 患者4年前出现颈肩部疼痛，伴头晕，自行理疗及休息后，症状未缓解，近15天无明显诱因症状加重。

[体格检查] 颈部僵硬，颈椎4、5、6、7棘突旁压痛，颈活动不受限，压顶试验（+），双侧臂丛牵拉试验（-），双侧上肢腱反射未见明显异常，双侧霍夫曼征（-）。脉沉弦细，苔薄白。

[理化检查] X线颈椎侧位、双斜位片：颈椎生理曲度略变直；颈4~5、颈

5~6、颈6~7钩椎关节增生。

［诊断］颈椎病（椎动脉型）。

［治法］清眩舒颈。

［处方］天麻15g，钩藤20g，半夏15g，白术20g，茯苓20g，陈皮15g，旋覆花15g（包煎），竹茹15g，白芷10g，川芎10g，葛根20g，石决明30g，白蒺藜15g，全蝎5g，牡丹皮15g，菊花20g，蔓荆子15g，女贞子15g，夜交藤20g。5剂，水煎服，日服1剂。

中成药：颈痛胶囊6粒，日3次，口服。

二诊：20××年5月5日。症状明显好转，颈部稍痛，双手无麻木感，头晕、头痛减轻，不恶心。舌质淡红、苔薄白，脉沉细略弦。

［处方］治按前方加茺蔚子15g，汉防己15g。5剂，水煎服，日服1剂。

中成药：颈痛胶囊6粒，日3次，口服。

三诊：20××年5月12日。颈部无明显疼痛，偶有头晕、无头痛，舌质红、苔薄白，脉沉细。

［处方］生地黄20g，女贞子15g，牡丹皮15g，茯苓15g，怀山药20g，泽泻15g，山萸肉20g，天麻10g，川牛膝15g，葛根20g，炙甘草5g。5剂，水煎服，日服1剂。

中成药：颈痛胶囊6粒，日3次，口服。

［治疗效果］2周后随诊时患者自述颈部无疼痛，无头晕、头痛。

案4　孟某某，女，36岁。20××年4月20日初诊。

［主诉］颈部疼痛，头晕3年。

［病史］3年前因劳累后出现颈部疼痛，双肩臂部疼痛，双手麻木，伴有头晕、头痛，偶尔耳鸣，自服药物（具体不详），症状无缓解，失眠多梦。

［体格检查］颈部生理曲度变直，颈4~6棘突旁触压痛（+），颈部活动受限：前屈40°，后伸25°，左右侧屈各30°，左右旋转30°，颈椎间孔挤压试验（+），双侧臂丛神经牵拉试验（+），双上肢肌张力略增高，肌力5级，双上肢肱二、三头肌腱及桡骨膜反射活跃，双侧霍夫曼征阳性。脉沉弦细，舌苔薄白。

［理化检查］自带MRI示：颈3~4、颈4~5、颈5~6椎间盘突出。

［诊断］颈椎病（椎动脉型）。

［治法］通督舒颈。

［处方］颈痛1号加白蒺藜20g，乌梢蛇20g，鸡血藤15g，补骨脂20g，白术30g，炙附子10g（先煎30分钟），山萸肉20g，菊花20g，蔓荆子15g，白芷10g，夜交藤50g，加姜、枣。14剂，水煎服，日服1剂。

中成药：颈痛胶囊6粒，日3次，口服。

二诊：20××年5月4日。患者自述：颈部疼痛减轻，双肩臂部疼痛，双手无麻木感，但仍头晕、头痛，多梦、失眠，耳鸣仍然。脉沉细无力，舌苔薄白。

［处方］颈痛1号加白蒺藜20g，乌梢蛇20g，鸡矢藤15g，生白术30g，炙附子10g（先煎30分钟），山萸肉20g，菊花20g，蔓荆子15g，白芷10g，夜交藤50g，炒枣仁20g，加姜、枣。5剂，水煎服，日服1剂。

三诊：20××年5月12日。患者自述：颈部偶有疼痛，双肩臂部稍感酸痛，头晕、头痛减轻，多梦、失眠改善，耳鸣缓解。脉沉细无力，舌苔薄白。

［处方］颈痛1号加白蒺藜20g，乌梢蛇20g，菊花20g，桑白皮20g，蔓荆子15g，竹茹10g，广陈皮10g，桔梗10g，杏仁10g，加姜、枣。5剂，水煎服，日服1剂。

［治疗效果］2周后疼痛症状基本消失，但仍偶有多梦、失眠症状，耳鸣明显减轻，嘱患者适当休息，改掉不良生活习惯。

小　结

椎动脉型颈椎病，临床症状较复杂，易与内科、神经科、五官科等多种疾病相混淆，其误诊率在颈椎病各型中占首位。本型多合并神经根型或交感神经型，临床诊治要分清主次轻重。本病以“眩晕”为主要症状，又因常合并颈肩臂酸痛，而具有“痹证”的特点。因此，本病的眩晕与其他各科之眩晕的病理机制有着很大的区别。

刘老认为椎动脉型颈椎病，为本虚标实之证，本虚乃脏腑功能衰弱，标实为经脉阻滞，影响气血津液的正常代谢，则产生痰浊、血瘀等病理产物，阻滞于经脉则影响精血上荣于脑，在脏腑功能衰退、精血亏虚的基础上，进一步加重了脑部的失养（供血不足）状态，从而产生“眩晕”等症状，这是本病的基本病理机制所在。

本病多因颈部长期劳累，处于疲劳状态，故局部经脉瘀滞，郁久生痰，影响精血上荣，髓海失充，肝风内动，风火上扰，而现椎动脉型颈椎病之诸多见症。自拟“清眩舒颈汤”治之。方用天麻、钩藤、石决明平肝息风为主药，配川芎以通经活血、凉血清热，葛根、半夏、茯苓、白术、全蝎化痰解痉，合橘皮、旋覆花、竹茹以和胃降逆止呕，用白蒺藜、女贞子以明目，牡丹皮之益阴凉血。白芷、蔓荆子清利头目、止痛，更因其头胀不解，胸闷仍然，是以增菊花之清头目消胀。所以诸药相互配伍，有增有减，则肝风息，髓海充，阴阳和，晕止，头清目明，神亦安矣。

（五）交感神经型颈椎病证治

交感神经型颈椎病，系由分布在颈脊神经根、脊膜、小关节囊上的交感神经纤维受到刺激所致，约占颈椎病的10%。它可与神经根型颈椎病合并存在。有交感神经兴奋或抑制症状。

1. **病因病机**

交感神经型颈椎病，属“眩晕”“心悸”以及部分五官科疾病的范畴。多为素体不健，气血不足，筋骨失养，发生退变；或肝肾两虚，精血亏损。盖脑为髓海，精血亏，则脑府空虚，发为眩晕，血虚不荣于心则心悸、怔忡；抑或肝郁气滞，情志不遂，不得疏泄，症见纳呆，嗳气，吞咽不适，目胀痛，眼睑无力、下垂；若郁久化火，常见肝阳上亢之证，又或肝木旺脾土受克，不能运化水湿，内聚为痰，上蒙清窍则发眩晕（即“无痰不作眩”），痰阻中焦则脘闷不舒。

2. **诊断要点**

（1）交感神经兴奋症状

①偏头痛、颈枕痛，时有头晕、恶心呕吐、失眠多梦。

②目胀痛、干涩，眼冒金星，视物模糊，飞蚊症等。亦可出现眼睑下垂、瞳孔扩大；可有咽喉不适或异物感，耳鸣、听力减退。

③肢体发凉、麻木，遇冷时有刺痒感或麻痛，局部皮温降低，但痛温觉正常。

④多有血管扩张症状，如指端发红、烧灼、喜冷怕热，疼痛过敏，以及颈背部灼热感等。

⑤心律多表现不正常，心动过速或过缓，也有二者交替出现，多见有心前区痛（“假性心绞痛”）。

⑥血压异常，忽高忽低。

⑦多汗或少汗，这种现象可只限于头、颈、双手、双足或一个肢体，亦可出现在半身。

⑧急性发作时可有尿频、尿急、尿不尽，发作过后此症状消失。与脊髓型颈椎病造成的持久性排尿障碍不同。

（2）交感神经抑制症状

患者自感头晕、视物不清，眼睑下垂、鼻塞、流泪，心跳缓慢，血压偏低，胃肠蠕动增加或嗳气。

3. **诊断依据**

单纯交感神经型颈椎病，诊断较困难，一般多根据临床症状及X线检查，进行诊断。

（1）有典型的自主神经功能紊乱症状，如头部症状、心脏症状或周围血管症状，尤以周围血管症状明显，头部症状次之。

（2）X线表现为颈椎退行性改变，椎体失稳。

（3）若难以确诊，可行诊断性治疗，行星状神经节或硬膜外封闭，若封闭后自主神经紊乱症状消失，则首先考虑为交感神经型颈椎病。亦可在硬膜外注射高张盐水，以诱发交感神经症状，或加重原来的症状，从而确诊该病。

4. **鉴别诊断**

交感神经型颈椎病应与雷诺病、神经官能症、冠状动脉供血不全、梅尼埃病、椎动脉型颈椎病等疾病相鉴别。

5. **治疗方法**

刘老治疗交感神经型颈椎病一般采取中药（内服、外熨）、针灸或封闭等疗法。

（1）中药内治法

①心脾气虚型

［症状］头晕、头痛，视物模糊，目胀痛、干涩，肢麻，项强，心悸，失眠，面无华色，气短懒言。舌质淡、苔薄白，脉沉细无力。

［治法］补心养脾，安神镇静，舒筋活络。

［方药］归脾汤加减。

黄芪30g，当归15g，川芎15g，白芍15g，茯神20g，石决明20g，天麻15g，钩藤15g，人参15g，葛根15g，炒枣仁15g，龙眼肉15g，夜交藤30g，甘草7.5g。水煎服，日1剂。

②肝肾亏损型

［症状］头晕、耳鸣、耳聋，失眠多梦，目胀痛、干涩，肢麻，腰膝酸软，五心烦热，潮热盗汗等。舌质红、苔白腻，脉细数。

［治法］滋阴补肾，益血养肝，活血通络。

［方药］六味地黄汤加味。

熟地黄30g，鸡血藤20g，山茱萸15g，怀山药15g，盐泽泻15g，白茯苓15g，牡丹皮15g，紫丹参15g，当归15g，石决明25g，明天麻15g，杜仲15g，夜交藤30g。水煎服，日1剂。

③肝郁气滞型

［症状］头晕，目花，嗳气，吞咽不适，胸胁胀痛，纳呆，呕恶等，脉沉弦或沉涩，舌苔薄白根腻。

［治法］疏肝理气，解郁化痰，通络止痛。

［方药］理气止痛汤。

柴胡15g，延胡索15g，丹参15g，广木香7.5g，香附15g，青皮25g，郁金15g，姜半夏15g，厚朴15g，杏仁15g，竹茹15g，砂仁7.5g，九香虫10g。水煎服，日1剂。

④痰湿中阻型

［症状］头晕、头痛，耳鸣、耳聋，脘闷不舒，恶心呕吐，四肢麻木，肢

倦乏力。脉沉缓或濡数，舌苔薄白根腻。

［治法］化痰除湿，理脾清肝，通络止痛。

［方药］理脾化痰汤。

苍白术各20g，茯苓20g，陈皮15g，枳实15g，姜半夏15g，竹茹15g，旋覆花（包煎）15g，郁金15g，杜仲15g，续断15g，天竺黄15g。水煎服，日1剂。

（2）中药外治法

①熏洗药

［功用］温经通络，化瘀散结，驱风止痛。

［组成］透骨草30g，威灵仙20g，急性子20g，半夏15g，海桐皮15g，桂枝15g，三棱15g，莪术15g，麻黄15g，红花15g，艾叶15g，川椒15g，细辛15g，防风15g。

［制用法］共为粗末，分4份装纱布袋内扎口。用时先将药袋放水盆内浸泡1小时以上，然后加热熬沸，待温熏洗颈部，每次5~15分钟。每日2~3次。

②熨腾药

［功用］舒筋散结，通络止痛。

［组成］透骨草30g，威灵仙20g，急性子20g，羌活20g，五加皮20g，荆芥15g，防风15g，麻黄15g，官桂15g，半夏15g，山楂15g，细辛15g。

［制用法］共为粗末，分4份装纱布袋扎口，放水盆内先浸泡1小时，然后加热熬沸，挤去水趁热（注意勿烫伤皮肤）熨腾颈枕部，每次1小时以上，每日2~3次。每袋可使用2日。

（3）针灸疗法

取穴：风池、风府、天柱、大椎、颈夹脊、后溪、中渚、内关、合谷、列缺、绝骨等穴。可根据突出的主要症状，每次可选用3~5个穴（包括主、辅穴）。运用“实证泻之，虚证补之”之法则，每多取效。

（4）封闭疗法

①星状神经节封闭疗法

采用高位侧入法星状神经节封闭治疗，可使交感神经紊乱消失。取复方丹参注射液5ml加1%普鲁卡因5ml、曲安奈德注射液25mg以环状软骨为标志，平齐的颈椎横突为第6颈椎横突，胸锁乳突肌后缘与颈外浅静脉的交叉点为星状神经节穿刺点，与皮肤垂直进入至颈椎横突尖，针尖触到骨质后，调正进针方向，使针尾向后并向头倾斜约45°，刺向横突前尖部，回抽无血及脑脊液后即可注射。

②硬膜外封闭疗法

于颈椎硬膜外腔内注射复方当归注射液、1%普鲁卡因、泼尼龙混合液，有时疗效明显。但本操作较为复杂，技术要求高。穿刺部位多在颈6间隙、颈7~胸1间隙。2周1次。最多可治疗3次。

6. 医案举隅

案 李某，女，43岁。2003年9月5日初诊。

［主诉］颈僵、头晕、头痛、多汗、心慌半年余。

［病史］无明显诱因，半年前偶感颈部僵硬，手麻，继之头晕、头痛，目胀、视物模糊。近来全身乏力，并有心慌、胸闷，眼睑无力，遇冷两手麻胀，且刺痒不适，平时多汗，失眠多梦。虽经多方治疗，但效果不显。

［体格检查］颈部活动不受限，无压痛，双侧霍夫曼征阳性；膝反射、跟腱反射亢进，划跖试验（–）；心率62次/分。脉沉细无力，舌质淡、薄白。

［理化检查］X线检查：颈椎侧位片显示颈椎生理曲度减小，颈4、颈6椎前后缘骨质增生，颈4、5椎不稳；斜位片示颈4~5、颈5~6钩椎关节增生，相应椎间孔变窄。

［诊断］交感神经型颈椎病（气血两虚，心肾不交）。

［治法］补益气血，交通心肾，镇静安神。

［处方］归脾汤加减。

人参15g，当归15g，黄芪20g，茯神15g，白术15g，龙眼肉15g，炒枣仁15g，远志15g，石菖蒲15g，枸杞子15g，菟丝子15g，葛根20g，全蝎5g。水煎服，日1剂。

该方连进10剂。头晕、手麻减轻，乏力、心悸亦轻。效不更方，原方不变，继服16剂，手麻、胀消失，多汗、怕冷亦好转。嘱按原方继进10剂。而后嘱服人参归脾丸加颈痛胶丸历2个月余。

［治疗效果］经治疗，诸症悉退，患者无明显不适。

小　结

交感神经型颈椎病，属“眩晕”“心悸”以及部分五官科疾病的范畴。多为素体不健，气血不足，筋骨失养，发生退变，或肝肾不足，精血不足。盖脑为髓海，精血亏则脑府空虚，发为眩晕，血虚不荣于心则心悸；抑或肝郁气滞，情志不遂，不得宣泄，若郁久化火，见肝阳上亢证，又或肝木旺，脾土受克，不能运化水湿，内聚为痰，上蒙清窍，亦发眩晕，痰阻中焦则脘闷不舒。本例系心脾气虚交感神经型颈椎病，用归脾汤为主方随证加减，以期能健脾养心、益气补血，气旺则血生，故使颈僵、头晕、头痛、多汗、心悸等症消退。

（六）混合型与其他型颈椎病证治

颈椎病两种或两种以上类型同时存在，可诊断为混合型颈椎病。其诊断与治疗，可参阅本书各型颈椎病进行处理。

除上述混合型颈椎病外，还有其他型颈椎病，如颈椎椎体前缘骨赘形成，压迫或刺激食管而引起的以吞咽困难为主要症状的颈椎病，即食管压迫型颈椎病。但其发病率不高，容易误诊和漏诊，给患者带来不应有的经济和精神负担。下面专门介绍食管压迫型颈椎病的证治。

食管压迫型颈椎病又称吞咽困难型颈椎病，主要由于椎间盘退变继发前纵韧带及骨膜下撕裂、出血机化钙化及骨刺形成所致。此种骨刺体积大小不一，以中、小者为多，矢状径多小于5mm，在临床上相对少见，易被误诊或漏诊。

1. 病因病机

本病可因素体不健，肝肾不足，精血亏虚，筋骨失于濡养，以致退变、增生，压迫于局部；亦可因恚怒，忧思，气结生痰，凝结于上焦，致食管狭窄，饮或可下，食则碍入。本病近似于中医学“噎膈”或“梅核气”，但此二证绝非食管狭窄型颈椎病。食管狭窄型颈椎病的体征较明显，如颈僵、头胀、手麻；椎间孔挤压试验、臂丛神经牵拉试验、头后伸旋转试验皆为阳性；X线摄片检查颈椎生理曲度有改变，多数有椎体失稳，钩突关节增生，颈椎（颈5、6居多）前方可见鸟嘴样骨赘形成。上述这些症状，“噎膈”和“梅核气”都不具备。故临证理当细辨。

2. **诊断要点**

（1）吞咽困难，尤以仰头时明显，甚则不能吞食硬质食物。

（2）颈部酸痛，颈肌紧张，活动轻度受限。

（3）多伴有其他型颈椎病，尤以交感神经型颈椎病症状较多见。

（4）X线摄片检查，可见颈椎椎体前方骨赘形成（如鸟嘴样骨刺）；钡餐透视可显示食管因骨赘突起压迫而变窄。

（5）必要时可用食管镜检查，以排除食管癌、食管憩室等疾患。

3. **鉴别诊断**

与食管癌、颈性吞咽障碍、吞咽肌无力、梅核气、噎膈等疾病相鉴别。

4. **治疗方法**

（1）中药疗法

①阴虚痰阻型

［症状］颈酸痛，颈肌紧张，吞咽困难，咽中如有硬物梗塞，咽之不下，咯之不出，咽喉干涩刺痛，胸骨后胀痛，时有头晕、耳鸣、盗汗、五心烦热等症。脉细数，舌红苔白根腻。

［治法］证属阴虚火旺、痰瘀交阻，治宜育阴清热、化痰散结。

［方药］养阴化痰汤。

熟地黄30g，沙参15g，党参15g，瓜蒌15g，郁金15g，威灵仙20g，生牡蛎30g（先煎），山慈菇15g，僵蚕15g，炮山甲15g，土鳖虫15g，牡丹皮15g，重楼15g，橘红15g。水煎服，日1剂。

②气滞郁结型

［症状］颈僵不适，咽中如有硬物梗塞，吞咽困难。胃脘胀满，胸胁作痛，郁闷不舒，伴有嗳气恶心。

［治法］疏肝解郁，和胃降逆，软坚散结。

［方药］化瘀散结汤。

威灵仙20g，广橘红20g，山慈菇15g，三棱15g，莪术15g，炮山甲15g，皂角刺15g，土鳖虫15g，两头尖15g，丹参15g，郁金15g，厚朴15g，姜半夏15g，紫苏梗15g。水煎服，日1剂。

（2）针灸疗法

①主穴

A.天突穴。位于胸骨上缘，窝内正中。

［刺法］先直刺入0.1~0.2寸，然后将针竖起，沿胸骨缘向下刺0.5~1.5寸。

［注意］此穴深部有气管，在胸骨柄的后方有无名静脉及主动脉，勿刺上。

B.廉泉穴。在颈部正中线结喉上，靠舌骨体上缘陷中，仰头取之。

［刺法］向舌根部位，直刺1~2寸。

②配穴

A.巨阙穴。在脐上6寸。凡并发心悸怔忡、胃痛呕吐者配主穴用。直刺0.8~1.3寸。

B.鸠尾穴。在脐上7寸。

［刺法］直刺0.5~1.0寸。凡并发心悸、呕逆者配主穴用。

［注意］穴下正当肝左叶，不可深刺，慎之。

5. **医案举隅**

案1 孙某，女，56岁。19××年3月20日初诊。

［主诉］颈僵痛，头晕、恶心，吞咽困难，气短乏力8个月。

［病史］无明显诱因，8个月前自觉颈部不适，继之头晕恶心，心慌乏力，胸闷胸痛。尤其吞咽困难，食管似有物梗塞，吐不出、咽不下，情绪紧张、心情不愉快时则症状加重。曾按“梅核气”治疗，症状略减，但终未治愈。

［体格检查］颈活动仰头受限，低头症状减轻，颈肌紧张。患者痛苦面容，消瘦，脉沉弦，舌淡苔薄白。

［理化检查］X线检查：侧位片可见颈6椎体前缘有一较大鸟嘴状骨赘；钡餐透视则见颈5~6椎间隙处食管受压变窄。

［诊断］食管压迫型颈椎病（气滞郁结，痰瘀交阻）。

［治法］行气解瘀，通络化痰。

［方药］化瘀散结汤。

［处方］广橘红20g，威灵仙20g，三棱15g，莪术15g，山慈菇15g，皂角刺15g，紫丹参15g，广郁金15g，川厚朴15g，姜半夏15g，紫苏叶15g，炮山甲15g，苦桔梗15g。水煎服，日1剂。

二诊：进10剂后患者精神状态较好，自述服药后症状有些好转，气短乏力、胸闷减轻，但吞咽仍感困难。

［处方］遂在前方基础上加土鳖虫15g、山豆根15g，威灵仙加10g。

嘱再进10剂。症状明显好转，吞咽困难缓解，效不更方，嘱继服30剂。

［治疗效果］吞咽困难基本消失，其他症状亦随之消退。

案2　胡某，男，48岁。19××年4月10日初诊。

［主诉］颈部不适，吞咽困难1年。

［病史］患者自觉颈僵，继之咽喉干燥疼痛，胸骨后发胀，干涩刺痛，吞咽困难，近两个月症状加重，虽有饥饿感，亦不愿进食，且有恐惧感，每餐只能进流食，如牛奶、豆浆等。经常头晕、恶心；手足心发热，腰酸腿软，全身乏力，小便短黄。

［体格检查］形体消瘦，面无华色，忧郁苦闷，无欲懒言；舌质红、苔白微腻，脉细数。剑突下压痛（+）。

［理化检查］X线检查：颈椎侧位片可见颈6椎体前缘有一较大鸟嘴样骨赘；钡餐透视显示颈5~6间隙处食管受压变窄。

［诊断］食管压迫型颈椎病（阴虚火旺，痰凝梗阻）。

［治法］养阴清热，解凝散结。

［方药］养阴化痰汤加减。

［处方］生地黄30g，北沙参20g，大麦冬15g，黑元参15g，广郁金15g，全瓜蒌20g，川厚朴20g，姜半夏15g，威灵仙20g，僵蚕15g，苦黄芩15g，广橘红15g，生牡蛎30g（先煎）。水煎服，日1剂。

上药连进10剂，咽喉干燥、食管发胀、干涩感均有好转，吞咽疼痛减轻，但进食稀粥仍有疼痛。舌质淡、苔薄白不腻，脉细数。前方减苦寒之黄芩，加山豆根15g、木蝴蝶15g、山慈菇15g、炮山甲15g，再进10剂。咽喉干燥，食管发胀，干涩感进一步减轻，进食稀粥略有疼痛，头晕、恶心减轻。近日睡眠欠佳，多梦。于前方（复诊方）加夜交藤30g。进10剂后来诊，上述症状明显好转，吞咽困难基本消失。嘱按前方再服20剂后来诊。

［治疗效果］颈部不适、吞咽困难症状消失。

小　结

食管型颈椎病，临床上很少见。上述两个病例相距10余年。一例为20世纪60年代初；另一例于20世纪80年代中发现。经过运用我国中医学的辨证施治法则，两例患者均获痊愈。

本病多为素体不健，肝肾不足，精血亏虚，筋骨失养，以致发生退变、增生，压迫局部；亦可因喜怒忧思，气结生痰，凝结于上焦，致气管狭窄，饮或可下，食则碍入。本病近似中医学“噎膈”或“梅核气”，但此二症绝非食管狭窄型颈椎病。食管狭窄型颈椎病的体征较明显，如颈僵、头胀、手麻；X线片检查：颈椎（颈5~6）前方可见鸟嘴样骨赘形成。

第五节　颈椎骨折

脊柱在人体骨骼中占有重要地位，其生理弯曲可以缓冲外力对脊柱的冲击和震荡，但当强大的直接或间接暴力作用于脊柱时，会破坏其稳定和平衡性及椎骨的连续性。其中，颈椎骨折占脊柱损伤的3.8%，多属于非稳定性骨折，是脊柱骨折中较严重的一种，伴有脊髓损伤而危及生命。

颈椎是椎骨中活动最大的椎体。颈椎共7块，在脊柱椎体中体积最小，其上端由寰枕关节与头颅相接。

第1颈椎又名寰椎，其形态与其他颈椎相比虽有共同的结构，例如都有横突及横突孔，各有两个上、下关节突以及一个较大的椎孔，但最大的差别是没有椎体，棘突极短。第2颈椎又名枢椎，其基本形态与其他颈椎相似，但其外形特点是椎体向上伸出形成齿状突。

第3至第7颈椎一般椎体较小，呈横椭圆形，椎体中部略细，上、下两端膨大，上、下椎体之间形成了马鞍状的对合，以便保持颈部脊柱在运动中的相对稳定。椎体上面的后缘两侧有向上的脊状突起称为钩突，它们与上位椎体下面的后缘两侧呈斜坡形对应部分相对合，形成所谓钩椎关节，即Luschka关节。颈椎4~6水平的Luschka关节是骨赘的好发部位。椎弓向前与椎体相连处较细，称为椎弓根。上、下椎弓根之间形成椎间孔，脊神经在此孔穿出。神经根的营养动脉也经此孔进入椎管。椎弓根向后是板状部分称为椎板，上下椎板之间有黄韧带连接。

一、病因病机

中医学对颈椎损伤的认识早就有记载，古人称之为“旋台骨”“玉柱骨”等，如《医宗金鉴·正骨心法要旨·旋台骨》记载：“旋台骨，又名玉柱骨，即头后颈骨三节，一名玉柱骨”；并阐述了其损伤机制及治疗方法，如“此骨被伤，共分四证：一曰从高坠下，致颈骨插入腔内，而左右尚活动者，用提颈法治之……一曰仆伤，面仰头不能垂，或筋长骨错，或筋聚，或筋强骨随头低，用推、端、续、整四法治之。”《外台秘要》曰：“因跌打压损……头项伤折骨节。”指出了颈椎骨折的外因多为外力，尤其是多自头部的纵向挤压暴力所引起。在治疗方面，传统的药物、推拿、牵引疗法受到欢迎，并收到良好效果。

二、西医学认识

寰椎骨折主要是因暴力由颅骨向颈椎轴向传导的过程中，寰椎作为枕颈移行部的重要结构，因其解剖结构不同于其他椎体，没有椎体及关节突，外观呈椭圆形，由两侧块及前后弓组成。两侧块外厚内薄，与前、后弓连接处相对薄弱，当轴向应力转化为离心向的水平应力，导致寰椎的爆裂性骨折。当应力作用于一侧，导致一侧椎弓或侧块骨折，如果侧块外移距离较大，可能存在横韧带断裂。

当颈长肌剧烈收缩时可能寰椎水平骨折、前结节撕脱性骨折；当颈椎过伸时可能造成寰椎后弓骨折。

枢椎椎体骨折的报道不多，实际上这种损伤并非不常见，只是散在于Hangman骨折（枢椎创伤性滑脱）和齿突骨折的专题报道中，一些非典型的Hangman骨折的报道实际上是枢椎椎体骨折。枢椎齿状突由于局部解剖学上特殊性，当其骨折时不愈合率较高，日后的不稳定持续存在，可能导致急性或迟发性颈髓压迫并危及生命。齿状突骨折在成人的颈椎损伤中占10%~15%。

下颈椎是指颈3~7椎节，下颈椎骨折或骨折脱位在颈椎损伤中较为常见，以青壮年居多，随着工业交通运输和体育事业的发展，青少年和老年人颈椎损伤也日益增多。颈椎损伤的病因取决于伤者在受到外力作用的瞬间体位、姿势以及外力的性质、方式和作用时限。

颈椎在遭受过伸暴力作用时，致上下位椎板之间相互猛烈撞击而引起骨折。骨折部分多发生在关节突后至棘突之间，骨折线呈斜行。好发于颈椎退变的中老年人，但也会发生于青壮年。直接暴力造成的椎板骨折，多见于战时的火器性损伤，如子弹和弹片伤，多合并颈椎其他结构的损伤。锐器（如刀尖或金属锐器等）直接刺入致椎板骨折，平时或战时都可见，两者同属开放性损伤。椎板骨折片陷入椎管导致脊髓损伤，但致伤物直接对脊髓损伤更多见，也更严重。

当头颈部被重物打击，而致颈椎猛烈屈曲时，在力作用点之下的棘突和肌肉发生强烈地对抗性牵拉时，即可造成棘突撕脱骨折，故棘突骨折多由于颈椎骤然过屈所致。当人处在挥动铁铲时，突然猛烈用力，使肩胛肌剧烈收缩并与斜方肌等形成不协调的收缩，引起棘突骨折。骨折多为一个棘突，有时为两个棘突骨折。

颈椎受到侧屈暴力是颈椎钩突骨折常见的致伤原因。颈椎钩椎关节对椎体的稳定有重要作用。当颈椎遭受到侧方屈曲或垂直暴力作用时，一侧钩椎关节受到张应力而分离，而另一侧受到旋转及压应力或旋转撞击作用，可造成骨折。严重者该侧椎体也可引起压缩骨折。这种不对称的骨折，常伴有数种附件骨折，如椎弓、关节突关节等，但极少有移位或仅轻度移位。骨折片如进入椎间孔则产生神经根损伤，但较少合并脊髓损伤。

三、临床分型

（一）根据损伤病程分类

由于损伤后病程长短不同处理方式有异，故临床上将其分为：

（1）急性颈椎损伤。颈椎损伤3周内均属于急性损伤，但与损伤早期有区别。

（2）陈旧性颈椎损伤。颈椎损伤3周以上，软组织已获初步愈合，属于陈旧性损伤。

（二）根据损伤部位和类型分类

1. 上颈椎损伤

指枕-寰-枢椎复合体任何结构损伤。常见以下类型：

①寰枕关节脱位。②寰枢关节半脱位。③寰椎爆裂性骨折（Jeffcrson骨折）。④寰椎前弓撕脱骨折。⑤寰推后弓骨折。⑥枢椎椎弓骨折（Hangman骨折）。⑦枢椎椎体骨折。⑧齿状突骨折。⑨寰枢间韧带损伤、寰枢关节脱位。由于损伤机制不同，可以多种损伤类型并存。

（1）寰椎骨折的分类

A.寰椎前后弓四处骨折即爆裂性骨折，亦称为Jefferson骨折。

B.侧块的粉碎性骨折，较为常见，由于横韧带附着点的脱离致横韧带失去生理作用，是一种不稳定骨折。

C.单侧半环骨折（前后弓同侧骨折）。

D.侧块线性骨折。

E.后弓骨折。

F.前弓骨折。

G.前后弓不同侧骨折。

C、D、E、F、G型骨折均为稳定性骨折，判断骨折稳定性的主要标准是横韧带在解剖及生理功能上是否完整。

（2）枢椎骨折的分型

①枢椎齿突骨折

根据骨折部位分成3型。

Ⅰ型：齿突尖端翼状韧带附着部的斜行骨折，约占4%。

Ⅱ型：齿突与枢椎椎体连接处（齿突腰部）的骨折，占65%（亚型：即ⅡA型齿突骨折：齿突基底部骨折，骨折端后下方有一枚较大的游离骨块，为不稳定骨折，单纯支具治疗容易发生骨不连）。

Ⅲ型：枢椎体部骨折，这一部分相当于胚胎时间前寰椎与尾侧C_2体节融合处，占31%。

②Hangman骨折（枢椎创伤性滑脱）Pepin-Hawking分类：此种比较简单，只是根据骨折移位情况将枢椎椎侧弓骨折分为2型：Ⅰ型，骨折没移位，损伤

范围涉及枢椎后柱；Ⅱ型，骨折有移位，除后结构受到损伤外，前方的韧带及$C_{2\sim3}$椎间盘均受到损伤。

③枢椎椎体骨折的部位，位于齿突基底部和双侧椎弓根之间，按照骨折的形态，可分为3型。

Ⅰ型：骨折线呈冠状排列的垂直的枢椎椎体骨折。

Ⅱ型：骨折线呈矢状方向的垂直枢椎骨折，即枢椎侧块骨折或枢椎上关节突骨折。

Ⅲ型：骨折线呈水平方向的椎体部骨折，即齿突Ⅲ型骨折。

2. 常见的颈椎（$C_{3\sim7}$）骨折

主要有以下类型：①单纯椎体楔形压缩骨折。②垂直压缩骨折。③颈椎椎板骨折。④颈椎棘突骨折。⑤颈椎钩突骨折。

3. 按脊柱损伤机制分类

以Allen等提出的分类方法为基础：①屈曲压缩型（compressive flexion，CF）。②屈曲牵张型（distractive flexion，DF）。③伸展压缩型（compressive extension，CE）。④侧方屈曲型（lateral flexion，LF）。⑤伸展牵张型（distractive extenxion，DE）。⑥垂直压缩型（vertical compression，VC）。

四、临床表现

首先患者有明显的外伤史，主要临床表现为颈部疼痛，颈部棘突和棘突旁压痛明显。颈椎活动受限甚至无法活动，呈僵直状态。合并神经压迫者，表现出相应的神经系统症状和体征，若压迫神经根则会出现肩臂和手部麻木、疼痛或感觉过敏，严重者肢体瘫痪。损伤严重时可造成脊髓损伤，出现损伤平面以下感觉、运动和括约肌功能障碍。有时可引起脊髓前动脉损伤或压迫，导致脊髓前侧损害的特殊临床征象。常有运动功能丧失。

颈椎单纯椎板骨折可仅仅表现为局部疼痛和颈部功能运动受限。如合并脊髓损伤则表现出相应的临床症状和体征。

颈椎棘突骨折主要表现为疼痛、肿胀和颈椎活动受限。患处明显肿胀，可见广泛皮下瘀血，局限性压痛，活动的棘突有时可触及骨擦音和异常活动。

颈椎钩突骨折在临床并不少见，但容易被忽视。患者有明显屈曲、垂直和旋转等暴力作用，如果已发现椎体脱位或骨折脱位，应注意观察钩突影像学表现。凡是颈椎损伤后有急性神经根性疼痛或神经根支配时功能改变，都应考虑钩突骨折的可能。

寰椎骨折患者表现为颈部疼痛、僵硬，常以双手托住头部，避免其活动。颈部有明显压痛，颈后肌群痉挛，活动受限，咽部肿胀或有瘀血。如第2颈神经（枕大神经）受累时，患者感觉枕部疼痛、颈肌痉挛、颈部活动受限。若伴脊髓损伤，可有运动感觉丧失。损伤严重者可致瘫痪甚至立即死亡。

枢椎齿状突骨折患者一般自述枕部和颈后部疼痛，并常有枕大神经分布区域的放射痛。应注意头颈是否有僵硬呈强迫体位，典型的体征为患者以手扶持头部可缓解疼痛，但在临床上并不常见。有15%~33%的患者有神经系统的症状和异常体征，其中以轻度截瘫和神经痛最为常见，严重者还可发生呼吸骤停，多见于老年人，常常当即死亡；枢椎齿状突骨折主要的临床表现为颈部或枕部疼痛和头颈活动受限，极少合并脊髓或神经根损伤，若合并$C_{1\sim2}$其他部位损伤，较少出现神经症状。

五、辅助检查

（一）X线检查

寰椎骨折需投照开口位及正、侧位X线片，并在开口位片上测量了解寰椎压迫骨折与寰枢椎不稳的情况，正常的寰椎侧块外缘与枢椎关节突外缘在同一直线上，寰椎骨折者双侧侧块向外移位，侧块外缘超过枢椎关节突外缘。测量侧块向外移位的距离，两侧之和超过6.9mm，表明寰椎横韧带断裂，导致寰枢不稳定。开口位上寰椎两侧块与齿状突间的距离相等而对称；侧位X线片上可见到寰椎后弓双重骨折，骨折线经过椎动脉沟。侧位片上寰椎前弓后缘与齿状突前缘，即寰齿间距正常为3~5mm，在3mm内是较恒定的标志，如果寰齿间隙大于5mm，可能为寰椎骨折合并横韧带断裂。

枢椎骨折X线检查也应包括正、侧位片和开口位片（开口位尤为重要）。清晰的开口位片可以显示齿突骨折及其骨折的类型，侧位片能够显示寰枢椎是否脱位。在读片时一定注意齿突骨折可能合并寰椎骨折；对于Hangman骨折诊断主要依靠侧位片，侧位片一般可清楚地显示骨折线及移位和成角的情况，典型表现是双侧枢椎峡部骨折，骨折线呈垂直或斜行，枢椎椎体可有不同程度的移位和成角畸形。动力拍片可提供骨折块的稳定性；枢椎侧块骨折在侧块移位较轻时，常规X线片往往不能发现直接的骨折征象，仅能发现颈椎生理弧度减小或者变直。在这种情况下，颈椎的薄层CT扫描往往可以发现骨折线的存在。颈椎侧位片对枢椎椎体Ⅰ型骨折的诊断非常有用。侧位片可显示骨折线通过枢椎椎体背侧，椎体的前方大部分和寰椎一起向前移位，并伴屈曲或伸展的成角畸形，而其椎体骨折后、下部分仍在原处，位于C_3椎体上方正常位置，开口位片和冠状面的断层片对Ⅱ型骨折的诊断非常有价值，可显示枢椎侧块塌陷、寰椎侧块进入枢椎上关节面。

对于颈3~7单纯椎体楔形压缩骨折，颈椎正、侧位X线片上显示损伤的椎体前部压缩，整个椎体呈楔形改变；有时可表现小关节突骨折；而垂直压缩骨折，侧位X线片显示椎体粉碎性骨折，骨折片向前凸出颈椎前缘弧线，向后凸入椎管。颈椎生理弧度消失；正位片提示椎体压缩性骨折。颈椎椎板骨折，X线常常不能清楚地显示损伤部位。只能在清晰的侧位X线片上可见椎板骨折，前后位片由于骨性组织重叠无法辨认；颈椎棘突骨折，侧位X线片上显示棘突骨折线自上斜向下方，骨折的棘突向下方移位并与上位棘突分离，此为本病的典型X线表现；颈椎钩突骨折，X线常常不能清楚地显示颈椎钩突骨折的损伤部位。

（二）CT检查

CT检查可以清楚显示椎体损伤情况、爆裂的形态和分离移位的特点，尤其能显示骨折片在椎骨内的大小和位置及其与脊髓之间的关系，为这类损伤的诊断提供了极为有用的根据。为了解椎体及附件的损伤细微结构的变化，宜采用断层拍片及CT扫描，同时也可以进行三维重建。三维重建有助于对骨折形态的全面了解，对于可疑累及枢椎前结构的非典型Hangman骨折（枢椎椎体骨折）尤为必要。对于齿突骨折读片时应注意骨折移位程度，位移超过5mm者愈合多延迟；此外，尚可依据颈咽间隙增宽（即咽后壁与第3颈椎椎体之间的距离，正常为4mm以内）进行判断。

（三）MRI检查

MRI检查对骨折的观察不如CT清晰，能判断脊髓有无损伤，主要用于伴有脊髓症状者，可了解脊髓及周围软组织的情况，对整个颈椎的损伤可有全面的评估，并为手术入路的选择提供依据。

六、诊断及鉴别诊断

1. 创伤性寰枢椎半脱位

该病常遭受挥鞭样损伤，造成寰横韧带断裂，X线片见寰齿间隙增大，张口困难，齿突轴线与两侧块距离不等。

2. 颈椎病

多发于中老年人，颈项强痛，可向前臂放射，活动受限，屈颈试验、臂丛神经牵拉试验或头顶叩击试验阳性。X线片示：一般无骨折，椎体退行性变等。

3. 颈椎关节突脱位

颈椎受到屈曲剪切暴力，如挥鞭样损伤时，可发生关节突半脱位或者全脱位。主要表现为颈部疼痛呈保护性僵直，活动受限，肌肉痉挛，损伤平面以下有程度不同的神经根痛及颈脊髓功能障碍。X线片可见椎体前倾向前移位，相邻棘突间张开，小关节分离，一个或两个关节突交锁。

七、治疗

对于稳定型损伤以保守治疗为主，通常采取牵引或支具、石膏固定。而不稳定的损伤，特别是下颈椎骨折脱位，脊椎排列异常，可合并骨折，常伴有不同程度的脊髓损伤，甚至危及生命。颈椎骨折脱位治疗的目的在于保护脊髓、减轻或防止继发损害、恢复颈椎序列，从而保持颈椎的长期稳定性。下颈椎骨折脱位治疗应以尽快恢复颈椎正常序列、彻底减压、恢复椎间高度和生理曲度及重建颈椎即刻稳定性为基本原则，早期解除脊髓压迫是治疗关键。

（一）保守治疗

1. 牵引

一般对于无颅脑损伤及脊髓神经症状者，可采取非手术治疗。主要有颅骨牵引、支架或颈托等方法固定。不伴有颅脑损伤或脊髓神经损伤者，一般先维持牵引，然后再给予头-颈-胸石膏固定；伴有脊髓神经损伤者：在采用颅骨牵引期间，密切观察神经损伤症状的恢复情况，并注意保持呼吸道通畅。一般这样的患者需行气管切开，待病情稳定，神经症状基本消失后再按前法治疗；卧床牵引时间一般不少于3周；伴有颅脑等其他损伤者：优先处理危及生命等的更为严重的损伤，但应注意对颈部的制动与固定，以防加重损伤。

2. **药物治疗**

颈椎牵引固定的同时可根据传统医学的骨折的三期分治理论来组方用药。骨折的中药辨证治疗包括内服药和外用药，按骨折三期辨证用药。

（1）骨折初期：由于筋骨脉络损伤，血离经脉，瘀积不散，气血凝滞，经络受阻，伤处肿痛，痛处固定，坐卧不利，颈部刺痛，痛有定处，僵硬，舌质紫暗，或有瘀点瘀斑，舌苔黄或薄白，脉数或弦涩。治宜活血祛瘀、消肿止痛。内服方用复元活血汤、活血止痛汤、桃红四物汤等加减，中成药可用活血丸等药；外用化瘀止痛膏等。

（2）骨折中期：肿胀逐渐消退，疼痛明显减轻，但瘀肿虽消而未尽，骨尚未连接，活动受限，舌质暗、苔薄白，脉弦。治宜和营生新、接骨续筋。内服方用新伤续断汤、续骨活血汤、桃红四物汤、接骨丹等加减；中成药可用接骨丹等续筋接骨药；外用接骨散等。

（3）骨折后期：疼痛消退，已有骨痂生长，但骨不坚强，且病久体虚，筋骨润养不足，舌质淡暗、苔薄白，脉弦细。治疗上宜补肝肾、壮筋骨、养气血；外治宜舒筋活络。内服方用接骨丹、壮骨伸筋胶囊等。

（二）手术治疗

手术的目的主要包括矫正畸形、脊髓和神经根减压、重建稳定性。通常采用减压、植骨融合内固定手术。一般在治疗的同时我们还应注意以下几点。

1. **保持呼吸道通畅**

呼吸道的通畅具有重要意义，尤其是对颈5椎节以上的完全性脊髓损伤者更应注意，宜及早行气管切开。

2. **恢复椎管形态及椎节稳定**

通过非手术或手术方法首先恢复椎管的列线，如此方可消除对脊髓的压迫。与此同时还应设法保证受损椎节的稳定以防引起或加重脊髓损伤。除用牵引疗法使颈椎制动外，还可酌情采取前路或后路手术疗法。

3. **切除椎管内致压物**

凡经CT或MRI等检查已明确位于椎管内有致压物时，均应设法及早切除，并同时行内固定术。一般多选择颈前路手术。对个别病情严重者，也需同时予以颈后路固定术。对全身情况不佳者则可暂缓施术。

4. **促进脊髓功能的恢复**

在减压的基础上，尽快地消除脊髓水肿及创伤反应，给予神经营养剂及改善血循环的药物。对脊髓完全性损伤者，应着眼于手部功能的恢复与重建，包括根性减压（伤者必须有腕部功能保存）及肌腱转移性手术等。

5. **后期病例**

对不全性瘫痪者，主要是切除妨碍脊髓功能进一步恢复的致压物及功能重建；而对完全性脊髓损伤者则以椎节稳定预防并发症及康复为主。

八、预防

本病无特殊的预防措施，主要是避免外伤。其次是注意预防并发症。

对于枢椎椎体骨折Ⅰ型骨折的患者伴随神经损害的概率较高。因枢椎椎体前半部分连同寰椎向前移位，而枢椎椎体后侧骨折碎片仍留在原位，从而造成脊髓受压的危险，但也有神经功能完整仅有颈部剧烈疼痛主诉的报道。Ⅱ型骨折的患者一般不伴有神经损害症状，仅有局部症状，颈部疼痛、僵硬。本病其他的并发症还包括：脊髓、椎动脉损伤及脑脊液漏等。

对于齿突骨折患者来说，齿状突不连是齿状突骨折最易发生的并发症，在临床上并不少见，尤其好发于骨折线通过齿突腰部的Ⅱ型骨折。主要是由于该型骨折易发生错位，因为齿状突尖韧带与翼状韧带的牵拉可使骨折分离，且后方的横韧带的推挤也可使其移位。

在疾病的预防过程中，医护人员还要注重对患者的调护，治疗期间应坚持佩戴固定架和颈托，并加强全身的功能锻炼。针对老年人骨折后紧张、焦虑、悲观、痛苦等多种情绪反应，有的放矢地进行心理疏导。术后卧床期间要鼓励患者多饮水，协助患者定时翻身、拍背，局部受压皮肤可每日用温水擦洗或按摩，对于体弱消瘦的患者，在臀部垫气圈，以防止坠积性肺炎、褥疮等长期卧床并发症的发生；保持会阴部清洁，防止发生泌尿系感染。

九、医案举隅

案1 李某，女，42岁。20××年8月28日初诊。

［主诉］颈部疼痛，活动受限13小时。

［病史］患者缘于13小时前因车祸致使颈部疼痛，活动受限，被救护车送至当地医院，在当地医院经过检查后诊断为“颈椎4椎体骨折脱位”，给予颈托固定，患者为求进一步治疗故来我院就诊。

［体格检查］患者被抬入诊室，颈托外固定，颈部明显肿胀，颈部皮下散在瘀斑，颈椎活动度未查，双上肢肌力Ⅳ级，双上肢肱二、三头肌腱及桡骨膜反射减弱，双肩部和双上肢皮肤感觉减弱，双侧霍夫曼征阴性。舌苔薄白根腻，脉弦滑。

［理化检查］自带颈椎CT示：颈4椎体楔形变，相应水平椎管狭窄。

［诊断］颈4椎体骨折。

［治法］活血化瘀，疏通脏腑。

［处方］当归尾20g，川芎15g，丹参15g，赤芍15g，杜仲20g，桃仁15g，北柴胡15g，红花15g，山甲珠15g，厚朴15g，陈皮15g，车前子20g（包），大黄15g（后下）。水煎300ml，分2次，早晚温服。

再行颈椎牵引。

二诊：20××年9月4日。患者自述颈部已不痛，双上肢麻木减轻。

［处方］前方去大黄，加郁李仁15g、神曲15g。7剂，水煎服。

口服接骨丹，每次5g，每日3次。

三诊：20××年9月11日。患者自述颈部已不痛，双上肢麻木明显减轻。

［处方］前方不变，7剂，水煎服。

口服接骨丹，每次5g，每日3次。

案2 孙某，女，56岁。20××年5月12日初诊。

［主诉］头晕，颈肩部疼痛、活动不利3天。

［病史］3天前因外伤致使头晕，颈肩部疼痛、活动不利，左手麻木，曾在

某西医院就诊，诊断为“颈5、颈6椎体骨折”，建议手术治疗，患者拒绝，给予颈椎围领固定，患者为求进一步诊治，故来我院就诊。

［体格检查］颈椎围领外固定，颈部生理曲度变直，颈5、6棘突旁压痛（+），颈部活动受限，双上肢肌力Ⅳ级，左侧肱二、三头肌腱反射略减弱，左前臂尺侧皮肤触痛觉迟钝，双侧霍夫曼征阴性。脉沉缓，舌苔薄白。

［理化检查］颈椎正侧位X线示：颈椎变直，颈5、颈6椎体楔形变。颈椎CT示：颈椎变直，颈5、颈6椎体楔形变，椎体后缘有骨块突入椎管，相应硬膜囊受压。

［诊断］颈5、颈6椎体骨折。

［治法］舒颈壮骨，活血化瘀。

［处方］黄芪25g，当归15g，葛根20g，桂枝15g，姜黄15g，丹参15g，天麻15g，赤芍15g，延胡索15g，香附15g，泽泻15g，甘草10g，蜈蚣2条，白蒺藜20g，乌梢蛇20g，鸡矢藤15g，山萸肉20g，桑枝15g，白术30g，补骨脂20g，炙附子10g（先煎30分钟），加姜、枣。日1剂，7剂，水煎服。

配合持续枕颌牵引。

二诊：2012年5月19日。患者自述：颈部疼痛明显减轻、左肩部稍痛，左手麻木缓解。脉沉缓无力，舌苔薄白。

［处方］调整前方去炙附子10g，加续断50g。日1剂，7剂，水煎服。

口服接骨丹，每次5g，每日3次。

三诊：20××年5月26日。患者自述颈部略感疼痛，左肩偶有疼痛，左手麻木明显减轻，睡眠欠佳。脉沉缓无力，舌苔薄白。

［处方］前方加肉桂6g、夜交藤50g，加姜、枣。日1剂，7剂，水煎服。

中成药：口服接骨丹，每次5g，每日3次。

四诊：20××年6月2日。患者自述颈肩部疼痛已基本消失，左手无麻木感，睡眠好转。脉沉弦细，舌苔薄白。

［处方］继续口服接骨丹，每次5g，每日3次。

［治疗效果］3个月复诊，患者自述头晕，颈肩部疼痛、活动不利，左手麻木已基本消失。

第六节　胸椎小关节错缝

胸椎小关节错缝，是上一胸椎的下关节突与下一胸椎的上关节突所构成的椎间关节，在外力的作用下使其发生侧向错移，表现为关节囊滑膜嵌顿而形成的不全脱位，且不能自行复位而导致的疼痛和功能受限等症状的一种病症。本病多见于女性或体力劳动者，好发于胸3至胸6椎体之间，是引起胸背痛的常见原因。

胸椎小关节紊乱在中医上归属于“筋出槽”“骨错缝”范畴。是由于暴力、损伤等原因导致胸椎小关节错位，使胸椎功能失衡而引起的一系列症候群。“筋出槽，骨错缝”是中医特有的名词，它既属于病名，又属于病机变化，在历史文献中并非罕见，但由于比较散在，而未引起重视。比较确切提出此病名的应首推《医宗金鉴·正骨心法要旨》:“先受风寒，后被跌打损伤者，瘀聚凝结，若脊筋隆起，骨缝必错，则成伛偻之，当先揉筋，令其和软，在按其骨，徐徐合缝，背普始直。”《难经》中的“四损损于筋，筋缓不能自收持，五损损于骨，骨痿不能起于床”，说明筋骨相系，伤筋必及骨，伤骨必损筋。唐代的骨伤科最早的专著《仙授理伤续断秘方》中记载：“凡左右损处，只相度量缝，仔细擦捺，忖度仅见大概。”清代《伤科补要》中说：“若骨缝叠出，俯仰不能，疼痛够忍，腰筋僵硬，轻者仅伤筋肉易治，重则骨缝参差难治，先以手轻轻搓摩，令其骨合筋舒。”

一、解剖学

1. 胸椎椎体

胸椎共12个，自上而下逐渐增大。在椎体的后面有棘突，侧面有横突，左右各有一个关节突。在椎体侧面后部近体上缘和下缘处各有一半球形的肋凹，与肋骨形成肋横突关节。横突末端的前面有横突肋凹，与肋结节相关节。上下关节突的关节面近似冠状位。棘突长而伸向后下方，彼此掩盖成叠瓦状。

2. **胸椎小关节**

胸椎小关节包括：胸椎后关节、肋骨小头关节、肋横突关节。

（1）胸椎后关节：胸椎的关节面呈冠状位，其中上关节突的关节面朝后而偏向上外方，下关节突的关节面朝前而偏向下内方。

（2）肋骨小头关节：由肋骨小头关节面与胸椎侧面的肋凹构成，从2~10肋，每一肋骨小头同时接触两个胸椎的肋凹。

（3）肋横突关节：从1~10肋，由每一肋结节关节面与横突肋凹构成。

胸椎小关节包括两类微动关节连结：一类为纤维韧带连结，如前、后纵韧带；另一类为纤维软骨连结，即椎间盘。

（1）纤维韧带连结：椎体借椎间盘和前、后纵韧带紧密相连结，椎间盘位于相邻椎体之间，前、后纵韧带分别位于椎体的前、后方。前纵韧带是人体内最长的韧带，厚而宽，较坚韧。后纵韧带较细长，虽亦坚韧，但较前纵韧带为弱，位于椎体的后方，为椎管的前壁。椎弓由椎间关节和韧带所连结。相邻椎骨的上下关节面构成椎间关节，由薄而松弛的关节囊韧带连结起来，其内有滑膜。横突之间有横突间肌，对胸脊柱的稳定性所起的作用很小。椎板之间有黄韧带，弹性大，很坚韧，是由弹力纤维组成。棘突之间有棘间韧带和棘上韧带，使之相互连结。

（2）纤维软骨连结：椎间盘又称椎间纤维骨盘，是椎体间的主要连结结构，协助韧带保护椎体，椎间盘中纤维软骨复合体，连于椎体间，仅允许椎体间少许度数的弯曲，以完成生理活动和维持椎管的排列，提供了非常牢固的连结。椎间盘富有弹性，因此相邻椎间有一定限度的活动，能使其下部椎体所承受的压力均等，起到缓冲外力的作用，并减轻由足部传来的外力，使头颅免受震荡。每个椎间盘包括髓核和纤维环两个部分。

①髓核：是由一类胶状蛋白基质的纤维软骨组织组成，含水量很高，为半流状、弹性强的胶状物质。髓核为纤维环所包裹，如同一个滚珠，位置偏移，颈椎的髓核多在中部稍前，颈椎的运动轴线由此通过。椎体在其上移动，髓核向外挤压纤维环，并将所承受压力均匀地传递到纤维环。

②纤维环：位于椎间盘的周缘部，由纤维软骨组成，以一系列同心的纤维层包绕髓核，并与椎体相连接。其前方有坚强的前纵韧带，前纵韧带的深层纤维并不与纤维环的浅层纤维融合在一起，却能加强纤维环的力量；纤维环的后

方有后纵韧带，并与之融合在一起，亦加强纤维环后部的坚固性。由于纤维环后部较窄，力量较弱，髓核易于向后方突出，但由于纤维环后方中部有后纵韧带加固，突出多偏于侧后方。髓核受力向外挤压、胸椎的旋转弯曲都可使纤维环处于拉伸状态，其独特结构具有承受拉伸载荷的能力。

4. **胸脊神经**

脊髓位于椎管的中央，呈扁圆柱状。脊髓上部，在枕大孔处，续于延髓；其下部，在第12胸椎以下逐渐变尖，形成脊髓圆锥。胸椎椎管管腔较窄，最窄的阶段为第4~9胸椎，其中脊髓的血液供应也最差，往往因外伤或血管栓塞导致血供障碍，致使脊髓软化，引起截瘫。脊髓之颈膨大向下达于第2胸椎，膨大向上达于第10胸椎。

脊髓胸段发出的胸神经共12对，在同序胸椎下缘穿出，都有前支和后支。胸椎神经感觉性的后根和运动性的前根都向其相应的椎间孔穿行，后根上神经节位于椎间孔内，神经根穿经椎间孔时，附着于孔周围的骨膜上。因此，小关节紊乱造成的椎间孔形态的改变，可牵拉或挤压脊神经根而造成脊神经刺激或压迫，从而出现相应的病变症状。

二、流行病学

胸椎小关节错缝多见于女性或体力劳动者，好发于胸3到胸6椎体之间，是引起胸背痛的常见原因，亦或伴有不同程度的肋间神经痛和胸腹腔脏器功能紊乱的症状易被误认为是心血管系统、呼吸系统和消化系统的“神经官能症”等，人们对本症的认识还不够全面，且本病表现复杂，常易引起误治或延误治疗，造成患者精神上和经济上的负担。近年来，由于长期伏案工作等不良坐姿的影响，胸椎小关节紊乱症的发病人群呈现出低龄化趋势，发病率也呈逐渐上升的趋势。

三、病因病机

刘老认为风寒湿邪侵入肩背部经络，长期劳损和外伤，导致胸背部气血阻滞，出现错位阶段局部明显疼痛和不适，重者牵掣肩背部作痛，且感季肋部疼痛不适、胸闷、胸部压迫堵塞感，入夜翻身困难，以及相应脊神经支配区域组织的感觉和运动功能障碍为本病的特征。

1. **长期劳累**

积劳损伤背部筋肌僵硬，久则背痛不适。时发时止，因疲劳、阴雨天可加重，肩背肌肉僵硬强直，旋转不利；气血行涩，久而筋肌节窍失荣而致筋拘节粘，继而筋节硬僵。

2. **风寒湿邪**

风寒湿邪客于经脉，本病易发生于督脉及膀胱经，督脉主一身之阳气，肾主骨，肾气不足，卫阳不固，则风寒湿邪乘虚而入，寒邪所客，气血瘀滞闭阻，运行不畅，经络阻滞，肩背痛坠，得热则舒，遇寒痛甚，颈部筋肌粘连、僵硬强直，活动欠利；胸骨为督脉循行之处，而督为阳脉之海。风寒湿之邪来袭，背脊阳位先受其害，而致督脉气血运行不畅，脉络不通，不通则痛；足太阳膀胱经循行于头顶部，背部脊椎两侧，五脏六腑经气输注于膀胱经背部腧穴。当胸椎小关节发生错移，膀胱经气受阻，血脉凝滞不通，则发为背部疼痛不适，头项痛。肺、厥阴、心、膈俞穴受损，则发为胸闷不舒，心悸、气短乏力。背俞穴受损，则所属经络之气易虚，虚则易受邪，邪气阻滞经络，其所行部位则发热、胀痛、麻木、怕冷。

3. **反复外伤**

瘀血阻络跌仆损伤，暴力作用，瘀血停留，久而凝结，使之为病，痰饮、瘀血凝滞经脉，以致气血闭塞，气机不畅，不通则痛；旧伤瘀血未尽除，潜隐不显，但气血行衰时，筋肌节窍失于输调而瘀聚凝结，久而致使筋肌节窍拘僵。

4. **年老体弱**

肝肾亏虚，骨枯髓虚，不能主骨生髓，“肾主骨藏精，精生髓，故肾亏则骨萎；肝主筋，筋附骨，肝血不足则筋失所养”，人到中年以后，肾气渐虚，肝肾不足，气血渐亏，经脉失养则筋骨弛缓，轻微外力则可造成筋出槽、骨错缝。

四、临床表现

急性患者多表现为单侧或者双侧背肌疼痛，肌肉痉挛，功能受限，常沿肋间神经放射痛，心前区疼痛，胸椎活动范围变小，不敢深呼吸，咳嗽伴有肋间神经痛或者胸壁窜痛。有的与天气变化有关，个别有肋间神经痛。检查可见患侧棘突有明显压痛、叩击痛和椎旁压痛；棘突偏离中轴线、隆起或凹陷；受损椎旁软组织可有触痛和触及痛性结节或条索状物；棘上韧带有急性或者慢性损伤的体征。X线可见棘突侧偏或者胸椎小关节有错位，其余无明显异常征象。慢性患者可表现为胸闷、胸痛、憋气、背痛、沉重或者以心前区压迫感为主。

五、辅助检查

X线片检查：胸椎正侧位片，多无异常发现，部分患者有患椎偏、歪改变。故X线检查不能作为本病的诊断依据。但是可以排除胸椎的其他骨病，有助于鉴别诊断。

六、诊断及鉴别诊断

（一）诊断依据

（1）有外伤病史、受凉、慢性劳损或长期不良姿势史。

（2）有以下临床症状受损胸椎棘突有压痛、叩击痛和椎旁压痛；棘突偏离中轴线、隆起或者凹陷；受损椎旁软组织可有触痛，可触及条索状物或者痛性结节。具体可表现为：上身旋转困难，脊柱前屈后伸受限，颈部活动时有疼痛感；或者伴有心律失常，呼吸不畅，胃脘胀痛，食欲不振及胃肠道无力等。

（3）体格检查。左右手轮换扶持患者的左右肩，以左右拇指自上而下逐个触摸胸椎棘突。上下对比，可以发现病损处胸椎棘突偏离中轴线、后突或者前凹，其偏歪一侧软组织可有局限性压痛，肌紧张，棘上韧带可触到条索状硬结。其相应的平面内的棘突旁夹脊穴、督脉穴、膀胱经或胆经经穴可有明显的压痛。

（二）鉴别诊断

1. 胸背肌筋膜疼痛综合征

由于受凉、劳累等原因引起的胸背部对称性疼痛，一般有明显的压痛点，疼痛较局限、有扳机点、牵涉性疼痛、肌肉痉挛、僵硬、运动受限，偶尔有自主神经功能障碍，常受天气变化、情绪等的影响。

2. **颈胸综合征**

颈胸综合征的确切病因尚不十分清楚，一般认为其发生的原因，是颈椎骨质增生、颈椎错位失稳、颈椎间盘突出等退行性改变所致的无菌性炎症，压迫刺激神经根或交感神经干而引发症状。颈椎病变使位于横突前方的颈交感神经受到刺激而兴奋，使冠状动脉急剧收缩，导致供血不足，从而出现心前区疼痛、胸闷、心悸、气短、心律失常等类似冠心病的症状，称为颈性冠心病。若中上段颈椎病变，则使颈上、颈中交感神经节受到刺激而兴奋，通过颈上心支和颈中心支，可引起心动过速或心动过缓。如下段颈椎病变，可出现胸闷、心前区痉挛、房颤等类似心绞痛的临床症状，称为颈性心绞痛。如果上部颈椎发生偏移，其横突压迫或牵拉颈上交感神经节，使血管的收缩功能失调，造成脑及心冠状动脉供血不足、缺氧，则可出现心律不齐的临床症状，称为颈性心律不齐。

3. **冠心病**

劳累或紧张时突然出现胸骨后或左胸部疼痛，伴有出汗或放射到肩、手臂或颈部；体力活动时有心慌、气短、疲劳和呼吸困难感；饱餐、寒冷、看惊险影片时感心悸、胸痛。

4. **肋椎关节紊乱**

本病的疼痛为背部两侧走向，而胸肋关节紊乱症为背部一侧走向，肋椎2~4节段向颈、上臂、胸骨柄部放射；5~7节段向肩胛骨内缘、肩胛骨背面、腋下、乳房部、胸骨体放射；8~10节段向肩胛骨下角、肋骨下缘剑突部放射；11~12节段向腰臀、大腿、腹股沟前至腹壁放射痛。

七、治疗

本病的治疗是以手法为主，辅以手术、药物及其他疗法。

（一）手法治疗

1. **脊柱旋转复位法**

患者端坐于方凳上，两足分开与肩等宽，助于固定患者下肢，以维持其正坐姿势。术者坐其背后，一手从患者胸前握其健侧肩部上方，肘部卡住伤侧肩部，另手拇指顶住偏歪棘突。此时，按需要嘱患者配合前屈、侧弯及旋转动作，待脊柱旋转力传到拇指时（即指感），拇指协同用力把棘突向对侧上方顶推，指下有错动感或伴响声，示复位成功。而后用拇指推理、按压棘上韧带和两侧骶棘肌数遍。

2. **顶背扳肩复位法**

患者坐于低凳上，术者立其背后，一下肢呈半屈曲状，足尖踩于凳子上，膝部顶于伤处（患椎棘突或相当于肋骨后端），双手握拿患者两肩前部向上拔伸，嘱患者抬头挺胸，深呼吸，于吸气末手、膝协同用力顶背扳肩，此时多闻及复位响声，而后用拇指按揉、推理该部1~2分钟（痛点部位）即可。

3. **半握拳复位手法**

术者左手“半握拳”，掌心向上，置于患椎下方，大小鱼际垫于患者右侧棘突旁，其余4指垫于患者左侧棘突旁，使患椎棘突置于大小鱼际与屈曲4指所形成的空隙中。嘱患者深呼吸，在其吸气末时，术者右手于患者前臂处做一快速的、有控制的向下按压，闻及“咔嚓”声时，表明复位成功。

4. **扩胸牵引法**

患者坐位，双上肢上举180°，两手掌前后相叠。医者站立于患者侧后方，右手拇指按住患椎棘突，左手臂按抵住患者的两臂肘关节处。然后医者双手瞬间发力，右手前推，左手后扳，使之复位。适用于上段胸椎的调整。

5. **端坐膝顶法**

患者坐在方凳上，令患者十指相扣置于颈项部。医者在其身后，两手抓住患者双肘，膝关节顶在患者偏歪或后凸的棘突上，两手徐徐用力向后牵引，至牵引到最大限度时，膝顶与双手的后扳瞬间发力，此时可听见“咔嗒”响声。适用于中上段胸椎。

6. **俯卧位牵引法**

患者俯卧于治疗床上，双手抓住床头，助手于床尾端用双手握住患者两踝关节，缓慢用力做水平牵引。术者立于棘突偏歪侧，先在背部行点揉及擦法以放松背部肌肉，然后用双手拇指重叠顶住偏歪棘突，在助手持续牵引的情况下令患者做深呼吸，在呼气之末，术者双手拇指迅速用力向对侧推按偏歪棘突，此动作可连续做2~3次，若听到“咔嗒”声或有错动感，表示复位成功。

（二）中药疗法

1. 急性患者

新伤者，气滞血瘀，经脉不通，治宜活血逐瘀、通络止痛，方用血府逐瘀汤加减。

桃仁12g，红花10g，当归10g，生地10g，枳壳6g，赤芍6g，柴胡3g，川芎6g，牛膝10g，桔梗6g，元胡10g，续断30g。

水煎服。

2. 慢性患者

慢性损伤，肝肾亏虚，气虚血瘀，治宜补肝肾、强筋骨、补气活血。方用补肾活血汤加减。

熟地30g，杜仲10g，菟丝子10g，当归10g，没药6g，红花10g，独活10g，黄芪30g，狗脊15g，续断30g，元胡10g，党参15g。

水煎服。

（三）手术疗法

病情严重且经非手术治疗无效患者可给予手术治疗，如小切口软组织松解术、关节松动术等。

（四）其他疗法

1. 局部注射

局部注射是一种对症治疗措施，是指将特殊的药物进行穴位注射或疼痛点注射，对消除疼痛、麻木症状有较好的效果，常与其他治疗方法配合使用。

2. 止痛药物口服

解热镇痛剂或外敷止痛剂。

八、预防

纠正不良姿势：教育患者保持直立位，避免驼背；坐位2小时左右适当活动。增加胸背肌功能练习。

九、医案举隅

案1 刘某某，女，31岁。背部疼痛，伴胸壁窜痛3天。20××年3月5日初诊。

［病史］无明显诱因，背部疼痛，不敢深呼吸，伴胸壁窜痛。未予以任何治疗。

［检查］胸5棘突压痛（+），叩击痛和椎旁压痛（+），棘突偏离中轴线，脉沉细无力，舌苔薄白。胸正位片示：胸7棘突侧偏，余无明显异常征象。

［诊断］胸椎小关节错缝。

［治疗］活血逐瘀，通络止痛。

［处方］血府逐瘀汤加减，配合理筋手法。

桃仁12g，红花10g，当归10g，生地10g，枳壳6g，赤芍6g，柴胡3g，川芎6g，牛膝10g，桔梗6g，元胡10g，续断30g。5剂，水煎服。

二诊：背部疼痛缓解，深呼吸自如，胸壁无窜痛。再次给予手法，前后历10日治疗，临床症状基本消失。

案2 张某某，女，37岁。肩背部疼痛，胸闷7天。20××年6月11日初诊。

［病史］7天前因长期伏案工作出现肩背部痛，胸闷、胸部压迫堵塞感，转侧不利，入夜翻身困难，未予治疗，故来就诊。

［检查］胸4棘突压痛（+），叩击痛和椎旁压痛（+），深吸气疼痛更甚，棘突偏离脊柱中轴线，脉沉细无力，舌苔薄白。胸正位片示：胸7棘突侧偏，余无明显异常征象。

［诊断］胸椎小关节错缝。

［治法］活血逐瘀，通络止痛。

［处方］血府逐瘀汤加减，配合推拿手法。

桃仁12g，红花10g，当归10g，生地10g，枳壳6g，赤芍6g，柴胡3g，川芎6g，牛膝10g，桔梗6g，元胡10g，续断30g。5剂，水煎服。

二诊：背部疼痛缓解，深呼吸自如，胸壁无窜痛。再次给予手法，前后历9日治疗，临床症状基本消失。

案3　代某某，女，46岁。背部疼痛，伴胸闷、胸痛7个月。20××年6月28日初诊。

［病史］7个月前因不协调姿势下工作出现背部疼痛，胸闷、胸痛、憋气，自行口服药物症状缓解，时有反复。

［检查］胸6棘突压痛（+），叩击痛和椎旁压痛（+），并可触及痛性结节，棘突偏离脊柱中轴线，脉沉细无力，舌苔薄白。胸正位片示：胸6棘突侧偏，余无明显异常征象。

［诊断］胸椎小关节错缝。

［治法］补肝肾，强筋骨，补气活血。

［处方］补肾活血汤加减，配合推拿手法。

熟地30g，杜仲10g，菟丝子10g，当归10g，没药6g，红花10g，独活10g，黄芪30g，狗脊15g，续断30g，元胡10g，党参15g。5剂，水煎服。

二诊：背部疼痛缓解，时有胸闷、胸痛。

［处方］治以前方加丹参15g。5剂，水煎服。

三诊：背部疼痛明显缓解，脉沉弦细，舌苔薄白。

［处方］二诊上方加补骨脂10g。5剂，水煎服。

［治疗效果］2周后随诊患者背部疼痛症状消失，无胸闷、胸痛。

案4　边某某，女，38岁。头晕、头痛，背部疼痛1年。20××年10月18日初诊。

［病史］1年前不慎摔伤，背部撞到地面石头，外用止痛膏疼痛减轻。后感头晕、头疼，背部疼痛不适，心悸，气短乏力，稍劳则加剧，于外院内科做过心电图等检查皆为正常。

［检查］胸7棘突压痛（+），触诊皮下有条索状物。胸正位片示：无明显异常征象。

［诊断］胸椎小关节错缝。

［治法］补肝肾，强筋骨，补气活血。

［处方］补肾活血汤加减，配合推拿手法。

熟地30g，杜仲10g，菟丝子10g，当归10g，没药6g，红花10g，独活10g，黄芪30g，狗脊15g，续断30g，元胡10g，党参15g。5剂，水煎服。

二诊：背部疼痛缓解，时有胸闷、胸痛。

［处方］治以前方加丹参15g。5剂，水煎服。

三诊：背部疼痛明显缓解，脉沉弦细，舌苔薄白。

［处方］二诊上方加补骨脂10g。5剂，水煎服。

［治疗效果］2周后随诊患者背部疼痛症状消失，无胸闷、胸痛。

小　结

胸椎小关节错缝是引起胸背痛的常见原因，是一种严重危害人民身体健康和影响生活质量的独立疾病，要提高对本病的认识和重视程度，减少对本病的漏诊、误诊，使胸椎小关节紊乱综合征患者能得到及时、准确的诊治。对于有外伤史或长期不良姿势病史，要了解有无胸椎小关节紊乱综合征，掌握其临床症状及体征。胸椎X线平片检查是为本病最简单而有效的线索，胸椎正侧位片还可排除胸椎结核、肿瘤、压缩性骨折、强直性脊柱炎等。刘老认为治疗胸椎小关节错缝需内外兼顾，急性损伤患者气滞血瘀，经脉不通，口服血府逐瘀汤加减以活血逐瘀、通络止痛。慢性损伤，肝肾亏虚，气虚血瘀，口服补肾活血汤加减以补肝肾、强筋骨、补气活血。手法整复可以通过纠正关节错位，纠正胸椎体位移，恢复胸脊柱内外平衡，解除肌肉痉挛，改善神经压迫和局部血液循环，使胸椎关节周围软组织炎性渗出和水肿吸收，从而消除病变部位对血管和神经的压迫和刺激，从而达到治疗目的。

第七节　胸椎间盘突出症

胸椎间盘突出症是指由于体内外各种因素的作用，导致胸椎椎间盘组织不同程度的向后突出，并刺激压迫相应的脊髓及神经根而产生肩背腰痛、季肋部痛以及胸腹束带感等一系列症状者。胸椎间盘突出发病多隐袭，慢性加重。

胸椎间盘突出可通过对脊髓的直接压迫和影响脊髓的血运而产生一系列症状，纤维环和后纵韧带受刺激可引起局部疼痛。这种疼痛常非局限性难以确定痛点。侧方突出直接压迫神经根，中心型突出通过硬膜囊压迫神经根引起放射性痛。胸椎的后突使硬膜外间隙变小，较小的间盘即可产生压迫，胸11、胸12水平与腰膨大存在硬膜外间隙变小，易出现症状。肋骨、胸骨、胸椎构成球形结构使胸椎较颈腰椎稳定，纵向的力量不能在间盘上产生剪力，下胸段位于球形物的末端，活动度大、发病率高。

胸椎有12块椎骨，胸1~胸12自上而下，第1胸椎有时也称为第8颈椎，胸椎与颈椎和腰椎有明显区别，它有肋骨协助维持稳定。实际上在脊柱的胸段是一个由胸椎、肋骨和胸骨组成的桶状结构，与颈椎和腰椎相比，因其稳定性好，错位的机会较少。

一个典型的胸椎椎骨都有椎体、椎弓和突起，椎骨自上而下（即胸1至胸12）逐渐增大。在椎体的后面有棘突，侧面有横突，左右各有一个关节突。在椎体侧面后部近体上缘和下缘处，各有半球形肋凹，与肋骨形成肋横突关节。上关节突和下关节突的关节面几乎呈冠状位；棘突较长，伸向后方，并依次相掩，呈叠瓦状。这些都是与颈、腰椎不同的解剖特点。

一、病因病机

1. 慢性劳损或损伤

《素问·脉要精微论》载："肾为精血之海，五脏之本……五脏之伤，势必及肾。"本病大多是由于慢性劳损或脊柱损伤所致，如姿势不正、被迫体位持续过久及弯腰过度等。《素问·生气通天论》载"因而强力，肾气乃伤，高骨乃坏。”《灵枢·贼风》载：“若有所堕坠，恶血留内，而不去……则气血凝结。”各种外伤，例如从高处坠下、摔倒、多次反复的脊柱扭伤均可引发本病。病程短者突出物多为弹性柔软的髓核组织；而病程长者，则突出的髓核大多随着成纤维细胞的包绕、收缩而变得坚硬，亦可呈钙化或骨化的硬结，并与后纵韧带粘连，固定于椎节后缘，这常常是此病引起广泛的脊髓节段性损害的原因之一。

2. **胸椎退行性变**

尽管胸椎退行性变与年龄有关，且多见于中年以后，但本病的发病率并不与年龄成正比，因此椎节的退变是构成本病发病的病因之一。椎间盘退行性变时，髓核向后突，甚至破裂脱出，并在后期形成钙化。胸椎间盘突出症除自身的特点外，亦有与颈椎病或腰椎病相似的发病机制。脊柱椎间盘是人体器官中最早开始退行性变的一个，其退行性变从早期即表现为间盘变性、间隙变窄、节段不稳、韧带松弛、髓核突出或脱出、骨质增生以及周围软组织钙化等一系列的病理过程。在此种情况，如果再遇外伤，甚至轻微的外伤即可诱发本病。因此，本病有时也可发生在年纪较轻、椎间盘退行性变并不十分明显的患者。至于明显外伤情况下所致发生的胸椎间盘破裂、髓核突出，亦与其本身退变有关。根据统计资料，胸椎间盘突出症在下胸椎的发生率最高，亦表明椎节退变的作用。

3. **脊柱姿势的改变**

统计资料表明，在先天性或后天的驼背病例中，其后凸畸形顶点部位的髓核易突出。当然，姿势不正确是引起椎节退变的原因之一。

二、临床分型

1. **侧型**

因胸椎椎管狭小，因此髓核易向压力较低的侧后方突（脱）出，因此在临床上以侧型为多见。此型主要表现为单侧神经根受压，患者出现根性症状而无明显的脊髓症状。胸段的脊神经根在椎管内经过的距离甚短，仅2~5mm，一旦受压，可因感觉神经支和交感神经支的受累而引起剧烈的疼痛。

2. **中央型**

此型是椎间盘向正后方突出，以脊髓受压为主，并出现或轻或重的运动功能障碍以及疼痛和感觉异常，其产生机制主要是由于以下三方面。

（1）脊髓直接遭受压迫：此是临床上最为多见的原因。

（2）脊髓血供障碍：主要是突出物直接压迫脊髓前中央动脉所致。因脊髓的血供属终末式，侧支循环甚少，所以一旦血供障碍，即可招致急性截瘫。此时脊髓多呈横贯性损害。

（3）当胸11~12椎间盘突出压迫脊髓圆锥和马尾时，患者除有胸椎疼痛及放射至下肢的疼痛外，括约肌功能亦同时紊乱，以致在表现感觉、运动功能障碍的同时，大、小便功能及性功能均受累；抑或是仅仅表现为马尾受压的症状。此型在临床上较为多见。

三、临床表现

1. **躯干症状**

肩背腰疼，季肋部痛，腰腹束带感。

2. **下肢症状**

多为麻木、无力、行走困难。有的患者有踩棉花感，甚至剪刀步态。

3. **括约肌症状**

小便失禁或潴留，约占病例的一半。

4. **神经检查**

表现多为上神经损伤症状即下肢肌张力增高，腱反射亢进，病理反射阳性，感觉丧失范围不定，多自压迫平面以下，胸腰椎间盘突出常有下神经单位症状，即下肢肌力减弱，腱反射减弱或消失及肢体麻木，病理反射阴性，神经根受压症状为肋间神经痛和大腿前外侧痛。

四、影像学检查

1. **X线检查**

以胸椎常规的正位和侧位X线平片为首选，X线平片可见该椎间隙狭窄。

据报道，20%~50%的胸椎间盘突出症患者在椎管内有钙化的椎间盘。在中年以上亦可有椎体后缘骨唇增生。

2. **脊髓造影**

用大剂量的水溶性造影剂行脊髓造影术的同时用CT扫描，是一种更准确的优良诊断方法。如不先行脊髓造影，而直接用CT检查，将会弄错受损脊髓的准确节段。但目前大多数学者均认为此种损伤性检查应被MRI检查取代，因为后者也是一种纵向观察估测整个胸椎椎管的方法。

3. **CT及MRI检查**

CT可显示椎间盘突出及其部位。凡疑及本病者，均应及早行MRI检查。MRI检查是本病早期诊断及获取及时治疗最为有效的措施，其除显示椎间盘突出压迫外，还可以显示脊髓信号有无改变，有助于鉴别诊断。此外，脊髓造影及CT检查等虽对本病的诊断亦有一定帮助，但由于其确诊率不如MRI检查，因此，切勿作为首选检查项目，目前已较少选用或仅作为参考。

4. **其他检查**

包括肌电图和体感诱发电位等，对诊断胸椎间盘突出症多无帮助。

五、诊断及鉴别诊断

（一）诊断

由于胸椎间盘突出症的检出率相对较低、症状不典型等原因，易出现误诊和漏诊。临床症状以胸、背部、下肢甚或下腹疼痛为主，当脊髓压迫症状不典型时，常误诊为胸腹其他脏器疾患、慢性腰背肌劳损等；而在出现胸背部束带感、双下肢麻木无力或强直、感觉异常，大、小便功能障碍等症状时又易误诊为颈或腰椎间盘突出症；出现明显的脊髓压迫时，首诊也往往为椎管内肿瘤。因此。对存在下列情况时应警惕患有胸椎间盘突出症的可能：①进行性双下肢麻木无力者。②胸腹束带感者。③大小便及性功能障碍者。④肋间神经痛者。⑤反复发作胸腰背疼痛不适者。⑥存在下肢锥体束征而颈椎无不适者。一旦拟诊胸椎间盘突出症，应立即进行MRI检查，以明确诊断，同时了解是否合并有胸椎管狭窄、黄韧带肥厚骨化等情况。

（二）鉴别诊断

胸椎间盘突出症主要与胸椎管狭窄症鉴别。

1. **年龄**

胸椎间盘突出症除中年人多外，青少年均可发生，而胸椎管狭窄症主要发生于中老年人。

2. **症状**

胸椎间盘突出症的侧方型主要引起单侧肢体或神经根症状，胸椎管狭窄症多为双侧症状。

3. **影像学检查**

此为提供鉴别诊断的主要依据，胸椎间盘突出多系单一间盘突出，极少2个间隙突出，无椎管狭窄的多种病理改变，胸椎管狭窄则有多种病理改变：黄韧带肥厚、骨化，关节突增大，椎板增厚等。

六、治疗

胸椎间盘突出症的保守治疗主要用于轻型病症，尤其是年迈体弱、髓核已经钙化或骨化无再移位发展可能者，其主要措施包括以下内容。

（一）休息

视病情而选择绝对卧床休息、一般休息或限制活动量等。前者主要用于急性期患者，或是病情突然加剧者。

（二）胸部制动

因胸廓的作用，胸椎本身活动度甚微，但为安全起见，对活动型病例可辅加胸背支架予以固定，此对病情逆转或防止恶化将具有积极意义。

（三）中药疗法

刘老在应用中药治疗胸椎间盘突出症方面有丰富的临床经验，并取得了一系列成果。

1. 汤剂

刘老认为本病属本虚标实之证，治疗上应标本兼顾，但应分清标本主次，或以祛邪为主，或以补肾为主。总的治疗原则：补肾活血，祛邪通络。临床上常分为三型。

（1）气血瘀滞型

[症状] 腰部剧痛，活动受限，脊柱多向患侧凸起，腰部压痛明显，并向下肢放射，咳嗽则症状加重。久之可见下肢麻木、疼痛，甚至肌肉萎缩无力。舌质紫暗，脉涩或弦数。

[治法] 活血行气，祛瘀止痛，兼补肝肾。

[处方] 逐痹止痛汤。

丹参20g，当归20g，牛膝15g，枳壳10g，三七3g（冲），红花15g，没药15g，五灵脂10g，酒大黄15g，骨碎补30g，续断20g，延胡索15g，香附10g，土鳖虫15g。

（2）风寒湿型

[症状] 胸背腰腿部重着疼痛，转侧不利逐渐加重，遇阴雨天症状尤甚。舌质淡、苔白腻，脉沉涩。

[治法] 祛风散寒化湿，补肾活血。

[处方] 独活寄生汤化裁。

桑寄生30g，独活25g，秦艽20g，防风15g，肉桂10g，细辛3g，茯苓15g，泽兰15g，狗脊20g，杜仲15g，麻黄10g，牛膝15g，木瓜15g，五加皮15g。

（3）肾虚型

[症状] 胸背腰腿疼痛，酸重无力，时轻时重，病程缠绵，面色苍白，气短乏力。偏于肾阳虚者，伴畏寒肢冷，尿后余沥，甚则失禁，气喘，舌淡，脉沉迟；偏于肾阴虚者，多伴头晕目眩，耳鸣耳聋，面部潮红，口干咽燥，五心烦热，舌淡红，脉沉细数。

[治法] 滋补肝肾，舒筋通络，强壮筋骨。

[处方] 杜仲散加减。

熟地黄20g，桑寄生30g，枸杞子20g，女贞子20g，补骨脂15g，杜仲10g，骨碎补30g，红花15g，当归15g，鸡血藤30g，黄芪15g，丹参30g。

偏于肾阳虚者，加肉桂、鹿角霜；偏于肾阴虚者，加龟甲、知母、黄柏。

2. **中成药**

以上各型均可同时服用壮腰伸筋丹，每次1丸，日3次。

（四）针灸疗法

刘老认为针刺能促进血液循环，解除局部肌肉痉挛，可止痛，消除神经根部血肿和水肿，从而减轻椎间隙的压力，并能促进变性组织的修复。配合手法可松解粘连，改变神经根的受压状态。在损伤初期，针刺时提插手法出现生理性不自主的一系列反射，使椎体旁的肌群在瞬间内形成一股强大的暴发力，从而推动椎间盘即刻还纳。

取穴：主穴为大肠俞、白环俞、关元俞、上髎穴。配穴为承山、昆仑、阳陵泉、足三里、悬钟、三阴交、环跳。每次选用4~6个穴。深刺，重刺激手法，每隔2~3分钟做提插捻转，留针15分钟，或针后加拔火罐。每日针刺1次。

（五）物理治疗

蜡疗、激光、红外线照射、电磁疗法等，可根据患者情况每日予以单项或者多项选择性治疗。

（六）其他治疗

在急性期根据疼痛程度，选择性使用脱水、止痛、消除神经根炎症药物等对症治疗（如甘露醇、塞来昔布胶囊、双氯芬酸钠、地塞米松、甲强龙等）。

七、医案举隅

案1　于某，男，42岁。胸背腰痛1个月。20××年5月7日初诊。

［病史］1个月前不明原因出现胸背腰部疼痛，未予以重视。逐渐出现季肋部痛，双下肢麻木、无力、行走困难。曾在某医院治疗，服腰痛宁等药不见效。

［检查］双下肢肌张力增高，双腱反射亢进。脉沉弦，舌苔薄白。CT扫描提示：胸4、5；胸5、6间盘突出（偏中央型）。

［诊断］胸椎间盘突出症（偏中央型）。

［治法］补肾活血通络。

［处方］偏中央型胸椎间盘突出，不宜施行较重手法治疗，且该患者素体不健，故拟服中药“腰痛杜仲汤”治之。

［处方］腰痛杜仲汤（自拟）。

杜仲（炒）25g，金毛狗脊20g，熟地黄20g，仙灵脾20g，骨碎补20g，鸡血藤20g，鹿角霜20g，丹参15g，川牛膝15g，伸筋草15g，桂枝15g，独活15g，延胡索15g，广陈皮15g。

水煎服，日1剂。嘱服1周。

复诊：胸背腰疼痛减轻，双下肢麻木及季肋部仍然痛。治以前方加黄芪30g用以增强补气之力。盖气足则血旺，而运行有力。以之与桂枝、独活同用“治血痹、肌肤麻木”有良效。嘱服2周。后继服壮骨伸筋胶囊调理2周痊愈。

［按语］方中杜仲味甘、性温，归肝、肾经，是补肝益肾、治胸背腰痛之要药。肝充则筋健，肾充则骨强，合金毛狗脊、仙灵脾、鹿角霜以增强补肾强筋之力。熟地黄、骨碎补、鸡血藤不仅能补骨续筋，而且有和血养血之功。配丹参、牛膝、伸筋草以活血通经，桂枝、独活之温经散寒宣痹，加入延胡索以镇痛，陈皮之调中和胃。共奏补肝肾、化瘀滞、通经络、健脾胃、止疼痛之功效。

案2 苗某某，男，48岁。背腰、季肋部痛伴小便不利1年。20××年8月16日初诊。

［病史］患者因1年前劳累后出现背腰、季肋部痛。自行理疗、休息症状无明显好转。病情逐步加重出现小便不利，双腿麻木、无力、行走困难。曾行胸椎MRI检查诊断为“胸椎间盘突出症”，建议手术治疗。为求保守治疗故来我院就诊。

［检查］脊柱胸椎生理弯曲减小，无左右侧弯畸形，双下肢肌张力增高，腱反射亢进，大腿前侧麻木疼痛。脉沉缓无力，舌苔白腻。自带MRI：胸椎间盘突出。

［诊断］胸椎间盘突出症。

［治法］通督壮骨。

［处方］腰痛1号加桑寄生30g，羌活15g，独活15g，鸡矢藤15g，仙灵脾20g，巴戟天15g，炙附子6g，肉桂6g，土鳖虫6g。7剂，水煎服。

中成药：舒筋片6片，日3次，饭后口服。

二诊：背腰、季肋部痛减轻，双腿麻木、无力、行走困难缓解，唯小便不利无明显缓解，睡眠欠佳。

［处方］调整方药腰痛1号加桑寄生30g、羌活15g、独活15g、土鳖虫10g、鸡矢藤15g、海风藤15g、仙灵脾20g、刘寄奴15g、蜈蚣2条。7剂，水煎服。

中成药：骨金丹胶囊6粒，日3次，口服。

三诊：背腰、季肋部无疼痛，双腿麻木、无力、行走困难明显缓解，小便不利好转。

［处方］原方加茯苓、木通、泽泻。7剂，水煎服。

经2个月治疗，病情明显好转。

案3 包某，男，26岁。胸背、季肋部痛3个月。20××年9月30日初诊。

［病史］3个月前不明原因出现胸背、季肋部疼痛，未予以重视。逐渐出现双下肢麻木、无力。曾在某医院行胸椎MRI检查，诊断为“胸椎间盘突出症”，为求进一步治疗来诊。

［检查］胸椎MRI：胸5、6与胸6、7间盘突出。

［诊断］胸椎间盘突出症。

［治法］通督活血，舒筋祛痛。

［处方］腰痛1号加桑寄生30g，羌活15g，独活15g，鸡矢藤15g，仙灵脾20g，巴戟天20g，炙附子10g，肉桂10g，木瓜20g，苏木15g。7剂，水煎服。

中成药：骨金丹胶囊6粒，日3次，口服。

二诊：疼痛症状减轻，右下肢麻木缓解。

［处方］腰痛1号加桑寄生30g、羌活15g、独活15g、鸡矢藤15g、仙灵脾30g、巴戟天20g、炙附子15g、肉桂10g、苏木15g、蜈蚣2条。7剂，水煎服。

中成药：壮骨伸筋胶囊6粒，日3次，口服。

［治疗效果］症状基本消失。

第八节　胸椎管狭窄症

胸椎管狭窄症是指胸椎椎管内韧带肥厚与骨化、椎间盘硬性突出、椎体后缘骨赘、椎管发育性狭窄等病理改变中的一种或多种因素导致胸椎管容积减小、胸脊髓和神经根受到压迫而产生的一组临床症候群。

胸椎管狭窄症主要由黄韧带骨化、胸椎后纵韧带骨化、氟中毒、特发性骨质增生、肿瘤等引起。黄韧带骨化多发生于胸腰椎交界处，可能和机械应力有关，最常见于胸10~胸11水平。在这个区域的高张力作用特别容易使黄韧带发生变性。因为在机械应力的作用下可以导致黄韧带胶原蛋白含量的增加、焦磷酸盐以及钙的沉积，并且骨化的韧带有助于维持脊柱的旋转不稳定并防止胸椎后凸畸形的发生。病变在显微镜下可以观察到正常的弹力纤维失去原来的结构，有功能的弹力纤维细胞逐渐消失，组织病理学显示黄韧带软骨骨化沿表层的韧带逐渐生长，其胶原纤维的数量和大小逐渐增加、弹性纤维减少和转化为成骨细胞。

一、胸椎小关节

胸椎小关节包括：胸椎后关节、肋骨小头关节、肋横突关节。

1. 胸椎后关节

胸椎的关节面呈冠状位，其中上关节突的关节面朝后而偏向上外方，下关节突的关节面朝前而偏向下内方。

2. 肋骨小头关节

由肋骨小头关节面与胸椎侧面的肋凹构成，从2~10肋，每一肋骨小头同时接触两个胸椎的肋凹。

3. 肋横突关节

从1~10肋，由每一肋结节关节面与横突肋凹构成。

二、胸椎间盘及韧带

1. 前纵韧带

它是椎体前面延伸一束坚固的纤维束，它的下部较宽，胸部比腰部和颈部厚而窄，椎体部位较椎间联合部位相对厚而窄。它是附着于枕骨基底部，向下延伸到骶骨上部前面。其纵行纤维牢固地附着于椎间盘、透明软骨板和相邻椎体的边缘，而椎体中间部附着较松，由于韧带填充使椎体凹陷的前面变平。

2. 后纵韧带

它位于椎管内椎体的后面，附着于枢椎椎体，下至骶骨，上部与筋膜连续。其纤维附着于椎间盘、透明软骨板和相邻椎体的边缘。在上胸部，韧带较宽而且宽度一致，但在下胸部则呈锯齿状，即椎体处窄而椎间盘处宽。

3. 黄韧带

它位于椎管内，连结相邻两椎弓板间的韧带，由黄色弹性纤维构成。黄韧带协助围成椎管，并且有限制脊柱过度前屈的作用。

4. 棘间韧带

棘间韧带连结相邻棘突间的薄层纤维，附于棘突根部到棘突尖。向前与黄韧带，向后与棘上韧带相移行。

5. 棘上韧带和项韧带

棘上韧带是连结胸、腰、骶椎各棘突尖之间的纵行韧带，前方与棘间韧带相融合，向上至颈部延伸为项锁带，均有限制脊柱前屈的作用。

6. 椎间盘

椎间盘是连结相邻两个椎体的纤维软骨盘，是椎体间的主要连结。每个椎间盘均由外周板层状的纤维环和中央髓核所组成。其中周围部的纤维环是由多层纤维软骨环按同心圆排列组成。富有坚韧性，牢固地连结各椎体上、下面，保护髓核并限制髓核向周围膨出；中央部的髓核是柔软而富有弹性的胶状物质，为胚胎时脊索的残留物。椎间盘的外形与相邻椎体相一致，不同区域和同一椎间盘的不同部位厚度不同，胸部的前后几乎一致，胸部前四主要是由椎体的形态形成的。上胸部的椎间盘是最薄的，腰部最厚。椎间盘连同透明软骨板一起形成椎间联合，除周缘部位有邻近血管供应外，椎间盘无血管。胸部的椎间盘连接前纵韧带和后纵韧带、外侧有关节内辅带连接的肋骨头和相邻椎骨。椎间盘既坚韧又富有弹性，当承受压力时被压缩，除去压力后又复原，具有“弹性垫”样作用，可以缓冲外力对脊柱的震动，也可以增加脊柱的运动幅度。当纤维环破裂时，髓核便容易向外侧脱出，突入椎管或椎间孔，压迫到相邻的脊髓或神经根引起牵涉痛。

胸椎椎管狭窄是一种好发于中老年人群的椎管狭窄病，男性多于女性，好发部位为下胸椎，主要位于胸7~11节段，但在上胸段，甚至胸1、2段亦可遇到。其表现很多，如会导致人的下肢无力、麻木等，严重者会导致瘫痪，影响人的正常生活和工作。

一、病因病机

（一）西医学认识

西医学认为本病的原因主要有以下几种因素。

（1）先天性因素。指椎管本身由于先天性或发育因素，如先天性椎弓根短小、椎板肥厚、椎弓根内移等使管腔变窄，容积减少。若再遇各种外来因素则极易产生马尾或神经根的压迫症状。

（2）脊柱退行性变。椎间盘退变后椎间盘及小关节的退变致椎间盘向后膨隆，椎间盘突出，椎间隙变窄，椎体后缘及上下小关节增生肥大，关节囊松弛，黄韧带肥厚、骨化，椎体失稳、滑脱，加之椎体后缘增生，黄韧带肥厚等各种因素。

（3）积累性劳损。一些学者认为，由于下胸段活动度较大，黄韧带在附着点处受到较大的反复应力而致慢性积累性损伤，反复的损伤、修复，最终导致黄韧带骨化，由于胸腰段椎间关节突关节面的特殊方向使其旋转和微动增加导致该处黄韧带所受机械应力增加易发生钙化、骨化。

（4）脊椎滑脱。包括退变引起的假性滑脱和脊柱崩裂或腰椎峡部不连引起的真性滑脱，因上下椎管前后移位，使椎管进一步变窄，同时脊椎滑脱，可促进退行性变，更加重椎管狭窄。主要压迫马尾或侧隐窝内的神经根。

（5）外伤性因素。指造成椎管形态改变的各种损伤。如脊椎的骨折与脱位，外伤后硬膜外血肿机化、粘连或硬膜外脂肪变性和纤维化等。

（6）医源性因素。除因为手术操作失误外，多由于脊柱融合术后引起棘间韧带和黄韧带肥厚或植骨部椎板增厚，尤其是后路椎板减压后再于局部行植骨融合术，其结果使椎管变窄压迫马尾或神经根，引起腰椎管狭窄症。

（7）其他因素。如畸形性骨炎、氟骨症、骨质疏松症、老年性驼背、脊柱侧弯、强直性脊柱炎、椎管内静脉曲张、硬膜外软组织变性等，以及胸椎特异性或非特异性炎症，椎管内或管壁上的新生物等均可引起椎管狭窄。

（二）中医学认识

本病的发病原因包括两个方面：①内因：肾气亏虚。②外因：慢性劳损和急性损伤、外感风寒湿邪。

（1）肾气不足。包括先天肾气不足与后天肾精失养。肾藏精、主骨生髓，主人体的生长发育。肾主生髓长骨的作用主要是通过对精的调节而实现的。肾所藏之精，包括先天之精与后天之精。《灵枢·经水》载："人始生，先成精，精成而脑髓生，骨为干，脉为营，筋为刚，肉为墙，皮肤坚而毛发长，谷入于胃，脉道以通，血气乃行。"以上说明骨的生长、发育等均依赖于肾脏之精气的充养。若禀赋不足及后天失养导致肾精亏虚，则肾脏不能发挥主骨生髓及主生长发育的功能，导致骨骼生长、发育紊乱，出现形态及功能上的改变。

《素问·上古天真论》载："三八肾气平均，筋骨劲强"，"四八筋骨隆盛，肌肉满壮；五八肾气衰，发堕齿槁；六八阳气衰竭于上"，"七八肝气衰，筋不能动"，"八八天癸竭、精少，肾脏衰，形体皆极，则齿发去"。随着年龄的增长，肾脏精气渐衰竭，因而不能发挥主骨生髓的生理功能。"腰为肾之府，转摇不能，肾将惫矣……骨者，髓之府，不能久立，行则振掉，骨将惫矣。"以上都说明年龄及慢性劳损是导致肾气不足、肾府失养，从而出现胸椎脊髓受压等症的重要原因之一。

病情迁延日久，久病入络，督脉失调，出现肾虚血瘀之病理变化，可影响二便功能。

（2）损伤。胸部的各种急、慢性损伤，可伤及胸部经脉，局部出现气血瘀滞的病理状态。尤其是急性损伤，椎管内外软组织的损伤出血，或发生机化粘连，均可在原有狭窄的解剖基础上，进一步使椎管容积减少，从而出现椎管狭窄的症状。因此，胸部的各种急、慢性损伤既是本病的原发因素，也是本病重要的诱发因素。

（3）风寒湿邪外侵。《素问·痹论》曰："风、寒、湿三气杂至，合而为痹也。"《素问·至真要大论》曰："痛者，寒气多也，有寒故痛也。"《素问·调经论》曰："寒湿之中人也，皮肤不收，肌肉坚紧，荣血泣，卫气去，故曰虚。"《素问·痹论》曰："痹在于骨则重，在于脉则血凝而不流，在于筋则屈不伸，在于肉则不仁，在于皮则寒。"以上说明风、寒、湿邪乘虚侵犯胸背经络，导致气血瘀滞，营卫不得宣通，故有不通则痛的诸种症状，并扼要地概括了本病的症状特点。可见，风、寒、湿之邪外侵是引起本病的又一重要外因。

二、临床分型

根据胸椎椎管狭窄的累及平面范围分为以下几型。

（1）单椎关节型椎管狭窄。病理改变限于1个椎间及关节突关节，X线关节突肥大等表现、脊髓造影和CT检查等改变均在此同一平面。本型约占胸椎椎管狭窄症病例的1/3。

（2）多椎关节型胸椎椎管狭窄。病理改变累及连续的多个椎体平面，其中以5~7个椎节居多。

（3）跳跃型胸椎椎管狭窄。病理改变累及不连续的多个椎体平面。

据脊髓受压的位置分为：

（1）后方型。主要是黄韧带骨化，小关节退变增生。

（2）前方型。主要是椎间盘突出、骨化，后纵韧带骨化。

（3）联合型。脊髓前后方同时受压。

三、临床表现

大多数胸椎管狭窄症患者年龄在40岁以上，隐匿起病，逐渐加重。早期仅感觉行走一段距离后，下肢无力、发僵、发沉、不灵活，休息片刻又可继续行走，我们称之为脊髓源性间歇性跛行，这与腰椎管狭窄症中常见的以疼痛、麻木为主要特征的神经源性间歇性跛行有显著不同。随病情进展，出现踩棉花感、行走困难，躯干及下肢麻木与束带感，大小便困难、尿潴留或失禁，性功能障碍等。临床查体可见以脊髓上运动神经元性损害为主的表现，即躯干、下肢感觉障碍；下肢肌力减弱，肌张力升高，膝、跟腱反射亢进，病理征阳性等。但当病变位于胸腰段时，则可能表现为以下运动神经元性损害为主的症状，即广泛下肢肌肉萎缩，肌张力下降，膝、跟腱反射减弱或消失，病理征不能引出，或者同时存在有脊髓上下运动神经元性损害的特征，如又有肌张力下降，又有病理征阳性等。

四、辅助检查

1. 胸椎正侧位X线

由于复杂的胸椎结构，仅能发现不到50%的黄韧带骨化或后纵韧带骨化病变。但是作为一项基本检查仍能提供许多重要信息。如发现有椎体楔形改变或Scheuermann病，则可能有椎间盘突出。发现有强直性脊柱炎、氟骨症，则可能有黄韧带骨化。如发现有下颈椎连续性后纵韧带骨化，则可能有胸椎黄韧带骨化等。

2. CT检查

CT扫描部位要准确，范围要适当，否则易漏诊，CT扫描可清晰显示胸椎管狭窄的程度和椎管各壁的改变，椎体后壁增生、后纵韧带骨化、椎弓根变短、椎板增厚、黄韧带增厚、骨化等可使椎管矢状径变小；椎弓根增厚内聚使横径变短；后关节增生、肥大、关节囊增厚骨化使椎管呈三角形或三叶草型。

3. 脊髓造影

此法可确定狭窄部位及范围；为手术治疗提供比较可靠的资料。常选用腰穿逆行造影，头低足高位观察造影剂流动情况。完全梗阻时只能显示椎管狭窄的下界，正位片常呈毛刷状，或造影从一侧或两侧上升短距离后完全梗阻，侧位片呈鸟嘴状，常能显示主要压迫来自后方或前方。不完全梗阻时可显示狭窄的全程，受压部位呈阶段状充盈。症状较轻或一侧下肢症状重者，正侧位观察或拍片难以发现病变时，从左前斜位或左右后斜位水平观察或投照可显示后外侧或前外侧充盈缺损，即病变部位。

4. MRI检查

这是一种无损害性检查，有取代脊髓造影的趋势，其显示脊髓内部病变或肿瘤信号清晰，可显示脊髓受压及有无内部改变，以便与脊髓内部病变或肿瘤相鉴别。胸椎椎管狭窄在磁共振的成像改变，纵切面成像可见后纵韧带骨化，黄韧带骨化，脊髓前后间隙变小甚或消失。伴有椎间盘突出者，可显示突出部位压迫脊髓，横切面则可见关节突起肥大增生与黄韧带增厚等，但不如CT清晰。MRI除提供椎管狭窄长度之外，还提供脊髓信号，T_1加权像脊髓内有低信号，表示脊髓受压外，本身已有病变。

5. **皮质诱发电位检查**

此检查刺激双下肢胫后神经或腓总神经，头皮接收。不完全截瘫或完全截瘫病例，其皮质诱发电位检查均有改变，波幅峰值下降以至消失，潜伏期长。

6. **奎氏试验及化验检查**

腰穿时可先做奎氏试验，多数呈不全梗阻或完全梗阻，部分患者无梗阻。脑脊液检查：蛋白多数升高，细胞计数偶有升高，糖和氯化物正常，细胞学检查无异常。

五、诊断及鉴别诊断

（一）诊断

正确的诊断首先依靠详细的病史及全面的神经系统检查，本病少见，容易延误诊治，应强调早期诊断的重要性。

（1）患者为中年或老年人，无明显原因，逐渐出现下肢麻木、无力、僵硬不灵活等症状，呈慢性进行性，或因轻外伤加重。

（2）持续的或进行性加重的背痛和放射性疼痛，后者只沿肋间神经走行方向放射，而不像坐骨神经痛那样放射至下肢。躯干或下肢有束带感。

（3）清晰的X线显示胸椎退变、增生，特别注意侧位片上有关节突起肥大、增生、突入椎管，侧位断层上有无黄韧带骨化或后纵韧带骨化。并排除脊椎的外伤及破坏性改变。

（4）脊髓造影呈不完全梗阻或完全梗阻。

（5）CT可见关节突关节肥大向椎管内突出，椎弓根短，黄韧带骨化或后纵韧带骨化致椎管狭窄。

（6）MRI可显示椎管狭窄，有无间盘突出及脊髓的改变。

根据以上各点诊断无困难。

（二）鉴别诊断

1. 与脊髓型颈椎病的鉴别

颈椎病可引起四肢麻木、无力，下肢症状经常重于上肢。然而当仅有下肢较明显症状，或下肢症状显著重于上肢时，应该考虑有胸椎管狭窄症的可能。约有40%的胸椎管狭窄症合并有颈椎病，因而在确诊胸椎管狭窄症时也不要忘了除外颈椎疾患。

2. 与腰椎管狭窄症的鉴别

腰椎管狭窄症引发的马尾神经损害的本质即为下运动神经元性损害，但绝大部分在$L_{3\sim4}$水平以下，腰腿痛症状突出，有明显神经源性间歇跛行。而胸椎管狭窄位于胸腰段时，下运动神经元性损害更为广泛，常混合存在有部分上运动神经损害的表现，早期表现为脊髓源性间歇跛行，如合并存在明确根性症状和体征，则两病同时存在。

3. 胸椎结核

近几年发病率有上升趋势，应引起重视。一般有结核病史及原发病灶，X线片有椎体破坏，超声检查可显示椎旁脓肿。患者多有消瘦、低热、盗汗和血沉增快。

4. 椎管内肿瘤

开始多表现为腰背痛及肋间神经痛，可有束带感，以后出现下肢麻木，从远端开始出现感觉减退，并逐渐上升，由于胸椎管比较狭窄，肿瘤压迫脊髓，出现蛛网膜下腔梗阻，很快出现截瘫。

5. 肌萎缩性侧索硬化症

此症主要侵犯运动神经元，出现由远端向近端发展的手内在肌萎缩及下肢痉挛症状。但本病无感觉障碍及大小便异常，肌电图检查有特殊意义。

6. 胸椎间盘突出症

此症往往缺少典型的临床表现，需脊髓造影、CT扫描、MRI等特殊检查才能区分，在椎间盘平面有向后占位的软组织影，多有明显的外伤史。

7. 脊髓空洞症

此症多见于青年人，好发于颈段，发展缓慢，病程长，有明显而持久的感觉分离，痛温觉消失，触觉和神感觉存在，蛛网膜下腔无梗阻，脑脊液蛋白含量一般正常，磁共振显示脊髓内有长条空洞影。

六、治疗

（一）保守治疗

1. 推拿疗法

推拿能缓解胸部肌肉痉挛，松解软组织粘连，恢复脊柱正常姿态。推拿还能调整血液循环，改善局部的瘀血、水肿等病理状态，加速局部炎性介质及致痛因子的运转，并相对扩大椎管，减轻压迫，消除疼痛。本病手法操作宜轻柔，切忌粗暴。

刘老运用“三步六法”治疗胸椎管狭窄症。

具体步骤如下：

首先患者排空大小便，脱去外衣，俯卧于按摩床上，两手平放身旁，使肌肉充分放松，在舒适的体位下接受治疗，术者立于患者俯卧位的左侧，便于施术。

第一步：患者俯卧位。

（1）按法：术者用双手拇指指腹按于患者脊柱两侧足太阳膀胱经线上，自上而下，反复数次。

（2）撩法：术者右手虎口张开，于患者胸部两侧肾俞穴施行揉按，且应逐渐用力。

（3）揉法：术者用右手背或掌指关节突出部，于患者胸部施行撩法。

（4）弹拨法：术者用弹拨法弹拨胸背部腧穴。弹拨力以由轻逐渐加重为宜。

第二步：患者仰卧位，屈髋屈膝。

（5）术者双手扶患者双膝，稍用力下按，渐次用力，再左右旋转摇晃双膝以带动胸腰部活动。

第三步：患者俯卧位，腹部加薄软枕。

术者双手弹压患者胸腰部，并平推腰腿，以患者有灼热感为佳。最后点按腧穴，拿捏叩击腰腿，结束手法。

施术时间：共约20分钟。每日1次，14次为1个疗程，共2个疗程。

2. **针灸疗法**

针灸治疗本病时，以补肾壮腰、通经活络、散瘀止痛为原则。

［取穴］主穴取双侧夹脊穴（病变椎体上、下棘突间旁开1.5cm），配穴取腰阳关、肾俞、患侧环跳及患肢受累神经干上的穴位。

［操作］患者取俯卧位或侧卧位，穴位常规消毒后，进针深浅度视患者体质胖瘦而定，配穴常规操作，主穴、肾俞、腰阳关加艾灸治疗，毫针刺法，捻转补泻法，留针20分钟，每日1次，10次为1个疗程。治疗过程中可以给予电针治疗。

3. **中药疗法**

本病属本虚标实之证，以肾虚为本，外感风寒湿邪及外伤为标。根据临床表现，本病可分为急性发作期和缓解期。急性期以标实为主，治以祛邪，兼以补肾。缓解期以本虚为主，治以补肾，兼以活血通络。临床上常将本病分为以下四型：风寒湿型、外伤血瘀型、肾阳虚型、肾阴虚型。

（1）辨证论治

①风寒湿型

［症状］平素有慢性下胸腰痛，不能远行，阴雨天症状加剧，胸腰部冷痛，转侧不利，虽卧床亦不能减轻，酸胀重着，拘急不舒，得温则症状减轻，舌质淡、苔薄白，脉沉细。

［治法］祛邪通络，佐以养血益肾。

［处方］独活寄生汤加减。

独活30g，麻黄10g，桂枝12g，秦艽20g，当归20g，没药15g，牛膝15g，三七3g（冲），骨碎补30g，桑寄生20g，熟地黄20g，杜仲10g，蜈蚣2条，甘草6g，五加皮15g。水煎服，日1剂。

②瘀血型

［症状］平素慢性胸腰痛、腿痛及间歇性跛行，胸腰部剧痛，痛连下肢，转侧不利，屈伸受限，尤以后伸受限为甚，步履艰难。舌质紫暗，脉沉涩。

［治法］行气活血，化瘀止痛。

［处方］身痛逐瘀汤加减。

秦艽15g，川芎15g，没药15g，桃仁15g，红花15g，独活15g，香附15g，延胡索20g，牛膝15g，当归20g，鸡矢藤30g，地龙10g，赤芍15g，麻黄6g，桂枝6g。水煎服，日1剂。

③肾阳虚型

［症状］间歇性跛行，腰腿酸软，绵绵作痛，喜按揉，身体疲倦，腰膝无力，遇劳更甚，卧则渐轻，面色皖白，精神萎靡，气短，手足不温，小便清利。舌质淡，脉沉细无力。

［治法］温补肾阳，活血通络。

［处方］右归丸化裁。

熟地黄30g，骨碎补30g，山茱萸15g，菟丝子20g，杜仲20g，鹿角霜20g，当归15g，熟附子10g，狗脊15g，五加皮15g，没药10g，泽兰10g。水煎服，日1剂。

④肾阴虚型

［症状］腰腿酸痛，间歇性跛行，心烦失眠，口燥咽干，面色潮红，五心烦热，耳鸣耳聋。舌质红，脉象细数。

［治法］滋补肾阴，活血通络。

［处方］左归丸。

熟地黄30g，山药30g，骨碎补20g，枸杞子20g，山茱萸15g，鹿角胶15g，牛膝20g，当归20g，麦冬20g，知母10g，黄柏10g，牡丹皮10g，豨莶草20g，鸡矢藤20g。水煎服，日1剂。

（2）中成药

以上各型均可配合服用通督活络丸1丸，日3次。

七、预防

1. 生活方面

（1）生活要有规律。

（2）保持良好精神状态。

（3）居住应避免潮湿，防冷暗，通风透光。

（4）要有良好的饮食习惯，注意营养之调摄。

（5）女士尽量穿平底鞋，不穿高跟鞋。

（6）睡床要软硬适中，避免床过硬或过软。

2. **体育锻炼**

坚持做胸背部保健运动，经常进行胸背部各方向的活动，使胸椎始终保持生理应力状态，加强胸背肌练习。

八、医案举隅

案1　张某，女，67岁。背部痛1年，伴双下肢疼痛麻木3个月。20××年4月21日初诊。

［病史］缘于1年前无明显诱因出现胸背痛，自行休息按摩后，症状减轻，每遇阴雨天气，背部痛症状加重，3个月前无明显诱因出现双下肢疼痛、麻木，并且行走约500m后出现双下肢疼痛麻木酸胀，蹲下休息后上述症状缓解，仍可继续行走。现症：背痛伴双下肢疼痛麻木，面色苍白，精神不振，四肢发凉。

［检查］胸7/8、胸8/9棘突和棘突旁开2.0cm压痛（+），叩击痛（+），无明显放射痛，双下肢肌张力升高，膝、跟腱反射亢进，病理反射未引出，脉沉细无力，舌淡微白苔。胸椎核磁示胸7/8、胸8/9间盘突出，黄韧带肥厚，相应水平椎管狭窄。

［诊断］胸椎管狭窄症。

［治法］温补肾阳，散痛通络。

［处方］熟地黄30g，鹿角霜20g，肉苁蓉15g，仙灵脾15g，熟附片7.5g，山茱萸15g，鸡矢藤15g，川杜仲15g，紫丹参15g，醋延胡索15g，枸杞果15g，肉桂粉（分3次冲）5g，煨干姜7.5g。水煎服，日1剂，嘱服1周。

二诊：口服中药汤剂1周后患者自述症状减轻，四肢发凉好转。

［处方］治按前方减肉桂、干姜，加人参15g、白术20g、黄芪20g，嘱服2周。

三诊：口服中药汤剂2周后患者自述胸背已不痛，下肢无力明显减轻，力疲亦轻。嘱按前方继服月余，诸症悉退。

治疗效果：诸症均除，连服3~6个月以资巩固，随访未见复发。

案2 张某，男，65岁。胸腰腿痛1年余。20××年3月8日初诊。

［现病史］缘于1年前无明显诱因出现胸腰部疼痛，继之两腿痛，走路时两小腿症状加重，挺胸直腰时，小腿疼痛尤甚，间歇性跛行，尿急、畏寒，自汗。经过某医院推拿、理疗，服用骨刺消痛液等效果不显。舌质淡，脉沉细无力。

［检查］轻度驼背，腰部活动受限，且牵涉小腿疼痛，下腰广泛压痛。腰骶部为著，直腿抬高试验（+），两小腿腓肠肌压痛（+），拇指背伸无力。胸腰段CT回报：胸11/12、胸12/腰1、腰1/2间盘突出，黄韧带肥厚，椎管狭窄。

［诊断］胸椎管狭窄症。

［治法］补肾壮督。

［处方］熟地黄30g，鹿角霜20g，鸡矢藤20g，肉苁蓉15g，仙灵脾15g，熟附片10g，山茱萸20g，枸杞子15g，骨碎补15g，川杜仲20g，紫丹参15g，怀山药15g，广陈皮15g。7剂，日1剂，水煎服。

中成药：骨金丹胶囊，8粒，日3次，口服。

二诊：用药后症状减轻，唯有自汗和全身乏力。

［处方］治按前方减山药、陈皮，加人参15g、白术20g，嘱服药10天。

三诊：胸腰部已不痛，腿痛明显减轻，汗少，力疲亦轻。嘱按前方继续服用月余。

治疗效果：诸证悉退，随访未见复发。

案3 徐某，男，37岁。胸腰腿疼2年余。20××年9月5日初诊。

［病史］缘于2年多前无明显诱因出现胸腰腿疼，曾到当地医院就诊，具体诊断不详，经过保守治疗，胸腰腿疼有所缓解，1年到我院刘老处就诊，胸腰腿疼减轻后停药，现上述症状复发，故来诊。

［检查］脊柱侧弯，活动受限，胸12/腰1、腰1/2棘突和棘突间压痛（+），右下肢肌张力下降，右跟腱反射减弱，病理反射未引出。脉象沉弦细，舌苔薄白。胸腰段CT：胸12/腰1、腰1/2水平椎管狭窄。

［诊断］胸腰椎管狭窄症。

［治法］补益肝肾，活血化瘀，通络止痛。

［处方］鸡血藤25g，申姜20g，狗脊20g，杜仲20g，鹿角霜20g，寸云

15g，枸杞15g，延胡索15g，豨莶草15g，牛膝15g，泽泻15g，丹参15g，明天麻15g，砂仁5g，桑寄生30g，羌活15g，独活15g，土鳖虫10g，仙灵脾20g，巴戟天20g，刘寄奴10g，鸡矢藤15g。5剂，日1剂，水煎服。

中成药：骨金丹胶囊，8粒，日3次，口服。

二诊：用药后胸腰痛症状减轻，脉象沉弦细，舌苔薄白。

［处方］治按前方加黄芪20g，继续口服骨金丹胶囊，嘱服药5天。

三诊：右下肢无力减轻。

［处方］嘱按前方继续黄芪改为30g，加蜈蚣2条，服用5剂。

治疗效果：诸症悉退，仅在天气变化时偶有腰痛等不适症状。

案4　刘某，男，50岁。胸腰痛伴双下肢麻木，行走不利6个月。20××年9月11日初诊。

［现病史］患者缘于6个月前不明显诱因出现胸腰痛症状，继之出现双下肢麻木，间歇性跛行，逐渐自觉发凉，曾到住所附近诊所外用膏药和神灯治疗，未见明显缓解，二便正常，舌苔薄厚腻，脉沉弦紧。

［检查］双跟腱反射减弱。双大腿前侧皮肤感觉减弱，鞍区无麻木感，病理反射未引出。胸椎核磁示：胸椎各椎体及小关节增生退变。胸11/12、胸12/腰1水平椎管狭窄。

［诊断］胸椎管狭窄症。

［治法］补益肝肾，活血祛瘀，通经止痛。

［处方］鸡血藤25g，申姜20g，狗脊20g，杜仲20g，鹿角霜20g，寸云15g，枸杞15g，延胡索15g，豨莶草15g，牛膝15g，泽泻15g，丹参15g，明天麻15g，砂仁5g，桑寄生30g，羌活15g，独活15g，土鳖虫10g，仙灵脾20g，巴戟天20g，刘寄奴10g，鸡矢藤15g，炙附子（先煎30分钟）10g。5剂，日1剂，水煎服。

中成药：骨金丹胶囊，6粒，日3次，口服。配合运用刘老“三步六法”行推拿治疗，日1次，每次20分钟。

二诊：用药后疼痛略减轻，舌苔白腻，脉沉弦紧。

［处方］仍以上方加淫羊藿30g，炙川乌（先煎30分钟）5g，肉桂10g，海风藤15g。5剂，日1剂，水煎服。

继续服用骨金丹胶囊。

三诊：服药腿疼痛基本消失。舌苔微黄腻，脉沉弦紧。拟服下方。

［处方］鸡血藤25g，申姜20g，狗脊20g，杜仲20g，鹿角霜20g，寸云15g，枸杞15g，延胡索15g，豨莶草15g，牛膝15g，泽泻15g，丹参15g，明天麻15g，砂仁5g，桑寄生30g，羌活15g，独活15g，土鳖虫10g，仙灵脾30g，鸡矢藤15g，炙川乌（先煎30分钟）5g。5剂，日1剂，水煎服。

治疗效果：诸症均除，黄腻苔已退，继续服用骨金丹胶囊连服1个月以资巩固，随访未见复发。

第九节　胸椎骨折

胸椎骨折是指由于外力造成胸椎骨质连续性的破坏，这是最常见的脊柱损伤。在青壮年患者中，高能量损伤是其主要致伤因素，如车祸、高处坠落伤等。老年患者由于本身存在骨质疏松，致伤因素多为低暴力损伤，如滑倒、跌倒等。胸椎骨折患者常合并神经功能损伤，且由于致伤因素基本为高能损伤，常合并其他脏器损伤，这为治疗带来了极大的困难和挑战。

一、病因病机

胸椎由整个胸廓参与其稳定作用，前方有胸肋关节，侧方有肋椎关节，后方有呈叠瓦状排列的椎板，以限制胸椎过度后伸，而T_1至T_{10}后方关节突的关节面呈冠状位，可限制椎体过度前屈，加之椎间盘及韧带组织的稳定作用，使其稳定性明显强于脊柱的胸腰段及下腰椎，骨折发生率也相对较低。

胸椎因胸廓肋骨架作用较其他脊柱段稳固，这就决定了它有这样的损伤特点：外力强大，一般损伤部位多在T_4至T_7阶段，损伤类型以压缩骨折和前脱位多见，脊髓损伤严重。由于胸椎管相对狭窄，T_4至T_{10}脊髓血供相对薄弱，骨折合并血管损伤，易导致脊髓缺血，进一步加重脊髓损伤。因此中上胸椎骨折具有损伤累及节段多、脊髓损伤严重、功能恢复预后差的特点。合并伤发生率高、伤势严重，以胸头部多见。因其合并伤发生率高，临床上应优先处理危及生命的损伤，在生命没有危险的情况下，及时对骨折脱位进行减压复位稳定脊柱。

脊柱受到外力时，可能有多种外力共同作用，但多数情况下，只是其中一种或两种外力产生脊柱损害。作用于胸椎的外力包括压缩，屈曲，侧方压缩，屈曲–旋转，剪切，屈曲–分离，伸展。

1. 轴向压缩

因胸椎生理曲度的存在，外力的轴向压缩应力沿脊柱传导，主要在椎体产生前侧屈曲负荷，由于胸椎的解剖特点，外力主要产生相对垂直的压缩负荷。这可能破坏终板，进而导致椎体压缩。在足够大外力的情况下，可使椎体发生爆裂性骨折。这样的力量将会导致椎体后侧骨皮质的中间部分骨折，这种中心脱位的应力将会导致椎弓根椎体结合部位的骨折，从而导致椎弓根间距增宽，如果有屈曲力量较大，将会导致椎板骨折，甚至出现后侧结构的破坏。

2. 屈曲

屈曲暴力将会导致椎体发生楔形变，椎体前缘压缩，同时椎体后缘会产生张应力。如果椎体后方的韧带没有撕裂，可能会产生撕脱骨折。在椎体前侧，随着椎体骨折及成角的增加，作用力在逐渐吸收。中间结构通常保持完整。但是，当后侧韧带和关节囊破坏后，将会产生局部不稳定。如果椎体前柱压缩超过40%~50%，将可能会导致后侧韧带、关节囊的损坏，后期将会出现不稳定及进行性后凸畸形。屈曲压缩损伤伴有中柱结构的破坏将会导致脊柱的机械不稳定，进行加重的畸形，以及神经损害。

3. 侧方压缩

侧方压缩的作用机制类似于椎体前侧的压缩损伤，只不过作用力于椎体的侧方。

4. 屈曲–旋转

屈曲–旋转暴力包括屈曲和旋转两种作用力。单纯屈曲外力的作用，主要损伤可能是胸椎前柱的骨结构破裂。随着旋转暴力的增加，韧带和关节囊结构将会受到破坏，导致前柱和后柱结构的损坏。如果伴随后侧关节囊结构和前柱间盘、椎体的破坏，高度不稳定的损伤类型将会产生。在胸椎单纯脱位是很少见的，这决定于关节突的结构。当关节突受到屈曲–旋转暴力作用的时候，关节突发生骨折，继而才可能出现脊柱的脱位。

5. **屈曲–分离**

在这种损伤里屈曲轴向前移位（通常靠近前腹壁），脊柱受到较大的张力。椎体、间盘和韧带将会被撕裂或损坏，这可能会导致单纯骨损害。骨与韧带结构同时受损，或者单纯软组织损伤。这种单纯的骨损伤通常发生于L_1~L_3椎体，虽然在早期是急性损伤造成的不稳定，但是其后期的骨愈合能力强，稳定重建好。骨韧带损伤或单纯的软组织损伤通常发生于T_{12}~L_2水平，这种损伤应被认为是不稳定的，自行愈合机会很少。屈曲分离损伤在胸椎和胸腰段可以产生双侧关节突脱位，韧带、关节囊、间盘被撕裂，但前纵韧带通常保留完整；如果轴向屈曲外力足够大，前纵韧带将会被撕裂从而导致严重的不稳定。

6. **剪切**

其作用机制类似于屈曲–旋转作用。这可以产生脊柱的前、侧、后椎体破坏和滑脱。创伤性前滑脱是最常见的损伤类型，常伴有严重的脊髓损伤。

7. **过伸损伤**

过伸损伤产生于躯体上部向后过伸外力作用。其受伤机制与屈曲损伤正好相反。外力作用于前纵韧带和纤维环的前部，同时后部结构受到压缩应力。这将会导致关节突、椎板和棘突的骨折。椎体的前下部将会发生撕脱骨折，多数情况下这种损伤是稳定的，除非上位椎体相对于下位椎体发生后滑移。

二、临床分期

根据中医学的骨折分期，将胸椎骨折分为以下三期：早期（发病2周以内）、中期（伤后2~4周）和后期（受伤4周以后）。

根据椎体骨折的压缩程度以椎体前缘高度占后缘高度的比值计算，分为Ⅲ度：Ⅰ度轻度压缩1/3，Ⅱ度中度压缩1/2，Ⅲ度重度压缩2/3压缩骨折。Ⅱ度及Ⅲ度压缩骨折常伴有其后方棘韧带断裂。

Denis分型：提出脊柱三柱概念的Denis将胸腰椎骨折分为4大类，分别为A类：压缩性骨折；B类：爆裂性骨折；C类：安全带骨折；D类：骨折脱位。

AO分型：AO学派的Magerl等将胸腰椎骨折分为3类9组27型，多达55种。主要包括：A类：椎体压缩类：①A1：挤压性骨折；②A2：劈裂骨折；③A3：爆裂骨折。B类：牵张性双柱骨折：①B1：韧带为主的后柱损伤；②B2：

骨性为主的后柱损伤；③B3：由前经椎间盘的损伤。C类：旋转性双柱损伤：①C1：A类骨折伴旋转；②C2：B类骨折伴旋转；③C3：旋转-剪切损伤。

三、临床表现

患者一般有明显的外伤史或有其他疾病史，如骨质疏松症或肿瘤等等，损伤的局部表现：局部剧烈的疼痛，伴有损伤部位的压痛。活动受限，甚至无法活动；伤后损伤平面以下皮肤感觉麻木、无力，或者刀割样疼痛，大小便功能障碍（无法自行排便或者二便失禁），严重者可以双下肢感觉运动完全消失，患者可合并腹痛、呼吸困难、休克、意识丧失等临床表现。

四、检查

1. X线片检查

常规的正位和侧位平片是最基本的检查方法，任何脊柱损伤均应拍摄正侧位X线片，或加照斜位片，以便确定脊柱损伤的部位、类型和性质，在指导治疗方面具有极为重要的价值，阅片时我们应该注意是否存在以下问题：骨折或脱位的部位和类型；椎体压缩、前后左右移位、成角和旋转畸形及其程度；椎管管径改变；棘突间距增大及椎板、关节突、横突、棘突骨折及其程度；判断陈旧性损伤有无不稳定，应拍摄损伤节段的前屈、后伸侧位片。其中正位平片可以了解脊柱的顺列、侧凸的存在与否、棘突的位置。如果同一椎体椎弓根间距离增宽，则提示椎体受到压缩外力，产生椎体压缩或爆裂骨折。如果正位片上出现椎体侧方移位，椎间隙变窄或消失，则提示经过椎间盘的损伤，侧方移位明显提示关节突脱位或骨折存在的可能，预示着损伤节段的不稳定。侧位平片可了解椎体的顺列、生理曲度的存在、椎体高度的丢失与否、有无脱位、局部的后凸角度。

2. CT检查

胸椎CT能清楚地显示椎体、椎弓、椎板、关节突和棘突骨折，能观察到骨折片与椎管的关系，骨折移位情况，其优点是不受自身阴影重叠及周围软组织掩盖影响，且对软组织具有很高的分辨率。对于观察头枕部、颈胸段损伤，更具优越性。

如怀疑患者有神经损害或怀疑有不稳定均应行CT检查。在区分胸椎椎体压缩骨折与爆裂骨折方面CT比平片更具有明显的优势，CT可以显示出椎板骨折、关节突骨折、椎弓根的损伤，这些在普通平片上是难以确诊的。轴位平面上，CT可以用来评估椎体骨折块对椎管的侵占情况，三维重建CT用来观察脊柱的序列情况，从各个平面了解脊柱的结构及损伤情况。

3. MRI检查

胸椎MRI具有多平面成像及很高的软组织分辨力，能非常明确地显示脊髓和椎旁软组织是否损伤及损伤的具体细节，是脊髓损伤最有效的影像学检查手段。可通过观察脊髓内部信号改变和椎管内其他结构的创伤情况，来判断脊髓损伤程度，对制定治疗方案，推测预后有较大的指导意义。MRI检查可以帮助我们辨别椎间盘损伤、硬膜外血肿、脊髓水肿、软组织损伤情况，这是其他影像学检查不能替代的。通常T_1像了解基本的解剖结构，T_2像反映病理过程和韧带结构；矢状位了解血肿的存在状况及区分骨块与脊髓的关系及间盘与韧带有无损伤；轴位T_1像评估硬膜外空间、脊髓和椎间孔等结构。

4. 电生理检查

此检查包括肌电图和体感诱发电位（SEP）检查等。这能确定脊髓损伤的严重程度，帮助预测脊髓或神经功能恢复情况，并对脊柱脊髓手术中起到监测脊髓功能的作用。

五、脊柱损伤程度及稳定性的判断

根据损伤后脊柱的稳定程度分为稳定性损伤与不稳定性损伤。单纯性横突骨折、棘突骨折、关节突骨折，对于压缩性骨折，其压缩程度大于50%，椎体后壁完整，成角畸形小于20°，属一柱损伤的稳定性骨折。椎体压缩程度大于50%，椎体后壁破裂，属二柱损伤的不稳定性骨折。椎体压缩伴有后部附件骨折、脱位或旋转，属三柱不稳定性骨折。

六、诊断及鉴别诊断

1. 胸椎间盘突出症

胸椎间盘突出症以局部疼痛、躯干及双下肢神经感觉异常为主要表现，有或无外伤史，CT、MR显示病变部主间盘突出压迫脊髓或神经根，椎体骨质无异常。

2. **胸椎病理性骨折**

胸椎病理性骨折患者一般外伤史较轻甚至无明显外伤史，X线可显示椎体破坏，可通过CT和同位素骨扫描明确诊断。

七、治疗

（一）急救处理

胸椎骨折的患者，在受伤现场应给予正确急救处理，对患者的预后有重要意义。在受伤现场就地检查，首先确定脊柱损伤的部位。如患者清醒，可询问并触摸其脊柱疼痛部位。昏迷患者可触摸脊柱后突部位。其次观察是高位四肢瘫还是单纯下肢瘫，从而确定系颈椎损伤还是胸腰椎损伤，作为搬运时的依据。搬运过程中，应使脊柱保持平直，避免屈曲和扭转。对采用两人或数人在患者一侧，动作一致地平托头、胸、腰、臀、腿的平卧式搬运，或同时扶住患者的肩、腰、臀部的滚动方式，将患者滚到担架上。用帆布担架抬运屈曲型骨折者应采用俯卧式。搬运用的担架应为木板担架，切忌用被单提拉两端或一人抬肩、另一人抬腿的搬运法，因这种方法不但会增加患者的痛苦，还可使脊椎移位加重，损伤脊髓。由于导致脊髓损伤的暴力巨大，在急救时应特别注意颅脑和重要脏器损伤、休克等的诊断并优先处理，并维持呼吸道通畅及生命体征的稳定。

（二）保守治疗

1. **固定**

无神经病损者；脊柱三柱中至少两柱未受损；后凸角度小于20°；椎管侵占小于30%；椎体压缩不超过50%。保守治疗是胸椎骨折的一种基本治疗方法，主要方法是支具外固定或者卧床休息治疗，包括一段时间的卧床休息直到全身症状的缓解，接着应用支具固定10~12周，并逐步进行功能锻炼。

2. **整复方法**

根据脊柱损伤的不同类型和程度，选择恰当的复位方法。总的原则是逆损伤的病因病理并充分利用脊柱的稳定结构复位。屈曲型损伤应伸展位复位，过伸型损伤应屈曲位复位。在复位时应注意牵引力的作用方向和大小，防止骨折脱位加重或损伤脊髓。

对于屈曲型的胸椎骨折手法复位是利用患者背伸肌力加上牵引外力使脊柱尽量过伸，加大前纵韧带张力，借助于前纵韧带和纤维环的张力，迅速恢复被压缩的椎体，尽快清除后凸畸形，促进骨折愈合，利于保持脊柱功能。患者俯卧床上，一人持患者腋下，向上牵引，另一人持患者踝上，向下牵引，先作水平牵引，待肌肉放松后，慢慢抬高下肢使胸腰背过伸，术者用手按住骨折部位轻轻向前按压，持续20分钟慢慢放下，使脊柱骨折处后凸畸形消失，然后术者双手沿患者脊柱经大椎穴向下到骶尾部行揉、轻手法按摩，松解痉挛的腰背肌肉群，最后使患者平卧。

3. **垫枕复位法**

主要适应于伤后1周之内的胸12、腰1和腰2骨折，患者仰卧于硬板床上，以骨折处为中心垫一5cm厚的软枕，软垫逐日增高，致腰椎呈过伸位，使椎体前缘压缩而皱折的前纵韧带重新恢复原有张力，并牵拉椎体前缘张开，以恢复椎体的高度达到复位，同时后侧关节突关节关系也得到恢复和改善。

4. **功能锻炼**

（1）五点式：患者仰卧位，用头部、双肘及足跟5点支撑，使臀部离床，腹部上弓如拱桥，稍停再放下，重复进行。

（2）三点式：患者取仰卧位，双手抱头，用头和双足跟支撑抬起臀部，每日50次，渐增至200次。

（3）飞燕式：患者取俯卧位，上肢后伸，小腿与踝部垫一软枕，头部与肩部尽量后仰，在上肢后伸，头与背部尽量后伸的同时，下肢伸直后伸，全身反弓，仅腹部着床，呈一弧形。

5. **药物治疗**

（1）西药：主要以止痛、营养神经和改善循环为主。

（2）中药：胸椎骨折的中药辨证治疗包括内服药和外用药，按骨折三期辨证用药。

①骨折初期：由于筋骨脉络损伤，血离经脉，气血凝滞，经络受阻，痛处

固定，行走不利，舌质暗、苔薄白，脉弦。治宜活血祛瘀、消肿止痛。内服方用复元活血汤、桃红四物汤、和营止痛汤、新伤续断汤、活血止痛汤等加减；中成药可用活血丸等活血止痛药；外用消瘀止痛药膏、清营退肿膏、双柏散、紫荆皮散等。

②骨折中期：患者疼痛明显减轻，肿胀逐渐消退，但瘀肿虽消而未尽，骨尚未连接，舌质暗、苔薄白，脉弦。治宜和营生新、接骨续筋。内服方用新伤续断汤、续骨活血汤、桃红四物汤、接骨丹等加减；中成药可用接骨胶囊等续筋接骨药；外用接骨续筋药膏、外敷接骨散、碎骨丹等。

③骨折后期：肿胀和疼痛消退，已有骨痂生长，但骨不坚强，功能尚未恢复，舌质淡暗、苔薄白，脉弦细。内治宜补肝肾、强筋骨、养气血，适当补益脾肾；外治宜舒筋活络。内服方用壮筋养血汤、六味地黄汤、八珍汤、健步虎潜丸、续断紫金丹、归脾丸等加减；中成药可用壮骨伸筋胶囊等补益肝肾；外用坚骨壮筋膏、金不换膏、伸筋散等，关节强直、筋脉拘挛者，可用海桐皮汤、熏洗方等熏洗。

（三）手术治疗

1. 手术指征

有神经损伤；成角超过30°、椎体压缩超过50%、椎管侵占超过30%；MRI证实有椎间盘损伤。与支具外固定或者卧床治疗相比，手术治疗有以下几方面的优点。首先，对于那些不能耐受支具或者卧床的患者可以提供即刻的稳定。对于一个多发创伤的患者，长期的卧床将可能会产生严重的危及生命的并发症。及时的外科手术稳定可以允许患者早期坐起和康复治疗；其次，外科手术可以很好地恢复脊柱的序列，纠正畸形；最后解除对神经系统的压迫。

2. 手术目的

为脊髓恢复创造最佳条件；恢复和维持脊柱的高度和曲线；减少脊柱高度的丢失；保持脊柱的稳定性；坚强固定以利早期护理和康复；防止创伤后后凸畸形及神经病损。

3. 手术时机

急性外伤导致脊柱畸形、脊髓损伤的患者应当急诊接受手术，以恢复脊柱序列，给脊髓恢复创造最大的可能性。因后路手术是通过韧带整复缓解椎管压迫的一项间接减压方法，故应在创伤早期能更快更顺利地进行。在伴有四肢长骨骨折的脊柱骨折患者早期手术可以避免患者卧床产生的并发症，如肺炎、压疮等。

4. 手术方式

（1）开放式手术

根据胸椎损伤的位置，手术方式有所不同，上胸椎是颈胸交界部位和胸段脊柱后凸的起始，前路手术治疗与颈椎前路手术有所相似，可以采用颈前路显露颈椎的方法显露上胸椎。因此对T_1、T_2骨折伴有椎间脱位患者采用先行后路复位手术，根据椎体骨折情况，再行前路手术切除伤椎、植骨和内固定。对于T_3以下骨折及合并脱位患者行后路手术复位、椎管减压及内固定，内固定的方法采用椎弓根螺钉系统。

（2）微创手术

开放手术治疗胸椎骨折临床疗效显著，但是也仍存在一定的缺陷，如术中较为广泛的剥离椎旁肌肉等软组织，损伤脊神经后支，术中电刀锐性剥离，牵开器造成肌肉损伤、肌肉功能障碍等医源性损伤。微创手术被越来越多的医生所关注。其中，以经椎旁肌间隙入路经椎弓根钉棒内固定治疗胸椎骨折应用最为普遍。有学者临床随访研究发现，椎旁肌间隙入路的显露过程是在肌间隙中完成，不需剥离椎旁肌，基本不影响腰背肌功能，患者可早期进行功能锻炼，与传统后路手术方式相比具有手术出血少、术后疼痛轻、患者恢复快等优势，符合微创理念，值得在临床工作中进行推广。

随着微创手术的发展，经皮穿刺椎体成形术（percutaneous vertebroplast，PVP）和经皮穿刺球囊扩张椎体后凸成形术（percutaneous kyphoplasty，PKP）被广泛应用于临床，主要用来治疗骨质疏松性胸椎骨折。椎体成形术适应证为具有疼痛症状的原发或继发性的胸腰椎椎体骨质疏松性压缩骨折，以及姑息性治疗胸腰椎创伤性骨折。该手术疗效显著，但是应注意术中仔细操作，防止骨水泥渗漏引发并发症。

八、预防

1. 胸椎骨折的预防

（1）胸腰椎交界区是骨受力集中之处，因此，骨折常发生在胸11、胸12、腰1、腰2椎体，临床称为胸腰段骨折。中老年人椎体骨质疏松，在轻度外力作用下即可造成椎体压缩性骨折。在青壮年患者中，高能量损伤是其主要致伤因素，如车祸、高处坠落伤等，出门在外就应该多注意安全，安全操作是避免发生胸椎骨折的关键因素。

（2）老年患者本身存在骨质疏松，低暴力损伤如滑倒、跌倒等亦可以导致胸椎骨折。应补钙，多锻炼，尽量避免下雨天出行。

2. **胸椎骨折的并发症及预防**

（1）截瘫：截瘫是胸椎骨折后伤及脊髓的常见并发症，各种原因造成的胸椎骨折导致椎管形状、容积改变，压迫脊髓或直接损伤脊髓引起脊髓相应平面支配区域感觉、运动功能障碍。

（2）压疮：截瘫患者长期卧床易发生局部压疮，治疗以预防为主。未发生者，将患者放在有褥垫的硬板床上，或气垫床上，皮肤和床单、被褥要保持干燥清洁，防止粪便污染，若已污染需及时更换床单，并用温水洗净皮肤。定期整体翻身，2~3小时翻身一次，按摩，注意卫生，骨突处棉圈保护。已发生者，局部TDP照射，骨突部位应用气圈、软枕或棉圈保护。如压疮已发生，应勤换体位，不使疮面受压，防止压疮扩大，并避免继发感染。局部红肿、炎症浸润时，可选用双柏膏、四黄膏外敷；疮向化脓坏死时，可选用拔毒生肌散、九一丹、生肌玉红膏；疮口脓少、肉芽生长时，可选用生肌膏或橡皮膏。内治宜清热解毒、托里排脓生肌，压疮较大时应输液和少量多次输血治疗，以加强营养，待全身情况改善后，施行植皮术。

（3）尿路感染：嘱患者多饮水，保持尿路通畅，留植尿管者，夹闭尿管，每4小时开放1次，每周换尿管1次，定期进行膀胱冲洗。已发生尿路感染者，中药给以利尿通淋。

（4）便秘：嘱患者多吃粗纤维食物或者香蕉等润肠作用的水果。养成每日排便的习惯。已便秘者给予番泻叶20g开水泡服以通为度，必要时给予开塞露40ml塞肛或者肥皂水灌肠。

（5）肺部感染：嘱患者有痰必排，护理人员必要时给予帮助，中药给予止咳化痰或者复方甘草口服溶液口服治疗。西医给予加强抗感染治疗，咳痰无力者，给以吸痰，必要时行气管切开。

（6）深静脉血栓：嘱患者适当活动下肢，护理人员必要时帮助活动，给予下肢按摩。

九、调护

（1）治疗期间应嘱咐患者做到严格卧床制动，并加强全身的功能锻炼。

（2）术后卧床期间要鼓励患者多饮水，做深呼吸及有效咳嗽活动；协助患者定时翻身、拍背，局部受压皮肤可每日用温水擦洗或按摩，对于体弱消瘦的患者，在臀部垫气圈，以防止坠积性肺炎、压疮等长期卧床并发症的发生；保持会阴部清洁，防止发生泌尿系感染。

（3）针对老年人骨折后紧张、焦虑、悲观、痛苦等多种情绪反应，有的放矢地进行心理疏导。耐心向患者解释此病不是不治之症，精心治疗与患者积极配合是可以治愈的。介绍同种疾病经治疗痊愈出院的病例，使患者树立治愈的信心，处于接受治疗护理的最佳心理状态。

十、医案举隅

案1 张某，男，60岁。20××年5月31日初诊。

[主诉] 胸背部疼痛、活动不利2天。

[病史] 2天前因外伤致使胸背部疼痛、活动不利，伤后自行休息，未见明显缓解，故来院就诊。

[体格检查] 患者步入诊室，脊柱生理曲度存在，胸11、胸12棘突旁压痛（+），胸椎前屈活动受限，四肢肌力Ⅴ级，腱反射存在，四肢皮肤感觉正常，双侧霍夫曼征（-）。舌质暗、苔薄白，脉弦。

[理化检查] 胸椎CT示：胸11椎体楔形变，椎体后缘完整。

[诊断] 胸11椎体骨折。

[治则治法] 舒筋壮骨，活血化瘀。

[处方] 柴胡15g，栝楼根10g，当归10g，红花15g，甘草10g，穿山甲（炮）各15g，大黄（酒浸）30g，桃仁15g，川芎15g，杜仲20g，厚朴15g，陈皮15g，车前子20g（包）。

水煎300ml，分2次，早晚温服。7剂，水煎服。配合腰背部垫枕法。

二诊：20××年6月7日。患者自述：胸背部疼痛明显减轻，偶有失眠，舌质暗、苔薄白，脉弦。

［处方］上方调整处方：去大黄，加续断50g、夜交藤50g。日1剂，7剂，水煎服。

口服接骨丹，每次5g，每日3次。

三诊：20××年6月14日。患者自述胸背部疼痛基本消失，舌质暗淡、苔薄白，脉弦。

［处方］上方加肉桂6g，加姜、枣。日1剂，7剂，水煎服。

中成药：口服接骨丹，每次5g，每日3次。

四诊：20××年7月5日。患者自述胸背部疼痛已完全消失。舌质暗淡、苔薄白，脉弦。

［处方］继续口服接骨丹，每次5g，每日3次。

［治疗效果］3个月复诊，患者自述胸背部疼痛已基本消失，可下地自由行走。

第十节　急性腰扭伤

急性腰肌筋膜损伤是一种较常见的腰部外伤，属于中医学闪腰、岔气范畴。多由于弯腰提取重物用力过猛、或弯腰转身突然闪扭，致使腰部肌肉强烈的收缩，而引起腰部肌肉和筋膜受到过度牵拉、扭伤，甚至撕裂。腰部肌肉筋膜的损伤和腰部韧带的损伤相互之间有密切的联系，如韧带（主要是棘上、棘间韧带）损伤后，在屈腰过程中的支持力量势必减弱，需要由肌肉筋膜来代偿，此时肌肉筋膜亦易受到损伤；反之，肌肉筋膜损伤后，韧带有时也随之受伤。

急性腰扭伤是常见病，多发于青壮年和体力劳动者，多见于搬运、建筑、机械工人等，平素缺少体力劳动锻炼的人，偶然参加劳动时，不慎亦易发生损伤。男性较女性为多，约有半数的为21~30岁的青年体力劳动者。

一、病因病机

多因突然遭受外来间接暴力所致，致伤的原因很多，最常见的损伤原因有以下几种。

（1）猛然搬动过重的物体时，由于搬重物的姿势不正确，所搬物体的重心离躯干中轴线过远，使肌肉负荷太重或收缩不协调等所致。如在弯腰屈髋、伸膝的姿势下提起重物时，骶棘肌力量不足或用力时思想准备不够，肌肉抵抗力过小，常可使腰骶部的肌肉、筋膜受到过度的牵拉或撕裂。

（2）劳动时配合不当，多见于两人搬抬重物时，一人上肩快或下肩早，或放下时动作先后不一致，或一人不慎滑手，则另一人思想无准备，瞬时处于不利的姿势下，致使腰肌无准备地强力收缩，引起腰肌筋膜扭伤。

（3）在平滑的地面上行走失足滑倒或下楼时不慎跌倒，腰部屈曲，下肢伸展，亦易造成腰骶部肌肉筋膜的损伤。

（4）在日常生活中，如倒洗脸水、弯腰、起立，甚至咳嗽、喷嚏、打哈欠、伸腰等动作，在思想无准备的情况下，会使腰部肌肉骤然收缩而造成腰肌筋膜的扭伤，即人们所俗称的“闪腰”。

中医伤科将本病统归于跌仆闪挫所致。损伤时因受力大小不同，组织损伤程度亦不一样。常见者为骶棘肌由髂骨起点部骨膜撕裂，或筋膜等组织附着点撕裂。筋膜损伤，血脉破损，必然会造成腰部瘀血凝滞，气机不通，则产生瘀血肿胀、疼痛、活动受限等临床表现。

中医认为此病多由急性损伤造成局部气血阻滞、经络不通所致，许多经脉都循行于腰部，《素问·刺腰痛论》就有足太阳、足少阳、足阳明、足少阴、足厥阴等经脉病变导致腰痛的记载。不同经脉损伤，疼痛部位不一。刘老认为，腰为肾所居之处，故《素问·脉要精微论》云：“腰者肾之府，转摇不能肾将惫矣。”《骨空论》云：“督脉为病脊强反折，腰不可以转摇，急引阴卵。”《灵枢·经脉》云：“膀胱足太阳也，是动则病冲头痛，目似脱，项如拔，脊痛，腰似折。”肾脉贯脊抵腰中，督脉亦贯脊入腰，膀胱之脉挟脊抵腰中。可见，腰痛与肾、督、足太阳等经脉有密切关系。

急性腰扭伤若因处理不当，或治疗不及时，亦可使症状长期延续，变成慢性。

二、临床表现

受伤时患者常感到腰部有一响声或有组织“撕裂”感，随即感到腰部一侧或两侧剧烈疼痛，不能伸直，屈伸俯仰、转身起坐则疼痛加剧，整个腰部多不能活动，呈强直状，严重者不能起床，深呼吸，咳嗽、喷嚏时疼痛加剧。轻者伤时疼痛轻微，尚能坚持继续劳动，数小时后或次日症状加重。患者为了减轻腰部疼痛，常用两手扶住并固定腰部。疼痛多位于腰骶部，有时感到一侧或两侧臀部及大腿后部疼痛，部位和性质较模糊，多为反射性疼痛。

三、临床检查

（1）主要体征压痛点：扭伤早期，绝大多数患者都有明显的局限性的压痛点，多在腰骶关节、第三腰椎横突尖和骶髂后部。压痛点代表组织受伤处之所在。

肌痉挛：主要发生于骶棘肌和臀大肌，因疼痛刺激所引起，也是对疼痛的一种保护性反应，可为单侧或双侧。这些肌肉的紧张度增加而有压痛，经俯卧一时可以松缓，但用手指压痛时，痉挛又复出现。

（2）脊柱生理性曲线的改变：肌肉、筋膜和韧带的撕裂可引起疼痛，疼痛可引起肌肉的保护性痉挛，不对称的肌痉挛可引起脊柱生理性曲线的改变。曲线的改变，亦是机体为了照顾受伤组织，照顾神经根免受刺激，所发生的一种自动性调节。根据临床所见，约半数以上的急性腰扭伤患者，有不同程度的腰椎曲线改变，有的是前凸减小，有的是向左、向右侧弯。至疼痛和痉挛解除后，此种畸形亦自行消失。

（3）直腿抬高试验：此试验可引起腰部疼痛，乃因骨盆向后旋转，使腰生理前凸变平，腰部受伤组织受牵拉所致。

四、辅助检查

X线检查：对于严重的腰扭伤患者，应拍腰骶部正、侧位X线照片，必要时拍斜位片。一般软组织扭伤，X线片不显示任何病理性腰椎峡部骨折、骨质增生、肿瘤或结核等。

五、诊断及鉴别诊断

（一）诊断

有明显的外伤史，多为男性青壮年体力劳动者，有明确的损伤部位，腰骶部有压痛和肌痉挛。患者腰部各方面的运动均受限。X线片无异常表现，或可发现伴有腰椎平直、侧弯或后突变形，或见其他骨质病变。

（二）鉴别诊断

1. 急性腰部韧带损伤

本病与急性腰扭伤发病原因有时相同，二者常合并存在。腰扭伤时，腰部各方向活动均受限制，并引起疼痛加剧，在棘突旁骶棘肌处或骶髂后部有压痛。腰部韧带损伤时脊柱弯曲受牵拉时疼痛才加剧，且压痛点多在棘突上或棘突间。

2. 急性腰椎后关节滑膜嵌顿

急性腰扭伤时，腰部各方向的活动均受限制，并引起疼痛加剧，在棘突旁骶棘肌处、腰椎横突或骶髂后部有压痛，压痛点较表浅。急性腰椎后关节滑膜嵌顿，腰前屈尚可，但不能过度前屈，腰部被动旋转活动和后伸受限，并使疼痛加剧，其疼痛程度远远超过腰扭伤，腰肌痉挛或僵硬，棘突两侧有深在的压痛。

六、治疗

（一）手法治疗

急性腰扭伤采用手法治疗疗效显著。它具有行气活血、消肿止痛、舒筋活络之作用。通过手法可以缓解肌肉、血管痉挛，增进局部血液循环，消除瘀滞，加速瘀血早日吸收，以促进损伤组织的修复之目的。

1. **一针一牵三扳法**

刘老运用一针一牵三扳法治疗本病疗效显著，介绍如下。

（1）一针法：先用三棱针将唇系带之粟粒大小的硬结刺破，然后将上唇捏起，用毫针刺人中穴。针尖斜向上；重刺激，留针15分钟，每5分钟捻转1次；针刺后嘱患者深呼吸，活动腰部。往往针后立见功效。

（2）一牵法：患者俯卧位。术者立于患者足侧，以双手握住患者双踝上，把双腿提起，使腰部后伸，缓缓用力牵伸（与助手行对抗牵伸），重复3次。

（3）三扳法

一扳：俯卧位。①扳肩压腰法：术者一手以掌根按压患者第4、5腰椎，一手将肩扳起，与压腰的手交错用力，对侧再做一次。②扳腿压腰法：术者一手以掌根按压患者第3、4腰椎，一手将一侧大腿外展抬起，与压腰的手上下交错用力，对侧再做一次。③双髋引伸压腰法：术者一手以掌根按压患者第3、4腰椎，一手与前臂同时将双腿抬高，先左右摇摆数圈，然后上抬双腿，下压腰部，双手交错用力。

二扳：侧卧位。①腰部推扳法：患肢在上屈曲，健肢在下伸直，术者立其背后，助手立其胸前，双手扶持胸背部，二人协同向相反方向推和扳，使患者腰部获得充分的旋转活动。此法重复3次。②单髋引伸压腰法：术者一手用力按压腰部，一手握持患者大腿下端，并外展40°；后方拉，使腰髋过伸30°；后再做屈膝、屈髋动作，如此交替进行，重复3次。

三扳：患者仰卧位，屈髋屈膝。术者双手握其双膝，过屈贴近胸前，先做左右旋转摇动，然后推动双膝，使腰及髋、膝过度屈曲，反复数次。

术后让患者卧床休息30分钟再活动。

2. **其他手法治疗**

（1）揉按法。患者俯卧治疗床上，肢体放松，术者先用两手大拇指或手掌，自大抒穴开始由上而下，经下肢环跳、委中、承山、昆仑等穴，施行揉按。次用手掌或大鱼际部揉按脊椎两旁肌肉，使气血流畅，筋络舒展。

（2）推理腰肌。术者立于患者腰部健侧，以双手拇指在压痛点上方自棘突旁把骶棘肌向外下方推开，由上而下，直到髂骨后上嵴，如此反复操作3~4次。

（3）捏拿腰肌。术者用两手拇指和其余四指指腹对合用力，捏拿腰部肌肉，捏拿方向与肌腹垂直，从腰1起至腰骶部臀大肌，由上而下，先轻后重，先患侧后健侧，重点捏拿腰椎棘突两侧骶棘肌和压痛点最明显处，反复捏拿约2~5分钟。

（4）扳腿按腰。术者一手按其腰部，另一手肘关节屈曲，用前臂抱住患者一侧大腿下1/3处，用力将下肢向后上抱起，两手配合，一手向下按压腰骶部，另一手托其大腿向上提拔扳腿，有节奏地使下肢一起一落，随后摇晃拔伸，有时可听到响声，每侧做3~5次。

（5）揉摸舒筋。术者以掌根或小鱼际肌着力，在患者腰骶部进行揉摸手法。从上至下，先健侧后患侧，边揉摸边移动，反复进行3~5次，使腰骶部感到微热为宜。

3. **固定与练功**

伤后宜卧硬板床休息，以减轻疼痛，缓解腰肌痉挛，防止继续损伤。疼痛缓解后，宜做腰部背伸锻炼，后期宜加强腰部的各种功能锻炼。

（二）药物治疗

1. **内服药**

（1）刘老认为急性腰扭伤可分为：气滞腰痛和血瘀腰痛。气滞腰痛多表现为：腰痛突然，不敢俯仰转侧，甚则深呼吸，咳嗽时亦牵掣作痛。此因闪腰岔气所致，气机闭塞不通，经络受阻，故腰痛突然不敢转侧。血瘀腰痛多表现为：腰痛如刺，日轻夜重，痛有定处，大便多秘结。此因外伤闪挫，经脉血瘀不通而痛。

刘老经验方：腰痛Ⅰ号，以通督壮腰、舒筋止痛，方药如下。

鸡血藤25g，骨碎补20g，狗脊20g，杜仲20g，鹿角霜20g，肉苁蓉15g，枸杞15g，延胡索15g，豨莶草15g，牛膝15g，泽泻15g，丹参15g，天麻15g，砂仁5g。

方中杜仲补肝益肾，治腰疼之要药；狗脊、肉苁蓉、鹿角霜增强补肾强筋之力；骨碎补、鸡血藤不但补骨续筋，而且和血养血；配丹参、牛膝，以活血通络；豨莶草强健筋骨，祛除风湿；泽泻、天麻渗湿息风止痛。加入延胡索以镇痛；砂仁以调中和胃。

（2）气滞络阻证：腰痛时轻时重，痛无定处，重者腰部运动受限，行走困难，咳嗽震痛，舌苔薄，脉弦数。治宜理气通络、和营止痛，方用泽兰汤加羌活、乳香、没药。

（3）血瘀气阻证：腰痛局限一侧，局部瘀肿，压痛明显，腰部活动受限。或有腹胀，大便秘结，舌质略有瘀点，脉弦紧。治宜行气消瘀，方用地龙散、复元活血汤、大成汤等。

（4）中成药：可选用跌打丸、云南白药、三七片、七厘散等。

2. **外用药**

局部瘀肿热痛者，可用双柏散、消炎散外敷，如无瘀肿仅有疼痛者，则用狗皮膏、伤科膏药、伤湿止痛膏外贴。

（三）其他疗法

1. **针灸治疗**

可采用局部取穴、循经取穴。常用的针刺穴位有阿是穴、肾俞、命门、志室、大肠俞、腰阳关、委中、承山等穴，多采用强刺激，留针3~5分钟。或点刺眼交穴，每日1次。

2. **封闭疗法**

用醋酸泼尼松龙或醋酸氢化可的松25mg加2%普鲁卡因2ml，作局部痛点封闭，每周1次，一般1~3次即有明显疗效。

3. **其他疗法**

急性症状稍缓解后，可用理疗、磁疗、中药离子导入等治疗。

七、预防

刘老认为，急性腰扭伤是可以预防的。他强调，每个人都应加强劳动保护，安全作业及用机械化、半机械化代替重体力劳动。对腰痛已愈的患者要避免复发，平时要坚持腰背肌功能锻炼，从动的观点出发治疗慢性腰痛能取得很好的效果。长期卧床休息或长期用腰围或脊柱支架的方法（脊柱稳定性不良者除外），是不适宜腰痛治疗的。

八、医案举隅

案　赵某，男，27岁。20××年11月3日初诊。

[主诉] 腰部疼痛1天。

[病史] 1天前不慎扭伤腰部，致腰部疼痛，活动受限。

[体格检查] 专科检查：腰部生理曲度变直，双侧骶棘肌痉挛，腰骶部棘突压痛（+），痛有定处，无明显放射痛，腰部活动受限，双下肢皮肤感觉正

常，双下肢股四头肌、胫前肌、腓肠肌肌力Ⅴ级，双侧直腿抬高试验（-），加强试验（-），双侧膝腱、跟腱反射正常，双巴宾斯基征（-）。舌质暗红、苔薄，脉弦。

［理化检查］腰椎正侧位X线片提示：腰椎生理曲度变直，腰椎骨质及间隙未见明显异常。

［诊断］急性腰扭伤。

［治则治法］活血化瘀，通督壮腰。

［处方］腰痛Ⅰ号加桑寄生30g、羌活15g、独活15g、鸡矢藤15g、地龙15g、刘寄奴15g、土鳖虫15g。上药水煎，取汁300ml，150ml，日2次，口服。

一针一牵三扳法，术后让患者卧床休息30分钟再活动。2天后再次治疗。

［治疗效果］治疗2次后随访，患者症状、体征消失，腰部活动自如。

第十一节　第三腰椎横突综合征

第三腰椎横突综合征是以第三腰椎横突部明显压痛为特征的慢性腰痛，亦有称第三腰椎横突周围炎，或第三腰椎横突滑囊炎。它是腰肌筋膜劳损的一种类型，由于第三腰椎居全腰椎之中心，活动度大，其横突较长，抗应力大，劳损机会多，故易产生腰痛和臀部痛。

本病多见于青壮年，尤以体力劳动者最为多见。

一、病因病机

腰椎横突位于腰椎两侧，无骨性组织保护，其中以第三腰椎横突最长，上有腰大肌、腰方肌起点，并附有腹横肌、背阔肌的深部筋膜。当腰、腹部肌肉强力收缩时，该处所承受的拉应力最大，因此，第三腰椎横突上附着的肌肉容易发生牵拉损伤，引起局部组织的炎性肿胀、充血、液体渗出等病理变化，继而发生滑膜、纤维组织、纤维软骨等的增生，邻近腰脊神经后支的外侧支受到刺激，日久神经纤维可发生变性，产生腰痛和臀部痛，引起腰骶肌痉挛。

第三腰椎位于腰前凸曲线之顶点，背阔肌的髂腰部分纤维止于第三腰椎横突，腰大肌的部分肌纤维也止于此处，骶棘肌的一部分肌纤维也止于此，因此第三腰椎成了腰椎的活动中心，起到了类似接力站的作用，为腰椎屈、伸、侧弯及旋体的枢纽，所受的杠杆作用最大，而第三腰椎横突更是受力点，由于第三腰椎横突较长，以致附着于此处的肌肉、筋膜、韧带能有效地保持脊柱的稳定性及正常的活动，较长的横突又能增强肌肉的杠杆作用，肌肉收缩牵拉机会多，拉力最大，当这些组织异常收缩时，横突末端首当其冲，这种解剖特点构成末端易受损伤的基础，往往因劳损而引起横突末端周围的纤维织炎，横突越长，发病率越高，以单侧多见。

第三腰椎横突端后方紧贴着第二腰神经根的后支，当前屈及向对侧弯腰时，该后支被横突挑起或受磨损而引起该神经支支配区痛、麻，也能牵涉到第二腰神经前支而引起反射痛，达臀部及大腿前侧，第三腰椎横突前方深面有腰丛神经的股外侧皮神经干通过，并分布到大腿外侧及膝部，如横突过长、过大或伴有纤维织炎时，能使该神经受累并出现股外侧皮神经痛，此病变波及附近的闭孔神经甚至于肌神经时，疼痛也可出现于髋部或大腿。

第三腰椎横突综合征或因急性腰部扭挫伤，或因慢性腰部劳损，或外感风寒湿邪，合而成痹，致使腰部经络不通，瘀血阻络所致。患病日久或素体肝肾不足，以致筋脉失养，督脉空虚，气血亏耗，而见腰痛绵绵。

二、临床分期

临床一般按照病程长短分为早期（炎症水肿期）：病史短，一般3个月以内，一侧或双侧腰部或腰臀部疼痛，第三腰椎横突肩部局限性压痛，或引出臀部及大腿后侧放射痛。中后期（机化结节期）：病史3个月以上，腰部或腰臀部病重，第三腰椎横突尖部可触及纤维性软组织硬结，大多数患者合并臀上皮神经嵌压症状。

三、临床表现

主要表现为腰痛，或腰臀部的弥漫性疼痛，亦可向大腿后侧至腘窝平面以上扩散，晨起或弯腰疼痛加重，有时翻身及步行困难。

检查时在骶棘肌外缘第三腰椎横突尖端处有局限性压痛，有时可触及一纤维性软组织硬结，常可引起同侧下肢反射痛，直腿抬高试验可为阳性，但加强试验为阴性。

四、辅助检查

X线检查：X线摄片除可见第三腰椎横突明显过长外，有时左右横突不对称，或向后倾斜。

五、诊断及鉴别诊断

（一）诊断

根据压痛点并结合病史、症状、其他体征和X线照片可以确定诊断。

（二）鉴别诊断

1. 腰椎间盘突出症

在于压痛点的部位不同，本症的压痛部位在骶棘肌外缘第三腰椎横突尖端处，坐骨神经痛的表现也不及腰椎间盘突出症那样有明显的神经根性分布，直腿抬高试验可能阳性，但直腿抬高踝背伸试验阴性。

2. 腰椎肿瘤

中年以上腰痛呈进行性加重，有夜痛症，经过对症处理又不能缓解其疼痛者，应高度警惕，若属脊髓、马尾部肿瘤的话，可伴有大、小便失禁，马鞍区（即会阴部）麻木刺痛，双下肢瘫痪等。

3. 腰椎结核

腰痛伴低热、贫血、消瘦等症，同时血沉增快，拾物试验阳性，X线检查可见有骨质破坏，腰大肌脓肿。

4. 肾周围炎

腰痛伴发热，血白细胞数增高，尿常规检查有白细胞，肾区叩击痛者。

5. 妇科疾病

女性腰痛伴周期性改变者。

六、治疗

（一）手法治疗

1. 推揉压按骶棘肌法

患者俯卧，两下肢伸直，术者立于其左，两手手掌或大鱼际从第10胸椎平面起，自上而下轻快反复地推、揉、压按脊柱两侧的骶棘肌，直至骶骨背面或臀部的股骨大转子附近，并以两手拇指分别反复揉压两侧委中穴、承山穴。施术应以患侧为主。

2. 弹拨第三腰椎横突处

用一手拇指在第三腰椎横突处做与条索状硬块垂直方向弹拨，弹拨要由浅到深、由轻到重，然后用拇指或肘尖在该处反复揉压。

3. 捏拿㨰擦腰肌

沿患侧骶棘肌自上而下地捏拿，再用深沉缓和的㨰法，上下往返治疗，然后沿骶棘肌纤维方向自上而下地搓擦，同时配合腰部后伸被动活动。

4. 固定与休息

初起可卧床休息，起床活动时可用皮腰围固定。治疗期间，要避免或减少腰部过度屈伸和旋转活动。

5. 练功疗法

急性症状缓解后，即可加强功能锻炼。患者身体直立，两足分开与肩同宽，两手叉腰，两手拇指向后顶按第三腰椎横突，揉按局部，然后做腰部旋转和后伸、前屈运动。以放松腰肌、解除粘连、消除炎症为目的。

（二）药物治疗

1. 内服药

（1）血瘀气滞证：腰痛如刺，痛处固定，拒按，腰肌板硬，转摇不能，动则痛甚。舌暗红，脉弦紧。治宜行气止痛、活血化瘀，方可选用和营止痛汤、定痛活血汤。

（2）风寒湿阻证：腰部冷痛，转侧俯仰不利，腰肌硬实，遇寒痛增，得温痛缓。舌质淡苔白滑，脉沉紧。治宜祛风散寒、宣痹除湿、温经通络，方可选用羌活胜湿汤、独活寄生汤。

（3）肝肾亏虚证：腰痛日久，酸软无力，遇劳更甚，卧则减轻，腰肌酸软，喜按喜揉。偏阳虚者面色无华，手足不温，舌质淡，脉沉细。偏阴虚者面色潮红，手足心热，舌质红，脉弦细数。偏阳虚者，治宜温补肾阳，方用金匮肾气丸合青娥丸。偏阴虚者，治宜滋养肝肾，方可选用六味地黄丸加女贞子、菟丝子、枸杞子、杜仲、续断之类。

2. **外治法**

可外擦万花油，或外贴伤科膏药、伤湿止痛膏、狗皮膏等。

（三）其他治疗

1. **针刺治疗**

阿是穴针刺治疗，深度4~8cm，留针10~15分钟，每日1次。10次为1个疗程，1~2个疗程后常有明显疗效。

2. **局部封闭**

用醋酸泼尼松龙25mg加2%普鲁卡因2ml，在压痛点明显的第三腰椎横突处作骨膜及其周围组织浸润注射。每周1次，共2~3次即可。

3. **局部热敷、理疗、中药离子导入等**

4. **针刀治疗**

患者俯卧位，常规消毒，用1%普鲁卡因局部浸润麻醉，在第三腰椎横突尖部（即压痛点处），以刀口线和人体纵轴线平行刺入，当针刀达横突骨面后行横行剥离松解，若感觉肌肉和骨尖之间有松动感，即拔出针刀，以棉球压迫针孔片刻。注意切勿将小针刀刺入腹腔内。嘱患者2~5天后做弯腰背屈活动，防止再度粘连。一般一次治疗即愈，如尚存有余痛，5~7天后再重复一次。

5. **手术治疗**

经非手术治疗无效者，同时有长期疼痛不适而影响工作者，可采用硬膜外或局麻下，行腰背筋膜松解加横突部软组织剥离术，或横突切除术进行治疗。

七、预防

对于腰部急性损伤要及时医治，平时注意纠正不良姿势，重体力劳动时腰部可束腰带以资护腰，宜睡硬板床。注意保暖，避免疲劳。

八、医案举隅

案　张某，男，37岁。20××年5月13日初诊。

［主诉］腰痛3个月。

［病史］3个月前因集中弯腰干农活后出现腰痛，腰部活动受限，并逐渐发展为腰臀部弥漫性疼痛，腰部活动受限，局限为前屈和左侧弯时疼痛明显，翻身活动受限，偶有右侧大腿后侧放散痛，开始时未重视，后期疼痛加重，后经卧床静养不见明显好转。

［体格检查］专科检查：腰部肌肉僵硬，压痛点重点在右侧竖脊肌外侧缘、第三腰椎右侧横突周围，局部可触及条索状硬结，右下肢有反射痛，右下肢直腿抬高试验（+），加强试验（-），腰部活动受限，以前屈和左侧屈受限明显，双下肢皮肤感觉正常，双下肢肌力正常，双侧膝腱、跟腱反射正常，双巴宾斯基征（-）。舌质紫暗、苔薄，脉弦。

［理化检查］腰椎正侧位X线片提示：第三腰椎横突左右不对称，右侧略长。

［诊断］第三腰椎横突综合征。

［治则治法］活血通经，舒筋健骨，补肾壮腰。

［处方］

（1）刘老临床经验方：壮骨伸筋丹口服，每次1丸，日3次，白开水送下。方药如下。

熟地黄75g，狗脊50g，杜仲50g，骨碎补50g，鹿衔草50g，地龙50g，桑寄生50g，独活25g，羌活25g，制乳香25g，制没药25g，无名异25g，麻黄20g，桂枝20g，红花20g，土鳖虫20g，炙马钱子20g，煅自然铜20g，牛膝20g，香附20g。

共为细末，炼蜜为丸，10g/丸。

（2）小针刀治疗1次，5天后复查，如疼痛症状残留，重复1次。

［治疗效果］治疗2次后随访，患者症状、体征消失，腰部活动自如。

第十二节　腰背部筋膜炎

腰背部肌筋膜炎是一种常见的腰背部慢性疼痛性病症。它主要是由于受风寒湿邪或损伤而引起的腰背部肌肉、筋膜、肌腱、韧带等软组织的无菌性炎性病变，并伴有一定的临床表现者。本病又称为腰背部肌肉风湿病、腰背部纤维织炎、腰背部肌筋膜综合征等。

此病多见于中老年人，可有吹风、受凉、受湿、劳损或损伤病史。另外长期保持坐姿者，是腰背肌筋膜炎的高发人群，即“三坐”人群：上下班路上坐车；上班时坐办公室；下班后久坐看电视、上网。

一、病因病机

本病的发生与多种因素有关，最常见的是与感受风寒湿邪、损伤和病灶感染等有关。久卧湿地、贪凉、受寒或劳累后身汗出衣着湿冷，致风寒湿邪侵袭，留滞肌肉筋膜，引起肌筋拘挛，经络阻闭，气血运行不畅而致本病，故腰背部肌筋膜炎患者对气候变化特别敏感。

腰背部的急性损伤后，因治疗不彻底，使肌肉筋膜组织逐渐纤维化，形成较多的粘连；或因长期积累性劳损，使肌肉筋膜长期处于一种痉挛状态，易造成肌肉筋膜变性，从而导致腰部疼痛。

此外，毒邪感染，如细菌感染、风湿热或寄生虫感染等与本病的发生亦有关。

西医认为潮湿、寒冷的气候环境，是最多见的原因之一，湿冷可使腰背部肌肉血管收缩、缺血、水肿引起局部纤维浆液渗出，最终形成纤维织炎。慢性劳损为另一重要发病因素，腰背部肌肉、筋膜受损后发生纤维化改变，使软组织处于高张力状态，从而出现微小的撕裂性损伤，最后又使纤维样组织增多、收缩，挤压局部的毛细血管和末梢神经出现疼痛。其他如经常一个姿势坐着、缺少相应的活动、久坐电脑前及病毒感染、风湿症的肌肉变态反应等都是诱因。

中医认为筋膜炎从病理而言，属于慢性伤筋范围，以局部经络阻滞、气血运行不畅为主，《灵枢·本脏》曰："血和则经脉流行，营复阴阳，筋骨劲强，关节清利矣。"《素问·五脏生成》云："足受血而能步，掌受血而能所握，指受血而能摄。"

二、临床分期

腰背肌筋膜炎可分为急、慢性两类：急性劳损指搬抬重物、弯腰或扭腰取东西时，突发腰部剧痛、活动受限，站立困难。慢性劳损更为常见，腰痛多为隐痛，时轻时重、反复发作，久坐或天气变化后加重。

三、临床表现

此病主要症状为腰部疼痛，常为隐痛、酸痛或胀痛。急性发病迅速，有时伴有肌痉挛，活动受限。腰部有特定的痛点，称为激痛点，按压时，有一触即发的特点，并产生剧烈的疼痛，并可激惹起臀部及大腿后部传导性疼痛，但不过膝，疼痛的范围与激痛点的敏感度有关，敏感度高者，痛剧且范围广。慢性者起病隐渐，疼痛时轻时重，或晨起痛重，活动后痛轻，但劳累后加重。

体征：急性期或疼痛严重者，患者可处于被动体位，腰部僵硬，肌肉拘谨，活动受限，可找到局限性的激痛点和触到痉挛的肌肉。慢性期能触摸到较硬的筋结或条索状的筋束。

检查激痛点时应仔细寻找，可先让患者自己指出疼痛的范围及最痛的部位，医生可在此范围内按压寻找。指压时用力要适度，逐步对比，以便对每个激痛点作出精确的定位。对深病变测试有困难时，可采取改变体位来测试，重复某种特殊的姿势来激发疼痛和不适，可提示该组姿态肌有病损。必要时可用0.5%普鲁卡因作激痛点封闭，疼痛可立即消失或缓解。

四、辅助检查

X线检查可无明显异常，化验多在正常范围内，血沉或抗“O”，有时稍增高。

五、诊断及鉴别诊断

（一）诊断

（1）主要表现为腰背部弥漫性钝痛，尤以两侧腰肌及髂嵴上方更为明显。腰部疼痛、发凉、皮肤麻木、肌肉痉挛和运动障碍。

（2）晨起痛，日间轻，傍晚复重，长时间不活动或过度活动均可诱发疼痛，病程长，且因劳累及气候性变化而发作。

（3）查体时患部有明显的局限性压痛点，触摸此点可引起疼痛和放射。

（4）用利多卡因痛点注射后疼痛消失。

（5）X线检查无异常。实验室检查抗“O”或血沉正常或稍高。

（二）鉴别诊断

本病应于棘上韧带损伤、臀上皮神经嵌压征、第三腰椎横突综合征进行鉴别。棘上韧带损伤有外伤史或腰痛反复发作史，尤其在负重或突然挺腰时容易发生下腰段疼痛，疼痛有时十分剧烈。患者弯腰时常感下腰部疼痛无力，有的患者叙述，弯腰时腰部有断裂样的感觉，而腰背肌筋膜炎则在后伸时酸沉、疼痛加重。臀上皮神经嵌压征主要临床表现是腰臀部疼痛，尤其是臀部疼痛，多数患者可检及固定的压痛点。第三腰椎横突综合征则于第三腰椎横突尖端处可触及有明显的压痛，定位固定是其特点。

六、治疗

（一）手法治疗

手法治疗的目的是舒筋活血、疏通经络、减轻疼痛、缓解肌肉痉挛、防止肌筋粘连。常以揉按松解手法为主。

（1）患者俯卧位，术者立于患侧，先用两手拇指或手掌，自大抒穴开始由上而下，经下肢环跳、委中、承山、昆仑等穴，施行揉按。然后重点揉按腰脊两旁肌肉，使其气血流畅，筋络舒展。

（2）仔细寻找触及激痛点，以双手拇指在激痛点上反复揉按，并在激痛点的内上方自棘突旁把骶棘肌向外下方推开，直至髂骨后上嵴，如此反复操作3~5次。

（3）如果触及到筋结或筋束，可用捏拿、分筋、弹拨、掐揉等手法松解，使变性的肌束松解、粘连分离，恢复其原舒缩功能。

（4）术者以掌根或小鱼际肌着力，在患者腰骶部施行揉摸手法，从上至下，边揉摸边移动，反复进行3~5次，使腰骶部感到微热为宜。

（二）固定与练功

急性期应注意卧床休息，起床时可带腰围固定。慢性期应注意加强腰背肌功能锻炼，积极参加体育运动，注意劳逸结合。

（三）药物治疗

1. 内服药

（1）风寒湿阻证：腰部疼痛板滞、转侧不利，疼痛牵及臀部、大腿后侧，阴雨天气疼痛加重，伴恶寒怕冷。舌淡、苔白，脉弦紧。治宜祛风散寒除湿，方用独活寄生汤加减。寒湿重者，以祛寒行湿、温经通络为主，方用甘姜苓术汤加入牛膝、杜仲、桑寄生之类。

（2）气血凝滞证：晨起腰背部板硬刺痛，痛有定处，轻则俯仰不便，重则因痛剧而不能转侧，痛处拒按。若因跌仆闪挫所致者，则有外伤史。舌紫暗、苔少，脉涩。治宜活血化瘀、行气止痛，方可用身痛逐瘀汤为主，并可酌加杜仲、细辛等药。

（3）肝肾亏虚证：腰部隐痛，绵绵不绝，腿膝酸软无力，遇劳更甚，休息后缓解。舌淡苔少，脉细弱。治宜补益肝肾、强壮筋骨，可选用补肾活血汤、补肾壮筋汤加减。

2. 外用药

可用寒痛乐外敷，或外贴伤湿止痛膏、狗皮膏、伤科膏药等。

（四）其他疗法

1. **封闭疗法**

在激痛点处注入0.5%利多卡因2~5ml，加入醋酸泼尼松龙25mg，每周1次，3次为1个疗程。

2. **理疗**

可选用蜡疗、红外线照射，或用中药离子导入，促进局部循环代谢。

3. **针灸治疗**

可取阿是穴、委中、承山、后溪穴等，强刺激手法，留针10分钟。

4. **手术治疗**

手术治疗仅适用于病情严重，痛苦甚剧，严重影响工作者。属单纯腰肌筋膜炎者，只需做腰部软组织松解术，有痛性筋结或痛性筋束者，应将其切除。

七、预防

重体力劳动及剧烈运动前，应先活动腰部，使肌肉、筋膜放松，可预防扭伤；重体力劳动时，可取前窄后宽的腰带围束腰部，保护腰部，防止扭伤。

扭伤早期不宜强行锻炼，应卧硬板床休息，以减轻疼痛，防止进一步损伤，并有利于组织修复。疼痛缓解后可逐步进行腰背伸肌锻炼。损伤后期应加强腰部的各种功能锻炼，以防止粘连，并增强肌力和腰部抵抗能力。日常要注意保暖，局部热敷，防止受凉。急性期注意休息。

八、医案举隅

案 陈某，男，57岁。20××年7月2日初诊。

［主诉］腰背部疼痛2个月。

［病史］2个月前因劳累加之居住潮湿之地，致腰部酸痛，活动受限。此后腰部持续酸痛，晨起时痛重，活动后减轻，但劳累后再次加重。

［体格检查］专科检查：腰部僵硬，双侧竖脊肌痉挛，腰背部广泛性压痛（+），无明显放射痛，腰部活动受限，双下肢皮肤感觉正常，双下肢肌力正

常，双侧直腿抬高试验（-），加强试验（-），双侧膝腱、跟腱反射正常，双巴宾斯基征（-）。舌质紫暗、苔薄，脉弦。

［理化检查］腰椎正侧位X线片提示：腰椎骨质及间隙未见异常。

［诊断］腰背部肌筋膜炎。

［治则治法］通督活络，壮腰健肾。

［处置］

（1）刘老临床经验方：通督活络丸口服，每次1丸，日3次，白开水送下。处方如下。

鹿角霜50g，鹿衔草50g，狗脊50g，杜仲50g，当归50g，黄芪50g，牛膝50g，丹参50g，地龙50g，五加皮30g，骨碎补30g，三七30g，乌药30g，天麻25g，乌蛇25g，泽泻25g，延胡索25g，没药25g，红花25g。

共为细末，炼蜜为丸，10g/丸。

（2）手法治疗。以㨰、揉、推、扳、按、叩等手法为主，每日治疗1次，疗程7天。

［治疗效果］治疗2个疗程后患者腰背部酸痛、腰部活动受限等症状基本消失，可以适当进行轻体力劳动。

第十三节　臀上皮神经卡压综合征

臀上皮神经卡压综合征是臀上皮神经在走行过程中，由于某些原因受到慢性卡压而引起神经功能障碍，并出现一系列神经分布区不同程度感觉障碍、营养障碍甚至运动功能障碍为特征的临床综合征。该病是一个早已存在但未引起重视的临床常见病，归属于中医学“痹证”“痛证”“麻木”“不仁”等范畴。

该病好发于中老年肥胖患者，女性多于男性，多数有腰部扭伤病史或受风寒史。

一、病因病机

西医学认为，本病的发生与解剖性因素、全身性因素、姿势和职业性因素、应力集中、筋膜间室内高压等有关。因臀上皮神经走行途经相应解剖部位，如骨性隆起、纤维骨性管道等，易遭遇反复摩擦刺激或受压。当腰臀部慢性劳损、剧烈扭转、腰臀部肌筋膜炎、臀部受凉痉挛或局部注射后吸收不良等，使神经走行部位，特别是上述六个固定点发生炎性水肿、纤维增生变性、粘连、挛缩，或神经移位，神经本身或周围组织发生水肿，致使神经受到刺激卡压发生本病。臀上皮神经卡压的病理过程分早、中、晚3个阶段。卡压早期，由于局限性缺血使神经血管通透性增加，表现为间断性感觉异常，即臀部疼痛、不适，时好时坏，只有当肢体处于能引起神经功能障碍的特定体位时才引起症状，即动力性神经卡压；卡压中期，神经纤维出现结缔组织改变及部分脱髓鞘，患者可表现持续性感觉异常，患肢无力，医生体检时可发现触觉和震动觉异常；卡压后期，神经出现瓦勒变性，神经纤维缺失，神经分布密度减低，患者表现为完全麻木、肌无力、肌肉萎缩及两点辨别觉异常。

急、慢性骶髂劳损常常由于骶髂韧带退变、损伤而引发，常呈急性发作且疼痛剧烈，此是骶臀疼痛的主要原因之一。由于臀中皮神经的走行特点及毗邻关系，当骶髂部韧带、肌肉及筋膜的劳损，尤其是骶髂后长、短韧带的劳损、退变时，可能会引起臀中皮神经受压而出现骶臀部疼痛。站立行走、骨盆挤压及分离试验均可使韧带、筋膜的紧张度增加而加重对臀中皮神经的刺激，使骶臀部疼痛加重。另外，骶髂劳损常用的封闭范围包括臀中皮神经的走行及分布区，而且疗效迅速。这些都说明，臀中皮神经卡压可能是急、慢性骶髂劳损产生骶臀部疼痛的关键所在。

中医学认为，其病因是风、寒、湿、热以及病理产物痰、瘀为患，其病机为正气内虚、气血阻滞、痰湿积聚、脉络不畅。

二、临床表现

患者常主诉一侧或两侧腰臀部或大腿外上方持续性弥漫性疼痛或酸胀痛，并向大腿放射，多不过膝，偶呈间歇性，休息后疼痛不减轻，或者休息后疼痛加剧。查体可在固定点出现压痛，深压痛明显，腰臀部肌肉紧张，可触及硬结，神经系统检查无深浅感觉障碍，腱反射正常。

三、辅助检查

1. X线

骨盆X线片常无异常表现，同时需拍腰椎X线片以除外腰椎疾病。

2. CT或MRI

如怀疑为腰椎间盘突出症，需要做CT或MRI检查以资鉴别。

四、诊断及鉴别诊断

（一）诊断

临床诊断，仔细收集病史，认真做体格检查，注意与相关疾病相鉴别。没有特殊的辅助检查阳性结果。解剖中点压痛点的封闭可作为治疗性诊断。

（1）大多数患者有腰部扭伤史或受风寒史。

（2）主要表现为患侧腰臀部尤其是臀部的疼痛，呈刺痛、酸痛或撕裂样疼痛。患者诉腰部疼痛常常是持续发生的，很少有间断发生。急性期疼痛较剧烈，且有大腿的窜痛，但不超过膝关节。患侧臀部可有麻木感，无下肢麻木。一般疼痛的部位较深，区域性模糊，没有明确的界限。

（3）患者常诉起坐困难，由坐位改为直立位时或直立位下坐时，感到腰部使不上劲，疼痛加剧。患者多不能直接起坐，需双手扶物或由人帮助才能坐起。

（4）弯腰活动受限，对侧下肢直腿抬高受限，但无神经根刺激症。多数患者可以检查到固定的压痛点，一般在髂嵴中点及其下方压痛。一般放射痛不超过膝以下。常可在髂嵴处摸到条索状物或皮下痛性结节。

（二）鉴别诊断

1. 腰椎间盘突出症

多发于中青年，常有腰痛伴下肢放射痛，直腿抬高试验阳性，卧床休息症状可以减轻，腹压增加可使症状加重。CT或MRI检查可发现髓核向椎管内突出。当臀上皮神经卡压综合征合并有腰椎间盘突出症时，不要单纯地误诊为腰椎间盘突出症。

2. **梨状肌综合征**

臀部疼痛可放射到整个下肢，臀部的压痛向股后、小腿后外侧及足底放射。沿坐骨神经可有压痛。肌电图提示潜伏期延长，纤颤电位等神经受损表现。俯卧位时可在臀中部摸到较硬或隆起的梨状肌。梨状肌张力试验阳性。

3. **第3腰椎横突综合征**

腰部疼痛，可沿大腿向下放射，极少数可累及小腿的外侧。不因腹压增高而症状加重。第3腰椎横突有明显的压痛，定位固定，是本病的特点。晚期可见臀肌萎缩，此点有诊断意义。X线摄片发现第3腰椎横突过长。做第3腰椎横突封闭，疼痛立即消失，是有用的鉴别方法。

五、治疗

（一）中医治疗

本病属于中医“腰痛”“痹病”等范畴。多由感受外邪，阻遏经脉；或素体禀赋不足，加之劳累太过，或久病年老体衰，致精气亏虚，经脉失养，治疗以扶正祛邪为主。

1. **辨证论治**

（1）风寒侵袭

[症状] 腰臀腿部突发性疼痛，下肢伸缩困难，受天气影响较大。苔薄白，脉浮缓。

[治则] 祛风散寒，温经止痛。

[方药] 蠲痹汤加减。

独活15g，制乳香10g，桑寄生25g，牛膝20g，防风15g，细辛3g，当归15g，川芎10g，秦艽15g，羌活12g，桂枝10g。

（2）湿热下注

[症状] 腰腿部疼痛，局部有热感，遇热加重，小便色黄，大便燥结。苔黄腻，脉濡数。

［治则］清热利湿，舒筋止痛。

［方药］四妙丸加减。

苍术15g，黄柏12g，薏苡仁30g，牛膝20g，木通10g，木瓜20g，忍冬藤30g，地龙10g。

（3）气滞血瘀

［症状］腰腿疼痛拒按，活动不利，夜间加重。舌质暗红，或有瘀斑，脉涩。可有外伤史。

［治则］活血化瘀，理气止痛。

［方药］身痛逐瘀汤加减。

当归15g，川芎10g，红花10g，桃仁10g，制木香10g，制没药10g，地龙10g，香附20g，苏木10g，赤芍15g。

（4）肾气不足

［症状］腰腿疼痛，酸软无力，遇劳加重，反复发作。舌质淡红，脉沉细。

［治则］补肾填精，和络止痛。

［方药］青娥丸加减。

补骨脂30g，杜仲30g，胡桃肉15g，熟地20g，当归10g，川芎12g，黄芪40g，桑寄生25g。

2. 推拿手法治疗

常采用㨰法、点按、拿法、弹拨等手法用于改善肌肉痉挛、粘连等。

3. 小针刀治疗

小针刀疗法是治疗本病的常用有效方法之一。

（1）体位：患者俯卧位。

（2）定点：在臀上皮神经走行过程中，找到易于受伤的解剖点及局部压痛点，做好标记。

（3）方法：常规消毒铺巾。左手按压固定进刀点，右手持针刀，垂直进针刀，沿骨纤管行切开，有痛性条索状（非神经）应切断，然后纵向疏通，出针刀。稍压迫后，局部包扎。

（4）注意事项：勿损伤血管神经。

（二）西医治疗

1. 药物疗法

常用药物如：止痛剂、神经营养剂、脱水剂等。

2. 阻滞疗法

（1）局部浸润阻滞：根据腰神经后外侧支走行特点，选择疼痛较甚的2~3点，行痛点局部浸润阻滞治疗。

（2）腰神经根阻滞：局部浸润阻滞效果差者，可配合神经根出椎间孔处，进行神经根阻滞。

3. 手术疗法

对于病程长、症状重、经非手术治疗无效或反复发作者，可采用手术治疗。

六、预防

去除可能导致本病复发的因素，改善生活、工作条件，纠正不良的工作姿势。注重局部保暖，避免风寒湿邪侵袭而加重病情；加强各部位功能锻炼，动作要适当；调畅情志。由炎症引起者，应积极抗感染治疗。

七、医案举隅

案 陈某，女，34岁，服务人员。200×年9月7日初诊。

［主诉］左臀部疼痛1个月，劳累后疼痛加重，经休息后无明显好转。

［病史］左臀部疼痛，饮食及二便正常。

［查体］腰骶部外形正常，腰部活动尚可，腰骶部压痛明显，臀部臀上神经入臀部压痛明显，并有放射性疼痛放射到大腿，下肢检查未见异常，骨盆X线示：骨盆诸骨未见异常。腰椎X线示：腰椎未见异常。

［诊断］臀上皮神经卡压综合征。

［治疗］小针刀治疗。

患者俯卧位，在左臀部，臀上皮神经经臀上入臀部解剖点及局部压痛点，作好标记，常规消毒铺巾。左手按压固定进刀点，右手持针刀，垂直进针刀，有痛性条索状处切断，然后纵向疏通，出针刀。稍压迫后，局部包扎。嘱患者勿沾水，避免感染。随访6个月，未见复发。

第十四节　腰椎小关节紊乱症

腰椎小关节紊乱是指因外伤、退行性改变及先天发育等因素造成腰椎小关节的解剖位置改变，从而导致腰椎功能失常所引起的一系列临床症候群。本病多由于腰椎小关节滑膜嵌顿和部分韧带、关节囊紧张引起反射性肌肉痉挛，使关节在不正常或扭转的位置上所致。本病属中医“错缝”范畴。多发于腰椎间关节和腰骶关节，本病多发于青壮年，男性多于女性。

一、病因病机

腰椎急性扭伤或慢性劳损是本证的主要原因，老年性脊柱的退行性改变则是老年人的常见原因。

由于腰部棘上韧带、多裂肌、腰方肌、腰大肌或骶棘肌等软组织的慢性劳损，使腰椎关节承受不住正常的外力作用，长时间作用，继发性损害腰椎小关节、关节囊、关节韧带，最终导致腰椎失稳。当弯腰过久，或有急性腰部扭伤时，则引起腰椎小关节紊乱，出现腰部疼痛、活动受限等症状。

腰椎小关节紊乱如错位较大者，则易导致周围软组织损伤，产生炎症，或是周围软组织水肿，椎间孔变窄，压迫或刺激周围神经，引起神经炎症反应，导致一系列复杂的综合征，除腰部肌肉痉挛外引起的疼痛，沿神经分布区域会出现相应的神经反应，如不及时治疗则会造成脊柱力学的改变，成为腰椎间盘突出症的主要原因。

二、临床表现

常在腰部活动时发病，腰部剧烈疼痛，难以忍受，以致不能直立弯腰，甚至影响呼吸，咳嗽时可使腰痛加重，常致腰部活动受限。

体格检查时可见脊柱后凸或侧凸畸形，腰部肌肉痉挛，特别是骶棘肌，棘突及棘突间压痛明显，腰部可有叩击痛，腰部深压痛明显，X线可见腰部脊柱生理曲度改变，余未见其他改变。临床诊断，仔细收集病史，认真做体格检查，注意与相关疾病鉴别。没有特殊的辅助检查阳性结果。解剖中点压痛点的封闭可作为治疗性诊断。

三、辅助检查

1. X线

腰椎X线片以除外腰椎其他疾病，腰椎小关节紊乱可见腰椎后关节排列方向不对称，腰椎侧弯或后突畸形，腰椎间隙左右不对称。

2. CT或MRI

如怀疑为腰椎间盘突出症，需要做CT或MRI检查以资鉴别。

四、诊断及鉴别诊断

（一）诊断

（1）患者多有急性腰部扭伤的病史，腰扭伤常反复发作，同一姿势下可诱发腰习惯性扭伤。

（2）主要表现为一侧或双侧腰部疼痛，腰部肌肉僵硬，弯腰背伸等活动受限，疼痛有时沿腰椎旁向臀部放射。

（3）腰部叩击痛明显，病变部位深压痛明显。

（4）错位的节段棘突压痛明显，有叩击痛，触诊可发现棘突偏向一侧，棘突旁软组织不同程度的肿胀，触诊有条索样感觉。

（5）X线片可见腰部生理曲度不自然，其他无明显改变。

（二）鉴别诊断

本病以腰痛为主，应与以下疾病相鉴别。

1. **腰肌劳损**

腰肌劳损时压痛点常在腰大肌肌腹处，压痛有酸胀感，热敷或休息后症状好转。

2. **脊柱肿瘤**

症状多成进行性加重，夜间尤甚。X线CT或MRI检查可发现腰椎骨质改变以鉴别诊断。

3. **腰椎间盘突出症**

多发于中青年，常有腰痛伴下肢放射痛，直腿抬高试验阳性，卧床休息症状可以减轻，腹压增加可使症状加重。CT或MRI检查可发现髓核向椎管内突出。

4. **梨状肌综合征**

臀部疼痛可放射到整个下肢，臀部的压痛向股后、小腿后外侧及足底放射，沿坐骨神经可有压痛。肌电图提示潜伏期延长，纤颤电位等神经受损表现。俯卧位时可在臀中部摸到较硬或隆起的梨状肌。梨状肌张力试验阳性。

5. **棘上及棘间韧带损伤**

腰部疼痛在脊柱的正中央，棘突间有压痛，无腰部两侧肌肉痉挛。

五、治疗

（一）中医治疗

本病属于中医“腰痛”“痹病”等范畴。多由感受外邪，或受外力后脊柱失稳，经脉不通，不通则痛，治疗以活血化瘀为主。

1. **药物治疗**

早期多采用活血化瘀、行气止痛，方用和营止痛汤加减，后期采取补益肝肾、活血强筋之法，方用补肾壮筋汤加减。

（1）气滞络阻

[症状] 腰痛时轻时重，痛无定处，重者腰部活动受限，行走困难，舌苔薄，脉弦数。

[治则] 理气通络，和营止痛。

[方药] 活血汤加减。

泽兰15g，制没药10g，制乳香10g，当归15g，丹皮9g，赤芍15g，桃仁10g，红花10g，羌活9g，香附25g，乌药12g。

（2）血瘀络阻

［症状］腰部局限一侧，局部瘀肿，压痛明显，腰部活动受限，或有腹胀，大便秘结。舌质有瘀点，脉弦紧。

［治则］行气消瘀，通经止痛。

［方药］身痛逐瘀汤加减。

麝香1.5g，制没药10g，制乳香10g，桂枝10g，苏木10g，麻黄3g，香附15g，当归15g，桃仁10g，杜仲15g，三七6g，甘草15g。

（3）风寒湿痹

［症状］多数有腰痛陈旧病史，患者逐渐感觉腰部重着疼痛，转侧不利，遇天气变化明显，遇冷加重，舌淡、苔白腻，脉沉缓。

［治则］祛风散寒，化湿通经。

［方药］独活寄生汤加减。

独活15g，秦艽15g，防风15g，肉桂3g，白芍15g，细辛3g，当归15g，杜仲20g，牛膝20g，川芎12g，熟地15g，党参15g，白术12g，茯苓15g，甘草3g。

2. 推拿治疗

通过推拿手法治疗，纠正小关节紊乱，是治疗本疾病的关键，往往能得到较好的效果。

（1）舒筋通络。患者俯卧位，先以㨰法、按法、揉法局部治疗5分钟。

（2）行气活血。于肌腹垂直方向，使用弹拨法弹拨腰背部肌肉，重点弹拨腰部两侧骶棘肌，按揉压痛点，以改善局部肌肉痉挛。

（3）理筋复位患者坐位，医生站其后面，一手拇指按在偏歪的棘突旁，另一手通过腋下夹住对侧肩部，做腰部前屈、旋转、侧屈、伸直等动作，这时常可听到一声弹响，同时拇指有松动的复位感。

3. 针灸治疗

针灸可以解除肌肉痉挛，促进炎症、水肿的消散，缓解疼痛。常选用华佗夹脊穴、阿是穴及两侧的足太阳膀胱经的穴位，采用平补平泻法治疗。

4. 牵引治疗

患者仰卧，常采用快牵后间歇牵引法，刚开始牵引力为15~20kg，适应后逐渐加大牵引力度。

5. **理疗**

可给予患者腰部微波、红外线治疗。

（二）西医治疗

本病西医采取口服止痛药物、肌肉松弛药治疗，局部神经阻滞治疗，经以上保守治疗无效者，应考虑手术治疗。

六、预防

本病应注意预防，保持良好的坐姿及生活习惯，出现本病时应适当休息，避免劳累，注意局部保暖，防止风寒侵袭，适当加强功能锻炼，增强腰背肌力量，增加脊柱稳定性，恢复脊柱力学平衡。

七、医案举隅

案　王某，男，33岁，工人。200×年6月7日初诊。

［主诉］腰部疼痛，活动受限2天。2天前因弯腰抬重物时腰部剧烈疼痛，当时不能活动，经休息后无明显好转，现来诊。现症：腰部疼痛，活动受限，起床翻身尚可，饮食及二便正常。

［查体］腰部外形正常，各个方向活动受限，腰部局部肌肉痉挛，腰4椎体旁叩击痛明显，深压痛明显，余未见异常。腰部X线示：腰部生理曲度尚可，腰4椎体小关节排列不对称，腰椎侧弯畸形，腰椎间隙尚可，余未见异常。

［诊断］腰椎小关节紊乱症。

［治疗］推拿治疗配合外用药物治疗。

先以㨰法、按法、揉法局部治疗5分钟后，患者坐位，医生站其后面，一手拇指按在偏歪的棘突旁，另一手通过腋下夹住对侧肩部，做腰部前屈、旋转、侧屈、伸直等动作，这时常可听到一声弹响，同时拇指有松动的复位感。给予患者口服中药。

［处方］泽兰15g，制没药10g，制乳香10g，当归15g，丹皮9g，赤芍15g，

桃仁10g，红花10g，羌活9g，香附25g，乌药12g。

3剂，常规水煎服，早晚各1次。随访6个月，未见复发。

第十五节　腰椎间盘突出症

腰椎间盘突出症系因腰椎间盘发生退行性变，并在外力的作用下，使纤维环破裂、髓核突出，刺激或压迫神经根而引起腰痛及下肢坐骨神经放射痛等症状为特征的腰腿痛疾患。此亦是临床最常见的腰腿痛原因之一。

本病好发于20~40岁青壮年，男性多于女性。多数患者因腰扭伤或劳累而发病，少数可无明显外伤史。

一、病因病机

随着年龄的增长，以及在日常生活工作中，椎间盘不断遭受脊柱纵轴的挤压力、牵拉力和扭转力等外力作用，使椎间盘不断发生退行性变，髓核含水量逐渐减少，而失去弹性，继之使椎间隙变窄，周围韧带松弛，或产生裂隙，形成腰椎间盘突出的内因；急性或慢性损伤是发生腰椎间盘突出的外因，当腰椎间盘突然或连续受到不平衡外力作用时，如弯腰提取重物时，姿势不当或准备欠充分的情况下搬动或抬举重物，或长时间弯腰后猛然伸腰，使椎间盘后部压力增加，甚至由于腰部的轻微扭动，如弯腰洗脸时、打喷嚏或咳嗽后，发生纤维环破裂、髓核向后侧或后外侧突出。

由于椎间盘退变是发病的重要内在因素，少数患者可无明显外伤史，只有受凉史而发，多为纤维环过于薄弱，肝肾功能失调，风寒湿邪乘虚而入，腰部着凉后，引起腰肌痉挛，促使已有退行性变的椎间盘突出。

下腰部是全身应力的中点，负重及活动度大，损伤几率高，是腰椎间盘突出的好发部位，其中以腰4、5椎间盘发病率最高，腰5、骶1次之。

纤维环破裂时，突出的髓核压迫或挤压硬脊膜及神经根，是造成腰腿痛的根本原因。若未压迫神经根时，只有后纵韧带受刺激，而以腰痛为主。若突破后纵韧带而压迫神经根时，以腿痛为主。坐骨神经由腰4、5和骶1、2、3五条神经根的前支组成，故腰4、5和腰5、骶1的椎间盘突出，引起下肢坐骨神经痛。初起神经根受到激惹，出现该神经支配区的放射痛、感觉过敏、腱反射亢进等征象。日久突出的椎间盘与神经根、硬脊膜发生粘连，长期压迫神经根，导致部分神经功能障碍，故除了反射痛外，尚有支配区放射痛、感觉减退、腱反射减弱甚至消失等现象。

多数髓核向后侧方突出，为侧突型，单侧突出者，出现同侧下肢症状；若髓核自后纵韧带两侧突出，则出现双下肢症状，多为一先一后，一轻一重，似有交替现象；髓核向后中部突出，为中央型，有的偏左或偏右，压迫马尾甚至同时压迫两侧神经根，出现马鞍区麻痹及双下肢症状。

二、临床表现

腰痛和下肢坐骨神经放射痛。腰腿疼痛可因咳嗽、打喷嚏、用力排便等内压升高时加剧，步行、弯腰、伸膝起坐等牵拉神经根的动作也使疼痛加剧，腰前屈活动受限，屈髋屈膝、卧床休息可使疼痛减轻。重者卧床不起，翻身即感困难。病程较长者，下肢放射痛部位感觉麻木、冷感、无力。中央型突出造成马尾神经压迫症状为会阴部麻木、疼痛、二便功能障碍，阳痿或双下肢不全瘫痪。少数患者的起始症状是腿痛，而腰痛不甚明显。

三、辅助检查

1. X线摄片检查

正位片可显示腰椎侧凸，椎间隙变窄或左右不等，患侧间隙较宽，侧位片显示腰椎前凸消失，甚至反张后凸，椎间隙前后等宽或前窄后宽，椎体可见休默结节等改变，或有椎体缘唇样增生等退行性改变。X线平片的显示必须与临床的体征定位相符才有意义，主要排除骨病引起的腰骶神经痛，如结核、肿瘤等。

2. CT检查

可显示腰椎间盘突出的部位、大小、方向，以及神经根、硬膜囊受压的症状，同时还可以显示椎板及黄韧带肥厚\小关节增生退变等情况。

3. MRI检查

可清晰地显示出椎管形态、髓核突出的解剖位置和硬膜囊神经根受压的情况，必要时可加以造影，临床诊断意义重大。

4. 脊髓造影检查

髓核造影能显示椎间盘突出的具体情况；蛛网膜下腔造影可观察，网膜下腔充盈情况，能较准确地反映硬脊膜受压程度和受压部位，以及椎间盘突出部位和程度。硬膜外造影可描绘硬脊膜外腔轮廓和神经根的走向，反映神经根受压状况。

5. 肌电图检查

根据异常肌电图的分布范围可判定受损的神经根及其对肌肉的影响程度。

四、诊断

1. 腰部畸形

腰肌紧张、痉挛，腰椎生理前凸减少或消失，甚至出现后凸畸形。有不同程度的脊柱侧弯，突出物压迫神经根内下方时（腋下型），脊柱向患侧弯曲，突出物压迫经根外上方（肩上型），则脊柱向健侧弯曲。

2. 腰部压痛和叩痛

突出的椎间隙棘突旁有压痛和叩击痛，并沿患侧的大腿后侧放射至小腿外侧、足跟部或足背外侧。沿坐骨神经走行有压痛。

3. 腰部活动受限

急性发作期腰部活动可完全受限，绝大多数患者腰部伸屈和左右弯功能活动呈不对称性受限。

4. 皮肤感觉障碍

受累神经根所支配区域的皮肤感觉异常，早期多为皮肤过敏，渐而出现麻木、刺痛及感觉减退。腰3、4椎间盘突出，压迫腰4神经根，引起小腿前内侧皮感觉异常；腰4、5椎间盘突出，压迫腰5神经根，引起小腿前外侧、足背前内侧和足底皮肤感觉异常；腰5、骶1椎间盘突出，压迫骶1神经根，引起小腿后外侧、足背外侧皮肤感异常；中央型突出则表现为马鞍区麻木，膀胱、肛门括约肌功能障碍。

5. **肌力减退或肌萎缩**

受压神经根所支配的肌肉可出现肌力减退，肌萎缩。腰4神经根受压，引起股四头肌（股神经支配）肌力减退、肌肉萎缩；腰5神经根受压，引起伸趾肌力减退；骶1神经根受压，引起踝跖屈和立位单腿翘足跟力减弱。

6. **腱反射减弱或消失**

腰4神经根受压，引起膝反射减弱或消失；骶1神经根受压引起跟腱反射减弱或消失。

7. **直腿抬高试验阳性**

直腿抬高试验阳性，加强试验阳性；屈颈试验阳性，即头颈部被动前屈，使硬膜囊向头侧移动，牵张作用使神经根受压加剧，而引起受累的神经痛；仰卧挺腹试验与颈静脉压迫试验阳性，即压迫患者的颈内静脉，使其脑脊液回流暂时受阻，硬脊膜膨胀，神经根突出的椎间盘产生挤压，而引起腰腿痛；股神经牵拉试验阳性，为上位腰椎间盘突出的体征。

五、治疗

以手法治疗为主，配合牵引、药物、卧床及练功等治疗，必要时行手术治疗。

（一）中医治疗

1. **理筋手法**

先用按摩法，患者俯卧，术者用两手拇指或掌部自上而下按摩脊柱两侧膀胱经，至患肢承扶穴处改用揉捏，下抵殷门、委中、承山；推压法，术者两手交叉，右手在上，左手在下，手掌向下用力推压脊柱，从胸椎至骶椎；㨰法，从背、腰至臀腿部，着重于腰部。缓解、调理腰臀部的肌肉痉挛。然后用俯卧推髋扳肩法，术者一手掌于对侧推髋固定，另一手自对侧肩外上方缓缓扳起，使腰部后伸旋转到最大限度时，再适当推扳1~3次，对侧相同；俯卧推腰扳腿法，术者一手掌按住对侧患椎以上腰部，另一手自膝上方外侧将腿缓缓扳起，直到最大限度时，再适当推扳1~3次，对侧相同；侧卧推髋扳肩法，在上的下肢屈曲，贴床的下肢伸直，术者一手扶患者肩部，另一手同时推髋部向前，两手同时向相反方向用力斜扳，使腰部扭转，可闻及或感觉到“咔嗒”响声，换体位操作另一侧；侧卧推腰扳腿法，术者一手掌按住患处，另一手自外侧握住膝部（或握踝上，使之屈膝），进行推腰牵腿，做腰髋过伸动作1~3次，换体位操作另一侧。推扳法可调理关节间隙，松解神经根粘连，或使突出的椎间盘回纳。推扳手法要有步骤有节奏地缓缓进行，绝对避免使用暴力。中央型椎间盘突出症不适宜用推扳法。最后用牵抖法，患者俯卧，两手抓住床头。术者双手握住患者两踝，用力牵抖并上下抖动下肢，带动腰部，再行按摩下腰部；滚摇法，患者仰卧，双髋膝屈曲，术者一手扶两踝，另一手扶双膝，将腰部旋转滚动，1~2分钟。

以上手法可隔日1次，1个月为1个疗程。

2. **药物治疗**

急性期或初期治宜活血舒筋，可用舒筋活血汤加减；慢性期或病程久者，体质多虚，治宜补养肝肾、宣痹活络，内服补肾壮筋汤等；兼有风寒湿者，宜温经通络，方用大活络丹等。

3. **牵引治疗**

主要采用骨盆牵引法，适用于初次发作或反复发作的急性期患者，患者仰卧床上，在腰胯部缚好骨盆牵引带后，每侧各用10~15kg重量作牵引，并抬高床尾增加对抗牵引的力量，每天牵引1次，每次约30分钟，10次为1个疗程。目前已有各种机械牵引床、电脑控制牵引床替代传统的牵引方式。

4. **练功活动**

腰腿痛症状减轻后，应积极进行腰背肌的功能锻炼，可采用飞燕点水、五点支撑练功，经常后伸、旋转腰部，直腿抬高或压腿等动作，以增强腰腿部肌力，有利于腰椎的平衡稳定。

（二）西医治疗

手术治疗

经上述治疗，绝大多数患者症状可缓解或完全消失，但可屡次复发，每次复发症状可加重，并持续较久，发作的间隔期会逐渐缩短。病程时间长，反复发作，症状严重者及中央型突出压迫马尾神经者，可手术治疗。可行椎板切除及髓核摘除术或经皮穿刺髓核切吸术等。手术方式的选择，根据患者的病情、术者的经验及设备而定。

六、预防调护

急性期应严格卧硬板床3周，手法治疗后亦应卧床休息，使损伤组织修复。疼痛减轻后，应注意加强锻炼腰背肌，以巩固疗效。久坐、久站时可佩戴腰围保护腰部，避免腰部过度屈曲或劳累或受风寒。弯腰搬物姿势要正确，避免腰部扭伤。

第十六节　腰椎椎管狭窄症

腰椎椎管狭窄症是指腰椎椎管或神经根管、椎间管因先天发育或后天各种因素（退变、外伤、失稳及其他），骨性或纤维性结构异常，导致单一或多处管腔内直径值减小而引起的马尾神经或神经根受压，出现以腰腿疼痛、间歇性跛行为主要临床症状的综合征。归属于中医“腰痛”范畴。

本病病程缓慢，病程较长，病情进行性加重，主要表现是缓慢性反复性腰痛，经休息后症状可缓解。

一、病因病机

腰椎椎管狭窄症可分为原发性和继发性两种，临床上以后者最为常见，主要由于退行性改变、外伤、医源、炎症等因素导致脊椎失稳、滑脱、解剖结构关系失常，造成椎管、神经根管或椎间孔的内径和容积变小而狭窄。

腰椎椎管狭窄症的病理表现主要为椎管、神经根管、椎间孔内压力增高或椎体不稳而刺激、压迫神经根或马尾神经。神经根受压症状在腰椎活动，尤其是后伸动作时表现更为明显，异常改变的组织结构使神经根被刺激或摩擦而充血肿胀。同时椎管容积进一步减小，其内压力增高，引起硬膜外静脉回流障碍，组织水肿、炎症，使神经根或马尾神经出现相应的临床症状。如椎管狭窄进一步发展，可对马尾及神经根造成持续性压迫，这种状况下不管患者采取何种姿势均不能使腰腿痛有明显改善。

中医将腰椎椎管狭窄症归属于“腰腿痛”的范畴。其发病为内外因所致，内因多为肝肾亏虚，筋骨羸弱；外因则为风寒湿侵袭，痹阻经络，气血循行不畅，不通则痛。

二、临床表现

1. 腰痛

主要在下腰部及骶部，腰痛的特点多显现于站立位或走路过久时，若躺下或蹲位以及骑自行车时，疼痛多能缓解或自行消失，局部多呈现酸胀疼痛，没有固定的压痛点，常强迫于前屈位姿势。

2. 腿痛

主要因腰骶神经根受压所致，常累及两侧，亦可单侧或左右交替出现。腰腿痛多因腰后伸、站立或行走而加重，卧床休息而减轻或缓解。

3. 间歇性跛行

此为本病的重要特征，当患者卧床休息时可无任何症状，在站直或行走时，可出现腰痛、腿痛，患侧或双下肢麻木无力。若继续行走，可有下肢发软或迈步不稳。当停止行走或蹲下休息时，疼痛亦随之减轻或缓解。若再行走时症状又重新出现。病情严重者，可引起尿急或排尿困难，双下肢不全瘫痪，鞍区麻木、肢体感觉减退。

4. 体征

腰椎椎管狭窄症患者常无明显体征，因卧床检查时体征已缓解或消失。症状和体征的不一致也是本症的特点之一。患者在活动或活动后立即检查，体征可能明显些。有的出现类似椎间盘突出症，有脊柱生理凸度减弱或侧弯，但多较轻。直腿抬高试验阳性者少，常为两侧性或一侧轻一侧重。部分患者可出现下肢肌肉萎缩，以胫前肌最明显，小腿外侧针刺痛觉减退或消失为常见，跟腱反射消失、膝反射无变化。如果有马尾神经受压者，可出现马鞍区麻木、肛门括约肌松弛无力或男性阳痿。

三、辅助检查

1. X线片

拍摄腰椎正、侧位X线片，可进行椎管横径（双侧椎弓根内缘之间的距离）与矢状径（椎体后缘至椎板与棘突交界处的距离）的测量，一般认为横径<20mm，矢状径<13mm者，可提示为腰椎椎管有骨性狭窄。由于脊椎的大小存在有个体差异，每个人椎管的大小也不尽完全相同，此测定方法也欠精确，故仅以X线平片对椎管管径测量来判断是否狭窄那是不够的，应根据临床表现全面加以考虑。

2. 椎管造影

常用脊髓腔造影，造影剂有油剂与水溶剂两种，水溶性剂显影较全面，但不如油剂清楚。脊髓腔造影常在腰椎2~3间隙注药下行造影，在中央椎管狭窄时主要表现为蛛网膜下隙部分或完全性梗阻，完全性梗阻时出现造影剂完全中断，部分梗阻时主要表现为不同程度的单个或多个平面的充盈缺损。在侧位上充盈缺损位于后方多为椎板增厚及黄韧带肥厚，位于前方者可能为椎体后缘骨增生，如缺损在椎间盘平面则多为椎间盘突出或膨出，若属于椎管狭窄所致的缺损主要是位于后方而不是前方的椎间盘处。在荧光屏上观察，可见到当患者弯腰时梗阻明显好转，后伸腰时梗阻明显加重。对侧隐窝狭窄及神经根管狭窄，用脊髓腔造影时往往难以发现病变部位，其诊断价值有限。

3. CT

采用CT检查可准确地测定椎管的形态和管径，对诊断腰椎椎管狭窄症有重要价值。它可清楚地显示椎管前后径和横径的大小，侧隐窝及神经根管的情况，可见椎体后缘，关节突关节骨赘形成，黄韧带肥厚。

4. MRI

图像清晰，能确定狭窄的部位，显示脊髓受压的程度，了解脊髓是否变性，显示神经根水肿程度。

四、诊断

（1）有慢性腰痛史，部分患者有外伤史。

（2）多见于40岁以上的体力劳动者。长期反复的腰腿痛和间歇性跛行，腰痛在前曲时减轻，在后仰时加重，腰痛多为双侧，可交替出现，站立和行走时出现腰腿痛或麻木无力，疼痛及跛行逐渐加重，休息后好转。

（3）下肢肌肉萎缩，跟腱反射减弱。

（4）腰椎X线摄片有助于诊断，CT、MRI有重要的诊断意义。

（5）肌电图检查：可发现神经根受损的表现，其阳性率约为80%。

五、鉴别诊断

腰椎间盘突出症

此病多见于青壮年，起病较急，有反复发作、时好时坏的病史，腰痛合并有放射性腿痛。在体征上，多显示有脊柱侧弯，生理前凸度减弱或消失，在下腰部棘突旁1~2cm处有压痛，并向一侧下肢放射，直腿抬高试验和加强试验阳性。而椎管狭窄症多见于40岁以上的中年人，起病缓慢，与中央型椎间盘突出常为突然发病不同，主要症状是腰痛、腿痛和间歇性跛行。

腰痛主要在下腰部及骶部，站立行走时加重，坐位及侧卧位屈髋时轻。腿痛主要因骶神经根受压所致，常累及两侧，咳嗽时常不加重，但步行时加重，或伴有下肢感觉异常，运动乏力，特称为马尾性间歇性跛行。

六、治疗

对反复腰腿痛的中老年患者，应该尽早诊断治疗，以减少痛苦，治疗即提倡系统性，又要有针对性，一般采取以非手术治疗为主。

（一）中医治疗

1. 中药治疗

肾气亏虚证用青蛾丸、右归丸，或用补肾壮筋汤加减（偏于肾阴虚者，宜滋补肾阴，可用左归丸、大补阴丸）；风寒湿阻证，风湿甚者以独活寄生汤为主，寒邪重者以麻桂温经汤为主，湿邪重者以加味术附汤为主；属湿热证用加味二妙散为主；气虚血瘀证加牛膝、桑寄生、五加皮之类。

2. 手法治疗

手法治疗腰椎椎管狭窄症，可以活血舒筋、疏散瘀血、松解粘连，使症状得以缓解或消失。常用手法有腰臀部揉按法、穴位点压法、滚法、提捏法等。手法操作均应轻柔，禁用强烈的旋转手法，以防病情加速。治疗腰腿痛所需的一般手法根据患者体质情况，还可以选用以下手法进行治疗。

（1）蹬腿牵引法：患者仰卧位，术者立于患侧，以右下肢为例，术者一手托住患肢踝关节前方，另一手握住小腿后方，使髋、膝关节呈屈曲位，双手配合，使髋关节做被动的顺时针或逆时针方向的旋转活动，各3~5圈，然后嘱患者配合用力，迅速向上做蹬腿活动，术者顺着蹬腿的方向用力向上牵引患肢，操作3~5次。

（2）腰部按抖法：助手二人，一人握住患者腋下部，一人握住患者踝部，二人用对抗牵引，医者两手重叠在一起，置于第4、5腰椎处进行按压抖动，一般要求按抖20~30次。

（3）直腿屈腰法：患者仰卧位，或两腿伸直端坐床上，两足朝向床头端。术者面对患者站立于床头一端，尽量用两大腿前侧抵住患者两足底部，然后以两手握住患者的两手或前臂，用力将患者拉向自己身前，再放松回到原位，一拉一松，迅速操作，重复操作8~12次。

3. 固定与休息

急性期应适当卧床休息，一般2~3周。如果症状严重者，可考虑采用屈曲型石膏背心或支架固定，减少腰骶过伸，也可减轻疼痛。

4. 练功疗法

病情缓解后，应加强腹肌锻炼，增强腹肌的力量，缓解腰肌的紧张，使腰骶角减少，恢复正常姿势，以增加椎管的管径，缓解压迫。此外，还可练习行走、下坐、蹬空增两侧肌群肌力。

5. **其他治疗**

（1）封闭疗法：可进行硬膜外封闭，能消除肿胀，松解粘连，缓解症状。其方法完全同硬膜外麻醉，可注射醋酸泼尼松龙25mg加1%利多卡因5ml，每周1次，共注射2~3次，效果较好。

（2）针灸：取腰阳关、志室、气海、命门等穴。每日或隔日1次，10次为1个疗程。

（3）理疗：可采用醋离子或中药离子局部导入。

（二）西医治疗

手术治疗

（1）手术指征：疼痛剧烈，影响日常生活，行走或站立时间不断缩短，有明显的神经传导功能障碍，尤其是某些肌肉无力和萎缩。

（2）手术的目的：解除神经组织和血管在椎管内、神经根管内或椎间孔内所受的压迫。

（3）常用的手术方式：椎板切除、神经根减压术。

七、预防

保护腰肌，使腰肌得到充分休息；避免腰部受到风寒侵袭；避免腰部长时间处于一种姿势，肌力不平衡，造成腰的劳损。早期出现症状即应积极治疗，避免进一步形成持续性压迫。合理积极锻炼腰背肌。手术患者术后卧床2~4周后在腰围保护下，下床逐渐增加活动量。

第十七节　腰椎滑脱症

由于先天或后天的原因，其中一个腰椎的椎体相对于邻近的腰椎向前滑移，即为腰椎滑脱。无椎弓峡部不连，一个椎体或数个椎体向前或向后移位，移位距离不超过椎体的4/5称为假性滑脱；因椎弓峡部不连所致的腰椎滑脱症，又称真性滑脱。腰椎滑脱好发于第4腰椎至第5腰椎水平，约占95%，以中老年女性多见，是引起慢性腰腿痛的常见疾患之一。

一、流行病学

患者多在30~40岁以上，许多人认为发病与年龄有关，年龄越大发病率愈高，男性较女性为多见。好发部位以第5腰椎最多，约占所有椎弓峡部不连病例的86%，第4腰椎次之，约占9%，是一个引起慢性腰腿痛的常见疾病。

二、病因病理

腰椎弓峡部崩裂的重要病理特征是峡部缺损或断裂。产生椎弓峡部崩裂的原因，一是急性外伤致峡部断裂；二是椎弓峡部有先天缺损或结构薄弱，在发育不良的基础上，受到慢性劳损而产生的一种应力性疲劳骨折。腰椎滑脱是因峡部不连而引起，椎体向前滑脱，个别也有向后滑脱。滑脱最常见的部位是腰骶部，腰椎有正常生理后凸，骶骨有生理后凸，两个弧形在该处成为一转折点，称骶骨角。躯干的重力加在骶骨角上，有一向前的分力，形成腰骶间的剪力，使腰4、5有向前滑脱的趋势。正常的上椎体的下关节突与下椎体的上关节突相互交锁，防止脊柱向前滑动。如双侧椎弓峡部崩裂，腰椎失去了正常的稳定，即使轻度的外伤或积累性劳损，也可使腰椎的椎体连同以上的脊柱向前滑脱移位。

腰椎的滑脱使椎管扭曲，管径变小，黄韧带增生肥厚，造成椎管狭窄。再加上关节周围组织增厚和腰椎退行性变骨赘形成，卡压神经根，造成腰部疼痛，并牵涉致臀腿部，感觉障碍或肌肉无力，亦可能出现椎管狭窄压迫马尾神经的症状。临床上根据椎体移位的程度，腰椎滑脱分为4度。将滑脱椎体的下一椎体上面分成4等份，根据滑脱椎体后下缘向前移位的位置分Ⅰ~Ⅳ度滑脱。腰椎滑脱一般分为发育不良型、峡部不连型、退变型、创伤型及病理型。

三、临床表现

大多数腰椎滑脱没有症状或仅表现为腰痛，有时伴有臀和腿部放射疼痛，呈酸痛、牵拉痛，有麻木或烧灼感，与天气变化无关，站立或弯腰疼痛加重，卧床减轻。可有缓解期，约25%的患者疼痛可波及小腿和足部。轻度滑脱者，可无症状，或有轻度腰痛。严重滑脱者，可有马尾神经受压症状，下肢行走无力，少数可有会阴部麻木感，小便潴留或失禁。间歇性跛行少见，发生后坐或卧片刻即可缓解。

检查下腰段有前凸增加或呈保护性强直，有滑脱或前凸重者腰骶交界处出现凹陷。局部压痛，重压、叩打腰骶部可引起腰部及双侧下肢坐骨神经痛，腰部活动受限。股后肌群松弛，患者弯腰时不需要将腰弯至90°即可手尖触地，但行走时不能足跟着地。坐骨神经受压者直腿抬高试验阳性，小腿外侧触、痛觉减退。个别患者可有马鞍区麻木及泌尿生殖功能障碍。腰骶段正侧位与斜位X线片可显示腰椎峡部有增宽的裂隙、硬化、颈部细长等改变，椎体向前或向后移位，并可观察腰椎滑脱的程度。

四、辅助检查

1. X线检查

此检查摄下腰椎正、侧位X线片可观察脊椎滑脱的程度。无明显滑脱者可见峡部有裂隙，有时正、侧位X线片难于看到峡部崩裂，则可摄下腰和骶部斜位片，正常脊椎斜位投影呈猎狗状，狗头表示同侧的横突，狗耳为上关节突，狗眼为椎弓根的纵切面，狗颈为峡部，前后腿为同侧和对侧的下关节突，狗身为椎板，狗尾为棘突。当峡部崩裂时，狗颈可见一密度减低之阴影，宽度0.2~0.5cm，部分患者有边缘硬化或骨质增生表现。有腰椎滑脱者，下腰部X线侧位片可更清楚地了解脊椎滑脱的程度。

2. CT检查

此检查对椎弓根峡部不连的诊断率高，在CT片相应层图腰椎椎弓根峡部断裂，并可显示侧隐窝狭窄及神经根受压情况。连同上、下椎间隙一起检查，可显示滑脱处神经根受压情况，以及是否合并椎间盘突出。

3. MRI

此检查可获得脊柱的全面情况及软组织的情况，矢状位可显示椎体移位和椎弓根峡部不连，横断位可显示椎管、间盘等情况。

五、诊断

（1）常在青春期被发现，部分有外伤史。

（2）慢性下腰痛，活动后加重，休息后减轻常为持续性疼痛，可向臀部放射。

（3）患椎棘突压痛，腰后伸痛，腰活动常不受限，还可见站力位腰前凸增加，局部压痛明显，合并神经根及马尾神经受压者可出现受累神经支配区的感觉、肌力、腱反射改变。

（4）腰椎正侧位、双斜位X线片可明确峡部裂及滑脱程度。CT及MRI检查有重要的诊断意义。

六、鉴别诊断

本病多见有腰部酸痛，臀部及大腿后痛，有时可放射到小腿、足部，也可有间歇性跛行等，滑脱严重典型的可见腰部前凸、臀部后凸、腹部下垂及腰部变短的特殊外观，局部有压痛和叩痛，神经根性症状者可有下肢神经体征；与下列疾病相鉴别。

1. 腰肌劳损

腰肌劳损时压痛点常在腰大肌肌腹处，压痛有酸胀感，热敷或休息后症状好转。

2. 腰椎间盘突出症

多发于中青年，常有腰痛伴下肢放射痛，直腿抬高试验阳性，卧床休息症状可以减轻，腹压增加可使症状加重。CT或MRI检查可发现髓核向椎管内突出。

七、治疗

（一）中医治疗

1. 理筋手法

理筋手法治疗具有促进局部气血流畅、缓解肌肉痉挛和整复腰椎滑脱的作用。但手法应和缓有力、稳妥轻快、力度适当，忌强力按压和扭伤腰部，造成更严重的损害。

（1）推理竖脊肌法。患者俯卧，两下肢伸直，医者立于其左侧，用两手掌或鱼际自上而下反复推理腰椎旁竖脊肌直至骶骨，并以两拇指分别点按两侧志室穴和腰眼穴。

（2）腰部拔伸牵引法。患者俯卧，两手紧抱床头，医者立于床尾，握住患者两踝，助手托住患者腋下，沿纵轴方向进行对抗牵引2~5分钟。

（3）腰部屈曲摇滚法。患者仰卧，两髋、膝屈曲。医者一手扶其两膝部，一手持两踝部使患者腰部滚摇数分钟。将其膝部尽量贴近腹部，腰部过度屈曲，再将两下肢用力牵引伸直。

（4）坐位脊柱旋转复位手法。有时在手法之后症状和体征即刻减轻，但尽量少用。

2. **固定方法**

急性外伤性腰椎滑脱，或年幼的腰椎弓崩裂患者，经手法复位满意后，可行石膏裤外固定。症状轻者，可用宽腰带或腰围固定加强下腰的稳定性。

3. **药物治疗**

（1）肝肾亏虚型：治宜补肝肾，舒筋活络，强壮筋骨。方用补肾壮筋汤加减。偏阳虚者加巴戟天、肉苁蓉、补骨脂、骨碎补；偏肾阴虚者加鹿角胶、枸杞子、菟丝子、蒸首乌。

（2）风寒湿阻型：治宜祛风散寒，除湿止痛。方用独活寄生汤加减。腰部冷痛者加制川乌、制草乌、细辛、桂枝；麻木者加制乳香、没药、伸筋草；风盛加防风、荆芥、羌活；寒盛加附子、桂枝；湿盛加萆薢、汉防己、五加皮。

（3）血瘀气滞型：治宜活血化瘀，通络止痛。方用身痛逐瘀汤加减。若腿部冷痛重着麻木者，可加土鳖虫、乌梢蛇、蜈蚣。

（二）手术治疗

腰椎滑脱超过Ⅱ度者或伴有马尾神经受压的症状者，经保守治疗无效后，应采用手术治疗。

八、预防调护

适当进行腰背肌练功锻炼活动可减轻骨质疏松，减慢退行进程。防止腰部过伸活动，如有轻度滑脱者，应佩戴腰围以控制椎体进一步滑脱。

第十八节　腰椎骨折

近年来，随着高能量的创伤不断增加，腰椎骨折的患者逐年增加，腰椎骨折主要由各种原因导致的腰椎高度的丢失，稳定性丧失，除骨结构破坏后，可能伴随脊髓、马尾神经损伤，引起截瘫甚至死亡，并可严重影响内脏的解剖和生理变化。

由于胸腰椎段位于相对固定的胸椎与活动度大的腰椎之间，从功能上作为运动应力支点而更易于损伤。临床上占所有脊柱骨折、脱位的90%以上，其中70%以上发生于胸、腰段（以第12胸椎、第1腰椎为最多）。临床以屈曲型较为多见。

一、病因病机

腰椎骨折主要由以下几种外力造成的：间接暴力如高处坠落、足臀部着地，亦可因弯腰工作重物打击背、肩部，使脊柱突然屈曲而致伤；直接暴力多为工伤或交通事故直接撞击胸腰部或因弹击伤；肌肉拉力因肌肉突然收缩而致的横突骨折或棘突撕脱性骨折；病理性骨折如肿瘤的占位性病变。

其中腰椎压缩性骨折，主要是来自头、足方向的传达暴力使脊柱骤然过度屈曲所形成，由于脊柱的屈曲位受伤，外力集中到一个椎体前部，同时又受到上、下椎体的挤压，故该椎体被压缩而呈楔形，并向后移位，损伤脊髓或马尾神经。若影响到皮质脊髓侧束或前束时，则出现痉挛性截瘫；影响到脊髓前角细胞或马尾神经时，则产生弛缓性截瘫，下肢感觉均消失。

二、临床分期

1983年Denis提出了三柱理论后，脊柱的稳定性成为学者们关注的焦点，接着Ferguson及Roy-camille对该理论又加以完善（使中柱扩大到椎管周围及小关节突）。以后Denis为了把脊柱的稳定性融入到三柱理论当中，Denis将创伤后胸腰段脊柱的稳定性分为三度：Ⅰ度是经结构上的不稳定，有发展为晚期后凸畸形的可能性，通常为严重的压缩并伴有后柱损伤的骨折，或者是某些Chance骨折；Ⅱ度是神经源性的不稳定性，包括那些所谓的稳定性爆裂性骨折，当骨折的椎体过度塌陷，造成创伤早期后的骨块向椎管内移位，及后期骨折愈合后，出现继发性的椎管狭窄。两者都有可能使那些最初无神经症状的人发生神经损害；Ⅲ度是结构及神经源性的不稳定，骨折一脱位和不稳定性爆裂性骨折，不论有无神经损害，均属于这一类型。此后不久，由于学者对于后柱的作用产生质疑，Kenth经过实验及综合分析，计算出某一柱损伤后骨折不稳定性的增加值：单独前柱为57.7%，中柱为15.3%，后柱为27%，得出的结论为前柱发生压缩骨折后，后柱的损伤将会比中柱明显地增加骨折的不稳定性。此后不久，Manohar和Panjabi等通过实验得出中柱才是决定爆裂型骨折稳定性的重要因素的结论，证实了三柱理论。

（一）依据骨折的稳定性分类

1. 稳定性骨折

轻度和中度的压缩骨折，脊柱后柱完整。

2. 不稳定性骨折

①脊柱“三柱”中二柱骨折，如屈曲分离损伤累及后柱和中柱骨折。②爆裂骨折：中柱骨折、骨折块突入椎管，可能有潜在神经损伤，属于不稳定性骨折。③骨折-脱位累及脊柱“三柱”的骨折脱位，常伴有神经损伤症状。

（二）依据骨折形态分类

1. 压缩骨折

此为临床最常见的一种类型，椎体前方受压缩楔形变。压缩程度以椎体前缘高度占后缘高度的比值计算。分度为前缘高度于后缘高度之比。Ⅰ度为1/3，Ⅱ度为1/2，Ⅲ度为2/3。

2. 爆裂性骨折

椎体呈粉碎骨折，骨折块向四周移位，向后移位可压迫脊髓和神经，腰椎椎体前后径和横径均增加，两侧椎弓根距离加宽，椎体高度减小。椎体爆裂性骨折对于脊柱的稳定性影响最大，处理方法多样，若不恰当，将给患者带来较大的痛苦。

3. 撕脱骨折

在过伸、过屈位损伤时，在韧带附着点发生撕脱骨折，或旋转损伤时的横突骨折。

4. 安全带型损伤

此又称屈曲牵拉型损伤，此型损伤常见于乘坐高速汽车腰系安全带，在撞车的瞬间患者躯体上部急剧前移并前屈，以前柱为中心，后柱与中柱受到牵张力而破裂张开，是椎体、椎弓及棘突的横向骨折。

5. 骨折脱位型

在压力、张力、旋转及剪力的共同作用下，脊柱骨折并脱位，脱位可为椎体的向前或向后移位，并有关节突关节脱位或骨折。脱位亦可为旋转脱位，一侧关节突交锁，另一侧半脱位。

三、临床表现

患者一般有明显的外伤史，损伤的局部剧烈疼痛，伴有损伤部位的压痛和叩击痛。腰椎旁肌紧张，腰椎活动受限，不能翻身起立，受损部位棘突后凸或出现成角畸形。伤后可能出现躯干以及双下肢感觉麻木、无力，或者刀割样疼痛，大小便功能障碍（无法自行排便或者二便失禁），严重者可以双下肢感觉运动完全消失，如果暴力较大损伤内脏等，可能合并出现腹痛、呼吸困难、休克、意识丧失等。

1. X线片检查

对于腰椎骨折的诊断，腰椎的正侧位平片是最基本的检查方法。腰椎正位片可以观察腰椎或胸腰段的顺列，是否存在侧凸畸形，棘突是否有偏移。如果同一椎体椎弓根间距离增宽，那么提示该椎体受到压缩外力，产生椎体压缩或爆裂性骨折。如果腰椎正位片上出现椎体侧方移位，椎间隙变窄或消失，则提示椎间盘的损伤，侧方移位明显提示关节突脱位或骨折存在的可能，预示着损伤节段的不稳定。腰椎侧位平片可了解椎体的顺列，腰椎生理前凸的存在，椎体高度的丢失与否，有无脱位，局部的后凸角度。

2. CT检查

腰椎骨折患者如有神经损害或怀疑有不稳定均应行CT检查。在区分腰椎椎体压缩性骨折与爆裂性骨折方面CT比平片更具有明显的优势，CT可以显示出椎板骨折、关节突骨折和椎弓根的损伤，这些在普通平片上是难以确诊的。轴位平面上，CT可以显示椎体后缘是否完整，用来评估椎体骨折块对椎管的侵占情况，三维重建CT用来观察脊柱的序列情况，从各个平面了解脊柱的结构及损伤情况,CT检查对腰椎骨折的治疗，特别是手术治疗方案的选择十分重要。

3. MRI检查

如果怀疑患者有神经损害或怀疑有间盘损伤或后方韧带结构损伤时，可以通过腰椎MRI检查来判断；MRI可以清楚地显示脊髓和软组织图像，MRI检查可以帮助我们辨别椎间盘损伤、硬膜外血肿、脊髓水肿和软组织损伤情况，以上特点是其他影像学检查无法比拟的。

新鲜压缩骨折在T1WI上显示为弥漫性低信号，T2WI呈等信号或高信号，而抑脂相上呈高信号，尚可显示椎弓损伤、软组织损伤。对骨肿瘤，特别是恶性肿瘤引起的病理骨折，MRI诊断价值较高，需注意椎体后缘肿瘤骨常呈球状隆起，椎弓根多受侵犯，椎管内硬膜外及椎旁软组织肿块形成。

四、诊断及鉴别诊断

1. 急性腰扭伤

一般患者有外伤史，此病好发于下腰部，可涉及肌肉、韧带、筋膜、椎间小关节、腰骶关节或骶髂关节，它可单独损伤，亦可合并存在，青壮年多见。

2. 腰椎间盘突出症

患者多以局部疼痛，活动不利，或伴有下肢神经感觉异常为主要表现，有或无外伤史，CT、MRI显示病变位间盘突出压迫脊髓或神经根，椎体骨质一般无异常。

五、治疗

（一）保守治疗

一般认为保守治疗适应于椎管无压迫或轻度压迫，而无神经损伤的稳定性骨折或相对稳定性骨折。包括：①大多数单纯腰椎压缩性骨折且无神经功能损伤者。而对于椎体高度丧失大于50%、或后凸大于20°、或存在连续多发压缩骨折者，提示可能有后纵韧带结构的破坏，建议手术治疗。②无神经损伤的爆裂骨折。在选择适应证时椎管阻塞程度、脊柱后凸角度及后柱的损伤与否是主要衡量标准。③屈曲牵张骨折损伤可为骨性或软组织性（后方韧带或椎间盘）。若为骨性损伤，即Chance 骨折，可采用非手术治疗。对不稳定骨折或伴有神经损伤者则主张及时手术治疗。此外，也可以根据TLICS 评分系统决定手术还是非手术治疗。

保守治疗方法主要包括卧床休息、手法复位、垫枕练功、石膏或支具固定、充气复位及中药治疗等。

1. **卧床休息**

对于骨折稳定、轻度骨折、无神经学症状的患者，首先要严格卧床休息。

2. **手法复位**

早在1368 年元代太医院的《回回药方》中就有“攀门拽伸”过伸牵拉复位法的记载。复位时要求术者“手摸心会、动静结合”，以患者能耐受为度，切忌使用暴力。

（1）攀门拽伸法：《普济方·折伤门》记载：“凡腰骨损断，先用门扇一片放地上，一头斜高些，令患人覆眠，以手伸上，攀住其门，下用三人拽伸，医以手按损处三时久。”适用于胸腰椎骨折，患者俯卧在硬木板上，用双手攀住木板上缘，让三人在下腰部与双下肢拔伸牵引，医者用手按压骨折部进行复位。这是一种非过伸位脊柱骨折复位法，适用于不稳定性的屈曲型胸腰椎压缩、粉碎骨折及年老体弱的患者。

（2）牵引过伸按压法：患者俯卧硬板床上，两手抓住床头，助手立于患者头部，两手反持腋窝处，一助手位于足侧，双手握双跟，两助手同时用力，逐渐进行牵引。至一定程度后，足侧助手逐渐将双下肢提起悬离床面，使脊柱得到充分牵引和后伸，当肌肉松弛、椎间隙及前纵韧带被拉开后，术者双手重叠，压于骨折后突部位，适当用力下压，借助前纵韧带的伸张力，将压缩之椎体前缘拉开，同时后突畸形得以复平。

3. **垫枕练功**

垫枕时要注意患者的主观感受，应遵循由低到高、逐渐增加的原则，垫枕练功疗法需要长期卧床，且痛苦较大，致使许多患者拒绝垫枕或自行移开垫枕，结果导致复位不佳。长期卧床对于某些患者，尤其是老年患者，不仅会引起深静脉血栓形成、感染、压疮等并发症，而且还可造成骨质疏松、肌肉萎缩，反过来又可加剧疼痛，形成恶性循环。

腰部垫枕法在早期腰椎复位中作用至关重要，既可作为维持复位装置又可作为一种复位方法。一般适应于伤后1周之内的胸腰段骨折（T_{12}~L_1、L_2），患者仰卧于硬板床上，用毛毯或棉垫折叠多层，形成塔形垫枕，将患者身体上下平行均匀托起，把塔形垫枕横行放置于腰背突出的患部，让患者感觉患处被物支撑，腰部有牵托感，以自忍为度。垫枕的高度因型而异，因患者的生理结构而异；患者的耐受度不同，开始时可能不适，枕可由薄到厚随时调整；致腰椎呈过伸位，使椎体前缘压缩而皱折的前纵韧带重新恢复原有张力，并牵拉椎体前缘张开，以恢复椎体的高度达到复位，同时后侧关节突关节关系也得到恢复和改善。

4. **外固定**

石膏固定在创伤外科应用广泛。通过外固定维持脊柱的稳定性，防止损伤进一步加重及巩固复位效果。石膏或支具外固定主要适合轻、中、重型单纯压缩性胸腰椎骨折患者，一般固定3周左右可下床适当活动。

5. **充气复位法**

充气复位法在借鉴其他复位法优缺点基础上进行设计，既有一般垫枕的作用，又具有压力均载、质地柔软、操作简便等优点，患者易于接受。通过缓速充气，脊柱逐渐过伸，既能达到复位目的，又可减轻患者疼痛，与传统卧床、练功相比治愈率大大提高，与垫枕相比，高度的控制和维持更容易、更精确。临床既可用于胸腰椎压缩性骨折的整复，也可替代垫枕用于胸腰椎骨折的治疗，还可辅助手术治疗。

6. **中药治疗**

脊柱骨折的中药辨证治疗包括内服药和外用药，按骨折三期辨证用药。

（1）骨折初期：由于筋骨脉络损伤，血离经脉，瘀积不散，气血凝滞，经络受阻，伤肢肿痛，痛处固定，行走不利，舌质暗、苔薄白，脉弦。治宜活血祛瘀、消肿止痛。内服方用复元活血汤、活血止痛汤等加减，中成药可用活血胶囊等活血止痛药；外用消肿膏等。

（2）骨折中期：肿胀逐渐消退，疼痛明显减轻，但瘀肿虽消而未尽，骨尚未连接，活动受限，舌质暗、苔薄白，脉弦。治宜和营生新、接骨续筋。内服方用接骨丹、桃红四物汤等加减，中成药可用接骨丹等续筋接骨药；外用接骨续筋药膏等。

（3）骨折后期：疼痛消退，已有骨痂生长，但骨不坚强，功能尚未恢复，肌肉有萎缩，舌质淡暗、苔薄白，脉弦细。内治宜补肝肾、壮筋骨、养气血，适当补益脾肾；外治宜舒筋活络。内服方用壮筋养血汤、六味地黄汤、八珍汤、健步虎潜丸、续断紫金丹、归脾丸等加减；中成药可用壮骨伸筋胶囊等补益肝肾；外用坚骨壮筋膏、金不换膏、伸筋散等，关节强直、筋脉拘挛者，可用海桐皮汤、熏洗方等熏洗。

7. **功能锻炼**

（1）垫枕1~2周，鼓励患者练习主动挺腹，1日3次，每次5~10分钟。

（2）5点支撑法：仰卧，用头部、双肘、双足跟5点支撑起全身，使背部腾空后伸，伤后1周左右进行。

（3）3点支撑法：仰卧，双臂置于胸前，用头及双足支撑，拱腰臀及背腾空离床，有利于腰背肌锻炼，伤后2~3周进行此项练习。

（4）4点支撑法：仰卧，用双手、双足4点支撑在床上，全身腾空呈拱桥状，伤后3~4周进行。

（5）飞燕点水法：俯卧，颈后伸稍用力后抬起胸部离开床面，两上肢向后背伸，两膝伸直，抬双腿以腹部为支撑点，形似飞燕点水，5~6周后练习。

（二）手术治疗

1. 治疗原则

早期恢复椎管的形态，固定以维持脊柱的稳定性；镇痛；预防脊髓和神经损伤并促进其恢复；预防卧床和骨折并发症。

2. 手术指征

急性腰椎损伤伴有不完全性或完全性脊髓损伤者；截瘫症状未恢复并逐渐加重者；CT片示椎管内有后移的碎骨片，椎间盘致压或椎板凹陷性骨折者；小关节突交锁者；开放性脊髓脊柱损伤；各型不稳定性新鲜或陈旧性脊柱骨折。

3. 手术方式

手术要求在不加重脊髓损伤的前提下达到减压、固定和融合的目的，要根据骨折及脊髓受压的具体情况采取手术方式。一般分前路手术、侧前方手术和后路手术。

手术以受压部位为中心，可经前方或后方入路减压整复骨折脱位，然后加用可靠的内固定器并行自体骨或人工骨移植，确保脊柱的复位和稳定。减压的措施包括：整复骨折脱位，摘除突入椎管内的骨片，椎板切除，切除挤入椎管内的黄韧带、椎间盘，清除血肿。硬膜下变色脊髓肿胀时，可切开硬膜减压。减压的范围要根据患者的临床症状和神经查体定位，以及影像学所见，后为行椎板减压时，最少需要切除3~5个椎板，直至达到正常的硬脊膜搏动。目前后路椎弓根螺钉系统复位内固定治疗胸腰椎骨折能有效重建椎体高度，间接复位骨折块，恢复生理曲度，矫正后凸畸形，目前已经成为临床治疗胸腰椎骨折的经典方法。但断钉、断杆、螺钉松动、弯曲、后凸角增加等并发症发生率较高，而骨折复位后形成的“空壳样”椎体不易愈合是并发症发生的重要原因。

随着人们对疾病的认识以及内固定物的发展，医生们采取椎弓根螺钉内固定结合经椎弓根植骨（自体骨）或椎弓根螺钉内固定结合椎体成形等增强了椎体强度，既达到了即刻的稳定作用，又可作为支架以爬行替代，使得椎弓根螺钉上的应力显著减少。CPC 生物相容性好，使用方法简单，填充确实，固化时放热少，对周围组织无灼伤，且有较高的抗压强度，可早期参与椎体负重。

六、预防

由于腰椎的解剖特点，使其受到外力后如有发生骨折，对于中老年人椎体骨质疏松，在轻度外力作用下即可造成椎体压缩性骨折。因此老年患者避免低暴力损伤，如滑倒、跌倒等。补钙，多锻炼，老年人尽量避免下雨天出行。腰椎骨折要预防以下并发症的发生。

1. **截瘫**

截瘫是胸椎骨折累及脊髓损伤的常见并发症，各种原因造成的胸椎骨折导致椎管形状、容积改变，压迫脊髓或直接损伤脊髓引起脊髓相应平面支配区域感觉、运动功能障碍。

2. **压疮**

定期轴位翻身是防止压疮发生的关键。胸腰椎骨折截瘫患者，应平卧硬板床。在顾及脊柱生理曲度及病情的基础上，以胸腰脊椎为制动部位，肩部和臀部应在同一轴线上同时翻身。一般每2小时翻身一次，并建立翻身床头卡。胸腰椎骨折行内固定术后，需平卧4~6小时，以压迫止血。其间可用手伸入两侧肩脚下、臀下按摩，以促进受压部位的血液循环；保持床铺的清洁干燥无皱褶和渣屑。避免物理刺激，减少皮肤摩擦力。每日温水擦浴1~2次。大小便污染时应及时清理；对瘫痪肢体禁用刺激性强的清洁剂，不可用力擦拭。特别是骶尾部，会阴部皮肤易被大小便浸泡，每次清洗后，可涂以油剂尿湿粉或爽身粉等。骨突处棉圈保护，嘱护理人员不时按摩。已发生者，局部TDP照射，内服五味消毒饮，以清热解毒，成脓者加强局部引流换药，内服透脓散，以解毒排脓；脓液清稀者，内服托里透脓散，以扶正排脓。西医给予局部换药，必要时行皮瓣转移术。

3. **尿路感染**

未发生者，嘱患者多饮水，保持尿路通畅，留置导尿患者，夹闭尿管，每4小时开放一次，定期膀胱冲洗，每周换尿管一次。已发生尿路感染者，中药给予利尿通淋，西药给予抗生素治疗。

4. **便秘**

通过中医辨证对便秘的病因分析，并对证处置，有效降低腹胀便秘的发生率，减轻了患者的痛苦，达到事半功倍的效果。

（1）气滞血瘀证：中医学认为筋骨受损，血瘀气滞，瘀血停宿于腹后壁。舌红边有瘀斑、苔黄，脉弦。嘱患者宜进食清淡的流质或半流质饮食，避免进食坚硬、粗糙难消化及容易产气的食品。给予大黄粉（黄酒调）外敷神阙以防腹胀。出现渐行性腹胀，经排除腹部其他脏器的损伤后，给予腹针治疗。

（2）热结腑实证：中医学认为损伤致血瘀时，可积瘀生热，灼伤津液。舌暗红、苔光剥；脉洪。予顺时针按摩腹部，给予加强饮食防护，选择清淡、凉润之食物，多进食富含纤维素的食物，多饮水。

（3）脾胃虚弱证：中医认为重伤、年老久病，严重伤阴耗液，使脏腑的气机失调，脾胃虚弱，气血不足。舌淡胖或红、苔薄少，脉细，可给予逆时针绕肚脐揉腹，配合健脾胃、养气补血食疗，也可以给予相关穴位艾灸。

5. **肺部感染**

嘱患者按时叩背，有痰必排，护理人员必要时给予帮助，西医给予加强抗感染治疗，咳痰无力者，给以吸痰，必要时行气管切开。

6. **深静脉血栓**

嘱患者适当进行双下肢股四头肌静止等长收缩及趾踝关节的主动伸屈活动，并辅以向心性按摩，以缓解静脉血流瘀滞，术后注意观察下肢皮肤温度、颜色、肿胀情况及有无感觉异常、被动牵拉足趾痛，做到及时发现、早期诊断、早期治疗，护理人员必要时帮助活动，给予下肢按摩，嘱患者多吃蔬菜、水果，保持大便通畅，避免因用力排便致腹压增高，影响下肢静脉回流。若出现肿胀者，给予丹参注射液或红花注射液等活血化瘀中成药或西药溶栓治疗。

七、调护

治疗期间，鼓励患者加强全身的功能锻炼，尤其是双下肢的锻炼，对患者做心理疏导，耐心向患者解释此病不是不治之症，精心治疗与患者积极配合是可以治愈的。介绍同种疾病经治疗痊愈出院的病例，使患者树立治愈的信心，处于接受治疗护理的最佳心理状态；尤其是针对老年人骨折后紧张、焦虑、悲观、痛苦等多种情绪反应，有的放矢地进行。术后卧床期间要鼓励患者多饮水，做深呼吸及有效咳嗽活动；协助患者定时翻身、拍背，局部受压皮肤可每日用温水擦洗或按摩，对于体弱消瘦的患者，在臀部垫气圈，以防止坠积性肺炎、压疮等长期卧床并发症的发生；保持会阴部清洁，防止发生泌尿系感染。

八、医案举隅

案　李某，男，51岁，工人。20××年8月27日初诊。

［主诉］腰痛2小时。

［病史］患者2小时前在工地高架上坠落地面，致腰痛不敢活动，被急救车送至我院。

［检查］患者被抬入诊室，血压：120/80mmHg，患者精神状态良好，面色略显苍白。脊柱生理曲度存在，腰1、2棘突和棘突间压痛（+），腰椎前屈活动受限，四肢皮肤感觉正常，四肢肌力V级，腱反射存在，双侧霍夫曼征阴性。少腹略膨隆，无包块。唇干，舌苔薄白根腻，脉弦滑。X线摄片显示：腰1、2椎体屈曲型压缩骨折，椎体压缩Ⅱ度，无附件骨折。腹部彩超示：未见明显异常。

［诊断］腰1、2脊椎屈曲型压缩骨折（椎体压缩Ⅱ度）。

［辨证］患者素体健壮，偶遇意外伤，精神状态尚好，但仍显痛苦病容。脉弦滑为伤后剧痛、血实气壅象。

［治法］治当活血化瘀、疏通脏腑、理气祛痛为宜。故投复元活血汤加减。

［处方］当归尾20g，川芎15g，丹参15g，赤芍15g，杜仲20g，桃仁15g，北柴胡15g，红花15g，山甲珠15g，厚朴15g，陈皮15g，车前子20g（包），大黄15g（后下）。水煎300ml，分2次，早晚温服。

配合腰背部垫枕法。

二诊：20××年9月2日。患者自述：腰背部疼痛明显减轻，偶有失眠，7天解大便1次，头硬色黑，小溲深黄。腰痛减轻，小腹部膨隆亦减。饮食正常。

［处方］前方大黄减5g，加郁李仁15g、神曲15g。煎300ml，早晚服之。7剂，水煎服。

口服接骨丹，每次5g，每日3次。

三诊：20××年9月9日。患者自述：腰背部疼痛明显减轻，饮食正常。

［处方］调整处方：按前方（二诊），去大黄，煎300ml，早晚服之。7剂，水煎服。

口服接骨丹，每次5g，每日3次。

四诊：20××年10月20日。患者自述腰背部疼痛基本消失，饮食睡眠正常。

［处方］口服接骨丹，每次5g，每日3次。

摄X线片复查椎体已基本复位。嘱加强功能锻炼。

第三章　脊柱退行性骨关节病

脊柱退行性骨关节病，是指由于脊柱骨关节的退变及其继发的各种病理改变，刺激或压迫其周围的软组织，并产生相应临床症状者。本病名称较多，如“增生性脊柱炎”“肥大性脊柱炎”“老年性脊柱炎”“退行性脊柱炎”“脊柱退行性关节炎”“脊柱骨性关节炎”及“骨质增生症”等。由于本病的主要病理改变是软骨退变和骨质增生，而不是炎性改变，且其退变不仅在椎体，更重要的是包括小关节的退变，因而称为脊柱退行性骨关节病更符合病理及临床实际。

本病可发生于脊柱各段，但以负重和活动度较大的颈、腰段多见。一般认为由于腰段发病率明显高于颈段，且二者解剖特点、生理功能有显著区别，其病理过程各有特点，故人们提及本病时一般指腰段脊柱。本章讨论的也是指腰椎退行性骨关节病。

本病是一种慢性骨关节疾患，是引起腰背痛或腰腿痛的常见原因之一，属于中医“腰腿痛”“腰痛”“痹病”等范畴。多见于中老年人，男多于女，身体肥胖者、运动员及体力劳动者，其发病较早较多。文献记载，退行性骨关节病变曾在公元前约4万年的古人类骨化石中见到过。此病系人体整个退化过程的一种局部表现，退变一般发生在中年以后，并随年龄的增长而加重，但也可见于30岁左右的青年人。因病变的部位不同，轻重各异，故不一定都能产生临床症状。各种劳损、外伤、感受风寒湿邪是本病发生的重要诱因。退变的程度与症状的程度有一定关系，但并不完全一致，这说明退变本身不一定是惟一的直接原因，只有在体内外各种因素的相互作用下，才能产生临床症状。

1. **椎间盘的退变**

椎间盘的变性从20岁即可开始，30岁以后则大多数都已经发生变性。变性首先是椎间盘发生脱水、干燥，并出现松弛、裂隙、碎裂、褐色素沉着，以致椎间隙变窄，上下椎体间发生异常运动，出现脊柱的不稳定或脊柱弯曲异常。

2. **骨刺的发生**

由于椎间盘尤其是髓核的褐色软化与耗损，致使弹性降低，并使附着于椎体边缘的韧带断裂和耗损，反应性地形成骨刺。也有人认为骨刺的形成原因是从纤维环最外层的断裂开始，当椎体和椎间盘的正常连接出现破绽时，由于体重负荷或运动的作用，纤维环向外膨隆，压迫前、后纵韧带，使韧带和椎体附着部的骨膜收到持续性的牵拉，从而产生骨刺。

3. **椎间关节的变化**

椎间盘变性的结果导致椎间隙失稳，椎间盘间隙狭窄，椎体间的异常运动以及脊柱生理弯曲异常，可致后方关节-椎间关节歪斜，从而引起关节面对合不良，关节囊肥厚或陷入、滑膜增生、骨刺形成等退行性变化。同时，在退行性变化的多发部位，棘间、棘上和黄韧带多发生肥厚、断裂、空泡和钙化等。

一、病因病机

腰椎的关节包括两大部分：①椎间连接：由上下椎体间的椎间盘及其周围的韧带组成。②小关节：由上位椎体的下关节突与下位椎体的上关节突组成。前者是脊柱主要的承重部位。后者也担当着脊柱负重的一部分主要功能，尤其在脊柱处于后伸位时，其主要负荷即通过小关节来承担。因此，脊柱的退行性改变应当包括此两大部分，只是程度轻重不同而已。在整个退变过程中，一般来说首先出现退变的是椎间盘，继而出现椎体边缘骨质增生及小关节的改变。

椎间盘的退行性变在脊椎退行性变中有重要意义，腰椎间盘退变出现最早，并以它为中心继发其他组织的退变。另外，各种原因导致其周围的软组织挫伤出现的运动障碍，可促使间盘退变加快。脊椎退变的确切原因尚不清楚，但近年来的研究证实与年龄增长、组织老化、长期负重、慢性积累性损伤及老年人肥胖、内分泌障碍等因素有一定的关系，其中年龄增长是重要因素。随着年龄的增长，髓核内水分在逐渐减少，弹性降低，不能将压力均匀地分布于椎体，使椎体产生应力集中，长期反复的震荡、冲击和磨损，使椎体边缘发生保护性反应即骨质增生。这是机体的正常保护性反应，故大部分人没有症状。但如果骨质增生的程度、部位不恰当，刺激或压迫其周围的相关组织，则产生相应的临床症状，从而成为病理因素。如后缘骨刺可刺激后纵韧带或压迫脊髓，后外侧骨刺可刺激或压迫神经根。骨刺可刺激周围组织产生腰肌痉挛疼痛。各种原因导致软组织的炎症、水肿及痉挛等可与骨刺相互作用而产生相应症状。椎间盘退变、椎间隙变窄导致小关节松弛、小关节失稳、上关节突下沉，失去正常关系，可出现损伤性滑膜炎的改变，关节滑膜积液，引起下腰痛。出现滑膜炎时，小关节面软骨失去营养，出现裂隙及不平整。小关节失稳后易遭受垂直应力及旋转剪力的损害，也可出现滑膜炎性改变。关节滑膜有极为丰富的感觉神经末梢，任何挤压因素或炎症时，均可产生疼痛及肌肉痉挛，临床可出现腰背疼痛或强直等症状。

在以上退变的同时，椎体周围的肌肉、韧带等附着点也发生退变，易遭受外力损伤或受外界气候等因素的影响，出现该部位的微血管反应，产生致痛物质，从而产生局部疼痛等症状。

刘老认为本病的发生与肝肾亏虚有密切关系。肝藏血、主筋，肾藏精、主骨。肝血亏虚则筋失所养，不能“束骨利节”，可致脊柱稳定性降低。肾精充足则骨骼坚强有力，肾精亏虚则不能生髓充骨，而发生退行性改变。《素问·脉要精微论》云：“腰者，肾之府，转摇不能，肾将惫矣。”肝肾亏虚，筋骨不坚，腰椎活动不灵活，且不耐劳作，易受外界因素的影响，如长期过度腰部伸屈活动，或跌仆、闪扭，均可导致腰背部筋骨受损，出现气血瘀积、经络阻滞的病理状态而发生腰背疼痛。年老体虚、卫外不固，风寒湿热之邪可乘虚入侵，邪阻经络，气血运行不畅；肾虚气化失常，影响津液的正常运行输布，水不正化而变为痰湿之邪，停滞于腰背经络，进而影响气血运行，可形成痰瘀互阻的病理状态。

总之，中医学认为正虚邪实乃本病的病机关键。肝肾不足、气血亏虚是发病的内因，痰、瘀及风寒湿邪闭阻经络是其外因。内外因相互作用，从而导致本病的发生。

二、临床分型

1. 肾元亏虚，肝血不足

有的肾亏患者发病年龄较轻，先天禀赋不足，偶受外伤或略感风寒湿邪，便引起颈肩腰的疼痛，或可见有腰膝痿软，头晕目眩，舌质淡，脉细弦。较多数的肾亏患者系高年之体，病久及肾虚因而出现一派肾元亏虚、筋脉失养的征象，与年轻人的肾亏有所不同，诊断上必须分清二者的区别，一者为肾亏致病，一者为久病伤肾，肾虚类同而病机各异。

2. **外力损伤**

外力损伤致病。或由强大暴力，或由慢性劳损，或有偶发的扭挫之伤，突然引起颈肩腰腿的疼痛，其疼痛可先发于躯干，经数日或数月后向肢体放射，日久躯干痛可减而肢体痛渐增。

3. **外感风寒湿邪**

外感致病，可以急剧气候变化为诱因，也可以因长期处湿居寒而受邪，其发病可急可缓，临床上常常表现为先有微恙，猝然大作；或自述不明原因，渐渐发病。

三、临床表现

1. **肾元亏虚，肝血不足**

颈肩腰疼痛，痛势可急可缓，病情发展缓慢而持续，或可见有腰膝痿软，头晕目眩，舌质淡，脉细弦。

2. **外力损伤**

突发颈肩腰腿的疼痛，发病初期痛有定处，活动障碍，舌见紫色瘀斑，脉来弦涩，口渴不欲饮水等，症状逐渐减轻，但每遇复发又可加重。

3. **外感风寒湿邪**

疼痛部位多发在颈肩或胸胁或腰骶部。风邪所害则痛以上身为主，痛无定处，且有恶风、颈项强、头痛、关节酸胀等症；寒邪所害则痛剧，肢体拘急，屈伸活动不利，筋骨关节俱痛且有寒从内生之感，得热稍缓；湿邪所致则疼痛绵绵，头重如裹，身体困乏，颈项强痛，肌肤麻木，关节酸痛。

四、辅助检查

1. **肾元亏虚，肝血不足**

摄X线片可见到关节突和椎体缘的骨质增生，椎间隙变窄，或有骨性椎管狭小，或有腰骶椎的隐裂，椎体发育不良、横突变异或棘突游离等。

2. 外力损伤

摄X线片可见脊柱侧弯，脊椎失稳，骨缝相错，或胸椎紊乱，关节模糊，或腰椎间隙异常，关节间隙不清，甚至有椎体旋转等。

3. 外感风寒湿邪

摄X线片可见此类患者脊柱各部多有严重的骨质增生征象，可出现骨桥骨赘等。

五、诊断及鉴别诊断

（一）诊断要点

（1）起病缓慢，腰背部酸痛、沉重、不灵活或有束缚感。

（2）晨起或久坐起立时，疼痛不适感明显，稍微活动后，可减轻或消失，但过度劳累后症状又加重，休息后减轻。

（3）急性发作，症状加剧时，活动困难甚至卧床不起。疼痛可放散至臀、大腿，偶尔到小腿。

（4）与气候变化有关，阴雨天症状加重。

（5）腰椎生理前凸减小或平腰、圆背，脊柱运动受限。

（6）腰椎棘突或棘突旁有压痛，常见于第3腰椎横突两侧腰肌的外缘和髂嵴后分肌肉附着处。局部肌肉痉挛。

（7）下肢后伸试验多为阳性，直腿抬高试验一般为阴性。

（8）X线平片显示腰椎体边缘变锐和大小不等的骨赘。椎间隙变窄或不对称，个别形成骨桥，小关节半脱位、套叠、毛糙不规则或增生。或见椎体呈鱼尾状改变（骨质疏松）或可见椎体假性滑脱改变。

（二）鉴别诊断

本病主要是与强直性脊柱炎相区别，见表1。

表1 脊柱退行性骨关节病与强直性脊柱炎的鉴别诊断

脊柱退行性骨关节病	强直性脊柱炎
多在45岁以上	青壮年多见
脊柱活动受限轻或无	较早出现脊柱强直
椎体轮廓较清晰	椎体模糊，呈竹节状
椎间隙不等、变窄	椎间隙多有变化
椎体边缘有骨刺	椎体边缘无骨刺
小关节增生清晰	小关节增生模糊
前纵韧带无变化	前纵韧带多钙化
椎体可楔形变	椎体多呈方形
骶髂关节增生，间隙正常	骶髂关节脱钙、模糊或消失
红细胞沉降率、抗“O”正常	红细胞沉降率、抗“O”急性期均增高

六、治疗

本病治疗的目的主要是：消除症状，改善功能和防止加重及复发；并消除人们对骨质增生的种种误解，正确理解骨刺与腰腿痛的关系，树立战胜疾病的信心。本病的治疗医患合作尤为重要，患者应注意调整日常生活和工作时的姿势、体位和劳动强度，加强腰背肌锻炼，对于预防和治疗都有利。

下面介绍刘老临床常用的几种治疗方法，既可单独应用，也可几种方法综合应用。一般急性期、症状重者，多采用综合疗法；病情稳定者，可采用方便省时的治疗方法。

（一）中药疗法

1. 中药汤剂

（1）肝肾亏虚，筋骨失养

［症状］腰背疼痛，肢体酸麻无力，活动不利，头晕目眩，耳鸣，疲乏无力。偏于阳虚者，畏寒肢冷，遇寒加剧，得热痛减，尿频清长，舌淡苔薄，脉象沉细。偏阴虚者，低热，心烦失眠，咽干唇燥，舌红少苔，脉细数。

［治法］补益肝肾，强壮筋骨。

［处方］补肾壮筋汤加减。

熟地黄30g，当归15g，牛膝15g，山茱萸15g，茯苓30g，续断20g，杜仲15g，白芍30g，狗脊15g，青皮10g，五加皮15g，鸡血藤30g。水煎服，日1剂。

偏于肾阳虚者，用右归丸化裁；偏于肾阴虚者，宜用左归丸加减。

（2）正气不足，痰瘀阻络

［症状］腰背胀痛如刺，肢体沉重。腰部屈伸转侧不利，倦怠乏力，短气懒言，纳呆，乏味。舌质暗、苔白腻，脉沉缓或细数。

［治法］益气活血，祛痰通络。

［处方］补阳还五汤加减。

生黄芪50g，赤芍15g，当归20g，桃仁10g，红花10g，地龙15g，苏木15g，茯苓30g，陈皮20g，半夏15g，白芥子15g，杜仲20g，牛膝15g，全虫10g。水煎服，日1剂。

（3）气滞血瘀，经脉失畅

［症状］腰部疼痛，痛有定处，势如针刺，夜间尤甚，转侧不利。舌质紫暗，或舌边有瘀斑，脉细涩或弦。

［治法］行气活血，通络止痛。

［处方］身痛逐瘀汤或桃红四物汤化裁。

秦艽20g，川芎10g，红花15g，桃仁15g，羌活15g，独活20g，没药15g，五灵脂10g，香附15g，延胡索15g，牛膝10g，赤芍20g，当归20g，续断30g，骨碎补30g，甘草10g。水煎服，日1剂。

（4）风寒湿邪，痹阻骨络

［症状］腰背酸胀疼痛，难以转侧，屈伸不利。风邪偏胜者，疼痛游走不定，或见恶风发热；寒邪偏胜者，疼痛较剧，遇寒痛增，喜热畏寒；湿邪偏胜者，腰部及下肢重着，肌肤麻木不仁。舌苔白润或白腻，脉弦紧或濡缓。

［治法］祛风通络，散寒除湿。

［处方］独活寄生汤化裁。

独活30g，桑寄生20g，杜仲20g，牛膝10g，细辛3g，秦艽20g，防风10g，当归15g，川芎15g，茯苓30g，全虫10g，丹参20g，五加皮15g，豨莶草20g，鸡血藤30g，没药10g。水煎服，日1剂。

风邪偏胜者，加乌梢蛇、姜黄；寒邪偏胜者，加熟附子、肉桂、制川乌、麻黄；湿邪偏胜者，加泽兰叶、薏苡仁。

2. **中成药**

骨质增生丸2丸，日3次，口服。多用于病情稳定后代替汤剂，以巩固疗效。

3. **外用药**

（1）局部热敷宽筋汤或透骨散。

（2）中药离子导入法。本法具有直流电和中药治疗的综合作用。通过电的作用将药物离子通过皮肤导入病变部位，使局部血管扩张，血流加速，以消除局部的无菌性炎症。同时通过药物离子的作用，调整神经系统功能，达到舒筋活血、通络止痛的作用，药物组成如下。

川草乌各20g，秦艽15g，蒲公英50g，当归15g，乳香20g，威灵仙30g，干姜20g，独活15g，杜仲20g，白芷20g，苏木20g，牛膝10g，骨碎补30g。

水煎2次，取药液约1000ml，分多次使用。用时药液温度宜在40℃左右，勿烫伤皮肤。将药垫浸湿后放入病变部位，接阳极。阴极药垫也可醮药液放于患侧臂或下肢部位。市场上有多种离子导入机可供选用。电流大小为：10~15mA，最好选用点选方法。日1次，10次为1个疗程。

（二）推拿疗法

1. **治则**

宜舒筋活血、行气止痛，改善局部血运，缓解肌肉痉挛，恢复脊柱的内外平衡。

2. **取穴**

夹脊、关元俞、环跳、委中、承山、阳陵泉、大肠俞、气海俞、腰阳关、肾俞、命门。

3. **手法**

滚、揉、推、扳、按、叩等手法。

4. **操作方法**

患者俯卧位，术者站于其旁边，用揉、按、推、㨰等法在腰椎两侧及下肢后侧施法，并点按上述相应穴位。患者双手抓床头，术者双手握其双踝对抗牵引并小幅度上下左右震颤。然后令患者侧卧，行腰椎斜扳手法，左右各1次。最后，在脊柱两侧膀胱经上行㨰法及叩击法结束治疗。日1次，12次为1个疗程。

5. **注意事项**

（1）骨质增生严重或形成骨桥者不宜用斜扳法。有椎体滑脱者也不宜用斜扳法，手法宜轻巧。

（2）治疗后注意休息、卧硬床，腰部勿受寒。

（三）牵引疗法

对症状较重，或伴有臀部、下肢放射疼痛者，或怀疑有神经根症状者，可行骨盆牵引。重量宜轻，以患者舒适为度，可牵引3~4周。症状缓解后，可起床少量活动，逐步增加，以不引起症状为度。切勿忍痛锻炼。牵引结束后可用窄腰围保护腰部一段时间，勿长期佩戴，以免影响腰背肌锻炼。

（四）针刺疗法

可电针大肠俞、环跳、委中、肾俞、腰阳关等穴，或单纯电针夹脊穴。日1次，12次为1个疗程。

（五）手术疗法

本病需手术治疗者极少。只有经长期非手术治疗无效，症状日趋加重，或反复发作并影响日常工作、生活者，方可按具体病情，选择适宜的手术方法。常用的手术方法有：①脊柱融合术；②骨赘切除术；③椎间盘髓核摘除术；④椎板切除减压术；⑤软组织松解术。

七、预防

（1）保持良好的生理姿势，如坐姿、站姿、卧姿。避免长时间保持同一姿势，适当理疗、休息。

（2）宜卧硬板床，低枕，可保护身体的关节和韧带不受到伤害。

（3）加强保暖，避免风寒湿邪的侵袭。

（4）坚持功能锻炼，特别是颈部和腰部的活动。可加强肌肉力量，消除疲劳，从而降低外伤导致脊椎病的几率。

八、医案举隅

案1 王某，男，54岁。20××年6月21日初诊。

［主诉］腰痛2年多。

［病史］无明显诱因，慢性腰痛，已2年多。不能久坐，平卧翻身困难，尤其晨僵较明显。经多方治疗，效果不显。

［检查］脊柱腰段生理曲度减小，腰活动轻度受限，腰肌略紧张，下腰广泛压痛，直腿抬高试验（-）。脉沉弦，舌苔薄白。腰1~腰5椎体前后缘均呈唇样增生改变，第5腰椎骶化。

［诊断］脊柱退行性骨关节病。

［辨证］肝肾两虚，筋骨失养。

［治法］补肝肾，强筋骨，活血通络。

［处方］骨质增生汤。

熟地黄30g，淫羊藿20g，肉苁蓉20g，骨碎补20g，鸡血藤20g，鹿衔草20g，鹿角霜20g，五加皮15g，女贞子15g，菟丝子15g，莱菔子15g，川杜仲20g。水煎服，日1剂。连进10剂。

二诊：20××年7月1日。患者自述腰痛减轻、晨僵缓解，嘱原方再服2周。

三诊：20××年7月16日。患者自述腰已不痛，有时酸楚，但活动自如，晨僵显著好转。嘱继服骨质增生丸4周，诸症悉退。

案2 刘某，女，65岁。20××年7月23日初诊。

［主诉］腰痛5个月。

［病史］因腰痛5个月，夜间症状加重，睡眠差，翻身困难，自己买过止痛药服用，停药后又痛，遂来我诊室就诊。

［检查］腰活动受限，无明显压痛，右臀上压痛（+），右小腿腓肠肌压痛（+）。直腿抬高试验：左80°，右90°。舌红苔白，脉细涩。自带X线片显示：

腰2~腰5椎体增生改变。

［诊断］脊柱退行性骨关节病。

［治则治法］通督壮腰，行气活血，通络止痛。

［处方］鸡血藤25g，申姜20g，狗脊20g，杜仲20g，鹿角霜20g，肉苁蓉15g，枸杞15g，延胡索15g，牛膝15g，五灵脂10g，秦艽20g，丹参15g，天麻15g，砂仁5g，桑寄生30g，羌活15g，独活15g，土鳖虫10g，红花15g，桃仁15g，川芎10g，赤芍20g，甘草10g。7剂，水煎服。

中成药：骨质增生丸1丸，日3次，口服。

二诊：20××年7月30日。症状减轻，腰疼痛减轻，夜间不甚痛，舌苔薄白，脉沉弦细。

［处方］鸡血藤25g，申姜20g，狗脊20g，杜仲20g，鹿角霜20g，肉苁蓉15g，枸杞15g，延胡索15g，牛膝15g，五灵脂10g，秦艽20g，丹参15g，天麻15g，砂仁5g，桑寄生30g，羌活15g，独活15g，土鳖虫10g，仙灵脾20g，巴戟天20g，川芎10g，红花15g，桃仁15g，赤芍20g，甘草10g。7剂，水煎服。

中成药：骨质增生丸1丸，日3次，口服。

三诊：20××年8月7日。症状减轻，腰已不痛，夜间不痛，翻身轻松，舌苔薄白，脉沉弦细。

［处方］鸡血藤25g，申姜20g，狗脊20g，杜仲20g，鹿角霜20g，肉苁蓉15g，枸杞15g，延胡索15g，牛膝15g，五灵脂10g，秦艽20g，丹参15g，天麻15g，砂仁5g，桑寄生30g，羌活15g，独活15g，土鳖虫10g，仙灵脾20g，巴戟天20g，川芎10g，甘草10g，刘寄奴20g。7剂，水煎服。

中成药：骨质增生丸1丸，日3次，口服。

［治疗效果］腰痛基本消失，晚间也不疼痛，睡眠改善。

案3 季某，女，53岁。20××年8月8日初诊。

［主诉］腰腿痛3个月。

［病史］3个月无明显诱因出现腰腿疼痛，经多家医院治疗不效，遂来我诊室就诊。

［检查］腰活动受限，无明显压痛，右臀上压痛（+），右小腿腓肠肌压痛（+）。直腿抬高试验：左60°，右80°；腰呈强直状态。舌苔白腻，脉弦滑。自带MRI平扫显示：腰2~3，腰3~4，腰4~5，腰5~骶1间盘突出；腰1~腰5椎体呈唇样增生。

［诊断］脊柱退行性骨关节病。

［治则治法］滋补肝肾，通督壮腰，舒筋止痛。

［处方］鸡血藤25g，申姜20g，狗脊20g，杜仲20g，鹿角霜20g，肉苁蓉15g，枸杞15g，延胡索15g，牛膝15g，豨莶草15g，泽泻15g，丹参15g，天麻15g，砂仁5g，桑寄生30g，羌活15g，独活15g，土鳖虫10g，仙灵脾20g，巴戟天20g，鸡矢藤20g，炙川乌6g（先煎30分钟）。7剂，水煎服，日服1剂，嘱服1周。

中成药：骨金丹胶囊6粒，日3次，口服。

二诊：20××年8月16日。自述：症状减轻，腰腿疼痛减轻，走路活动进步。舌苔薄白，脉沉弦细。

［处方］鸡血藤25g，申姜20g，狗脊20g，杜仲20g，鹿角霜20g，肉苁蓉15g，枸杞15g，延胡索15g，牛膝15g，豨莶草15g，泽泻15g，丹参15g，天麻15g，砂仁5g，桑寄生30g，羌活15g，独活15g，土鳖虫10g，仙灵脾30g，巴戟天20g，鸡矢藤20g，肉桂10g，炙川乌8g（先煎30分钟）。7剂，水煎服。

中成药：骨金丹胶囊6粒，日3次，口服。

［治疗效果］腰腿疼痛基本消失，活动进步，可正常劳动。

案4　李某，男，45岁。20××年8月12日初诊。

［主诉］腰腿痛1年余。

［病史］因腰腿痛1年多，先腰痛，继之右腿麻木、酸胀，症状逐渐发展，在当地医院治疗，口服中成药，不效。

［检查］腰活动不受限，无明显压痛，右臀上压痛（+），右小腿腓肠肌压痛（+）。直腿抬高试验（-）。舌苔白腻，脉沉弦细。自带MRI平扫显示：腰2~3、腰3~4、腰4~5、腰5~骶1间盘突出；腰1~腰5椎体呈唇样增生。

［诊断］脊柱退行性骨关节病。

［治法］通督壮腰，滋补肝肾。

［处方］鸡血藤25g，申姜20g，狗脊20g，杜仲20g，鹿角霜20g，肉苁蓉15g，枸杞15g，延胡索15g，牛膝15g，豨莶草15g，泽泻15g，丹参15g，天麻15g，砂仁5g，桑寄生30g，羌活15g，独活15g，土鳖虫10g，仙灵脾20g，巴戟天20g，鸡矢藤20g，官桂10g，刘寄奴10g。7剂，水煎服。

中成药：骨金丹胶囊6粒，日3次，口服。

二诊：20××年8月20日。症状减轻，腰痛减轻，走路活动进步。

［处方］鸡血藤25g，申姜20g，狗脊20g，杜仲20g，鹿角霜20g，肉苁蓉15g，枸杞15g，延胡索15g，牛膝15g，豨莶草15g，泽泻15g，丹参15g，天麻15g，砂仁5g，桑寄生30g，羌活15g，独活15g，土鳖虫10g，仙灵脾30g，巴戟天20g，鸡矢藤20g，肉桂10g，炙川乌8g（先煎30分钟）。7剂，水煎服。

中成药：骨金丹胶囊6粒，日3次，口服。

三诊：20××年8月28日。症状继续好转，腰腿偶尔疼痛，走路有劲。

［处方］鸡血藤25g，申姜20g，狗脊20g，杜仲20g，鹿角霜20g，肉苁蓉15g，枸杞15g，延胡索15g，牛膝15g，豨莶草15g，泽泻15g，丹参15g，天麻15g，砂仁5g，桑寄生30g，羌活15g，独活15g，土鳖虫10g，仙灵脾30g，巴戟天20g，鸡矢藤20g，全蝎6g，炙川乌8g（先煎30分钟）。7剂，水煎服。

中成药：骨金丹胶囊6粒，日3次，口服。

［治疗效果］腰腿疼痛基本消失，活动进步，走路有劲。

案5 王某，女，69岁。20××年9月14日初诊。

［主诉］腰痛、右腿麻木2年余。

［病史］因腰痛、右腿麻木2年多。未曾治疗过，今日来我诊室就诊。

［检查］腰活动背伸受限，下腰压痛（+），右小腿腓肠肌压痛（+）。直腿抬高试验：左90°，右60°。舌红、苔薄白，脉沉缓。自带MRI平扫显示：腰4~5，腰5~骶1间盘突出；腰1~腰5椎体呈唇样增生。

［诊断］脊柱退行性骨关节病。

［治法］滋肝补肾，通督壮腰，舒筋祛痛。

［处方］鸡血藤25g，申姜20g，狗脊20g，杜仲20g，鹿角霜20g，肉苁蓉15g，枸杞15g，延胡索15g，牛膝15g，豨莶草15g，泽泻15g，丹参15g，天麻15g，砂仁5g，桑寄生30g，羌活15g，独活15g，土鳖虫10g，仙灵脾20g，巴戟天20g，鸡矢藤20g，炙川乌10g（先煎30分钟）。7剂，水煎服。

中成药：骨金丹胶囊6粒，日3次，口服。

二诊：20××年9月22日。腰腿疼痛明显减轻，腿不麻，走路活动进步，尿频。舌苔白腻，脉沉弦。

［处方］鸡血藤25g，申姜20g，狗脊20g，杜仲20g，鹿角霜20g，肉苁蓉15g，枸杞15g，延胡索15g，牛膝15g，豨莶草15g，泽泻15g，丹参15g，天麻15g，砂仁5g，桑寄生30g，羌活15g，独活15g，土鳖虫10g，仙灵脾30g，巴戟天20g，补骨脂20g，肉桂10g，益智仁20g，炙川乌10g（先煎30分钟）。7剂，水煎服。

中成药：骨金丹胶囊6粒，日3次，口服。

三诊：20××年9月29日。症状基本消失，腰不痛，腿不麻木。弯腰活动正常。舌苔白腻，脉沉虚弦。

［处方］按二诊处方再连续服用1周，以巩固疗效。

中成药：骨金丹胶囊6粒，日3次，口服。

［治疗效果］腰疼痛基本消失，右腿已不麻木，活动自如，不尿频。

案6 肖某，女，71岁。20××年1月6日初诊。

［主诉］腰痛5年。

［病史］因腰痛5年，曾按骨质增生治疗过，口服中成药、止痛药等，均不效，遂来我诊室就诊。

［检查］腰活动受限，驼背，腰部广泛压痛，右臀上压痛（+），右小腿腓肠肌压痛（+）。直腿抬高试验：左60°，右90°；舌苔白腻，脉弦滑。带X线片显示：腰1~腰5椎体呈唇样增生。腰4和腰5之间形成骨桥。

［诊断］脊柱退行性骨关节病。

［治法］通督壮腰，舒筋止痛。

［处方］鸡血藤25g，申姜20g，狗脊20g，杜仲20g，鹿角霜20g，肉苁蓉

15g，枸杞15g，延胡索15g，牛膝15g，豨莶草15g，泽泻15g，丹参15g，天麻15g，砂仁5g，桑寄生30g，羌活15g，独活15g，土鳖虫10g，仙灵脾20g，巴戟天20g，鸡矢藤20g，全蝎6g。7剂，水煎服。

中成药：健骨宝胶囊6粒，日3次，口服。

二诊：20××年1月13日。症状略减轻，驼背，腰疼痛减轻，活动进步。舌苔白根腻，脉沉弦细。

［处方］鸡血藤25g，申姜20g，狗脊20g，杜仲20g，鹿角霜20g，肉苁蓉15g，枸杞15g，延胡索15g，牛膝15g，豨莶草15g，泽泻15g，丹参15g，天麻15g，砂仁5g，桑寄生30g，羌活15g，独活15g，土鳖虫10g，仙灵脾30g，巴戟天20g，鸡矢藤20g，肉桂10g，龙骨30g，牡蛎30g，补骨脂20g。7剂，水煎服。

中成药：健骨宝胶囊6粒，日3次，口服。

三诊：20××年1月20日。症状略减轻，驼背，腰疼痛减轻，活动进步。舌苔白根腻，脉沉弦细。

［处方］鸡血藤25g，申姜20g，狗脊20g，杜仲20g，鹿角霜20g，肉苁蓉15g，枸杞15g，延胡索15g，牛膝15g，豨莶草15g，泽泻15g，丹参15g，天麻15g，砂仁5g，桑寄生30g，羌活15g，独活15g，土鳖虫10g，仙灵脾30g，巴戟天20g，鸡矢藤20g，肉桂10g，龙骨30g，牡蛎30g，补骨脂20g，炙甘草10g。7剂，水煎服。

中成药：健骨宝胶囊6粒，日3次，口服。

四诊：症状略减轻，驼背，腰不甚痛，走路感觉轻松。舌苔白根腻，脉沉弦。

［处方］为巩固疗效可继续口服中成药健骨宝胶囊6粒，日3次，口服。

［治疗效果］腰痛基本消失，走路轻松，活动进步，但仍有驼背。

案7 叶某，男，68岁。20××年2月17日初诊。

［主诉］腰痛3个月。

［病史］因腰痛3个月，经多家医院治疗，曾按摩、理疗过，不效，遂来我诊室就诊。

［检查］腰活动受限，腰椎3~4棘间压痛（+），双侧臀上压痛（+），直腿

抬高试验：左60°，右45°。舌苔白厚腻，脉沉缓。自带MRI平扫显示：腰3~4，腰4~5，腰5~骶1间盘突出；腰1~腰5椎体呈唇样增生。自带骨密度测定显示：骨质疏松。

［诊断］脊柱退行性骨关节病、骨质疏松症。

［治法］通督壮腰，滋补肾阳，舒筋展痹。

［处方］鸡血藤25g，申姜20g，狗脊20g，杜仲20g，鹿角霜20g，肉苁蓉15g，枸杞15g，延胡索15g，牛膝15g，豨莶草15g，泽泻15g，丹参15g，天麻15g，砂仁5g，桑寄生30g，羌活15g，独活15g，仙灵脾20g，巴戟天20g，鸡矢藤20g，炙川乌10g（先煎30分钟）。7剂，水煎服。

中成药：健骨宝胶囊6粒，日3次，口服。

二诊：20××年2月24日。症状减轻，腰疼痛减轻，可以正常活动。舌苔薄白，脉弦细。

［处方］鸡血藤25g，申姜20g，狗脊20g，杜仲20g，鹿角霜20g，肉苁蓉15g，枸杞15g，延胡索15g，牛膝15g，豨莶草15g，泽泻15g，丹参15g，天麻15g，砂仁5g，桑寄生30g，羌活15g，独活15g，土鳖虫10g，仙灵脾30g，巴戟天20g，鸡矢藤20g，肉桂10g，全蝎6g，炙川乌10g（先煎30分钟）。7剂，水煎服。

中成药：健骨宝胶囊6粒，日3次，口服。

三诊：20××年3月2日。症状基本消失。惟腿没有劲。舌苔薄白，脉沉缓无力。

［处方］鸡血藤25g，申姜20g，狗脊20g，杜仲20g，鹿角霜20g，肉苁蓉15g，枸杞15g，延胡索15g，牛膝15g，豨莶草15g，泽泻15g，丹参15g，天麻15g，砂仁5g，桑寄生30g，羌活15g，独活15g，土鳖虫10g，仙灵脾30g，巴戟天20g，鸡矢藤20g，肉桂10g，黄芪20g，补骨脂20g，炙川乌10g（先煎30分钟）。7剂，水煎服。

中成药：健骨宝胶囊6粒，日3次，口服。

四诊：20××年3月9日。自述：症状基本消失。腿有力，余无不适症状。

［处方］为巩固疗效口服健骨宝胶囊6粒，日3次，口服，连用2周。

［治疗效果］腰疼痛基本消失，没有其他症状。基本恢复正常。

案8　孙某，男，76岁。20××年5月13日初诊。

［主诉］腰部酸痛1年。

［病史］因腰酸痛近1年，腿发沉、麻木，翻身困难，吃过许多药，当时缓解，停药后又痛，遂来我诊室就诊。

［检查］腰活动受限，无明显压痛，右臀上压痛（+），右小腿腓肠肌压痛（+）。直腿抬高试验：左70°，右60°。舌苔白腻，脉弦紧。自带X线片显示：腰2~腰5椎体增生改变。

［诊断］脊柱退行性骨关节病。

［治则治法］通督壮腰，祛风通络，散寒除湿。

［处方］鸡血藤25g，申姜20g，狗脊20g，杜仲20g，鹿角霜20g，桑寄生20g，独活30g，丹参20g，牛膝10g，细辛3g，秦艽20g，防风10g，当归15g，川芎15g，茯苓30g，全虫10g，丹参20g，五加皮15g。7剂，水煎服。

中成药：骨质增生丸1丸，日3次，口服。

二诊：20××年5月20日。症状减轻，腰疼痛减轻，受凉症状加重，腿仍沉。舌苔白腻，脉弦数。

［处方］鸡血藤25g，申姜20g，狗脊20g，杜仲20g，鹿角霜20g，桑寄生20g，独活30g，丹参20g，牛膝10g，细辛3g，秦艽20g，防风10g，当归15g，川芎15g，茯苓30g，全虫10g，丹参20g，全蝎5g，乳香7.5g，没药7.5g，五加皮15g，薏苡仁（包煎）30g。7剂，水煎服。

中成药：骨质增生丸1丸，日3次，口服。

三诊：20××年5月27日。症状减轻，腰已不痛，翻身轻松，腿沉好些，怕凉。舌苔薄白，脉沉弦细。

［处方］鸡血藤25g，申姜20g，狗脊20g，杜仲20g，鹿角霜20g，桑寄生20g，独活30g，丹参20g，牛膝10g，细辛3g，秦艽20g，防风10g，当归15g，川芎15g，茯苓30g，全虫10g，丹参20g，全蝎5g，乳香7.5g，没药7.5g，五加皮15g，薏苡仁30g（包煎），肉桂10g，熟附子7.5g（先煎）。7剂，水煎服。

中成药：骨质增生丸1丸，日3次，口服。

［治疗效果］腰痛基本消失，腿已不沉。

小 结

本病的真正原因，至今尚不甚完全明了。刘老认为是骨本身的退行性改变，也就是以“肾气虚”的内在因素为根本，以日常的小外伤积累为诱因。因此，治疗本病应当使肾气充盈，骨得到坚实、健壮和旺盛的生活力为原则。故运用“肾主骨”“骨之合肾也”“肾生骨髓，髓充则能健骨”和“治肾亦即治骨”的理论为指导，在不断实践中探索、筛选以入肾充髓治骨为主的数种中药，制成“骨质增生丸”临床应用，疗效颇为满意。

本方组成，以熟地黄为主药，取其补肾中之阴（填充物质基础），淫羊藿兴肾中之阳（生化功能动力），合肉苁蓉的入肾充髓，骨碎补、鹿衔草的补骨镇痛，再加入鸡血藤配合骨碎补等诸药，在补肝肾、填精髓的基础上，进一步通畅经络、行气活血，不仅能增强健骨舒筋的作用，而且可收到“通则不痛”的功效，更佐以莱菔子之健胃消食理气，以防补而滋腻之弊。

第四章　强直性脊柱炎

强直性脊柱炎是一种侵犯脊柱及其周围组织的慢性进行性疾病，是临床常见的一种疑难病，属于血清阴性脊柱骨关节病。

本病属于中医“痹证”范畴，《素问·逆调论》曰：“肾者水也，而生于骨，肾不生则髓不能满，故寒甚至骨也……病名曰骨痹，是人当挛节也。”《素问·痹论》曰：“骨痹不已，复感于邪，内舍于肾。”《金匮要略》云：“诸肢节疼痛，身体尪羸。”

目前中医通过探索，对其证治规律有了较深刻的认识，运用中医药治疗取得了较好的疗效。

强直性脊柱炎病变多始于骶髂关节，逐渐上犯腰椎、胸椎最后颈椎。肩、髋、肋、胸骨柄体等关节和耻骨联合也常被累及。约有25%患者同时累及膝、踝等周围关节。该病滑膜肥厚和关节软骨面的腐蚀破坏较轻，很少发生骨质吸收和关节脱位，但关节囊和韧带的骨化很突出，加之关节软骨面的钙化和骨化，极易发生关节骨性强直，结合部的炎性肉芽组织既能腐蚀结合部的松质骨，又可向韧带、肌腱、关节囊内蔓延。在组织修复过程中，新生的骨质生成过多、过盛，不但足以填补松质骨的缺损，还向附近的韧带、肌腱、关节囊过渡，形成韧带骨赘。这种增生和发展的结局，是导致关节的骨性强直的重要原因。此种变化尤多见于髋关节，上述病变亦可见于椎间盘、关节突关节、骶髂关节、大转子、坐骨结节、跟骨结节、髂骨嵴和耻骨联合等处。

一、病因病机

刘老认为本病的发生与发展包括两方面的因素：一是机体正气的盛衰，二是外邪侵袭，病变部位主要在脊柱，尤其是腰骶部。腰为肾之府，肾主骨生髓，髓充骨，故与骨的关系尤为密切，正气虚以肾气损为主。正气虚则卫外不固，风、寒、湿、热之邪乘虚而入，邪阻经络，气血瘀滞，一则“不通则痛”，二则气血不周行以濡养筋骨而出现“不荣则痛”。另外，正气不足，脏腑功能失调，出现痰浊、瘀血等病理产物，病邪留滞腰背经络筋骨，日久伤筋败骨，病程缠绵不已，终至脊柱强直弯曲变形。

1. 肾气亏虚

肾主藏精，主骨生髓，主人体的生长发育，肾精的盛衰与骨的生长发育及抗病能力有密切关系。肾藏精，包括先天之精及后天之精，先天之精有赖于后天之精的不断充养。如果先天之精不足，则骨髓、骨骼必然衰弱；若先天之精充足，则后天之精不足以补养，则骨髓、骨骼也得不到发育生长，抗病能力下降，乃至出现病变。

因此肾气亏虚，精气失于调节则骨病；反之，骨病也可以累积于肾。《外科集验方》载：“肾实则骨有生气。”唐宗海曰：“骨内有髓，骨者髓所生，周身之骨，以脊背为主，肾系贯骨，肾藏精，精生髓，髓生骨，故骨着肾之所合也。”以上均阐明了肾气是骨骼修复生长之源，同时也是骨骼抗病能力的来源。

2. 感受外邪，经络阻滞

风寒湿热之邪是本病重要的外在因素，如久居潮湿阴寒之地，久卧当风，或冒雨涉水等，外邪入侵闭阻经络，气血津液不得流行布散，形成痰浊瘀血等病理产物，进一步加重经络阻滞，筋骨失于濡养，终成本病。《素问·痹论》曰：“风寒湿三气杂至，合而为痹也。”寒湿之邪日久可化热，故有些患者可伴有热象。

二、临床分期

临床分期方法按照脊柱或外周关节受累最严重的部位来分期，大致分四期。

Ⅰ期：隐匿期，尚无脊柱或外周关节活动受限的强直性脊柱炎患者，此时尚未达到1984年纽约标准，临床上难以确诊，基本上属于回顾性诊断。

Ⅱ期：进展期，达到1984年纽约标准，病情进展，脊柱和（或）外周关节轻、中度活动受限。

Ⅲ期：纤维性强直期，脊柱和（或）外周关节重度活动受限，影像学显示（二者居一）：①外周关节受累，间隙明确变窄，但尚未部分或完全融合；

②脊柱椎体骨赘形成，颈、胸、腰段脊柱皆一处，椎体骨桥形成。

Ⅳ期：骨性强直期，关节活动严重受限，影像学显示（二者居一）：①外周关节已部分或完全融合；②颈、胸、腰段脊柱任何一段≥3个椎体骨性融合。

三、临床表现

早期有腰臀髋部疼痛、腰部僵硬，尤其以晨起为甚，不能久站、久坐，阴雨天或劳累后症状加重，部分患者出现坐骨神经痛。大多数上行性扩展，出现胸闷、胸痛、呼吸不畅感、肋间神经痛。日久则有脊柱强直和驼背畸形。少数为下行性扩展（多为女性），即病变从胸椎开始，逐渐累及腰骶部。20%左右为急性发病。有较高的体温和明显的全身症状，如全身乏力、食欲不振、贫血、易出汗、心慌等。常伴有复发性虹膜炎，出现复发性眼痛和视力减退。

四、辅助检查

1. X线片

几乎所有的患者早期就有骶髂关节的X线改变，一直是诊断本病的主要依据。临床上将骶髂关节的改变分为5个等级。0级：正常；1级：可疑骶髂关节炎；2级：骶髂关节边缘模糊，略有硬化和微小侵蚀改变，关节腔轻度变窄；3级：骶髂关节两侧硬化，关节边缘模糊不清，有侵蚀病变伴关节腔消失；4级：骶髂关节完全融合，伴有或无残存的硬化。

在侧位片上可见椎体呈方形，边缘模糊脱钙，多数椎间盘正常，晚期脊柱呈典型的竹节状。

2. 实验室检查

早期和活动期约80%的患者红细胞沉降率增加，90%以上的患者$HLA-B_{27}$阳性。

五、诊断及鉴别诊断

（一）诊断要点

1. **症状**

（1）早期有腰臀髋部疼痛、腰部僵硬，尤其以晨起为甚，不能久站、久坐，阴雨天或劳累后症状加重，部分患者出现坐骨神经痛。

（2）大多数上行性扩展，出现胸闷、胸痛、呼吸不畅感、肋间神经痛。

（3）日久则有脊柱强直和驼背畸形。

（4）少数为下行性扩展（多为女性），即病变从胸椎开始，逐渐累及腰骶部。

（5）20%左右为急性发病。有较高的体温和明显的全身症状，如全身乏力、食欲不振、贫血、易出汗、心慌等。

（6）常伴有复发性虹膜炎，出现复发性眼痛和视力减退。

2. **体征**

（1）平腰，腰椎活动受限。

（2）胸廓呼吸运动减少或消失。

（3）骨盆挤压及分离试验阳性。

3. **X线片**

骶髂关节的X线改变，一直是诊断本病的主要依据。

4. **实验室检查**

早期和活动期约80%的患者红细胞沉降率增加，90%以上的患者$HLA\text{-}B_{27}$阳性。

（二）鉴别诊断

强直性脊柱炎需要与类风湿关节炎、脊柱退行性骨关节病、骶髂关节结核、致密性髂骨炎、脊髓化脓性骨髓炎、骶髂关节化脓性关节炎等疾病相鉴别。

六、治疗

刘老治疗本病近年来取得了良好的治疗效果，主要采用中药疗法、推拿针灸及练功疗法。

（一）中药疗法

刘老认为本病总的病机为正虚邪实，因此总的治疗原则为扶正驱邪。扶正主要以补益肝肾，祛邪主要以活血化瘀、散寒化湿、祛瘀通络，从而达到正旺邪散，经络通畅，筋骨得养之功效。

此病辨证主要分两大类：①寒湿痹阻型，以邪实为主，正虚次之。②肝肾亏虚型，以正虚为主，邪实为次。

1. 寒湿痹阻型

［症状］腰臀部及髋部疼痛，活动不便，阴雨天加重，得热痛减。甚至疼痛如针刺或深部钝痛，脊柱活动受限，或部分强直。舌质淡白、苔白腻厚，脉沉弦或弦细。

［治法］散寒除湿，祛瘀通络，兼补肝肾。

［处方］五藤二草汤。

忍冬藤30g，鸡血藤25g，海风藤15g，地龙20g，络石藤15g，豨莶草20g，伸筋草20g，地龙20g，青风藤15g，五加皮20g，海桐皮20g，乳香10个，威灵仙15g，蜈蚣2条，狗脊20g，杜仲20g，没药10g，麻黄10g，桂枝10g。

水煎服，日3次。

2. 肝肾亏虚型

［症状］腰臀部僵痛，脊柱强直或驼背，形体瘦弱，肢体酸软无力，行走困难。舌质淡、苔白，脉沉细或沉细而弦。

［治法］补肝肾，强筋骨，活血通络。

［处方］温肾通督汤。

仙灵脾20g，桑寄生20g，熟地黄30g，狗脊20g，枸杞子20g，骨碎补30g，杜仲20g，丹参30g，鸡血藤30g，蜈蚣2条，地龙20g，没药10g，萆薢15g，白芍30g，甘草10g。

水煎服，日3次。

（二）推拿疗法

推拿具有舒筋活络、调和气血、滑利关节、除痹止痛、防止畸形等作用，具体操作方法如下。

1. 俯卧位

患者仰卧位于床上，上胸部及大腿前分别放两个枕头，使前胸及腰部悬空，两上肢上举置于头前。术者站于其旁，于腰背部沿脊柱及两侧上下往返擦推，用手掌在背部沿脊柱按压，当患者呼气时下按，吸气时放松，然后用手指按法按压腰背膀胱经及秩边、环跳。

2. 仰卧位

患者取仰卧位，于髋部行擦法，拿捏大腿内侧肌肉，并被动活动髋关节。

3. 坐位

术者于后方在颈项两侧及肩胛部施擦法，并配合颈部屈伸旋转活动，用一指禅推颈椎两侧，拿捏风池及两侧斜方肌。然后患者上举上肢，双手指交叉放于枕后部，术者以膝部抵住患者背部，再以两手握住患者两肘部，做向后牵引及向前俯的扩胸俯仰动作（前俯时呼气，后仰时吸气），连续俯仰5~8次，最后令患者前屈，双手放于膝部，术者用肘压法施于脊柱两侧，再直擦背部督脉及足太阳经，横擦骶部，以透热为度，结束手法。

此手法每次20~30分钟，每日1次，注意手法宜轻柔和缓，禁用腰部旋转及斜扳手法。

（三）针灸疗法

1. 主穴

循督脉及膀胱经取穴：大椎、水沟、身柱、陶道、腰俞、肾俞、命门、腰阳关、八髎、华佗夹脊、阿是穴。

2. 配穴

环跳、居髎、悬钟、承山、委中、秩边、阳陵泉、足三里。

3. 操作

深刺留针，或兼用温针、电针、梅花针。有发热者，只针不灸。每次取穴10个左右，日1次，半个月为1个疗程。

（四）练功疗法

平时注意保持脊柱生理姿势，宜卧硬板床，用高枕。练功是预防和矫正脊柱畸形的重要措施，常用方法有以下几种。

（1）深呼吸运动和扩胸运动，预防肋椎关节强直，增加肺活量，预防驼背。

（2）腰髋膝屈伸活动，防治关节强直。

（3）大、小云手，增加脊柱的旋转活动。

（4）游泳运动有扩胸、锻炼背伸肌及活动关节的作用。

总之，在疼痛能耐受的前提下，坚持练功活动，有利于保持关节功能，防治各种畸形，但不能活动过度，应适当注意休息，避免风寒。

七、预防

（1）应食用富含蛋白质及维生素饮食，骨质疏松的应加服钙剂等。

（2）适当休息，避免风寒湿邪的侵袭，避免长期从事弯腰工作，适当理疗、休息。

（3）宜卧硬板床，低枕或不用枕睡眠，尽量采用俯卧睡姿。

（4）坚持功能锻炼，做深呼吸操，脊柱和髋关节肌肉锻炼，温水游泳等。

八、医案举隅

案1 王某，男，29岁，干部。20××年7月13日初诊。

[主诉] 腰背痛2个月余。

[病史] 腰背痛，逐渐发展，曾在包头医院治疗，效果不显。

[检查] 腰部活动无明显受限，无明显压痛及叩击痛。脉弦滑，舌苔微黄根腻。自带CT显示：双侧骶髂关节毛糙，骨密度增高。实验室检查：HLA-B_{27}阳性。

[诊断] 强直性脊柱炎。

[治法] 温肾振卫，通督解凝。

[处方] 熟地黄50g，鸡血藤30g，骨碎补30g，乌贼骨30g（先煎），川杜仲20g，川续断20g，狗脊20g，五加皮20g，鹿角霜20g，怀山药20g，丹参20g，炒白术20g，延胡索15g，广秦艽15g，陈皮15g。7剂，水煎服。

二诊：20××年7月20日。腰背部疼痛减轻，脉沉缓，舌苔薄白。

[处方] 前方加枸杞子20g、蜈蚣2条。嘱连进7剂。

三诊：20××年7月27日。症状较前减轻，腰部活动度明显好转，脉沉弦细，舌苔薄白。

[处方] 前方加菟丝子20g。10剂，水煎服。

四诊：20××年8月7日。症状继续好转，偶感背部酸痛，脉沉弦细，苔薄白。

[处方] 前方去蜈蚣、菟丝子，加山萸肉20g、片姜黄20g、白芍30g、甘草10g。7剂，水煎服。

五诊：20××年8月15日。症状明显好转，腰部已不痛，但有时感膝部疼痛，脉沉缓，舌苔白腻。

[处方] 前方加鸡矢藤15g、肉桂10g、炙附子12g（先煎）、海风藤20g。7剂，水煎服。

[治疗效果] 后随访，腰背痛消失，无明显不适。

案2 王某，男，24岁，工人。20××年4月9日初诊。

[主诉] 腰痛、左膝关节痛2年多。

[病史] 腰痛、左膝关节痛，逐渐发展，曾到其他医院就诊，诊断为：强直性脊柱炎。经治疗，病情无明显缓解。

[检查] 脊柱呈强直状，活动不利，胸腰段压痛明显，双侧骶髂关节叩击痛（+），左膝眼饱满，内髁部压痛（-），活动轻度受限。脉沉弦细，舌苔薄白。自带骨盆平片显示：双侧骶髂关节模糊，双髋关节间隙变窄，股骨头密度不均匀，右侧显著。股骨头MRI显示：双髋关节及双侧骶髂关节改变，双髋关节腔少量积液。实验室检查：抗O：650IU/ml，$HLA-B_{27}$阳性。

［诊断］强直性脊柱炎。

［治法］温肾振卫，通督解凝。

［处方］鸡血藤30g，申姜30g，乌贼骨30g，薏苡仁30g（包煎），络石藤15g，延胡索15g，泽泻15g，牛膝15g，丹参20g，土鳖虫15g，汉防己15g，陈皮15g，杜仲20g，狗脊20g。5剂，水煎服。

二诊：20××年4月15日。腰痛略缓解，脉沉缓，舌苔薄白。

［处方］前方加仙灵脾20g，天麻15g。嘱连进5剂。

三诊：20××年4月21日。症状较前减轻，活动略进步，脉沉弦细，舌苔薄白。

［处方］前方加仙灵脾20g，鹿角霜20g，明天麻15g。7剂，水煎服。

四诊：20××年4月28日。症状明显好转，但活动多时疼痛不适，脉沉缓弱，舌苔微白，根腻。

［处方］鸡血藤30g，乌贼骨30g，薏苡仁30g（包煎），川杜仲20g，延胡索20g，狗脊20g，丹参20g，络石藤15g，海风藤15g，土鳖虫15g，防己15g，仙灵脾20g，威灵仙15g，天麻15g，鹿角霜20g，广砂仁10g。7剂，水煎服。

五诊：20××年5月5日。症状明显好转，腰背仍痛，双髋时轻时痛，脉细数，舌苔白滑。

［处方］前方加熟地黄20g，知母15g，白蒺藜15g，蜈蚣2条。7剂，水煎服。

［治疗效果］后随访，晨起腿不适，略僵外，无明显不适。

案3　郭某，女，33岁。20××年6月1日初诊。

［主诉］腰痛、右膝痛、双踝肿痛2个月，颈肩痹痛，左手麻1周左右。

［病史］患者2个月前出现腰痛、右膝疼痛、双踝肿痛2个月，后在某骨伤医院就诊，未经系统治疗，1周前出现颈肩部疼痛，伴左侧手指麻木。

［检查］腰部活动无明显受限，下腰痛压痛（+），骶髂关节叩击痛（+），4字试验（±）。颈部活动受限，无明显压痛，压顶试验（±），椎间孔挤压试验（±），脉沉弦细，舌苔薄白。自带X线片显示：双侧骶髂关节边缘吸收，骨密度增高，颈椎生理曲度变直，钩锥关节增生。实验室检查：$HLA\text{-}B_{27}$

阳性。

［诊断］强直性脊柱炎、颈椎病（神经根型）。

［治法］通督壮腰，化瘀舒筋。

［处方］鸡血藤25g，申姜20g，狗脊20g，杜仲20g，鹿角霜20g，寸云15g，枸杞15g，延胡索15g，豨莶草15g，牛膝15g，泽泻15g，丹参15g，明天麻15g，砂仁5g，桑寄生30g，羌独活各15g，土鳖虫10g，山慈菇15g，仙灵脾20g，巴戟天20g，鸡矢藤15g，蜈蚣2条，官桂10g。5剂，水煎服。

二诊：20××年6月7日。腰背部、膝部、踝部疼痛减轻，颈肩部症状减轻，手麻消失，脉沉弦细，舌苔薄白。

［处方］前方肉桂加至15g，加乌梢蛇10g。嘱连进5剂。

三诊：20××年6月12日。症状较前减轻，活动略进步，脉沉弦细，舌苔白腻。

［处方］前方加炙附子（先煎30分钟）。5剂，水煎服。

四诊：20××年6月17日。症状明显好转，右膝踝部疼痛减轻，脉沉弦细，舌苔薄白。

［处方］前方鸡矢藤加5g，加白蒺藜20g。5剂，水煎服。

五诊：20××年6月22日。症状明显好转，自觉全身有力，但活动时关节有弹响声，脉沉弦细，舌苔薄白。

［处方］前方仙灵脾加10g，加黄芪30g。7剂，水煎服。

［治疗效果］经半年随访，晨起腰骶部发紧，无明显不适。

案4　孙某，男，34岁。20××年8月19日初诊。

［主诉］腰背痛5年余。

［病史］腰背痛逐渐加重，曾在当地各诊所按照腰椎间盘突出症治疗。

［检查］脊柱呈强直状，背伸受限，脊柱广泛压痛。脉沉弦细，舌苔薄白。自带X线片显示：脊柱胸腰段呈竹节样改变。实验室检查：$HLA-B_{27}$阳性。

［诊断］强直性脊柱炎。

［治法］滋补肝肾，通督壮腰。

［处方］鸡血藤25g，申姜20g，狗脊20g，杜仲20g，鹿角霜20g，寸云15g，枸杞15g，延胡索15g，豨莶草15g，牛膝15g，泽泻15g，丹参15g，明天麻15g，砂仁5g，桑寄生30g，羌独活各15g，鸡矢藤20g，土鳖虫10g，仙灵脾20g，巴戟天20g，肉桂10g，炙附子10g（先煎30分钟）。5剂，水煎服。

二诊：20××年8月24日。腰背部疼痛及活动度较前减轻，脉沉弦细，舌苔白腻。

［处方］前方去土鳖虫，加刘寄奴10g。嘱连进7剂。

三诊：20××年9月5日。症状较前减轻，活动略进步，脉沉弦细，舌苔薄白。

［处方］前方巴戟天加10g，加补骨脂20g。7剂，水煎服。

四诊：20××年9月23日。症状明显好转，活动度改善，脉沉弦紧，舌苔薄白。

［处方］前方加蜈蚣2条。7剂，水煎服。

五诊：20××年10月8日。症状明显好转，但腰背时有酸楚不适，脉沉弦细，舌苔薄白。

［处方］前方加苏木15g。10剂，水煎服。

［治疗效果］经随访，患者现腰部偶有酸胀不适。

案5　李某，男，61岁。20×× 10月12日初诊。

［主诉］腰硬发板1年多。

［病史］患者1年前出现腰部发板，在当地诊所行针灸及药物治疗无效，现左髋部亦出现疼痛。

［检查］腰部活动度明显受限，无明显压痛，直腿抬高试验：左45°，右90°，双侧髋关节活动基本正常，左臀上压痛（+），小腿腓肠肌压痛（+）。脉弦紧，舌苔厚腻。自带X线片显示：双侧骶髂关节间隙模糊，骨密度略增强。腰椎MRI显示：腰1~2、腰2~3、腰3~4、腰4~5、腰5~骶1间盘突出，腰3~4、腰4~5椎管狭窄。实验室检查：HLA-B_{27}阳性。

［诊断］强直性脊柱炎、腰椎间盘突出症继发腰椎管狭窄。

［治法］滋补肝肾，通督壮腰，舒筋除痹。

［处方］鸡血藤25g，申姜20g，狗脊20g，杜仲20g，鹿角霜20g，寸云15g，枸杞15g，延胡索15g，豨莶草15g，牛膝15g，泽泻15g，丹参15g，明天麻15g，砂仁5g，桑寄生30g，羌独活各15g，鸡矢藤20g，土鳖虫10g，仙灵脾20g，巴戟天20g，乌梢蛇20g，蜈蚣2条，炙附子6g（先煎30分钟）。7剂，水煎服。

二诊：20××年10月21日。腰背部疼痛及活动度较前减轻，脉沉弦细，舌苔白腻。

［处方］前方巴戟天加10g、炙附子加4g，加肉桂6g。

三诊：20××年11月7日。症状减轻，腰部活动度改善，脉沉弦紧，舌苔白腻。

［处方］前方去蜈蚣2条。7剂，水煎服。

四诊：20××年11月25日。症状继续好转，腰部活动进步，近日手足发凉、手麻，脉沉弦细，舌苔白腻。

［处方］继续前方7剂，给予配合口服壮骨伸筋胶囊，6粒，日3次，口服。

五诊：20××年12月14日。症状明显好转，腰部疼痛减轻，足凉减轻，手麻减轻，脉沉弦紧，舌苔白腻。

［处方］前方炙附子减2g，加蜈蚣2条。7剂，水煎服。

［治疗效果］经随访，患者现腰部板硬症状、疼痛基本消失。

案6 董某，男，34岁。20××年10月12日初诊。

［主诉］颈背部不适，腰痛10年。

［病史］患者10年前出现颈背部不适，伴腰痛，曾口服药物治疗。

［检查］颈部活动不受限，颈胸段压痛（+），腰部活动不受限，腰3/4棘间压痛（+），直腿抬高：左80°，右90°。脉沉弦紧，舌苔白腻。自带X线片显示：双侧骶髂关节间隙模糊，骨密度略增强。腰椎MRI显示：腰1~2、腰2~3、腰3~4、腰4~5、腰5~骶1间盘突出，腰3~4、腰4~5椎管狭窄。实验室检查：HLA-B_{27}阳性。

［诊断］强直性脊柱炎、腰椎间盘突出症继发腰椎管狭窄。

［治法］滋补肝肾，通督壮腰，舒筋除痹。

［处方］鸡血藤25g，申姜20g，狗脊20g，杜仲20g，鹿角霜20g，寸云15g，枸杞15g，延胡索15g，豨莶草15g，牛膝15g，泽泻15g，丹参15g，明天麻15g，砂仁5g，桑寄生30g，羌独活各15g，鸡矢藤20g，土鳖虫10g，仙灵脾20g，巴戟天20g，乌梢蛇20g，蜈蚣2条，炙附子6g（先煎30分钟）。7剂，水煎服。

二诊：20××年10月21日。腰背部疼痛及活动度较前减轻，脉沉弦细，舌苔白腻。

［处方］前方巴戟天加10g、炙附子加4g，加肉桂6g。

三诊：20××年11月7日。症状减轻，腰部活动度改善，脉沉弦紧，舌苔白腻。

［处方］前方去蜈蚣2条。7剂，水煎服。

四诊：20××年11月25日。症状继续好转，腰部活动进步，近日手足发凉、手麻，脉沉弦细，舌苔白腻。

［处方］继续前方7剂，给予配合口服壮骨伸筋胶囊，6粒，日3次，口服。

五诊：20××年12月14日。症状明显好转，腰部疼痛减轻，足凉减轻，手麻减轻，脉沉弦紧，舌苔白腻。

［处方］前方加炙附子减2g，加蜈蚣2条。7剂，水煎服。

［治疗效果］经随访，患者现腰部板硬症状、疼痛基本消失。

案7　孙某，男，32岁。20××年2月6日初诊。

［主诉］腰背僵硬、双髋疼痛2年。

［病史］患者2年前出现腰背部僵硬，双髋部疼痛，曾行针灸、推拿治疗，病情时轻时重。

［检查］脊柱活动受限，呈强直状，腰背部广泛压痛，双髋关节活动受限，腹股沟压痛，右侧为重。脉沉涩无力，舌苔薄白根腻。自带骨盆平片显示：脊柱呈竹节样改变，双侧骶髂关节模糊，密度增强。自带CT显示：双侧骶髂关节边缘模糊，关节融合。实验室检查：HLA-B_{27}阳性。

［诊断］强直性脊柱炎。

［治法］通督壮腰，舒筋展痹。

［处方］鸡血藤25g，申姜20g，狗脊20g，杜仲20g，鹿角霜20g，寸云

15g，枸杞15g，延胡索15g，豨莶草15g，牛膝15g，泽泻15g，丹参15g，明天麻15g，砂仁5g，桑寄生30g，羌活15g，独活15g，鸡矢藤15g，蜈蚣2条，仙灵脾20g，巴戟天20g，炙附子10g（先煎30分钟），肉桂6g，乌贼骨30g。

5剂，水煎服。中成药：骨金丹胶囊6粒，日3次，口服。

二诊：2012年2月13日。腰背痛减轻，右髋部疼痛略轻，脉沉弦细，舌苔薄白。

［处方］前方仙灵脾加10g，炙附子加6g，肉桂加2g。7剂，水煎服。

中成药：骨金丹胶囊6粒，日3次，口服。

三诊：20××年2月20日。疼痛症状继续减轻，活动度改善，自觉轻松感，脉沉弦细，舌苔薄白。

［处方］前方去蜈蚣。7剂，水煎服。

［治疗效果］经随访，患者症状消失，无明显不适。

案8 周某，男，27岁。20××年2月22日初诊。

［主诉］背腰部僵硬，疼痛3年余。

［病史］患者3年前出现颈胸背及腰部僵硬，时轻时重，遇冷加重，曾去其他医院就诊并治疗，效果不显。

［检查］腰背活动轻度受限，颈部活动轻度受限，颈胸段压痛（+），压顶试验（+）。脉沉弦细，舌苔薄白。自带CT显示：双侧骶髂关节模糊、硬化。实验室检查：HLA-B_{27}阳性。

［诊断］强直性脊柱炎。

［治法］温阳补肾，通督壮腰。

［处方］鸡血藤25g，申姜20g，狗脊20g，杜仲20g，鹿角霜20g，寸云15g，枸杞15g，延胡索15g，豨莶草15g，牛膝15g，泽泻15g，丹参15g，明天麻15g，砂仁5g，桑寄生30g，羌活15g，独活15g，鸡矢藤15g，山萸肉20g，巴戟天20g，炙附子10g（先煎30分钟），葛根20g，白术20g。7剂，水煎服。

二诊：20××年4月7日。颈部疼痛减轻，腰背部仍僵硬，臀下痛，脉沉弦细，舌苔薄白。

［处方］前方去葛根，加仙灵脾20g，炙附子加5g。7剂，水煎服。

三诊：20××年5月5日。颈已不痛，腰背僵硬减轻，臀下仍痛，脉沉涩无力，舌苔薄白。

［处方］前方炙附子去5g，加海螵蛸20g（先煎）。7剂，水煎服。

四诊：20××年5月11日。颈部已不同，腰基本不同，腰部僵硬感减轻，现尾骶骨疼痛，脉沉弦细，舌苔薄白。

［处方］前方巴戟天加10g，加乌贼骨20g（先煎）。7剂，水煎服。

五诊：20××年5月18日。颈腰背部疼痛消失，腰背偶感不适，脉沉弦紧，舌苔薄白。

［处方］前方加徐长卿15g。7剂，水煎服。中成药：壮骨伸筋胶囊6粒，日3次，口服。

［治疗效果］经随访，患者症状消失，无明显不适。

案9　雷某，男，22岁，学生。20××年3月5日初诊。

［主诉］腰背痛2个月余。

［病史］患者因腰背痛、晨僵、下腰为著。症状时轻时重，腰部板硬，背冷恶寒，肢节酸楚重着，全身不适、乏力，食欲减退。经服治疗风湿药物（骨刺痛消液、追风透骨丹等）无效。

［检查］脊柱呈强直状，活动受限，腰背部广泛压痛，腰骶部为著；“4”字试验（+）。脉沉迟，舌苔淡、苔薄白。X线检查：脊柱胸腰段生理曲度减小，椎间小关节模糊，双侧骶髂关节模糊，骨密度增高。实验室检查：血常规正常，红细胞沉降率58mm/h，HLA-B_{27}阳性。

［诊断］强直性脊柱炎。

［治法］温肾振卫。

［处方］温肾通督汤加减。

鹿角霜20g，仙灵脾20g，鸡血藤20g，骨碎补15g，川羌活15g，川杜仲15g，桑寄生15g，金毛狗脊15g，熟附片10g（先煎30分钟），紫肉桂10g，蜈蚣2条，甘草7.5g。水煎服，日1剂，分3次口服，连服10剂。

二诊：20××年3月15日。下腰痛缓解，背冷恶寒减轻。脉沉弦，舌苔薄白。

［处方］前方加莱菔子15g、炒白术15g、广砂仁7.5g，以理气扶脾健胃，嘱连进10剂。

三诊：20××年3月25日。患者自诉全身症状明显好转，腰背部有轻松感，活动进步，食纳略增。

［处方］嘱按二诊处方再进10剂后，加三七粉9g，再续服30剂，并加强腰背肌功能锻炼。

［治疗效果］后随访，除偶尔晨僵外，一般情况良好。嘱续服壮骨伸筋胶囊1个月，以巩固疗效。

案10　吴某，男，24岁。20××年3月28日初诊。

［主诉］颈胸背腰部僵硬，疼痛3年余。

［病史］患者3年前出现颈胸背及腰部僵硬，时轻时重，遇冷加重，曾去其他医院就诊并治疗，效果不显。

［检查］腰背活动轻度受限，颈部活动轻度受限，颈胸段压痛（+），压顶试验（+）。脉沉弦细，舌苔薄白。自带CT显示：双侧骶髂关节模糊、硬化。实验室检查：HLA-B_{27}阳性。

［诊断］强直性脊柱炎。

［治法］温阳补肾，通督壮腰。

［处方］鸡血藤25g，申姜20g，狗脊20g，杜仲20g，鹿角霜20g，寸云15g，枸杞15g，延胡索15g，豨莶草15g，牛膝15g，泽泻15g，丹参15g，明天麻15g，砂仁5g，桑寄生30g，羌活15g，独活15g，鸡矢藤15g，山萸肉20g，巴戟天20g，炙附子10g（先煎30分钟），葛根20g，白术20g。7剂，水煎服。

二诊：20××年4月7日。颈部疼痛减轻，腰背部仍僵硬，臀下痛，脉沉弦细，舌苔薄白。

［处方］前方去葛根，加仙灵脾20g，炙附子加5g。7剂，水煎服。

三诊：20××年5月5日。颈已不痛，腰背僵硬减轻，臀下仍痛，脉沉涩无力，舌苔薄白。

［处方］前方炙附子去5g，加海螵蛸20g（先煎）。7剂，水煎服。

四诊：20××年5月11日。颈部已不痛，腰基本不痛，腰部僵硬感减轻，现尾骶骨疼痛，脉沉弦细，舌苔薄白。

［处方］前方巴戟天加10g，加乌贼骨20g（先煎）。7剂，水煎服。

五诊：20××年5月18日。颈腰背部疼痛消失，腰背偶感不适，脉沉弦紧，舌苔薄白。

［处方］前方加徐长卿15g。7剂，水煎服。

中成药：壮骨伸筋胶囊6粒，日3次，口服。

［治疗效果］经随访，患者症状消失，无明显不适。

案11　张某，男，25岁。20××年4月18日初诊。

［主诉］颈部僵硬，腰背痛10余年。

［病史］患者10余年前出现颈部僵硬，腰背疼痛，在当地医院按风湿病治疗，无明显效果。

［检查］脊柱呈强直状，活动受限，颈、胸、腰、背按压痛（+）。脉沉弦细，舌苔薄白。X线片显示：脊柱呈竹节样改变，双侧骶髂关节模糊。实验室检查：HLA-B_{27}阳性。

［诊断］强直性脊柱炎。

［治法］温阳解凝，通督展痹。

［处方］鸡血藤25g，申姜20g，狗脊20g，杜仲20g，鹿角霜20g，寸云15g，枸杞15g，延胡索15g，豨莶草15g，牛膝15g，泽泻15g，丹参15g，明天麻15g，砂仁5g，桑寄生30g，羌活15g，独活15g，鸡矢藤15g，仙灵脾30g，巴戟天20g，炙附子12g（先煎30分钟），山萸肉20g，姜黄15g，肉桂10g。7剂，水煎服。

二诊：20××年4月25日。症状明显好转，颈部仍僵痛，脉沉缓弱，舌苔薄白。

［处方］前方加锁阳20g。7剂，水煎服。

中成药：壮骨伸筋胶囊6粒，日3次，口服。熏洗Ⅱ号颈部外用。

三诊：20××年5月4日。腰已不痛，活动度增加。现臀部及腿部麻木感，颈部活动受限，活动后汗多，脉沉缓，舌苔薄白。

［处方］前方去锁阳、肉桂，加白术30g、防风10g、黄芪30g。7剂，水煎服。

中成药：壮骨伸筋胶囊6粒，日3次，口服。熏洗Ⅱ号颈部外用。

四诊：20××年5月11日。颈部仍僵硬感，腰部偶感僵硬，活动后汗多症状减轻，脉沉缓弱，舌苔薄白。

［处方］前方去姜黄、白术、防风、黄芪，加桑枝20g、肉桂10g。7剂，水煎服。

中成药：壮骨伸筋胶囊6粒，日3次，口服。熏洗Ⅱ号颈部外用。

五诊：20××年5月25日。颈部疼痛症状减轻，活动度增加，腰仍僵痛，汗少。脉沉弦紧，舌苔薄白。

［处方］前方去桑枝，加僵蚕10g。7剂，水煎服。

中成药：壮骨伸筋胶囊6粒，日3次，口服。

六诊：20××年6月8日。患者症状持续好转，颈部仍不适，僵硬，腰部右侧痛，臀上左侧痛，仍多汗，时有头晕，口干，痰多，脉沉弦细，舌苔白腻。

［处方］前方去山萸肉、肉桂、僵蚕，加牡蛎50g、蔓荆子15g、白芥子15g、蜈蚣2条。7剂，水煎服。

中成药：壮骨伸筋胶囊6粒，日3次，口服。

七诊：20××年6月20日。症状继续好转，腰背僵硬症状缓解，颈部活动仍不适，晨僵，多汗，胸闷，脉沉弦细，舌苔薄白。

［处方］前方去牡蛎、白芥子、蔓荆子、蜈蚣，加山萸肉20g、佛手15g、香橼10g、枳实10g。7剂，水煎服。

中成药：壮骨伸筋胶囊6粒，日3次，口服。

八诊：20××年7月23日。颈部疼痛消失，活动度略受限，腰背仍僵，不痛，活动后不痛，饮食正常，脉沉弦细，舌苔薄白。

［处方］前方去香橼、佛手、枳实，加生白术20g、蜈蚣2条、肉桂10g。7剂，水煎服。

九诊：20××年8月1日。颈腰背部疼痛消失，但偶感晨僵，脉沉缓，舌苔薄白。

［处方］前方去生白术、蜈蚣、肉桂，加乌梢蛇20g、巴戟天25g、僵蚕20g、乌贼骨30g（先煎）。7剂，水煎服。

中成药：壮骨伸筋胶囊6粒，日3次，口服。

［治疗效果］经随访，患者症状消失，无明显不适。

案12 冯某，男，27岁。20××年4月23日初诊。

［主诉］颈肩痛，腰背痛1年余。

［病史］患者1年前出现颈肩及腰背部疼痛，在当地医院行药物治疗，无明显缓解。

［检查］驼背，脊柱强直状，活动受限，颈部活动不受限，双髋关节活动受限，腹股沟压痛（+），直腿抬高试验（+）。脉沉弦细，舌苔白腻。实验室检查：HLA-B_{27}阳性。

［诊断］强直性脊柱炎。

［治法］温阳补肾，通督壮腰，舒筋除痹。

［处方］鸡血藤25g，申姜20g，狗脊20g，杜仲20g，鹿角霜20g，寸云15g，枸杞15g，延胡索15g，豨莶草15g，牛膝15g，泽泻15g，丹参15g，明天麻15g，砂仁5g，桑寄生30g，羌活15g，独活15g，鸡矢藤20g，仙灵脾20g，巴戟天20g，炙附子10g（先煎30分钟），肉桂6g，蜈蚣2条，佛手15g。7剂，水煎服。

二诊：20××年5月7日。症状减轻，腰部感轻松，活动较前进步，脉沉弦紧，舌苔薄白。

［处方］前方炙附子加2g，肉桂加4g，加全蝎6g。7剂，水煎服。

三诊：20××年5月14日。症状略好转，近日颈部不适，恶心，膝以下发凉，脉沉弦细，舌苔薄白。

［处方］前方加白蒺藜20g，乌梢蛇20g，补骨脂20g，生白术30g，竹茹10g，陈皮15g。7剂，水煎服。

四诊：20××年5月25日。症状继续好转，颈部活动灵活些，膝以下仍发凉，脉沉弦紧，舌苔薄白。

［处方］前方加佛手10g，加姜、枣。7剂，水煎服。

中成药：壮骨伸筋胶囊6粒，日3次，口服。

五诊：20××年6月13日。颈部僵痛明显好转，腰仍僵痛，胃部不适，吞酸，手腕及手指有僵硬感。脉沉弦紧，舌苔薄白。

［处方］前方加乌贼骨30g（先煎）。7剂，水煎服。

中成药：壮骨伸筋胶囊6粒，日3次，口服。

六诊：20××年7月2日。患者颈部及腰部活动均进步，近日左肩部疼痛，手腕及手指僵硬感好转，脉沉弦紧，舌苔白腻。

［处方］前方加香橼10g。14剂，水煎服。

中成药：熏洗Ⅱ号左肩部外用。

七诊：20××年7月16日。患者颈部及腰部活动均进步，左肩部疼痛，手腕及手指僵硬感好转，脉沉弦紧，舌苔白腻。

［处方］前方加山萸肉30g。7剂，水煎服。

中成药：熏洗Ⅱ号热敷左肩部及腰部。

八诊：20××年7月23日。患者时感下腰痛，左肩疼痛消失，手腕及手指不痛，自汗，脉沉弦细，舌苔薄白。

［处方］前方加黄芪30g。7剂，水煎服。

九诊：20××年8月1日。症状明显减轻，腰部活动度改善，背伸仍受限，脉沉弦细，舌苔薄白。

［处方］前方加防风10g。7剂，水煎服。

中成药：壮骨伸筋胶囊6粒，日3次，口服。

［治疗效果］经随访，患者症状消失，无明显不适。

案13　赵某，男，29岁。20××年7月23日初诊。

［主诉］腰痛10年。

［病史］患者10年前出现腰部疼痛，自服止痛药，未系统治疗，现腰部僵硬。

［检查］腰部活动前屈受限，臀上压痛（+），骶髂关节叩击痛（+），腰3、4、5棘间压痛（+）。脉沉弦紧，舌红绛、无苔。实验室检查：HLA-B_{27}阳性。

［诊断］强直性脊柱炎。

［治法］温阳散结，通督壮腰。

［处方］鸡血藤25g，申姜20g，狗脊20g，杜仲20g，鹿角霜20g，寸云15g，枸杞15g，延胡索15g，豨莶草15g，牛膝15g，泽泻15g，丹参15g，明天麻15g，砂仁5g，桑寄生30g，羌活15g，独活15g，鸡矢藤15g，仙灵脾30g，巴戟天20g，炙附子10g（先煎30分钟），肉桂6g，蜈蚣2条。7剂，水煎服。

中成药：壮骨伸筋胶囊6粒，日3次，口服。

二诊：20××年7月30日。服药后无明显改善，腰部仍疼痛，发凉，脉沉弦紧，舌苔薄白。

［处方］前方肉桂加4g，炙附子加5g，加海风藤15g。7剂，水煎服。

中成药：壮骨伸筋胶囊6粒，日3次，口服。

三诊：20××年8月10日。症状好转，颈腰背部疼痛基本消失，下腰不适，脉沉弦紧，舌苔白腻。

［处方］前方加威灵仙15g。7剂，水煎服。

中成药：壮骨伸筋胶囊6粒，日3次，口服。

四诊：20××年8月17日。晨起时疼痛消失，有疲劳感，脉沉弦细，舌苔薄白。

［处方］前方减威灵仙，加黄芪30g。7剂，水煎服。

五诊：20××年8月25日。腰痛有疲乏感，下腰不适，略痛，脉沉弦紧，舌苔薄白。

［处方］前方炙附子加3g，加徐长卿15g。7剂，水煎服。

中成药：壮骨伸筋胶囊6粒，日3次，口服。

六诊：20××年9月2日。患者症状基本消失，嘱继续服用壮骨伸筋胶囊1周。

［治疗效果］经随访，患者颈肩背部疼痛消失，无明显不适。

案14　郭某，男，30岁。20××年8月6日初诊。

［主诉］颈肩痛、臂痛、手麻胀、背痛、腰痛、僵硬1年。

［病史］患者1年前出现颈肩痛、臂痛、手麻胀、背痛、腰痛、僵硬，未予系统治疗。

［检查］颈部活动不受限，无明显压痛，压顶试验（+）、腰椎活动略受限，腰骶部压痛（+），脊柱叩击痛（+）。脉沉弦细，舌苔白腻。自带X线片显示：右侧骶髂关节模糊，左骶髂关节吸收、硬化。实验室检查：HLA-B_{27}阳性。

［诊断］强直性脊柱炎。

［治法］祛风除湿，通督壮腰。

［处方］生黄芪30g，芍药30g，桂枝15g，僵蚕20g，炙甘草10g，五加皮20g，伸筋草15g，豨莶草15g，鸡矢藤15g，羌活15g，独活15g，桑寄生30g，炙附子12g（先煎30分钟），桑枝20g，丹参20g，蜈蚣2条、姜黄15g，生白术

30g，葛根20g，加生姜、大枣。5剂，水煎服。

中成药：舒筋片8片，日3次，口服。

二诊：20××年8月1日。服药后全身轻松感，颈肩痛、臂痛、手麻均减轻，腰背僵硬减轻，但仍酸软。

[处方]前方桂枝加5g，甘草加5g，五加皮加10g，伸筋草加5g，加明天麻15g。14剂，水煎服。

中成药：舒筋片8片，日3次，口服。

三诊：20××年8月18日。症状好转，腰酸不痛，脉沉弦紧，舌苔薄白。

[处方]前方炙附子加5g，姜黄加5g。7剂，水煎服。

中成药：舒筋片8片，日3次，口服。

四诊：20××年9月1日。症状明显好转，四肢肌肉略紧张，脉沉弦紧，舌苔薄白。

[处方]前方加薏苡仁（包）30g，炒白术30g，葛根20g。7剂，水煎服。

五诊：20××年9月8日。腰痛略痛，颈肩疼痛消失，四肢肌肉仍紧张，脉沉弦紧，舌苔薄白。

[处方]前方加丝瓜络15g。7剂，水煎服。

中成药：壮骨伸筋胶囊6粒，日3次，口服。

六诊：20××年9月22日。背部不痛，腰仍酸痛，脉沉弦细，舌苔薄白。

[处方]鸡血藤25g，申姜20g，狗脊20g，杜仲20g，鹿角霜20g，寸云15g，枸杞15g，延胡索15g，豨莶草15g，牛膝15g，泽泻15g，丹参15g，明天麻15g，砂仁5g，桑寄生30g，羌活15g，鸡矢藤15g，仙灵脾30g，巴戟天30g，炙附子15g，肉桂10g，薏苡仁30g（包煎）,海风藤15g，蜈蚣2条。7剂，水煎服。

中成药：壮骨伸筋胶囊6粒，日3次，口服。

七诊：20××年9月29日。颈背疼痛消失，腰部疼痛减轻，双腿及手足仍发紧，膝以下腿部酸软，脉沉弦紧，舌苔白腻。

[处方]前方加生白芍40g，山萸肉30g。

八诊：20××年10月13日。腰背部疼痛基本消失，颈部受凉后时有不适，膝部以下仍酸痛。脉沉弦细，舌苔薄白。

[处方]前方加宣木瓜20g，吴茱萸10g，伸筋草20g。7剂，水煎服。

中成药：壮骨伸筋胶囊6粒，日3次，口服。

［治疗效果］经随访，患者颈肩背部疼痛消失，无明显不适。

案15　申某，男，27岁。20××年8月15日初诊。

［主诉］颈肩背痛1个月余。

［病史］患者1个多月前出现颈肩背部疼痛，晨僵，曾去某医院就诊，诊断为强直性脊柱炎，未予治疗。

［检查］颈部活动不受限，颈胸段压痛（+），压顶试验（+），胸椎压痛（+），腰椎活动略受限，腰骶部压痛（+），左臀上压痛（+）。脉沉弦细，舌苔薄白。自带骶髂关节CT显示：双侧骶髂关节间隙变窄，边缘欠光滑，周围骨质硬化。实验室检查：HLA-B_{27}阳性。

［诊断］强直性脊柱炎。

［治法］温阳补肾，通督壮腰。

［处方］鸡血藤25g，申姜20g，狗脊20g，杜仲20g，鹿角霜20g，寸云15g，枸杞15g，延胡索15g，豨莶草15g，牛膝15g，泽泻15g，丹参15g，明天麻15g，砂仁5g，桑寄生30g，羌独活各15g，鸡矢藤15g，仙灵脾20g，巴戟天20g，炙附子10g（先煎30分钟），肉桂10g，蜈蚣2条。5剂，水煎服。

二诊：20××年8月22日。服药后症状好转，腰背痛减轻，晨僵好转。脉沉弦细，舌红苔腻。

［处方］前方巴戟天加5g、炙附子加3g，加徐长卿15g。

三诊：20××年9月1日。颈肩部疼痛消失，背痛，晨僵症状消失，脉沉弦紧，舌苔薄白。

［处方］前方加骨碎补10g。7剂，水煎服。

四诊：20××年9月8日。背痛，晨起较重，腰部疼痛明显减轻，脉沉弦紧，舌苔薄白。

［处方］前方去徐长卿。7剂，水煎服。

给予配合口服骨金丹胶囊，6粒，日3次，口服。

五诊：20××年9月22日。腰痛明显减轻，背部略痛，颈肩部时有不适，晨僵减轻，脉沉弦紧，舌苔薄白。

［处方］前方炙附子加5g。7剂，水煎服。

配合口服骨金丹胶囊，6粒，日3次，口服。

六诊：20××年9月29日。腰部疼痛消失，背部晨僵以晨起三点钟时较明显，活动后减轻。脉弦紧，舌苔薄白。

［处方］前方加黄芪20g。7剂，水煎服。

配合口服骨金丹胶囊，6粒，日3次，口服。

七诊：20××年10月13日。晨僵减轻。脉沉弦紧，舌苔薄白。

［处方］前方加炙乳香15g、炙没药15g。14剂，水煎服。

配合口服骨金丹胶囊，6粒，日3次，口服。

八诊：20××年10月27日。晨僵减轻。脉沉弦紧，舌苔薄白。

［处方］前方加黄芪10g，鹿衔草15g。14剂，水煎服。

配合口服骨金丹胶囊，6粒，日3次，口服。

［治疗效果］经随访，患者疼痛症状消失。

小　　结

强直性脊柱炎属于中医“痹证”大范畴，本病好发年龄为16~30岁，男性发病率显著高于女性。强直性脊柱炎治疗难度大、周期长，近年来刘老治疗本病取得了较好的临床疗效，就医者众多。

刘老认为本病多以肾虚内因为本，感受外邪、阻滞经络为标，属本虚标实之证。《素问·脉要精微论》曰：“腰者肾之府”，“腰者，一身之要，屈伸俯仰无不由之”，“肾气已虚，腰必痛矣”。而风寒湿热之邪是本病中药的外在因素，《素问·痹论》曰：“风寒湿三气杂至，合而为痹也。”因此在治疗时以补益肝肾、通督壮腰。感受寒邪者，以温阳散寒为主；感受风湿之邪者，以祛风除湿为主。

在本病的辨证治疗中，刘老主要以寒湿痹阻及肝肾亏虚为主，寒湿痹阻以五藤二草汤加减，肝肾亏虚以温肾通督汤加减。近年来刘老擅用以腰痛Ⅰ号为基本方加减辨证，同时配合中成药壮骨伸筋胶囊、骨金丹口服，外用药以熏洗Ⅱ号为辅，收效甚著。

在寒湿痹阻辨证分型中如寒偏胜者，加制川乌10g、制草乌10g，以增散寒止痛之功。湿邪偏胜者，加薏苡仁30g、苍术10g、白术10g、陈皮10g，以增祛湿之功。痰瘀互结、脊柱畸形、活动受限明显者，加白芥子10g、胆南星10g、茯苓30g、桃仁15g、穿山甲10g，以增化痰散结、祛瘀通络之效。全身有热象者，上方去杜仲、麻黄、桂枝，加生地黄30g、黄柏15g、黄芩10g、牛膝10g，以清热凉血燥湿。在肝肾亏虚辨证分型中，偏于肾阴虚者，加生地黄20g、女贞子20g、元参10g，以滋阴凉血。气虚甚者，加生黄芪30g、党参30g，以鼓舞正气，气旺则血行。血虚者，加阿胶（烊化）10g、何首乌20g。有寒象者，加制附子5g、桂枝10g，以散寒止痛。有热象者，加虎杖20g、豨莶草20g、金银花20g、忍冬藤30g、生地黄30g，以清热凉血。痰瘀互阻者，加白芥子10g、乳香10g以散结通络。伴髋膝踝关节肿痛者，加牛膝15g、薏苡仁50g、木瓜30g、防己15g，以消肿止痛。伴颈肩部疼痛者，加羌活10g、葛根20g、威灵仙15g、桑枝30g，以引药上行，除痹止痛。

第三篇

临证应用与解析

第一节　以调肾为主，重视阴阳

一、补肾益脾壮骨法治疗骨质疏松

案　李某，女，55岁，退休职员。19××年8月15日初诊。

［主诉］腰背痛2年余，加重1个月。

［病史］患者2年前无明显诱因，自觉腰背酸痛，晨僵现象明显，四肢沉重，乏力，时轻时重，近1个月症状加重。服用过大量高钙片等，无明显效果。50岁绝经。

［查体］轻度驼背，活动轻度受限，脊柱广泛压痛，直腿抬高试验（－）。舌质淡，苔薄白，脉沉弦。X线摄片显示：脊柱（胸腰段）后凸变形，各椎体呈鱼尾状改变，骨质疏松。

［临床诊断］骨质疏松症（骨痿）。

［辨证］肾虚髓减，脾弱精衰，故骨失充养而致骨松变（骨痿）。

［治法］补肾，益脾，壮骨。

［处方］淫羊藿25g，肉苁蓉20g，鹿角霜15g，熟地黄15g，鹿衔草15g，骨碎补15g，全当归15g，生黄芪20g，生牡蛎50g，川杜仲15g，鸡血藤15g，广陈皮15g，制黄精15g，炒白术15g。日1剂，嘱服2周。

二诊：8月29日。服药2周，症状逐渐减轻。惟睡眠欠佳。拟前方加夜交藤25g、生龙齿25g，嘱再服2周。

三诊：9月13日。晨僵、腰酸背痛明显减轻，步履较前轻松、有力，睡眠好转。嘱仍按前方继续治疗月余，后服健骨宝胶囊而收功。

［按语］骨质疏松，多见于老年人或绝经后的妇女，是腰背痛较常见的原因之一。国外文献报道：凡年龄大于50~60岁的男性和大于40~50岁的女性都有不同程度的骨质疏松。国内郭世绂（1983）报道100例，年龄多在50~70岁之间，男女之比约为1∶2。因此，本病又有“增龄性骨质疏松”“老年性骨质疏松”等称谓。中医学对本病虽无系统的论述，但从其临床表现及骨结构改变上看，当属“骨痿”“腰背痛”等范围。《素问·痿论》云：“肾气热，则腰脊不举，骨枯髓减，发为骨痿。”腰脊不举，就是腰部不能挺直过伸，此与骨质

疏松症主要特征“圆背”畸形，腰背不能挺直是一致的。于此可见本病的真正原因，是内在因素肾虚为根本，风寒湿邪以及小外伤的侵袭、积累为外因的发病机制。然本病虽属先天之肾气虚，本在先天，日久势必影响后天之脾胃，运化失职，营养补给不充，气血虚衰等见症。故其治当在补肾益精的同时，必须兼理脾胃以求全功，是治法之大要也。

本病例是一绝经后妇女，其病因乃属肾脾具虚之候。故治以自拟方“补肾壮骨羊藿汤”。药用淫羊藿入肝肾经，补命门，兴肾阳，益精气，以“坚筋骨”也，主腰膝酸软无力，肢麻，痹痛，为君药；合臣药肉苁蓉、鹿角霜之入肾充髓、补精、养血益阳，与君药相配伍，其强筋健骨之力益著；配熟地黄之滋肾阴健骨，骨碎补、鹿衔草以入肾补骨镇痛，当归之补血，黄芪、牡蛎、杜仲益气敛精，盖有形之血赖无形之气而生，故久病或年老体衰，气血不足，精少，力疲，骨痿筋弱者，于此，将会获得很大裨益；加入鸡血藤之活血补血、通经活络、止痛，以取“通则不痛”之功。黄精、白术、陈皮，以益气补精、健脾和胃，且可拮抗本方滋补药腻膈之弊，皆为佐使药。以上诸药相伍，有补命门、壮肾阳、滋阴血、填精髓、通经络、健脾胃、坚筋骨之功效。

本方药临床应用30多年，疗效可靠，无任何毒副作用。但在辨证、审因、论治的基础上，加减变通甚为重要。

该复方经动物实验结果表明：该药能够明显减轻肾虚模型动物性器官和肾上腺重量减轻程度，并有增加动物的自主活动，抑制体重下降的作用。

二、补肝肾、强筋骨、活血通络法治疗骨质增生（退行性骨关节病）

案 王某，男，54岁，职员。199×年4月19日初诊。

［主诉］腰痛2年余。

［病史］2年前无明显诱因出现腰痛，不能久坐，平卧翻身困难，尤其晨僵较明显。

［查体］脊柱腰段生理弯曲减小，腰活动轻度受限，腰肌略紧张，腰1~5棘间及棘旁均有压痛，直腿抬高试验（–）。舌苔薄白，脉虚弦。

X线摄片（9802号）显示：腰1、2、3、4、5椎体后缘均显唇样增生改变，第五腰椎骶化。

［临床诊断］增生性（退行性）脊椎炎、第五腰椎骶化。

［辨证］此系肝肾两虚，筋骨失养而退变，又兼经络（督脉与足太阳膀胱经）不畅，故腰痛不已。

［治法］补肝肾，强筋骨，活血通络。

［处方］熟地黄30g，淫羊藿20g，肉苁蓉20g，骨碎补20g，鸡血藤20g，鹿衔草20g，莱菔子10g。制成浓缩丸，每次服5g，每日2~3次，嘱服2周。

二诊：5月5日。服药2周，腰痛减轻，晨僵缓解，按原方再服2周。

三诊：5月22日。患者自述：腰已不痛，有时酸楚，晨僵显著好转。嘱继服药4周。诸症悉退。

［按语］骨质增生也叫骨刺、骨赘，多发生在负重大、活动多的部位，最常累及脊椎，尤其是腰及颈椎，发生在下肢者（髋、膝、踝及跟骨）较上肢为多。其临床表现常是逐渐出现症状，最初自觉关节僵硬、酸痛，尤其休息之后反应较明显，但在活动后僵硬现象消失为其特征。经过一段时间，关节边缘或多或少会有“骨唇”或“骨刺”形成（在X线拍片检查时可发现），这时不仅疼痛加重，而且关节活动时发生粗糙感，以后关节的运动幅度逐渐减少，但始终不会引起真正的骨性强直，目前本病统称“骨性关节炎”或“退行性骨关节炎”。

本病的真正原因，至今尚不甚完全明了。笔者认为是骨本身的退行性改变，也就是以“肾气虚”的内在因素为根本，以日常的小外伤积累为诱因。因此，治疗本病应当使肾气充盈，骨得到坚实、健壮和旺盛的活力为原则。故运用“肾主骨”“肾之合骨也”“肾生骨髓”和“治肾亦即治骨”的理论为指导。在不断实践中，探索、筛选以入肾充髓治骨为主的数种中药，制成“骨质增生丸”，临床应用，疗效颇为满意。

本方组成，以熟地黄为主药，取其补肾中之阴（填充物质基础），淫羊藿兴肾中之阳（生化功能动力）合肉苁蓉的入肾充髓，骨碎补、鹿衔草的补骨镇痛，再加入鸡血藤配合骨碎补等诸药，在补肝肾、填精髓的基础上，进一步通畅经络、行气活血，不仅能增强健骨舒筋的作用，而且可收到“通则不痛”的功效，更佐以莱菔子之健胃消食理气，以防补而滋腻之弊。

骨质增生丸应用于临床近半个世纪，治疗各种骨质增生病近10万例。其中以增生性（退行性）脊椎炎，疗效最佳，这可能与“腰为肾之府”有关。总有效率在94.3%以上。

本方药的实验研究结果表明：①该复方具有抑制炎性肉芽囊的增生和渗出作用；②有一定的镇痛效应。③其抑制增生的作用，可能是由于刺激垂体-肾上腺皮质系统释放肾上腺糖皮质激素的结果。

三、补肾通督壮腰法治疗腰椎管狭窄症

案　刘某，男，62岁，退休工人。200×年6月8日初诊。

[主诉]腰腿痛1年余。

[病史]1年前无明显诱因出现腰痛，继之两腿痛，左腿为著，走路时两小腿症状加重，挺胸直腰时，小腿疼痛尤甚，间歇性跛行，尿急、畏冷、自汗。经过某医院推拿、理疗，服骨刺消痛液等效果不显。

[查体]轻度驼背，腰活动背伸受限，且牵涉小腿疼痛，下腰广泛压痛。腰骶部为著，直腿抬高试验（+）；两小腿腓肠肌压痛（+）。趾背伸无力。脉象沉细无力，舌淡微白苔。

CT扫描提示：腰骶椎间盘变性，椎管狭窄。

[临床诊断]腰椎管狭窄症。

[辨证]面色皖白，精神不振，气短，手足不温，腰痛绵绵，间歇跛行。证属肾阳虚衰，久则血瘀、络阻。一派肾虚血瘀证。

[治法]补肾通督壮腰。

[处方]熟地黄30g，鹿角霜20g，肉苁蓉15g，仙灵脾15g，熟附片10g，山茱萸20g，枸杞果15g，鸡血藤20g，骨碎补15g，川杜仲20g，紫丹参15g，怀山药15g，广陈皮15g。日1剂，嘱服1周。

二诊：6月15日。症状减轻，惟自汗，全身乏力仍然。

[处方]治按前方减山药、陈皮，加人参15g、白术20g，嘱服10天。

三诊：6月26日。腰已不痛，腿痛明显减轻。汗少，力疲亦轻。嘱按前方继服月余，诸证悉退。

[按语]腰椎管狭窄症是指因腰椎椎管，神经根管变窄而出现的腰腿痛及间歇跛行等症状的一种慢性疾病。属中医学“痹证”“腰腿痛”或“肾虚腰痛”的范畴。本病好发于40~60岁的男性，男女之比为2∶1。体力劳动者多罹此

病，约占70%。发病部位以$L_{4\sim5}$及$L_5\sim S_1$最多见。

本病例系一退休工人，素体不壮，积劳成疾（慢性劳损），所以腰痛绵绵，腰痛不已。且自汗、身疲、溲勤、脉细弱、手足不温，一派肾阳虚衰、经脉滞而不畅之象。故其治以补肾通督为法。用自拟“补肾通督壮腰汤”方用熟地黄为君药，以其甘温滋肾以填精，此本阴阳互根，于阴中求阳之意；鹿角霜、仙灵脾、肉苁蓉、熟附子温补肾阳而祛寒，山茱萸、枸杞子之养肝血，助君药滋肾养肝，鸡血藤、紫丹参通经活络而止痛，杜仲、骨碎补补肝肾、壮筋骨，怀山药、广陈皮之补中养脾，以辅佐君药，发挥其补肝肾、养脾胃、通经活络之力。在治疗过程中，益以参、术之补元气、强脾胃，于是先天之肾气得补，后天之脾气将复，自汗身疲无不瘥矣，此立法用方之妙哉。

四、温肾通督法治疗强直性脊柱炎

案 雷某，男，22岁，学生。200×年3月12日初诊。

［主诉］腰背痛半年余。

［病史］该患者半年前无明显诱因出现腰背痛，以下腰为著，晨僵明显。症状时轻时重，腰部板硬，背冷恶寒，肢节酸楚重着，全身不适，乏力，食欲减退。经服治风湿药（骨刺消痛液、追风透骨丹）不效。

［查体］脊柱呈强直状，活动受限，腰背部广泛压痛，腰骶部为著。“4”字试验（+）。舌质淡、苔薄白，脉沉迟。

X线摄片检查：脊柱胸腰段曲度减小，椎间小关节模糊，骶髂关节（双）模糊，骨密度增浓。化验：血尿常规正常，血沉80mm/小时，HLA-B_{27}阳性。

［临床诊断］强直性脊柱炎。

［辨证］肾虚卫弱，督郁寒凝。

［治法］温肾振卫，通督解凝。

［处方］温肾通督汤（自拟）。

仙灵脾20g，鹿角霜20g，山萸肉20g，鸡血藤20g，骨碎补15g，金毛狗脊15g，川杜仲15g，桑寄生15g，川羌活15g，熟附片15g，紫肉桂15g，炙甘草7.5g，蜈蚣2条。水煎服，日1剂，连服10剂。

二诊：3月23日。下腰痛缓解，背冷恶寒减轻，惟饮食欠佳。脉沉缓，舌淡苔薄白。

处方：治按首方加莱菔子15g、炒白术15g、广砂仁7.5g，以理气扶脾健胃。嘱服10剂。

三诊：4月3日。患者自述、全身症状明显好转，腰背部有轻松感，活动进步，食纳略增。嘱按3月23日方加鹿衔草15g再进10剂。

四诊：4月15日。患者精神状态良好，腰背基本不痛，但晨僵时有，但较前轻松。嘱按4月3日方服30剂。加强腰背肌锻炼，30剂后继服壮骨伸筋胶囊合舒筋片2个月以巩固疗效。

［按语］强直性脊柱炎，是一种较难治的脊柱病，宜早诊断、早治疗，以防脊柱强直、变形之虞。该病属“骨痹”“尪痹”范畴。多由素体不健，肾气不足，累及督脉。督脉与足太阳膀胱经在风门交会，辅助太阳经起卫外作用。督脉通、卫外振，腠理致密，邪不能犯，若肾气不足，风寒湿邪乘虚而入，郁督而痹阻，故发腰背痛。正如《黄帝内经》所述：“督脉为病，脊强反折。”此乃强直性脊柱炎的早期阶段，以肾虚内因为本，寒盛外因为标，属本虚标实之证。寒邪入肾犯督，故治宜补肾强督、祛寒逐湿、通络之法，以解背寒身冷、脊强拘挛之苦。方取“温肾通督汤”，药用仙灵脾、鹿角霜以温补肾阳，益以桂、附之温热助阳，配鸡血藤、骨碎补、金毛狗脊、山茱萸、桑寄生、川杜仲之入肾强筋壮脊、活络通督，蜈蚣息风止痉、通经止痛，羌活入膀胱、肾经，主散太阳经中之风寒湿邪，炙甘草补虚和药、制药之燥性。以上诸药相伍，具有温肾助阳、通督化瘀、息风止痉、舒缓脊背强直之功效。

五、补肾抗痨法治疗脊柱结核

案 李某，男，45岁，职员，已婚。199×年8月16日初诊。

［主诉］腰痛3年多。

［病史］3年前受凉后出现腰痛，时轻时重，曾按风湿治过，不见明显效果，近2个月症状加重，腰酸痛无力，夜间尤甚，腰及两腿怕冷，小便频数。

［查体］体质瘦弱，面色苍白，腰活动受限，拾物试验（+），胸腰段轻度角凸，棘上棘旁（右）压痛（+），直腿抬高试验（-）。舌质淡、苔薄白，脉沉细无力。

X线摄片检查：腰1、2椎间隙变窄，椎体边缘不整。椎旁可见脓肿阴影。

胸透：两肺门增大，肺纹理增粗。化验：血、尿常规正常，血沉80mm/小时。

［临床诊断］腰椎结核（骨痨）。

［辨证］命门火衰，痰凝脊梁，腐骨蚀筋。

［治法］补肾壮阳，温通经脉，化痰健骨。

［处方］熟地黄30g，鹿角霜20g，熟附片15g，紫肉桂10g，炮姜10g，补骨脂15g，仙灵脾15g，白芥子15g，蜈蚣2条，守宫3条，山茱萸15g，当归15g，川芎15g。水煎服，日1剂，连服15剂。

二诊：9月1日。服药2周，畏寒乏力，尿频症状消失，食欲增加。下肢行走较前有力、腰痛减轻、腰部肿块渐小。

［处方］按前方加炮山甲15g、山慈菇15g，服1个月。

三诊：9月30日。患者精神状态良好，面有华色，脉象沉缓，舌苔薄白。腰活动轻度受限，局部压痛轻度，腰部（右）肿块基本消散，触痛（-）。X线摄片复查：第1、2腰椎骨质有修复，轮廓清晰，骨密度增浓，椎旁肿块阴影基本消失。化验：血沉25mm/小时。

［处方］嘱按原方（9月1日方）减炮山甲继服1个月。后服骨结核散1个月，以巩固疗效。

［按语］脊柱结核亦称“龟背痰”，属“骨痨”范畴。缘由气血不足，营卫失和，劳倦过度，肾气虚衰，骨骼空虚，是本病之本；风寒乘虚侵袭，痰浊凝聚，或因跌仆闪挫，损筋伤骨，致使气血凝滞，积聚漫肿，则是本病之标。在整个病程中，其始为寒，久则寒化为热，热蕴成脓，但溃疡甚慢，一旦溃破，脓水淋漓，不易收敛。若治疗不当，缠绵日久，穿筋蚀骨，极易致残。

本病的演变较为复杂，为阴寒入骨之证。盖肾主骨，为先天之本，命门火衰，则精气不旺，若冬无夏，气血凝滞于筋骨而成此患。肾水亏乏，则骨髓空虚，不能司作强技巧之职，故《素问·脉要精微论》云：“……转摇不能肾将惫矣”，“不能久立，行将振掉，骨将惫矣。”所以其病在肾，其治在骨，其证属寒。按上述病例乃属阴寒之证，其病邪在阴分，非用阳和通腠之法，不能解其寒凝，阳和一转，则阴分凝结之毒便能化解，故以补肾壮阳之法为主。方中以桂、附为主药，肉桂下行益火之源，附子乃命门之要药，温补肾阳，壮命门之火，命火旺则寒凝之气得温而散，配炮姜以助温经之力。张景岳云：“善治阳者，必于阴中求之，以阳得阴助，则生化无穷。”故熟地黄、山茱萸补肾阴而收敛，扶阳宜养阴也。用鹿角霜、仙灵脾、补骨脂壮肾添精益髓；归、芎调和营卫，使气血流畅；白芥子、守宫、蜈蚣、炮山甲、山慈菇，抗痨散结，化痰祛瘀，温通经脉，促使脓肿吸收。是以寒凝一解，阴阳气血双补，化精有源，精足髓充，痨祛骨健，诸症无不瘥矣。

六、补脾肾、清蕴毒、化腐生肌法治疗慢性骨髓炎

案1　贾某，男，6岁。197×年1月28日初诊。

［病史］患儿父亲代诉：右小腿肿痛3个月。3个月前发高热，同时右侧小腿肿胀、疼痛，不敢活动。曾在某医院住院治疗期间于右小腿中和下部切开排脓甚多，用过大量抗生素，约3周左右退热，但切口不愈合。出院后又在某医院门诊治疗，效果不显。

［查体］患儿呈慢性病容，体质消瘦，表情痛苦。右侧小腿中和下1/3处有纵行切口约1.5cm，流出小量清稀脓汁。小腿全长压痛均较明显。舌质红、苔薄白、根腻，脉细数。

X线摄片显示：右侧胫骨全长呈明显广泛之斑剥及虫蚀样破坏，尤以中下份为著，其中段内侧可见一长3cm死骨，骨膜反应累积骨干周围，软组织中等度肿胀。体温37.5℃，白细胞12.4×10^{12}/L，中性0.7，淋巴0.18，单核0.02，血沉45mm/h。

［临床诊断］右胫骨慢性骨髓炎。

［辨证］症见小腿肿胀，疮口排脓不畅，骨质破坏广泛。乃蕴毒未泻，蚀肌腐骨，病机在进。

［治法］首当清除蕴热之毒，使溃脓流畅，蕴毒外泻，继之培补脾肾、邪祛正扶方可收功。

［处方］解毒清蕴汤加减。

薏苡仁20g（包煎），双花20g，当归15g，蒲公英20g，元参15g，白花蛇舌草15g，赤芍10g，土鳖虫7.5g，白芷7.5g，穿山甲7.5g（炒），陈皮7.5g，皂角刺7.5g，甘草5g。水煎服，3剂。

疮面撒上“提毒散”外贴拔毒膏，每天换药1次，右小腿给予保护性外固定。

二诊：2月3日。右小腿肿胀渐消，疮口排脓较畅。效不更方，嘱连服12剂，并随汤药冲服骨髓炎丸1.5g，每日2次。疮面撒提毒散，外贴拔毒膏，隔日换药1次。

三诊：2月23日。右小腿肿胀基本消退，中部疮面已愈合，下端的疮口较前缩小，分泌物少量。X线拍片显示：局部病灶有明显好转趋势。右胫骨中上份的破坏阴影已大部分消失，下份的破坏病灶亦较前缩小，骨小梁较前变得清晰，已无死骨。

[处方] 遂于前方减白芷，加黄芪、白术、怀山药以补虚敛疮，连进10剂，继服骨髓炎丸，每次服2g，每日2次。

四诊：4月13日。患肢肿胀全消，小腿下部的疮面尚有少量分泌物和0.5cm×0.3cm未愈合，局部皮肤暗褐色，按痛轻度。X线摄片显示：右胫骨下段近干骺端可见少许斑点状破坏外，其他各骨组织已无破坏象，骨小梁部分恢复连续性，骨皮质较前增厚增浓。从即日起拆除小腿外固定，嘱患者逐渐进行下肢关节功能锻炼。继服骨髓炎丸。

五诊：5月20日。患肢恢复良好，疮面完全愈合。

六诊：6月8日。X线摄片复查显示：右胫骨破坏区骨质修复良好。

停药观察，1年后随访，患者肢体恢复正常功能。

案2 卢某，男，16岁，学生。197×年3月27日初诊。

[主诉] 右小腿肿痛已2个月余。

[病史] 2个月前右小腿突然肿胀、疼痛、发热，逐渐加重，不敢活动。经某医院给予消炎治疗，症状略减轻，但肿痛仍时作不已。

[诊查] 右小腿肿胀，皮温高、微红，小腿前、内侧广泛压痛，体温37.8℃。化验：白细胞13×10^9/L。X线摄片显示：右胫骨中上段可见虫蚀样破坏，骨密度减低，内后侧骨膜反应甚著，软组织肿胀。舌苔黄腻，脉滑数。

[临床诊断] 右胫骨慢性骨髓炎。

[辨证] 本病虽属慢性骨髓炎，但体温、血象偏高，脉象滑数，舌苔黄腻。证属邪热仍炽，蕴毒未退，瘀肿难消。

[治法] 清热解毒，化瘀消肿止痛。

［处方］解毒清蕴汤加减合骨髓炎丸。

薏苡仁50g（包），金银花30g，蒲公英30g，元参20g，穿心莲20g，土鳖虫15g，王不留行15g（包），穿山甲10g（炮），白花蛇舌草10g，赤芍10g，蜈蚣2条，丹皮10g，没药10g（炙），陈皮10g。水煎服，日服1剂，分2次，每次冲服骨髓炎丸5g。

右小腿予石膏托保护性外固定。

此药服4剂，小腿肿胀渐消，疼痛减轻，服至12剂肿胀基本消退。

二诊：4月18日，右小腿肿胀全消，体温、血象正常，脉沉缓无力，舌苔薄白。

［处方］前方加茯苓15g、白术20g、砂仁5g。水煎服，连服20剂，每次冲服骨髓炎丸5g。小腿仍用石膏托固定保护。

三诊：5月10日。X线摄片显示：右胫骨骨髓炎病变明显好转，髓腔破坏已局限于胫骨上1/3之中部，骨小梁渐趋清晰，骨密度较前增浓，骨膜反应亦较坚实。即日起拆除石膏托，嘱患者进行适当功能锻炼，继服骨髓炎丸2个月以巩固疗效。

四诊：10月17日。复查，X线摄片显示：右胫骨骨髓炎病变完全治愈，骨破坏区已消失，骨密度全般增浓，骨小梁清晰，骨皮质增厚，予以停药，嘱加强下肢功能锻炼。

1年后随访，患者已参加正常学习与劳动。经X线摄片复查显示：右胫骨骨质修复完好。

［按语］慢性骨髓炎是临床上较常见的一种骨病，中医学称此病为“附骨疽”“朽骨疽”“多骨疽”，是一种毒气深沉、附着于骨的深部脓肿（化脓性细菌所致的骨骼感染）。窦汉卿云：“夫附骨疽者，即贴骨痈也，皆附骨贴肉而生，字虽殊而病则一。此症之发，因感冒身热，贼风入于骨节，与热相搏，复遇冷湿所折，或居劳太过，两足下水，或坐卧湿地，身体虚弱而受寒邪，致风热伏结壅遏，附骨成疽，着大骨节间。其急者，身不得动，按之应骨痛，经日便觉皮肉生急，洪洪如肥状；其缓者，一点酸痛，渐觉长大，很难正常举步，以致骨肉不相续。若失治，令身成脓不溃，至死身变青黯，但痛按之至骨，久则结肿……成脓。”说明附骨疽的发病原由及由急性转为慢性的过程。同时指出身体虚弱，正气不固，外邪入侵，壅遏经络，瘀

热内结为本病总的病机。《黄帝内经》云："邪之所凑，其气必虚。"虚是本病的内因，邪毒乃外因也。刘老认为，虚乃脾肾之虚，肾藏精主骨生髓，髓养骨，髓充则骨健，病邪不易入侵，肾虚卫外不固，邪毒循经入里，深入筋骨，伏热化腐则蚀筋腐骨；脾主肌肉，脾虚则健运失职，不能生化气血，充养筋骨，易受外邪侵淫而致筋腐骨坏。故治疗本病，首当清除蕴热之毒，继则培补脾肾，化腐生肌，正气复则邪自消，以收"虚则补之""损者益之"之功。

案1中贾某，高热虽退，但体温仍在37℃上下，血象偏高，病机在进，故其治疗，以清除蕴热之毒、化腐生新为首务，如重用金银花、蒲公英、白花蛇舌草、元参之清热解毒、凉血滋阴，配当归以补血生新，薏苡仁之化湿消肿，白芷之消肿排脓，土鳖虫、赤芍药、穿山甲、皂角刺之活血通经、消瘀滞之毒，使溃脓流畅，蕴毒外泻，陈皮理气调中化痰。甘草之和百药、解毒解痉、缓急止痛，诸药配伍以奏清热解毒、化腐生新之功。在应用期间略作增减，如减掉香窜之白芷，增加黄芪、白术、怀山药以补虚，以助敛疮生肌、修复坏骨和整个机体的恢复。

案2中卢某，患慢性骨髓炎2个月余，小腿肿胀较甚，邪热炽盛，蕴毒未解，故其治，解毒化瘀消肿为宜，故在解毒清蕴汤中加重薏苡仁药量，加王不留行、穿心莲，消肿退热甚速。

在治疗中，配用骨髓炎丸，该药应用于亚急性骨髓炎、慢性骨髓炎疗效较好，以其有理恶疮、清蕴毒、化瘀滞、消肿痛、敛疮生肌之功。

附：骨髓炎丸

蛇蜕500g（炒黄），露蜂房500g（炒黑），血余炭500g，炙象皮250g，土鳖虫250g，蜈蚣100条，守宫100条，穿心莲100g，骨碎补100g，怀山药50g。

共为细面，过120目筛，制成小丸，青黛为衣，每次服2.5~5g，每日2次，儿童酌减。

解毒清蕴汤：

金银花50g，蒲公英50g，玄参50g，当归50g，白花蛇舌草25g，赤芍药25g，甘草15g，蜈蚣2条（成人量）。

水煎服。

热不退，一般为毒火炽盛，病机在进，加穿心莲、山栀子以利三焦，清热解毒；肿胀不消，乃湿热内蕴，经络阻遏，加薏苡仁、瞿麦、土鳖虫以利湿热、通经祛瘀；溃后排脓不畅，是经络阻隔，滞而不宣，加穿山甲（炮）、皂角刺、香白芷以通络化滞，促其溃穿，消肿排脓；溃后窦道较深、疮口经久不敛，乃属气血两虚，不能脱腐生新，宜加参、芪、白术等，以收“虚则补之”“损者益之”之功。

七、补肾养肝、强筋壮骨法治疗股骨头缺血性坏死

案 吕某，男，55岁，工人，已婚，住长春市二道区八里堡。200×年9月5日初诊。

［主诉］右髋部疼痛、活动受限5个月，加重1个月。

［病史］5个月前无明显诱因出现右髋疼痛，活动受限，休息后略缓解，近1个月每当劳累后疼痛加重，怕凉，纳可，寐差，二便调。既往有激素药史。曾在某医院治疗不见效。遂来我院就诊。

［查体］心率70次/分，血压120/80mmHg，痛苦面容，查体合作，右髋关节外展、内旋及下蹲活动受限，右腹股沟中点压痛（+）。

骨盆X线平片示：右侧股骨头外形与关节间隙无明显异常，骨质硬化，头内囊泡性改变，皮质下呈“新月征”和条状透亮带。舌质淡、苔薄白，脉沉弦。

［临床诊断］右股骨头缺血性（无菌性）坏死（肝肾亏虚型）。

［辨证］乃肝肾不足所致，肾气虚不能充髓养骨，肝血虚亏不能荣筋而致骨蚀筋痿，遂成本病。

［治法］补肾养肝，壮骨强筋，活血通经，化瘀止痛。

［处方］复肢胶囊，每次8粒，日3次，口服。汉热袋熨患处，24小时更换。3个月1个疗程。嘱患者忌烟、酒，禁用激素类药物，扶拐缓慢行走，避风寒。

二诊：12月3日。患肢基本不痛，活动进步，右侧腹股沟压痛轻度。X线摄片显示：右头内囊泡变小，骨密度明显改善。嘱继服复肢胶囊1个疗程，局部继用汉热袋熨熥。

三诊：第2年3月5日来诊。患肢不痛，活动自如，弃拐已能行1500m无障碍。X线摄片显示：右髋关节间隙及股骨头外形均正常，股骨头囊泡基本消失，

骨密度明显改善。嘱继服复肢胶囊一个半月，以巩固疗效。

［按语］股骨头缺血性（无菌性）坏死，是一种发病机制尚不完全明了的一种骨病，早期诊断很困难，又因其病程长、预后差、致残率高，已成为骨伤科治疗上的疑难重症。近年来，由于临床上激素的广泛、长期使用，导致股骨头坏死有上升趋势。除引起医生的高度警惕勿盲目滥用激素外，还需寻找一种有效的方法来防治本病的进一步发展。治疗上，西医学根据不同分期采取对症治疗和手术治疗，疗效尚不满意。中医药在早期（Ⅰ、Ⅱ期）的防治上有其独特的优势，每年都有大量的中医药防治激素或其他原因所致股骨头坏死的报道，但由于本病的病因病机复杂，导致目前临床上对本病辨证论治方法多样，各地疗效标准不统一，缺乏可比性，这给本病的预后判断和验证带来困难，因此很有必要研究本病的辨证论治规律，使证型、方药规范化，以便更好地指导临床。

研究表明，本病因长期或间断使用激素引起股骨头缺血性坏死，其机制为用药后引起脂肪代谢紊乱（高脂血症和脂肪肝），股骨头髓腔内脂肪细胞增生、堆积，股骨头的小血管内脂肪栓塞，导致早期骨细胞坏死，骨基质损害较晚，用药剂量越大，时间越长，骨细胞坏死越多。

《内经》云："正气存内，邪不可干；邪之所凑，其气必虚。"先天不足，卫外不固，极易受各种外因的作用而发生本病。肝藏血、主筋，肾藏精、主骨生髓，筋骨的强弱与肝肾精血的状况密切相关。《内经·生气通天论》记载："岐伯曰：……因而强力，肾气乃伤，高骨乃坏。"故本病采用具有补肾养肝、强筋壮骨、通络止痛之复肢胶囊治疗，体现了笔者"治肾亦即治骨"的经验理论，并辅以局部熨中药，以加强活血化瘀疗效。

笔者经多年实验研究筛选研制出治疗本病专用中药复肢胶囊，应用于临床疗效可靠，按国家新药三类标准进行研发，在临床应用近5000余例，并对治疗前后血脂、血液流变学等进行比较，收到较好临床效果，于1998年获原国家药品监督管理局临床试验批准文号，此成果获吉林省科技进步三等奖。

八、补益肝肾、养血舒筋法治疗跟痛症

案1 常某，男，52岁，教师。198×年8月18日初诊。

［主诉］右足跟痛4个月。

［病史］4个月前无明显诱因出现右足跟痛，时轻时重，曾服过治风湿药不效，近日症状加重行走不便。

［查体］右足跟底部触痛明显。舌苔薄白，脉象沉弦细。

X线摄片显示：右足跟骨质疏松，足跟底部可见0.5cm×1.0cm骨刺。临床诊断：跟痛症（骨刺型）。

［辨证］该患身体羸瘦，面无华色，乃肝肾虚损之象。故而髓虚不能养骨，血少不能荣筋，加之日常久立工作，积累劳损并骨刺为患，而致足跟痛症。

［治法］补益肝肾，养血舒筋，通络止痛。

［处方］熟地黄50g，鸡血藤30g，骨碎补30g，仙灵脾15g，山萸肉15g，当归15g，川萆薢15g，生黄芪30g，紫丹参20g，白芍20g，延胡索15g，制香附15g，炙甘草7.5g。日1剂，连服2周。

外用：熏洗Ⅱ号泡足，足跟紧贴药袋，凉则加热，持续1小时以上，每日2~3次。

二诊：9月23日。服药和熏洗药2周，症状逐步减轻，嘱按前方继服2周，加用骨质增生丸（每次2丸，2次/天）。继用熏洗Ⅱ号泡足。

三诊：10月8日。患者自述：用药至9月末，足跟已不痛，行走自如。

案2 王某，男，65岁，退休工人。198×年11月10日初诊。

［主诉］双足跟痛3个月余。

［病史］3个月前无明显诱因而出现双足跟隐隐作痛，右足跟疼痛较甚。症状逐渐加重，近日行走、站立疼痛愈烈，不能坚持正常工作。素患慢性肾炎。

［查体］慢性病容，双足跟外形正常，足跟底部按痛显著，右侧为著。舌淡、苔薄白，脉沉细弱。

X线摄片显示：双足跟骨质疏松，未见到骨刺。化验检查：血象正常、尿

蛋白（++）。

［临床诊断］跟痛症（虚损型）。

［辨证］该患年老体弱，素患慢性肾炎，肾阴耗伤、久而不愈，水不涵木，肝肾俱虚，筋骨失养，又因全身重力下迫于足跟，过于承重而致足跟痛。

［治法］滋养肾阴，养血荣筋，补虚定痛。

［处方］熟地黄30g，炙龟甲20g，山萸肉15g，鸡血藤30g，生杭芍20g，全当归15g，紫丹参15g，生牡蛎30g，生黄精20g，肉苁蓉15g，骨碎补20g，莱菔子10g，生甘草10g。日1剂，连服2周。

外用：熏洗Ⅱ号泡足，日2~3次，每次1小时以上。

二诊：11月25日。足跟痛，症状减轻，站立或走路稍多时，右足跟仍痛，但较轻。效不更方，按前方继服1周，改服骨质增生丸，每次2丸，每日3次。继用熏洗Ⅱ号泡足，又经2周治疗，双足跟已不痛，能行走自如。

［按语］跟痛症多为中、老年人肝肾不足，或久病体虚，气血衰少，筋骨失养；或久行久立，造成足底部皮肤、皮下脂肪、跖筋膜负担过重，引起劳损或退变所致。亦有因跟骨骨刺发生于跟骨底面结节前缘，使跖筋膜和足趾短肌在跟骨结节附着处受累，牵拉骨刺，发生慢性炎症反应而致疼痛。本病起病缓慢，多为一侧发病，可有数月或数年的病史，足跟部疼痛，晨起后站立或行走时疼痛较重，行走片刻后减轻，但行走过久又加重症状。其特点是足部不红不肿，跟骨的跖面和侧面有压痛，若跟骨刺较大时，可触及骨性隆起。X线摄片多显示骨质增生，但与临床表现不成正比。

有人认为体态肥胖、体重增加与本病的发生有关。笔者认为体态肥胖、体重增加，足部负担过重也可能是本病的一个诱因，或能加重本病的症状，但不一定是主要因素。仅就以上两个病例来看，**案1**体质不健，形态羸瘦；**案2**久病体虚，脉细无力。这2个案例均显一派虚象。由此可以想见，本病的真正原因，乃肝肾俱虚、筋骨失养所致，虚是本病的本，痛乃本病的标，故此，治本才能达标。所以案1补益肝肾，养血舒筋，通络止痛而收功；案2滋养肾阴，养血荣筋，补虚定痛而治愈。可见辨证、审因、施治的重要。

附：熏洗Ⅱ号处方

透骨草250g，威灵仙250g，急性子25g，乌梅25g，生山楂500g，伸筋草15g，防风15g，三棱15g，莪术15g，骨碎补15g，红花15g，白芷15g，白芥子15g，皂角15g，麻黄15g，炙马钱子15g。

制成粗末装袋，每袋100g。用前将药袋放入水盆浸泡1小时，然后加热熬开，于患处先熏后洗，每次持续1小时以上，每日2~3次。每袋用2日。

注意：此药不宜入口。

九、补肾壮骨、益脾胃、通经活络法治疗致密性骨炎

案 王某，女，26岁，工人。198×年6月10日初诊。

［主诉］下腰痛3个月。

［病史］3个月前分娩后出现下腰痛，腰痛逐渐发展且加重，疼痛向下肢放射，与咳嗽、喷嚏无关。曾在多个医院按腰椎间盘突出治疗过，用过中西药无效。

［查体］腰活动不受限，无明显压痛，左侧骶髂关节处压痛明显，骨盆挤压试验阳性。舌苔薄白，脉沉细无力。

X线摄片显示：左侧骶髂关节髂骨缘皮质致密，骨小梁模糊。

［临床诊断］致密性骨炎。

［辨证］该患素体不健，分娩劳损，气血循环不畅，而骶髂关节易松动是妇女的特点。由于长期松动，最后产生硬化和增生，所以在X线上表现骶髂关节密度增高。

［治法］按"治肾亦即治骨"，宜补肾壮骨、益脾胃、通经活络为法。

［处方］熟地50g，鸡血藤30g，骨碎补30g，肉苁蓉15g，川杜仲20g，金毛狗脊20g，怀山药20g，白术20g，白茯苓20g，鹿角霜20g，仙灵脾20g，续断20g，丹参20g，乳香15g，没药15g，砂仁5g。日1剂，水煎服，连服7剂。

二诊：6月17日。下腰痛减轻，左侧骶髂关节压痛轻度，骨盆挤压试验阳性。舌、脉同前。按效不更方，嘱按原方继服10剂。另用熏洗药Ⅱ号熨下腰部，每日2次，每次1小时。

三诊：6月28日。腰痛消失，活动自如，已无压痛点，骨盆挤压试验阴

性。舌、脉同前。嘱继服前方7剂，以巩固疗效。

［按语］本病多由妇女妊娠、慢性劳损、血供障碍或感染等因素，引起髂骨耳状关节部分骨质密度增浓、局部疼痛等症候，称为致密性骨炎，产后肥胖妇女多见。

中医学早就认识到妇女产后容易发生筋骨痹证。明代《普济方》指出：产后气血不足，脏腑俱虚，若未满月而劳损，风寒侵袭经络，则令人顽痹不仁。清代《叶天士女科医案》认为产后遍身痛系因气血升降失常，留滞于肢节间而发病等等。

本病好发于20~35岁女性，多见于妊娠后期及产后，再次妊娠可能复发。职业以经常站立的女性为多。

本病应与强直性脊柱炎和腰椎间盘突出症相区别。①强脊炎多从骶髂关节发病，疼痛剧烈，多为双侧性，后期可出现脊柱强直。②腰椎间盘突出症，出现神经根性疼痛。

对本病的治疗，仍应辨证施治，当辨其为产后血虚，或外感风寒，亦或气血瘀滞等，本案系一产后血虚型，故当补肾壮骨、益脾胃、通经活络法为治。方中以熟地补肾中之阴，肉苁蓉、鹿角霜、仙灵脾兴肾中之阳为本方之主药，配骨碎补、杜仲、金毛狗脊、川续断之入肾充髓治骨；怀山药、白茯苓、白术、砂仁以理脾胃、长肌肉。再加入鸡血藤、乳香、没药、丹参以通经活络、温煦筋骨，其病可痊。

第二节　以筋骨为重，不离气血

一、温阳散寒、益气通络法治疗神经根型颈椎病

案　贾某，女，29岁，打字员。200×年6月28日初诊。

［主诉］颈僵、肩臂痛，伴手麻木1个月余。

［病史］1个月前无明显诱因，出现颈僵、肩痛，继之臂痛、手麻，右侧为著，每遇阴雨天则症状加重。曾在某医院牵引、按摩、服颈复康等不效。

［查体］颈活动不受限，颈胸段轻度压痛，压头试验（+），臂丛神经牵拉

试验（+）。舌淡苔薄白，脉象沉迟而涩。

X线片显示：颈椎生理曲度消失变直，斜位片示：$C_{4\sim5}$、$C_{5\sim6}$钩椎关节增生改变。

[临床诊断] 颈椎病（神经根型）。

[辨证] 此系素体虚弱，肝肾不足，气血虚损，腠理不固，寒湿之邪，乘虚而入，邪留经络，络道闭阻，气血运行不畅而致。

[治法] 温阳散寒，益气通络。

[处方] 黄芪30g，当归15g，川芎15g，鸡血藤20g，赤芍15g，羌活15g，桂枝15g，片姜黄15g，防风10g，葛根10g，陈皮10g，熟附片7.5g（先煎），炙甘草5g。日1剂，嘱服1周。

二诊：7月5日。患者自述：服药1周，颈僵痛缓解，肩臂痛、手麻略减轻，发作的间歇时间较长。

[处方] 按效不更方，嘱再服药2周。

三诊：7月20日。颈僵显著好转，肩臂痛、手麻大减。惟近日胃不适，纳呆。

[处方] 治按首方加鸡内金、砂仁理脾和胃，继服2周，后服壮骨伸筋胶囊2周调理而愈。

[按语] 神经根型颈椎病在颈椎病各型中发病率较高，约占60%，多见于25~65岁之间的青年、老年人，近年来青年人发生本病，并不少见。男多于女，重体力劳动者多于非体力劳动者，多有颈部损伤或慢性劳损的病史。

本病在临床中可有：①年老体弱，肝肾不足，颈部筋脉失于温煦濡养，此为“不荣则痛”。②气滞血瘀，长期低头伏案或颈部慢性劳损，以致颈部经络阻滞，血流不畅，此乃“不通则痛”。③素体虚弱，气血不足，腠理不固，风寒湿邪滞留经脉，气血运行不畅，痹阻不通，所谓“风寒湿三气杂至，合而为痹”。

本病例系一长期低头伏案的工作者，察其体质羸瘦，面无华容，脉象沉迟而涩，一派正虚邪实之象，故其治以温阳散寒、益气通络为法。自拟“颈肩臂痛饮”方，药用黄芪、当归、鸡血藤以补气和血活血，尤以重用黄芪之气分要药，盖气为血帅，以其先行为动力，配川芎、赤芍、姜黄活血化瘀通络之力益著。合附子、羌活、防风、桂枝之温经散寒。葛根虽凉，与羌活、防风、桂枝同用，其升阳解肌、止痉、止痛、理项背强痛之功甚笃。用橘皮理气调中，甘草以缓急、解痛。上述诸药配伍共奏温阳散寒、益气通络、理气和中、解痉止痛之功效。

“颈肩臂痛饮”是治疗神经根型颈椎病的主方，除本病例外，若兼气滞血瘀或湿痰瘀滞者，可酌加仙灵脾、巴戟天、肉苁蓉等。化热减熟附子，阴虚加山茱萸。

二、补益气血、交通心肾、镇静安神法治疗交感神经型颈椎病

案 李某，女，43岁，职员。199×年3月11日初诊。

［主诉］颈僵，伴头晕、头痛、多汗、心慌半年余。

［病史］半年前无明显诱因出现颈部僵硬，手麻，继之头晕、头痛，目胀，视物模糊，近来全身乏力，并有心慌、胸闷，眼睑无力，遇冷两手麻胀，且刺痒不适，平时多汗，失眠多梦。虽经多方治疗，但效果不显。

［查体］颈活动不受限，无明显压痛，双侧霍夫曼征（+）。膝、跟腱反射亢进，划跖试验（-）。心率62次/分，心电图有心肌劳损。眼睑下垂。脉沉细无力，舌质淡、苔薄白。

颈椎侧位X线片显示：颈椎生理曲度减小，$C_{4\sim6}$椎前后缘骨质增生，$C_{4\sim5}$椎不稳；斜位片示$C_{4\sim5}$、$C_{5\sim6}$钩椎关节增生，相应椎间孔变窄。

［临床诊断］交感神经型颈椎病（气血两虚，心肾不交）。

［治法］补益气血，交通心肾，镇静安神。

［处方］人参15g，当归15g，黄芪20g，茯神15g，白术15g，龙眼肉15g，炒枣仁15g，远志15g，石菖蒲15g，枸杞子15g，菟丝子15g，葛根20g，全蝎5g。水煎服，日1剂，嘱服10剂。

二诊：3月21日。10剂药后，头晕、手麻减轻，乏力、心悸亦轻。查舌、脉同前。

［处方］效不更方，原方不变，嘱继服16剂。

三诊：4月7日。手麻、胀消失，多汗、怕冷亦好转。

［处方］原方黄芪加10g，茯神、白术各加5g，再服10剂后嘱服人参归脾丸加颈痛胶丸，前后历时2个月余，诸证悉退。

［按语］交感神经型颈椎病，属“眩晕”“心悸”以及部分五官科疾病的

范畴。多为素体不健，气血不足，筋骨失养，发生退变，或肝肾两虚，精血亏损。盖脑为髓海，精血亏，则脑府空虚，发为眩晕，血虚不荣于心，则心悸、怔忡；亦或肝郁气滞，情志不遂，不得宣泄，症见纳呆、嗳气、吞咽不适、目胀痛、眼睑下垂；若郁久化火，常见肝阳上亢之证，又或肝木旺，脾土受克，不能运化水湿，内聚为痰，上蒙清窍，则发眩晕（即"无痰不作眩"），痰阻中焦则脘闷不舒。

本病例系心脾气虚型颈椎病，用归脾汤为主方随症加减，以其能健脾养心、益气补血，盖气旺则血生，故使眩晕、乏力、多汗、失眠、心悸等症受诸药调理而自愈矣。

三、温通行散、活血化瘀法治疗肩关节周围炎

案　张某，女，52岁，职员。200×年2月4日初诊。

［主诉］右肩痛2个月余。

［病史］2个月前受风后出现肩部疼痛，症状逐渐加重，畏风怕凉，日轻夜重，既往右肩有挨伤史和受凉史。曾做过肩部制动3周。

［查体］右肩关节活动受限，肩部压痛较广泛。舌淡无苔，脉象沉涩。X线片显示：右肩关节间隙正常，肱骨大结节显高密度影。

［临床诊断］右肩关节周围炎。

［辨证］本病起因于肩部损伤，并制动时间较长，局部组织挛缩粘连，复感风寒侵袭，致肩部筋脉拘急而发病。

［治法］温通行散，活血化瘀。

［处方］生山楂30g，桑椹子30g，鸡血藤20g，嫩桂枝15g，伸筋草15g，五加皮15g，络石藤15g，片姜黄15g，紫丹参15g，蓬莪术10g，嫩桑枝15g，生甘草5g。日1剂，嘱服1周。

二诊：2月10日。肩部疼痛减轻，自觉松快些，但活动仍受限，稍用力活动则疼痛加剧。

［处方］治按前方加麻黄10g、炙川乌5g，连服6剂（9天），局部用热熨药（每日2次，每次1小时），熨后加强肩关节功能练习。

三诊：2月20日。患肩疼痛大减，活动进步。嘱按上方继服药10天，并配合手法按摩，每日1次。

四诊：3月2日。症状基本消退，功能基本恢复。停服汤药及手法，嘱服舒筋片（自拟方）2周痊愈。

［按语］肩关节周围炎，又称“漏（露）肩风”“肩凝症”“冻结肩”等。此病是肩关节的关节囊与关节周围软组织发生的一种范围较广的慢性无菌性炎症反应，引起软组织广泛粘连，而限制肩关节活动。本病好发于50岁左右，故又称“五十肩”，女性多于男性。

本病的治疗，首当用中药内服外熨及功能练习。一二周后，其肩疼痛缓解，再进行推拿按摩而收功。按摩手法的施行：先在肩部进行拿捏推按、滚揉手法，以理顺筋络，并以叉开的虎口对患臂自肩髃穴附近起，向下揉捏，使痉挛的肌肉缓解后，将上臂极度外展、内旋及后伸，然后将肩关节再做一环行运动，先低摇，后逐步提高，前摇一周，后摇一周（360°）相向而行，可由5~7遍开始逐步增加，使三角肌各部的纤维都受到牵拉，再将患臂提起做抖动运展活动。如此运动，使肩关节的每一个肌肉都照顾到。往往手法后，患者常感到症状减轻。这种先药后手法的治疗方法，效果较理想。

本病例系一50岁以上的妇女。其人身体羸瘦，面青暗无华色，脉象沉涩，属肝肾不足、气血瘀滞之象，故用自拟“肩痹汤”方治之。药用山楂之入肝、脾血分，善温通行散而活血逐瘀、驱寒，配桑椹、鸡血藤之益肝肾以滋阴养血，用桂枝以和营，伸筋草之通经络、利关节，五加皮、络石藤以舒筋展痹，丹参、莪术于此以增强活血通经散结之力，益以桑枝、姜黄行气血主臂痛，合甘草以缓急止痛，诸药相伍，有益肝肾、活气血、祛风寒、祛痹痛之功。

四、补肝肾、益精气、活血通络法治疗腰椎间盘突出症

案 孙某，男，46岁，工人。1999年3月13日初诊。

［主诉］腰腿痛半年多。

［病史］半年前无明显诱因出现腰痛，继之左腿呈放射状痛，小腿后外侧麻痛延及足背外侧。有扭腰史。曾在某医院牵引、按摩治疗，效果不显。

［查体］脊柱腰段生理曲度消失、平腰，且有侧弯，活动受限，腰4~5棘间及棘旁（左）压痛（+），左臀部（环跳）压痛（+），放射痛（+），直腿抬

高：左30°，右90°，左小腿外侧及足背外侧感觉迟钝。左膝腱反射减弱。舌苔薄白，脉象弦滑。

CT扫描提示：$L_{4\sim5}$及$L_5\sim S_1$间盘突出。

［临床诊断］腰椎间盘突出症。

［辨证］腰为肾之府，肾虚则腰痛。此病例系腰伤后致脉络瘀滞、经络受阻（督脉、足太阳膀胱经）而现之肾虚血瘀证。

［治法］补肾益精，活血通经。

［处方］杜仲25g，金毛狗脊20g，熟地黄20g，仙灵脾20g，骨碎补20g，鸡血藤20g，鹿角霜20g，丹参15g，川牛膝15g，伸筋草15g，嫩桂枝15g，独活15g，延胡索15g，广陈皮15g。日1剂，嘱服1周。

二诊：3月20日。腰腿疼痛减轻，惟腿脚麻木仍然。治以前方加黄芪25g用以增强补气之力。盖气足则血旺，而运行有力。以之与桂枝、独活同用“治血痹，肌肤麻木”。嘱服2周，后继服壮骨伸筋胶囊调理3周痊愈。

［按语］腰椎间盘突出症，又称“腰椎纤维环破裂症”，是一种较常见的顽固性腰腿痛病。就其临床表现看当属中医学“痹证”“腰腿痛”范畴。多因劳累过度，跌仆扭闪，外感风寒湿邪，致邪留经脉——督脉、足太阳膀胱经，两经气血运行失调所致。巢氏《诸病源候论》云：“伤损于腰而致痛也，此由损血搏于背脊所为。”故此出现“背脊强直（活动受限），腰痛似折，下延腘（放射痛）”等症，腰为肾之府，肾虚则腰痛。本病例符合上述理论依据，故以自拟“腰痛杜仲汤”治之。

腰痛杜仲汤以补腰肾、益精髓、活血通经为组方原则。方中杜仲味甘、性温，归肝、肾经，是补肝肾、治腰痛之要药。肝充则筋健，肾充则骨强。合金毛狗脊、仙灵脾、鹿角霜以增强补肾强筋之力。熟地、骨碎补、鸡血藤不仅能补骨续筋而且有和血养血之功，配丹参、牛膝、伸筋草以活血通经，桂枝、独活之温经散寒宣痹，加入延胡索以镇痛，陈皮之调中和胃。共奏补肝肾、化瘀滞、通经络、健脾胃、止疼痛之功效。

五、活血化瘀、除湿消肿法治疗膝关节滑膜炎

案 赵某，女，46岁，职员。200×年3月19日初诊。

［主诉］左膝关节肿痛半月余。

［病史］半月前外伤后出现左膝关节肿痛，自买滑膜炎冲剂和壮骨关节丸，不见效果。

［查体］左膝关节肿胀，两膝眼饱满，局部轻度压痛，皮温略高，浮髌试验（+），关节活动受限。舌红苔黄腻，脉象滑数。

X线片显示：左膝关节间隙略增宽，胫骨髁间隆起变尖。

［临床诊断］左膝骨关节炎、滑膜炎。

［辨证］此系局部挨伤出血积瘀与水湿（渗出滑液）稽留，阻滞经络，而致肿痛不已，功能受限。

［治法］活血化瘀，除湿消肿。

［处方］薏苡仁（包煎）30g，王不留行（包煎）20g，苍术20g，丹参15g，泽兰15g，穿山甲（炮）15g，赤芍药15g，紫草15g，泽泻15g，黄柏15g，川牛膝15g，陈皮15g。日1剂，嘱服1周。

二诊：3月25日。患膝肿胀渐消，活动进步，痛以减轻，脉濡数，舌红、白薄苔。嘱按前方继服2周。患膝肿胀基本消退，已不甚痛，但走路多时仍有轻度疼痛。

［处方］治仍用前方加延胡索15g、仙灵脾15g、骨碎补20g。继服2周，后服壮骨伸筋胶囊2周，调理而愈。

［按语］膝关节滑膜炎有急性与慢性之分。多数病例有外伤史。急性期一般在1~2小时内发生肿胀，疼痛，活动困难，走路跛行，甚或不能行走，局部皮温略高，浮髌试验阳性；慢性者，多见于老年人，有劳损或关节疼痛（骨关节炎）的病史。遇劳累或受凉后加重症状，膝肿，两膝眼处饱满，皮温不高，浮髌试验亦呈阳性。

本病例系一膝部挨伤后为病，症属亚急性滑膜炎，局部出血与渗液积滞，不得流行，故为肿为痛。其治以自拟“薏苡化瘀汤”为主。药用薏苡仁、苍术之益气健脾除湿为君药，配川牛膝、泽兰、丹参、王不留行、穿山甲之活血通经、消肿止痛为臣药；合黄柏、泽泻、赤芍、紫草以清热凉血、除湿化瘀，陈皮以理气调中和胃均为佐使药。以上诸药相互配伍，共奏活血化瘀、消肿止痛之功。

在治疗期间为使其骨性关节炎得到同时治疗，故加入骨碎补、仙灵脾以补肝肾、坚筋骨，延胡索之化瘀止痛。后期嘱服壮骨伸筋胶囊更加强舒筋壮骨、化湿通络祛痛的功效。

薏苡化瘀汤原方加三棱、莪术、皂刺、山慈菇、穿山甲等活血破瘀、散结消肿药，对膝腘窝囊肿有良效。

薏苡化瘀汤原方加水蛭7.5g（入汤药水煎），三七粉7.5g（分3次冲服）对小腿静脉炎，亦有较好效果。

六、通经祛瘀散结法治疗膝腘窝囊肿

案 孙某，女，42岁，工人。200×年4月18日初诊。

［主诉］右膝关节肿痛、腿无力3个月余。

［病史］3个月前外伤后出现右膝关节肿痛，腿无力。曾在某医院穿刺治疗，不见效。自买滑膜炎冲剂和壮骨关节丸亦无好转。

［查体］右膝眼饱满，压痛轻度，在腘窝部可触及到张力性的波动性肿物，如鸡蛋大，表面光滑，质地较软，压痛轻度，且和皮下组织不粘连。关节活动轻受限。舌苔薄白，脉弦滑。

X线摄片检查：右膝关节间隙存在，基本正常，胫骨髁间隆起变尖，内髁部骨质增生。

［临床诊断］右膝关节滑膜炎、腘窝囊肿。

［辨证］该患系右膝关节滑膜炎与腘窝囊肿并缘由关节捩伤后出血积瘀与渗出液稽留，阻滞经脉瘀结成囊肿。

［治法］通经祛瘀，散结消肿。

［处方］薏苡仁50g（包煎），王不留行20g（包煎），皂角刺20g，三棱15g，莪术15g，丹参15g，泽兰叶15g，泽泻15g，穿山甲15g（炮），山慈菇15g，怀山药20g，炒白术20g，白茯苓20g，牛膝15g。日1剂，水煎服，连服7剂。

二诊：4月25日。患者膝眼饱满已逐渐消散，按痛轻度；膝腘窝部囊肿缩小，按痛（-）。膝活动略进步。患者自觉腿仍无力。

［处方］前方加党参15g。再进10剂。

三诊：患者膝眼饱满，已完全消失，按痛（-）；腘部囊肿缩小大半，触痛（-），活动进步。患腿力量增加。舌、脉同前。按效不更方。继服10剂后，患膝腘窝囊肿基本消散，嘱按原方继服1周，以巩固疗效。

［按语］膝腘窝囊肿，是腘窝内滑液囊肿胀的总称，腘窝内的滑液囊很多，尤其内侧的半膜肌滑囊肿胀发炎者最多见。滑囊与关节腔相同者叫滑膜憩室，囊肿与关节腔通者叫滑膜炎。此病成年人较多见，可使膝部无力、疼痛，甚至功能障碍。治疗本病首选中药，以通经祛瘀、散结消肿为治。方中以薏苡仁、王不留行之渗湿通经化瘀为君药，配皂角刺、穿山甲、山慈菇、三棱、莪术以攻坚、散结、化瘀为臣药；用丹参、泽兰、泽泻、牛膝以及怀山药、白术、茯苓、党参为佐使药，以期祛邪而不伤正，并促进肢体功能的恢复。

七、活血祛瘀、理伤舒筋法治疗膝关节半月板损伤

案 胡某，男，32岁，职员。200×年3月12日初诊。

［主诉］右膝关节痛10天。

［病史］10天前打篮球时不慎跌伤，致右膝肿痛，行走困难，经某医院按挫伤治疗，服舒筋活血药，外敷药膏，症状稍缓解。

［查体］右膝部肿胀，按痛（+），浮髌试验（+）；活动受限。舌质淡、苔薄白，脉弦紧。MRI平扫显示：右膝外侧半月板后角撕裂伤。

［临床诊断］右膝半月板损伤。

［辨证］右膝半月板急性损伤，患膝肿痛，活动困难，乃血瘀为患，滞而不散，气血俱伤，经云：气伤痛、形伤肿。故宜行气活血、祛瘀舒筋为治。

［治法］患膝制动，局部敷消肿膏；内服行气活血化瘀中药。

［处方］活血祛瘀汤加减。

鸡血藤30g，骨碎补30g，当归15g，土鳖虫15g，红花15g，桃仁15g，乳香15g，没药15g，路路通15g，川牛膝15g，薏苡仁50g（包），香附15g，自然铜15g（煅），陈皮15g。日1剂，水煎服，连服10剂。

二诊：3月23日。服药10剂加局部敷贴药，症状逐渐减轻，膝肿渐消，活动进步。

［处方］按前方加乌贼骨50g（先煎30分钟）、续断20g、仙灵脾30g、丹参20g、无名异20g。继服20剂，局部敷贴药更用熏洗Ⅱ号。

三诊：4月15日。患膝肿胀消退，按痛（-），活动自如，麦氏征与研磨试验（-）。前后历40天，服40剂中药加局部治疗，效果显著。

［处方］嘱继服首方，将薏苡仁减至30g，乌贼骨加10g，骨碎补加20g。服15剂，以巩固疗效。

［按语］半月板位于股骨髁与胫骨平台之间的纤维软骨，附着于胫骨内、外髁的边缘。半月板可分为内侧半月板与外侧半月板两部分，内侧较大，呈“C”形，外侧半月板稍小，近似“D”形。外侧半月板常有先天性盘状畸形，称为先天性盘状半月板。半月板具有缓冲作用和稳定膝关节的功能。当膝关节屈曲135°位时，关节作强力外翻或内翻、旋转或外旋运动，半月板才能有轻微的移动，故在此体位易造成半月板的损伤。半月板血运较差，除边缘性损伤有部分可获愈合外，一般不易治愈。青年人发病多见。

本病的特有症状，是膝关节交锁，多发生在膝关节伸直至130°~140°时，此症状是诊断半月板损伤最可靠的证据之一。失力症状，是半月板损伤的常见症状，特别是陈旧性损伤，多发生在患者上下楼梯、跳跃或其他相似的运动时失力。关节肿胀、积液、骨四头肌萎缩等。麦氏征和研磨试验均为阳性；诊断有疑难时可进行影像学做进一步检查。

治疗本病，选用中药有一定优势。本方药采用乌贼骨，又名海螵蛸，经实验研究表明：有明显促进骨缺损修复作用；能促进纤维细胞和成骨细胞增生与骨化；而骨碎补对骨关节软骨有刺激细胞代偿性增生作用，并能部分改善由于力学应力线改变造成关节软骨的退行性病。上述二药为方中之主，为君药；配鸡血藤、土鳖虫、自然铜、当归、乳香、没药及薏苡仁等活血化瘀、祛湿药，为之臣；香附、陈皮理气和中，加川续断、仙灵脾以补肾壮骨，合川牛膝、路路通引经直达病所，同为佐使药，诸药相伍，发挥其祛瘀和血、理伤壮骨舒筋的作用。

八、益气养血、通经舒筋法治疗胸廓出口综合征

案 辛某，女，40岁，工人。200×年4月16日初诊。

［主诉］右侧颈肩臂痛8个月。

［病史］8个月前无明显诱因，自觉右侧颈肩痛，手摄取无力，且麻木，经某医院按颈椎病治疗无效。

［查体］颈活动不受限，无明显压痛压头试验（－）。将患侧手上举时抵抗，且颜色苍白，诉疼痛加剧；压迫锁骨上窝则向上肢尺侧放射性疼痛；斜角肌试

验与挺胸试验均为阳性。舌淡、苔薄白，脉沉细无力。

［临床诊断］胸廓出口综合征。

［辨证］该患者体瘦，面色苍白，脉沉细弱，舌淡。乃气血亏虚象，筋脉失养，血不荣筋，故发痛、麻木症。

［治疗］益气养血，通经舒筋。

［处方］黄芪30g，当归15g，川芎15g，白芍20g，熟地20g，党参20g，白术20g，茯苓20g，鸡血藤30g，丹参15g，红花15g，桑枝15g，桂枝15g，延胡索15g，姜黄10g，甘草10。日1剂，水煎服，连服7剂。

二诊：4月23日。颈肩臂痛缓解，手麻亦轻。查舌、脉同前。按效不更方，嘱继服10剂后再诊。

三诊：5月8日。颈肩部已不痛，有时前臂不适，尺侧手指略有麻木。舌、脉同前。嘱按原方再服10剂，诸症悉退。

［按语］胸廓出口综合征是直臂丛神经和锁骨下动、静脉在胸廓出口处和胸小肌喙突附着部受压所引起的综合症状。临床主要表现在神经分布区域（手、臂尺侧）疼痛、麻木或感觉异常，上肢静脉扩张，肤色瘀紫，桡动脉搏动减弱或消失。它包括以前所谓的颈肋综合征、前斜角肌综合征、过度外展综合征、胸小肌综合征等。

本病属中医学“筋痹”范畴。《素问·长刺节论》指出筋痹的主要证候为“筋挛节痛”。《天枢·经脉》描述“三焦和少阳之脉”所至的痹痛症状为“肩、臑、肘、臂处皆痛，小指、次指不同”，均类似于本病的临床表现。巢氏《诸病源侯论》认为筋痹的病因是由于体虚、腠理疏松、风邪侵入筋脉所致。《医宗金鉴》则认为筋痹与肝的脏腑功能有密切关系。西医学将胸廓出口区域臂丛神经，锁骨下动、静脉压迫所产生的症候群称为本病。本病应与下列疾病相鉴别。

（1）腕管综合征：夜间痛甚，知觉减退区在桡侧3个指头的末节，腕的掌侧正中部压痛。

（2）颈椎病：有明显的颈部症状及神经根或脊髓症状。X线片则显示：颈椎多有退行性变。

（3）脊髓空洞症：手部肌肉萎缩，冷热分辨不清，触觉存在，痛温觉消失。

（4）肌萎缩型侧索硬化：则有明显的肌萎缩，但无感觉改变，无锁骨下动脉受压症状。

（5）冈上肌腱疾患：常有上肢反射性疼痛，但以肩部疼痛、压痛及活动受限为突出。

本病的治疗，应根据其症、型，辨证施治。本病例系气血亏虚型，血不荣筋，而致患侧肢痛、麻木。故拟益气养血、通络舒筋方。药用八珍汤加黄芪以益气养血，配鸡血藤、丹参、红花、延胡索等活血通痹，桑枝、桂枝、姜黄专行肩臂，引诸药直达病所而镇痛，甘草与芍药合以解痉祛痛。此方药之妙用也。

九、活血化瘀、疏肝理气法治疗闭合性气血胸

案　贾某，男，36岁，教员。197×年5月16日上午8时入院，住院号1023。

［主诉］胸痛，呼吸困难14小时。

［病史］患者于14小时前因打篮球不慎被球员猛烈撞击胸部，当时左胸疼痛，不久又感呼吸急促，于当天来我院就诊，按胸部挫伤处理，给予活血化瘀中药治疗，未见明显好转。次日来门诊就医。

［入院查体］体温37℃，脉搏80次/分，呼吸22次/分，血压100/60mmHg。患者神志清醒，发育正常，营养一般，痛苦面容，呼吸急促，平卧时加剧。左胸部相当8、9、10肋骨腋中线处压痛明显，胸部挤压痛不明显。便秘，小便黄。舌苔薄黄、根腻，脉弦滑。

X线摄片显示：左肺尖及外缘肺纹理消失。门诊以气血胸收住院治疗。X线摄胸部正位片示：左肺尖及外缘肺纹理消失，肺组织压缩1/3，纵隔稍向左移，左肋膈角出现液平面阴影。

［临床诊断］左侧闭合性气血胸。

［辨证］该患系胸部受暴力撞击伤，致胸膜内积气和积液致成气血胸。乃败血留瘀，气积血滞于胸腔为患。

［治法］活血化瘀，疏肝理气。

［处方］复元活血汤加减。

当归尾20g，山甲珠15g，柴胡15g，延胡索15g，金铃子15g，广郁金15g，

红花15g，苦桔梗15g，天花粉15g，金银花20g，桃仁15g，大黄15g（后下），甘草7.5g。日1剂，水煎服。

患者连服药5剂，左胸胁痛减轻，呼吸仍稍急促，可以平卧。X线摄片检查：左侧肋膈角液平面已消失，左肺尖及外缘仍无肺纹理，纵隔仍向右移。但二便调和。减大黄，加厚朴7.5g继服药10剂，左胸胁部疼痛消失，呼吸平稳，舌淡红、苔薄白。脉弦细。X线摄片示：左肺尖及外缘纹理清晰可见，纵隔已回原位。嘱再服3剂以巩固疗效。

[按语] 胸壁无伤口，气体多来自肺组织损伤的破裂口，空气进入胸膜腔后，伤口迅速闭合，空气不再继续进入胸膜腔，称闭合性气胸；胸部损伤后，造成胸膜腔积血为血胸。气血胸常同时存在。运用中药治疗本病有一定优势。方用复元活血汤加减，以其有破瘀生新、疏肝理气、疗伤镇痛的作用，而收良效。

第三节　痰湿瘀兼顾，虚实分清

一、清眩舒颈法治疗椎动脉型颈椎病

案　李某，女，44岁，绘图员。199×年2月4日初诊。

[主诉] 颈肩痛，伴头晕头胀、胸闷、恶心欲吐3个月余。

[病史] 3个月前无明显诱因出现颈肩痛，伴头晕头胀、胸闷、恶心欲吐，偶有右臂酸痛、手麻。曾在某医院服过颈复康、颈痛灵等药，无明显效果。

[查体] 颈胸段压痛（+），颈活动不受限，压头试验（+）。舌红、苔薄白根稍腻，脉象弦滑。

X线片显示：颈椎变直，项韧带钙化；斜位片示：$C_{4\sim5}$、$C_{5\sim6}$钩椎关节增生，相应椎间孔变窄。

[临床诊断] 颈椎病（椎动脉型）。

[辨证] 本病系痰凝血瘀，经脉受阻，髓海失充，肝风内动，风火上扰所致。

［治法］通脉化痰，平肝息风，清眩舒颈。

［处方］天麻15g，钩藤20g，石决明25g，半夏15g，茯苓20g，葛根20g，陈皮15g，旋覆花（包煎）15g，竹茹15g，黄芩15g，丹参15g，白僵蚕15g，泽兰15g，全蝎5g，白芍20g，甘草10g。日1剂，嘱服1周。

二诊：2月10日。患者自述：服药1周头晕减，已不恶心，惟头胀、胸闷仍然。

［处方］治按前方减旋覆花、竹茹，加菊花20g、紫苏梗15g。嘱再服1周。

三诊：2月18日。胸闷减，头胀轻。惟颈僵、肩酸时作。嘱按2月10日方连服2周。患者诸症悉退。后服颈痛胶丸2周，以巩固疗效。

［按语］椎动脉型颈椎病，临床症状较复杂，易与内科、神经科、五官科等多种疾病相混淆，其误诊率在颈椎病各型中占首位。本型多合并神经根型或交感神经型，临床诊治要分清主次轻重。

本病以“眩晕”为主要症状，又因常合并颈肩臂疼痛，而具有“痹证”的特点。因此，本病的眩晕与其他各科之眩晕的病理机制有着很大的区别。

历代医家对眩晕病理机制的认识较多，如《灵枢·口问》“上气不足”、《灵枢·海论》“髓海不足，则脑转耳鸣”、《景岳全书·眩晕》“无虚不作眩”、《丹溪心法·头眩》“无痰不作眩”、《素问·至真要大论》“诸风掉眩，皆属于肝”等等。以上所论大体分为虚实两大类。椎动脉型颈椎病，为本虚标实之证，本虚乃脏腑功能衰弱，标实为经脉阻滞，影响气血津液的正常代谢，则产生痰浊、血瘀等病理产物，阻滞于经脉则影响精血上荣于脑，在脏腑功能衰退、精血亏虚的基础上，进一步加重了脑部的失养（供血不足）状态，从而产生“眩晕”等症状，这是本病的基本病理机制所在。

本病例系一绘图员，缘其颈部长期处于强迫姿势之疲劳状态，故局部经脉瘀滞，郁久生痰，影响精血上荣，髓海失充，肝风内动，风火上扰，而现椎动脉型颈椎病之诸多见症。以自拟“清眩舒颈汤”治之。方用天麻、钩藤、石决明平肝息风为主药，配丹参、泽兰以通经活血，葛根、半夏、茯苓、僵蚕、全蝎化痰解痉，合橘皮、旋覆花、竹茹以和胃降逆止呕，用黄芩以清热，芍药、甘草之滋阴制亢、解痛。更因其头胀不解，胸闷仍然，是以增菊花之清头目消胀，紫苏梗之宽胸利膈。所以诸药相互配伍，有增有减，则肝风息，髓海充，阴阳和、晕止、头清、胸宽、胃亦安矣。

二、祛痰化瘀、益气通络法治疗脊髓型颈椎病

案 盖某，男，46岁，工人。200×年8月1日初诊。

［主诉］颈僵痛，伴两下肢无力，足底感觉迟钝，走路不稳1年余。

［病史］1年前颈部外伤后，逐渐出现颈僵痛、手麻，两下肢酸痛，发紧、沉重，行走不稳，近日胸腰部有束带感，纳呆，尿急，便秘，脚落地似踩棉感。曾在多个医院治疗未见明显效果，故来我院治疗。

［查体］颈部僵硬，活动受限，颈胸段压痛（+），压顶试验（+），双侧霍夫曼征（+），双膝、跟腱反射亢进。舌红、苔薄白，脉沉弦。

颈椎X线片显示：生理曲度减小，$C_{4\sim5}$，$C_{5\sim6}$钩椎关节增生，相应椎间孔变窄。CT扫描显示：$C_{4\sim5}$，$C_{5\sim6}$椎间盘突出。

［临床诊断］脊髓型颈椎病（正气不足，痰瘀互阻）。

［辨证］该患者面色㿠白，体瘦、纳呆，颈痛，两下肢无力，沉重，步履艰难，一派虚象，系久病、血气虚、滞而不宣、痰瘀互阻之证。

［治法］祛痰化瘀，益气通络。

［处方］补阳还五汤加减。

黄芪30g，鸡血藤30g，当归20g，丹参20g，川芎15g，萆薢15g，穿山甲15g（炮），白芥子15g，胆南星15g，地龙20g，葛根20g，川牛膝15g，桃仁15g，红花15g，肉苁蓉20g，莱菔子15g。水煎服，日1剂，嘱服2周。

嘱患者经常做温水浴，以加强活血通络之效。注意休息，勿长时间低头工作。

该方连进2周，下肢酸痛减轻，走路稍有力，二便基本恢复正常。按效不更方，嘱服原方，黄芪加30g，地龙加10g，加仙灵脾20g，嘱再服3周，两下肢行走有力，步态较稳，但仍有麻木感，上方加白茯苓30g，继服3周，3周后服壮骨伸筋胶囊，前后历时80多天治疗，病症稳定，活动基本自如。

［按语］脊髓型颈椎病在中医学中虽然没有此提法，但其相关症状，多体现在“痹证”中，痹之为病多为人体气血虚弱，复感风寒湿邪。《素问·痹论》云：“风寒湿三气杂至合而为痹也。”可因外邪之不同，而有偏胜，也可以因节气的不同，而中人体之不同部位。颈椎病是运动系统疾病之一，多由颈椎间盘等结构发生病变，如颈椎变直或反弓、椎体骨质增生、颈椎间盘变性突出等，使颈椎椎管狭窄或椎间孔变小、变形，直接压迫或刺激脊神经根、脊髓、椎动脉或交感神经，引起一系列临床症状与颈椎运动功能障碍。

本病例的发生和发展是因颈外伤后，导致椎体不稳，椎间盘突出压迫脊髓所致。笔者认为属于颈背部“督脉”和“足太阳膀胱经”两经气血运行失调，日久瘀痰互阻，正气不足，故其治宜祛痰化瘀、益气通络为法。以补气养血，改善局部血运，缓解肌肉痉挛，增强机体、肌力，稳定椎体，恢复肢体功能。

三、化痰解凝散结法治疗食道压迫型颈椎病

案1　孙某，女，56岁，退休职员。196×年3月20日初诊。

［主诉］颈僵痛，伴头晕、恶心，吞咽困难，气短乏力8个月。

［病史］患者8个月前无明显诱因自觉颈部不适，继之头晕、恶心，心慌，乏力，胸闷胸痛，尤其吞咽困难，食道似有食物梗塞，吐不出、咽不下。情绪紧张、心情不愉快时，则症状加重。曾按“梅核气”治疗，症状略减，但始终未治愈。

［查体］颈活动仰头受限，低头症状减轻，颈肌紧张。患者痛苦面容，消瘦。舌淡、苔薄白，脉沉弦。

X线检查：侧位片可见C_6椎体前缘有一较大鸟嘴状骨赘，钡餐透视则见$C_{5\sim6}$椎间隙处食管受压变窄。

［临床诊断］食管压迫型颈椎病（气滞郁结，痰瘀互阻）。

［辨证］该患者素体不健，肝气不舒，精血亏虚，筋骨失于濡养，以致退变、增生，压迫于食道。

［治法］疏肝理气，化瘀散结。

［处方］化瘀散结汤加减。

威灵仙20g，广橘红20g，橘络15g，三棱15g，莪术15g，山慈菇15g，皂角刺15g，紫丹参15g，郁金15g，厚朴15g，姜半夏15g，紫苏叶15g，炮山甲15g，苦桔梗15g。水煎服，日1剂，嘱服10剂。

进10剂后，患者精神状态较好，自述服药后症状有些好转，气短乏力，胸闷减轻，但吞咽仍感困难。前方威灵仙加10g，加土鳖虫15g、山豆根15g、人参15g，再进10剂，症状明显好转，吞咽困难缓解，效不更方，嘱继服30剂，吞咽困难基本消失，其他症状亦随之消退。

案2 胡某，男，48岁，工人。198×年4月10日初诊。

［主诉］颈部不适，吞咽困难1年余。

［病史］患者1年前无明显诱因自觉颈僵，继之咽喉干燥疼痛，胸骨后发胀、干涩刺痛，吞咽困难。近2个月症状加重，并有饥饿感，亦不愿进食，且有恐惧感，每餐只能进流食，如牛奶、豆浆等。经常头晕、恶心；手足心发热，腰膝酸软，全身乏力，小便短黄。

［查体］形体消瘦，面无华色，忧郁苦闷，无欲懒言，剑突下压痛（+）。舌质红、苔白微腻，脉细数。

X线检查：颈椎侧位片可见C_6椎体前缘有一较大鸟嘴样骨赘；钡餐透视显示：C_{5-6}间隙处食管受压变窄。

［临床诊断］食道压迫型颈椎病（阴虚火旺，痰凝梗阻）。

［辨证］该患者面无华色，体瘦懒言，手足心发热，舌红苔微白腻，脉细数，一派阴虚象。

［治法］养阴清热，解凝散结。

［处方］养阴化痰汤加减。

生地黄30g，北沙参20g，麦门冬15g，黑元参15g，广郁金15g，全瓜蒌20g，川厚朴20g，姜半夏15g，威灵仙20g，白僵蚕15g，苦黄芩15g，广橘红15g，生牡蛎30g（先煎）。水煎服，日1剂，嘱服10剂。

上药连进10剂。咽喉干燥，食管发胀，干涩感均有好转，吞咽疼痛减轻，但进食稀粥仍有疼痛。舌质淡、苔薄白不腻，脉细数，前方减苦寒之黄芩。加山豆根15g、木蝴蝶15g、山慈菇15g、炮山甲15g，再进10剂。咽喉干燥、食管发胀、干涩感均减轻，进食稀粥略有疼痛，头晕、恶心减轻。近日睡眠欠佳、多梦，于前方（复诊方）加夜交藤30g，进10剂后来诊，上述症状明显好转，吞咽困难基本消失，嘱按前方再进20剂后来诊，诸症悉退。后服颈痛胶丸4周，以巩固疗效。

［按语］食管型颈椎病，临床上很少见，上述2个病例相距10年，一例为20世纪60年代初，另一例于20世纪80年代中发现。经过运用我国中医学的辨证施治法则，两例患者均获痊愈。

本病多因素体不健，肝肾不足，精血亏虚，筋骨失于濡养，以致退变、增生，压迫于局部；亦可因喜怒忧思，气结生痰，凝结于上焦，致食管狭窄，饮或可下，食则碍入。本病近似中医学“噎膈”或“梅核气”，但此二症决非食管狭窄型颈椎病。食管狭窄型颈椎病的体征较明显，如颈僵、头胀、手麻；临床检查：椎间孔挤压试验、臂丛神经牵拉试验、头后伸旋转试验皆为阳性；X线摄片检查：颈椎生理曲度有改变，多数有椎体失稳，钩椎关节增生，颈椎（$C_{5\sim6}$居多）前方可见鸟嘴样骨赘形成。上述这些见证，“噎膈”和“梅核气”都不具备，故临证理当细辨。

四、清热利湿、疏风活络法治疗类风湿性关节炎

案　李某，男，23岁，农民。199×年6月4日初诊。

［主诉］两膝及两踝关节红肿灼痛1个月。

［病史］患者1个月前无明显诱因出现两膝及两踝关节红肿灼痛，该患近日两手亦肿痛，有时发热、口干、不思饮食，尿深黄，尿道灼热，大便秘结，曾经用过消炎药和治风湿药不见效。

［查体］体温37.5℃，脉搏96次/分，两下肢不能直立，步履艰难。双膝关节肿胀，踝部微红，扪之热，压痛明显。两手指间关节略呈梭形肿胀，握拳受限。舌质红、苔黄腻，脉象滑数。心肺未见明显异常。

X线片所见：左手指间关节变窄，且显梭形肿胀阴影（食、中、环指为著），骨质普遍疏松。血化验：白细胞11.8×10^9/L，中性0.69，血沉35mm/h，抗“O”600单位，类风湿因子试验（+）。

［临床诊断］类风湿性关节炎（湿热痹）。

［辨证］证属“热痹”范畴，且偏湿挟风。

［治法］清热利湿，疏风活络。

［处方］薏苡仁30g（包煎），苍术20g，土茯苓20g，秦艽15g，川牛膝15g，

忍冬藤25g，黄柏15g，豨莶草15g，泽泻15g，汉防己15g，泽兰15g，紫丹参15g，蚕沙15g，大黄15g（后下）。日1剂，嘱服1周。

二诊：6月11日。患者自述：两膝肿胀略消，疼痛略轻，两腿仍不能直立，走路困难，不思饮食。诊查：脉滑数，舌质红、苔薄黄稍腻。两手指间关节梭形肿胀仍然，但屈伸活动略进步。双膝关节肿胀渐消，不红，双踝关节仍肿胀不减，但已不红，灼热稍减。按症属瘀湿较深，故肿热难消，遂于前方加细生地、苦参、虎杖、麦芽，嘱服1周。

三诊：6月18日。四肢关节疼痛减轻，肿已渐消，可以扶拐行走，但支撑力差，食纳略增，小便已无灼热感，大便正常。诊查：脉象濡数，舌质微红薄黄苔。两手指间关节肿胀渐消，可以自动握拳但无力。两膝关节肿胀基本消退。而双踝仍轻度肿胀，皮温不高，不红，仍有轻压痛。按效不更方，遵前法前方嘱服10天再诊。

四诊：6月29日。左手已不痛，两腿可以直立，不扶拐可短距离行走。但全身无力，气短，有时心烦，口干而渴欲饮，食纳稍增进。诊查：体温36.6℃，脉搏78次/分，脉象虚弦，舌质淡红，薄黄苔已退，血象正常，两下肢行动已有支撑力。略显跛行，双膝肿消，惟右踝关节仍有轻度肿。治疗按风湿悉退，肿热渐消。恐久用渗利散风之剂而耗阴伤气。遂拟下方，以理将愈之疾，以示巩固。

［处方］黄芪25g，细生地20g，鸡血藤20g，怀山药20g，薏苡仁30g（包煎），白术20g，土茯苓20g，忍冬藤30g，骨碎补20g，五加皮20g，豨莶草15g，石斛15g，陈皮15g。日1剂，嘱服2周。

五诊：7月14日。患者自述：手已不痛，但觉发胀，晨起时较明显，膝关节仍有酸胀感，除右踝关节仍有轻度肿痛外，其他自觉症状均好转。诊查：四肢关节，除右手食、中指及右踝仍有微肿外，皆趋正常。遂嘱按前方继服2周，以巩固疗效。

［按语］类风湿性关节炎是一种慢性炎症，为胶原质综合征之一，与风湿热可能是同一病原的疾病。在国外女性患者比较多，在我国则并不尽然，不过临床上以青壮年为多见。

本病例系一湿热痹患者，其治以清热利湿为法，并遵喻嘉言、徐灵胎：甘寒亦可通经除痹，且甘寒犹未足适量，必加苦寒（《痹论》）。热痹疗法，则详于本经，本经有多条论及苦寒主开痹。应根据疾病的主要症结，以甘寒养血、润液撤热，佐以苦寒之品，不仅不为之伤，而遂收显效。可见师之法实在可贵耶！

治疗本病，自拟清热利湿法，用“清热疏风汤”。药以薏苡仁、苍术之益气健脾、除湿邪为主药。合土茯苓、汉防己、泽泻以助其淡渗化湿之力，配忍冬藤、黄柏以清热解毒消肿；豨莶草、晚蚕沙、秦艽以通络舒筋祛风，益以紫丹参、泽兰、川牛膝、川大黄之破瘀血、化凝滞、除湿热。诸药相伍于湿热痹证而奏良效。

本病系“风湿淫热流注经络所致”。然有偏热、偏湿、挟风的不同。故临床审因、辨证、治理应详，若其人发热不恶寒，汗出热不解，关节红肿热痛拒按，口干渴喜冷饮，舌苔黄糙，脉象弦数或滑数，乃热偏盛，治宜清热解毒为主，重用生石膏、金银花、连翘、知母、竹叶等；若发热微恶寒，关节肿痛，四肢沉重，胸闷纳呆，口不渴，或口干而不欲饮，脉弦滑或滑数，舌苔淡黄而腻，属湿偏盛，宜重用薏苡仁、苍术、土茯苓（或茯苓）、汉防已、黄柏等药；若关节疼痛、游走不定者，为挟风之证，治当以疏风通络，选用秦艽、豨莶草、海桐皮、威灵仙等药；若后期气阴亏损，全身乏力，关节变形，甚至僵硬不用，则不宜过用渗利、风燥之药，以防克伐之弊。

五、升清降浊、通络醒脑法治疗脑震荡后遗症

案　张某，男，43岁，工人。199×年1月12日初诊。

［主诉］头痛、眩晕，伴恶心，烦闷，睡眠不实，左眼视物模糊1个月余。

［病史］该患者缘于1个月前从高架上跌坠致头部伤损，当时头面部及左肩均有擦皮伤，局部少量渗血，昏迷不省人事，经某医院抢救复苏，擦伤创面已完全治愈。但留有上述症状，经多方治疗不效。遂来院经余诊治。

［查体］患者精神不振，言语合作，血压130/90mmHg，体重58kg，眼底检查未见出血，两侧瞳孔不等大，左眼对光反应迟钝，视物不清，头面部左侧有擦皮伤脱痂痕。四肢活动不受限，颈软、腹部无包块，肝脾未触及，未引出病理反射。舌质淡红、苔薄白，脉象浮滑。

［临床诊断］脑震荡后遗症。

［辨证］此系髓海震伤，瘀血阻滞经络，流行不畅，复感外邪潜踞于内，精明受扰，致脏腑之气血不得上注清窍，而现上述见症。

［治法］首当清解外邪，佐以升清降浊、逐瘀之法。

［处方］紫丹参20g，钩藤20g，天麻15g，川芎15g，谷精草15g，蔓荆子15g，菊花20g，白芷15g，防风10g，旋覆花15g（包煎），细辛3g，薄荷（包）10g（后煎）。日1剂，嘱服1周。

二诊：1月20日。头痛、眩晕均减轻，恶心少作，左眼视物仍不清，心烦失眠、多梦。

［处方］治遵前法，遂于前方减防风、细辛。加活血逐瘀之桃仁、红花，清肝明目之石决明。日1剂，嘱服1周。另用全蝎3g、朱砂1.5g、琥珀5g，共研细末，分3次，随汤药冲服。

三诊：1月27日。头微痛少作，已不眩晕。左眼视物好转，夜能入睡，梦少，近日脘闷，食少。诊查：脉见虚弦，舌质淡无苔。按病情趋于好转，2周来重用疏风之剂，恐阴液被耗，遂改育阴敛镇佐活络之法，以镇静安神、通络清脑为治。

［处方］生牡蛎30g，生龙骨25g，石决明25g，磁石20g，白芍20g，龟甲20g，旋覆花15g（包煎），明没药10g（炙），桃仁10g，红花10g，菊花20g，焦三仙各15g。日1剂，仍冲服前方散药1周。

四诊：2月3日。左眼近视较清楚，睡眠较好，梦少，近日头沉，但不晕，不痛，食纳略增，全身乏力。查：脉缓无力，症属邪祛正虚、清阳不宣。治当升补佐以养阴清脑为法。

［处方］黄芪25g，黄精20g，党参15g，白术15g，茯神15g，炒枣仁15g，石菖蒲15g，菊花20g，佛手15g，焦山栀15g，天麻15g，柴胡10g，升麻7.5g。日1剂，仍冲服前方散药。

经服本方3周，诸症悉退。

［按语］脑的生理及其作用，中医学早有认识，《素问·脉要精微论》："头者精明之府"、《灵兰秘典》："心者君主之官，神明出焉。"张隐庵注云："诸阳之神气会于头，诸髓之精气聚于脑，故头为精明神明之府……"，所谓"精明""神明"是一言其体、一言其用，脑是认识世界和思维的物质基础，

而脑之所以能够发挥这种作用，必靠心主及其他脏腑的精气奉养才能形成，同时由于心脑的密切联系，对各脏腑的协调起主导作用。因此，头部外伤，或其脏腑经络受到六淫七情的伤害，发生太过不及等失调时，就可以直接影响其“精明”作用，而出现一系列紊乱症状。如头痛、眩晕、失眠等等。该病的眩晕是由外伤所致，因其既往无病，故此种晕痛由外伤而来是可以理解的。外伤眩晕不仅脑本身受伤，且能影响心脑的正常联系，并对其他脏腑亦可波及而出现一系列失调现象。神不守舍的惊悸失眠，肝不藏魂的夜梦纷纭，脾胃失和而出现消化不良等症。同时可以因瘀血阻络致发剧烈头痛，目视不清。亦可因伤后外邪乘隙而入，客于躯体，致头痛眩晕难以恢复。日本人丹波元坚谓：“此非邪凑则虚之谓，言气所虚之处，邪必凑之。”另一方面，既无外邪壅滞，外伤后，脑既要维持其生理功能又要修复和调节创伤，因之亦给身体在供给上提出较高的要求，必须补助元气，疏通经络，才能解决其脑的病变，否则眩晕、头痛等症状缠绵不已，久不能愈，给患者在精神上造成很大负担。

临床所见，本病的病情是比较复杂的，笔者几十年来治疗脑震荡后遗症达数百例之多，完全本着“辨证施治”的原则，凡外伤挟有外邪的即先祛其外邪，有瘀滞的即行宣通经络，无其他外邪见症的，即施升补兼佐通络，这样既照顾了整体，又顾及到局部，而收到较满意的效果。

六、清上瘀血、理气化痰法治疗肋骨骨折合并血气胸

案 李某，男，52岁，农民。196×年10月11日上午6时入院，住院号0720。

［主诉］胸胁痛1天多。

［病史］患者于同年10月10日下午3时许，在秋收劳动中，不慎从车上坠落地面，被载重胶轮车从左肩及胁部擦压过去，当时患者痛苦难忍，时而神昏气促，伤势非常严重、危急，即至当地医院诊察抢救，注射镇痛剂后，建议转上级医院施行手术抢救。因患者本人及其家属不同意手术治疗，遂于晨来我院就医。

入院查体：患者发育正常，营养中等，面黄无华色，两目无神，嗜睡、呼吸不畅，气促烦闷，时以右手抚摸左上胸，语声低微，懒言，表情痛苦，

常有小声呻吟，口唇干裂，色淡，舌质红、苔黄而糙。脉弦细而数，呼吸28次/分，血压110/80mmHg，血红蛋白75g/L，红细胞2.75×10^{12}/L、白细胞7.5×10^{9}/L。头颈部无伤，两上肢肤色苍黄、左侧皮温稍高，右侧正常，右臂活动自如，左臂因伤痛不敢抬举，两下肢活动正常，脊柱无损伤，少腹部稍膨隆、拒按。自述：小便困难，大便未解；口苦不欲饮食，咳嗽，咳时引伤处作痛，胸闷气短，心烦不适；左胁肋及背部均胀痛。检查：损伤部渗血，压痛面积较广泛，左胸第2~5肋骨折端有明显凸起畸形，且有明显骨擦音，6~11肋压痛明显，但无畸形，按之有骨擦感，左上胸部血肿，并有捻发音。

X线摄片显示：①左侧肩胛骨粉碎骨折；②左侧1~11肋骨完全骨折；③左侧血胸；④左侧胸壁软组织内积气。

［临床诊断］同X线摄片所见。

［辨证治疗］本病系一严重的肩背胸胁部创伤，肩胛骨粉碎，11条肋骨完全骨折合并血气胸。遵古法“瘀在上部者，当清上瘀血”之意，以防败血蕴肺、凌心，而致危笃难医。宜清上瘀血、理气化痰为治。

［处方］当归尾25g，全瓜蒌20g，白茯苓20g，广陈皮20g，五灵脂15g，生蒲黄15g，刘寄奴15g，赤芍药15g，牡丹皮15g，北柴胡15g，苦黄芩15g，南红花15g，光桃仁15g，细生地15g，甘草梢5g。另：血竭3g、三七5g共研细粉分2次冲服。水煎300ml，分2次早晚温服。

二诊：10月12日。患者自述：患处疼痛减轻，咳嗽、胸闷气短仍然，睡眠不实、多梦，少腹膨胀稍减，小便时阴茎作痛，排尿不畅，尿色黄赤量少，大便未解，食纳不香，口渴不喜饮。检查：神志清醒，语言合作，表情苦闷，时出小声呻吟，面色仍萎黄、无华色，口唇干裂，舌质红、苔黄仍糙。脉象弦细而数，呼吸24次/分。局部所见：骨折处无不良变化，擦伤部无感染现象，左胸及腋下肿胀仍然，捻发音（+），触按少腹部疼痛稍减。

［处方］当归尾25g，全瓜蒌25g，牡丹皮15g，京赤芍15g，川厚朴15g，川贝母15g，广陈皮15g，五灵脂15g，生蒲黄15g，赤苏木15g，明没药10g，北柴胡10g，锦纹军15g（后下），车前子15g（包），淡竹叶10g，甘草梢7.5g。另：血竭3g、三七5g共研分2次冲服。水煎300ml，分2次早晚

温服。

三诊：10月13日。患者自述伤处已不痛，咳嗽、胸闷稍减，气短仍然，睡眠不实。少腹胀满大减，小便时阴茎已不痛，尿仍赤、量略增，大便未解，饮食稍增，口干不喜饮。检查：神清语明，表情仍苦闷，面色萎黄，口唇干裂色淡，舌质淡红、苔黄腻，脉仍弦细而数，呼吸21次/分。外伤情况良好，骨折处无不良变化，擦伤皮肤良好，左胸及腋下肿胀渐消，捻发音（+）。

按本病虽然渐趋好转，无恶化现象，但血气胸症状仍未完全消退，并数日大便未解，溲赤而涩，亦非佳兆。故其治仍应继用活血化瘀、理气化痰、疏通腑气为宜，遂于前方加火麻仁20g、麦门冬15g再进1剂。

四诊：10月14日。患者于昨天下午解大便1次，色黑而硬，小溲仍赤，量已增多，少腹略感轻松，胸闷气短减轻，咳嗽大减。睡眠仍不实，饮食增加，口干微渴，有时全身不适、发热，呈轰热状。夜眠盗汗，头晕、耳鸣，伤处已不痛。检查：患者精神稍振，表情略显笑容，面黄稍透红润，唇干色淡，舌质淡红、苔薄而黄，脉细数无力，呼吸20次/分，血红蛋白80g/L，红细胞 3.74×10^{12}/L、白细胞 8.4×10^{9}/L。局部所见良好，左胸及腋下肿胀已消大半，捻发音（+）。

本病经3天治疗，基本有所好转，病情基本稳定。虽患者素体较壮，但因伤势过重，气血津精损耗较大。故后步治疗理应补而行之，不致攻邪伤正，或补正而留邪。

［处方］人参15g，黄芪25g，当归30g，川芎15g，赤白芍各15g，生地15g，丹皮15g，石菖蒲15g，远志15g，茯神15g，赤木15g，枳壳15g，瓜蒌20g，桃仁15g，竹叶15g，大黄15g（后下）。接骨丹10g分2次冲服，水煎300ml分2次早晚服之。该方服至11月5日（在此间略有加减）。

五诊：11月6日。经过3周多的治疗调养，精神状态良好，食欲增加，二便调和，呼吸均匀，睡眠安适，全身无不适感。检查：局部大面积擦伤已痊愈，骨折处无压痛和骨擦感，左胸及腋下肿胀消失，捻发音（–）。左上肢已能抬举和外展，自动或被动活动无疼痛和障碍。化验：血红蛋白115g/L、红细胞 4.1×10^{12}/L、白细胞 8.4×10^{9}/L（11月2日检验）。经过细致检查，认为患者病情恢复良好，本着“动静结合”的治疗原则，协助患者于本日开始坐起练功活动及深呼吸（约15~30分钟），每日有规律地进行2次。患者除稍感气短外，无其他不良反应。

继续按上方治疗（略事加减），至11月11日离床活动。除稍感心跳、气短和胁部板硬不适外，余无不良反应。11月23日经X线摄片检查：骨折愈合良好，血气胸现象已消失。此后仍遵前法调治，于12月1日始，患者主动做些轻微劳动，如打水、擦地板等，亦无不适感觉。于12月8日（共住院治疗57天）痊愈出院。

［按语］11条肋骨完全骨折，同时发生肩胛骨粉碎骨折合并严重血气胸的危重患者，我们过去不仅没有治过，而且在文献上也很少发现此类报道。为了救死扶伤，积极抢救这位扛过20多年农活的农民老大爷，遵照中医学："瘀在上部者，当清上瘀血"之意，以防败血蕴肺、凌心，而危笃难医。遂立"清上瘀血、理气化痰法"拟以当归之补血、活血、和血、养血，血分之要药为君；辅以瓜蒌、茯苓、陈皮之宽胸利膈、理气化痰。五灵脂、生蒲黄（失笑散）善活血行瘀，除瘀血内阻、散结止痛为臣药；配桃仁、红花、赤芍、牡丹皮、刘寄奴等寓于活血化瘀药中之力益著，尤以刘寄奴善解胸腹胀闷、破血逐瘀，柴、芩、生地、血竭、三七之凉血止血，且理胸胁之郁滞不舒，为佐使药。于此，诸药相伍则清上瘀血、理气化痰、和血止血之功收矣。在治疗过程中，二便不通、腑气郁滞、腋下瘀肿难消、捻发音明显存在、少腹拒按，故而加重理气化痰、疏通腑气，遂投厚朴、贝母、车前子、锦纹大黄等药而取效。历3日后，诸症渐趋好转，继治当补而行之，壮气血、益津精，在缓补的前提下，不致补而留邪，攻而伤正之虞。故以参、芪为君药，归、芎、芍、地为臣药。益以茯神、远志、菖蒲之安心神、开心窍、醒脑镇静；配瓜蒌、枳壳以宽胸利膈，苏木、桃仁活血化瘀，竹叶淡渗利尿，锦纹大黄通腑利便，均为佐使药。同时给接骨丹以利断骨之愈合。如此，药证相合，共奏机体从速恢复之能也。

七、清热利湿、通络止痛法治疗痛风性关节炎

案 张某，男，42岁，干部。200×年5月10日初诊。

［主诉］左足肿痛7天。

［病史］7天前吃过海鲜，喝大量啤酒后，即觉左足疼痛，未曾治疗，昨晚左足剧烈疼痛而惊醒，稍活动或轻触患处，即疼痛难忍，今日清晨疼痛稍有缓

解，遂来本院治疗。

［查体］一般情况尚可，体温正常。左足第一跖趾关节周围红肿，肤温较高，压痛明显，行走不便。舌红、苔黄腻，脉滑数。实验室检查：血尿酸593mmol/L，血沉40mm/h，白细胞计数正常。X线片示：左足正斜位片未见明显异常。

［诊断］急性痛风性关节炎（湿热痹阻）。

［辨证］因平素过食膏粱厚味，以致湿热内蕴，侵袭经络，邪郁化热而致肿痛，湿热凝炼成痰，流窜肢节为患。

［治法］清热利湿，通络消肿止痛。

［处方］忍冬藤50g，薏苡仁30g，土茯苓30g，败酱草30g，车前子30g（包煎），蚕沙15g，虎杖15g，延胡索15g，刘寄奴15g，苍术15g，赤芍15g，黄柏15g，玄参15g。日1剂，水煎服，嘱服1周。

嘱患者在生活上应避免劳累，戒酒，忌食海鲜及动物内脏、黄豆及其制品，有助于本病的治疗和防止复发。

二诊：左足肿痛基本消失，复查血尿酸、血沉、血项恢复到正常范围。嘱按前方继续服药10剂，以巩固疗效。10天后复查，症状完全消失而愈，嘱其避风寒及注意饮食，防止再次复发。

［按语］痛风性关节炎是较常见且易误诊的一种嘌呤代谢紊乱性疾病，属我国中医学“痹证”范畴。痛风，又称历节风，白虎历节，因多发于关节，故称痛风性关节炎，且历代医家有所论述。《时方妙用》云：痛风“肢节肿痛，《内经》谓之贼风，后人谓之痛风……痛风脉浮紧，头痛恶寒发热，为新受之邪……痛风久不愈，以痛久必入络也”。近代顾伯华《中医外科手册》指出：“痛风为平素过食膏粱厚味，以致湿热内蕴，兼因外感风邪，侵袭经络，气血不能通畅而成，反复发作，遂成瘀血凝滞，经络阻塞，关节畸形。”

近年来，由于经济的发展、饮食结构的改变以及人类寿命的延长，痛风的发病率逐年上升，已成为中老年男性的常见病。目前西医学对该病尚无根治方法，仅以秋水仙碱、非甾体类消炎药止痛，别嘌呤醇、痛风利仙等降低血尿酸治疗，大多缺乏病因治疗，同时这些药都具有明显的毒副作用，如胃肠道不适、皮疹、影响肝肾功能及造血系统等等，因此，探讨运用中医药治疗痛风已成为当今一个重要的研究课题。

本病例属湿热痹阻型，方中以土茯苓、车前子、汉防己利湿解毒消肿；薏苡仁、苍术、败酱草、忍冬藤清热解毒；黄柏清下焦湿热，能增强肾血流量而促进血尿酸排泄；苍术健脾除湿，可消除局部炎症反应，缓解关节肿痛；蚕沙祛风和中化湿。刘寄奴、赤芍、玄参、虎杖清热凉血化瘀；延胡索活血止痛。诸药合用，共奏湿除热解、利关节而肿消痛除，使痹阻瘀滞通达，则病瘀而解除。

本病与饮酒、厚味、潮湿、受凉有关，或因过食厚味则多湿多痰，加之饮酒（尤其啤酒）则易使水湿浊痰停留，脾胃运化失职，代谢瘀积凝滞沉积而成。因此嘱患者忌烟、酒和肥肉等很重要。要多喝白开水、避风寒，保持小便通畅，才能更好地防止疾病的发生与发展。

第四节　折骨伤筋病，手法先行

一、自制蛙式固定器治疗先天性髋关节脱位

案　陈某，男，16个月。197×年3月18日初诊。

代诉：小儿行走不稳，两下肢不等长，发现3个月。

［病史］3个月前发现小儿走路不稳，有时跌跤，无外伤史。

［查体］患儿营养中等，活泼，行走不稳，两下肢不等长，艾利斯（Allis）征（+），蛙式试验（+）。

X线摄片显示：左髋臼发育不良，髋臼指数：左40°、右22°。①Shenton线不连续。②Si-mon 线弧形改变。③髋关节侧位：股骨颈前倾角增大。股骨头向上移位。

［临床诊断］先天性左髋关节脱位。

［治法］在全麻下手法复位、蛙式固定器固定治疗。

手法：患儿取仰卧位，将髋关节屈曲至90°，再由一助手把持骨盆，使之固定。术者左手握持小腿上部，并向前拔伸，右手拇指顶住股骨大粗隆，当左手将患肢继续向前拔伸时，右手拇指将大粗隆向前向下推挤，左手趁势将患肢缓缓外旋、外展，使股骨头滑入髋臼，“咯噔”的滑入声，即复位。

固定：复位后用蛙式固定器固定在两大腿外展到90°位置。摄X线片检查：认为复位良好。

二诊：4月20日。复位固定已1个月，情况良好，解开外固定，检查局部并施行轻度按摩手法，再固定。摄X线片显示：脱位之股骨头已正确地纳入髋臼内。

三诊：6月20日。固定后3个月，摄X线片显示：脱位之股骨头复位良好。

四诊：12月20日。经治疗9个月，X线片显示：左髋臼上缘明显骨质增生，股骨头（骨垢核）发育良好。髋臼指数：左19°、右19°。解除固定器具，嘱逐步做功能练习。经1年后随访，患儿已完全恢复正常功能。

［按语］先天性髋关节脱位，是一种较常见的先天性下肢关节畸形，其发病率约占我国新生儿的千分之一，但与国外一般报道千分之四为低。

本病的真正原因，目前尚不甚完全明了，一般认为髋臼发育不良，臼窝变浅，特别是髋臼上缘发育不全，以致股骨头不能很稳定地容纳在髋臼内，是本病最基本的病变因素。若能早期发现，及时合理地进行治疗，可以获得理想的解剖学复位，否则任其发展，不仅畸形严重，而且会影响劳动能力。

近年来笔者对本病采取手法复位，用自己设计制作的蛙式固定器，治疗先天性髋关节脱位，它代替了多年来沿用的笨重石膏固定，不仅经济简便，而且取得了较满意的效果。

本案共观察治疗患儿36例，一般在1~3周岁之间。女性27例，占75%，男性9例，占25%，女性与男性的比例为3∶1，女性多于男性的3倍，较国外一般报道的6∶1为低。

先天性髋关节脱位的治疗方法，认识颇不一致，过去我们对5周岁左右的患儿采用皮肤牵引、手法复位，并且用蛙式或贝式石膏固定，从临床的实践中观察到，超过3周岁的患儿经上述治疗，失败者不为鲜见，不是复位欠佳，就是股骨头缺血性坏死。所以近年来，笔者对3周岁以上的患儿，一般不作手法复位和石膏固定，而3周岁以下的患儿，经手法复位和蛙式固定器治疗，效果均获100%的满意。

牵引、手法复位和妥善的固定，是目前治疗本病（指3周岁以下的）较理想的方法。但在治疗过程中，有几个问题值得注意：①要认真选择病例，尤其在年龄的界限上要严格一些，而对超过3周岁者，则不宜勉强用手法复位，因为患儿年龄越大，复位越困难，即或经过一段时间的牵引，终因肌肉过于紧张，往往因股骨头受压，而致缺血坏死。②牵引的方法亦很重要，因为凡是需要牵引的患儿，年龄都较大，或移位较大，所以一开始则应沿身体长轴牵，而不是外展位牵（1周后可逐渐外展牵），否则不仅不能牵伸髋关节屈肌，反而可使骨头紧压髂骨或关节盂唇，则预后不良。③实施手法复位时，必须在全麻下进行，使肌肉放松。手法要温和、轻巧，做到“即知其病情，复善用夫手法”，且忌使用暴力，否则会造成骨折或股骨头缺血性坏死。④固定要准确，固定后要详细检查是否吻合肢体和固定位置是否合乎要求。⑤及时摄X线片检查，甚为重要。

用自制的蛙式固定器治疗先天性髋关节脱位之所以获得成功，而有良效，在于它固定确实、可靠，其优点较多：本器具容易制作，经济、简单、使用方便、质轻，代替了笨重的石膏，不仅减轻了患儿机体负担，而且也减轻了患儿家长的经济负担。更由于其固定方法灵活，术者可以随时矫正复位中的不足，在固定期间，患儿还可以洗澡更衣，在每次更换固定器具时，术者便于在患儿髋部进行按摩，以促进血液循环，促进髋关节的发育及髋臼窝的形成。

用蛙式固定器治疗的病例，虽然不算多，但可以确认本法比用石膏固定优越很多，并且造价低、方便、适用、效果好，认为有推广应用的价值，以便在不断地使用中，总结经验，加以改进，进一步提高疗效。

二、垫枕复位练功法治疗胸腰椎压缩骨折

案1 郑某，男，46岁，工人。196×年8月27日入院，住院号2186号。

［主诉］腰痛1小时许。

［病史］患者于8月27日上午在劳动工地高架上坠落地面，致腰痛不敢活动。当日住院。

入院查体：该患胸腰段触痛明显，但无神经损伤症状。舌苔薄白根腻，脉弦滑。

X线摄片显示：腰1、2脊椎屈曲型压缩骨折，椎体压缩Ⅱ度无附件骨折。患者精神状态良好，面色略显苍白。唇干。血压：120/80mmHg。二便未解，

少腹略膨隆，无包块。

［诊断］腰1、2脊椎屈曲型压缩骨折（椎体压缩Ⅱ度）。

［辨证］患者素体健壮，偶遇意外伤，精神状态尚好，但仍显痛苦病容。脉弦滑为伤后剧痛，血实气壅象。

［治疗］活血化瘀，疏通脏腑，理气祛痛。

［处方］复元活血汤加减。

当归尾20g，川芎15g，丹参15g，赤芍15g，杜仲20g，桃仁15g，北柴胡15g，红花15g，山甲珠15g，厚朴15g，陈皮15g，车前子20g（包），大黄15g（后下）。水煎300ml，分2次，早晚温服。

8月28日上午患者解大便1次，头硬色黑，小溲深黄。腰痛减轻，小腹部膨隆亦减。饮食正常。治按前方大黄减5g，煎300ml，早晚服之。

即日于伤椎后凸处垫一薄枕促其缓慢复位，第3日开始腰背肌功能锻炼。继服前药，第5日于前方中减去大黄，加郁李仁15g、神曲15g以保持润肠通便，疏通腑气，理脾和胃，固护中州，促进机体恢复。于是日始，每次冲服接骨丹5g，增强接骨续筋之力。第10天摄X线片复查椎体已基本复位。嘱加强功能锻炼，继服接骨丹，每次5g，每日3次。住院56天痊愈出院。1968年12月20日来院复查，脊椎无后凸畸形，活动自如，无腰背痛，已恢复正常工作。

案2　孙某，男，32岁，农民。196×年10月21日，住院号2218号。

治疗过程：10月21日因车祸致胸12腰1脊椎压缩骨折，右关节突关节脱位，左第3、4肋腋前线处骨折，受伤当日住院。入院检查截瘫指数4级（运动1，括约肌1，感觉2）。入院当天投复元活血汤（加减）以活血化瘀，理气止痛。第2天于胸腰椎高凸处垫枕，并嘱练功活动。肋骨骨折1期处理。由于患者能配合治疗，刻苦练功。14天摄X线片检查，关节突关节复位，椎体膨胀复位达90%，停复元活血汤，投补阳还五汤加味，冲服接骨丹，截瘫平面第30天基本消失。住院60天基本治愈出院。1969年4月20日复查，患者感觉运动恢复，大小便能自控，生活完全能自理。

［按语］垫枕复位练功法治疗脊椎压缩骨折，是根据我国中医学“脊柱屈曲型压缩骨折过伸复位法”亦即危亦林（1341年）在《世医得效方》中首次记载的脊椎骨折的复位法：“背脊骨折法：凡脊骨不可用手整顿，须用软绳从脚

吊起，坠下身，其骨自归窠，未直则未归窠，须要坠下，待其骨直归窠。”然后用“大桑皮、松树皮”做夹板固定，危氏还强调“莫令屈，药治之”，是世界医学史上的最早创举。后世明清时代不仅沿用，更有发展，《医宗金鉴》对腰椎骨折脱位提出“但宜仰睡，不可俯卧或侧眠，腰下以枕垫之勿令左右移动”。实践证明“垫枕复位法”是完全可靠、适应证广的一种首选疗法。对稳定型与不稳定型胸腰段骨折以及合并附件骨折包括合并椎板骨折者，均可应用。例如使用本法治疗的第2个病例所阐述，孙某，胸12、腰1压缩骨折，右关节突关节脱位，肋骨骨折合并不全截瘫，应用垫枕复位练功法，疗效满意。我国中西医结合骨伤科专家尚天裕应用本法治疗大量胸腰段压缩骨折及其合并症，取得了成功经验，对后学启发很大；同时近人董福慧、宵冠军、高瑞亭、顾云伍等专家均作了实验性研究，对垫枕的高度及练功要求和作用，都作了有力的阐明。

垫枕练功复位法，是以伤椎后凸处为中心，背部垫一薄枕逐日增高，一般在开始时垫高约5~8cm，适应2日左右即可逐渐增高，在1周内达到15~20cm为宜。为使垫枕准确针对后凸畸形处，以制成塔状枕为佳。所谓塔状枕，即在普通枕头的1/3处再缝一道横线，侧放床上时，即成底大上小的塔状枕。其使用方便，垫高部位较准确稳定。

对合并颅脑损伤，胸腹部严重损伤或休克者，应先积极抢救并发症，而对并发症其他部位骨折可同时处理。

只要全身症状允许，伤后第2天即可开始腰背肌功能锻炼。在对刘老用垫枕复位练功法所治的34例胸腰椎压缩骨折病例统计中，椎体压缩率为20%~25%的12例患者，从X线摄片观察，椎体平均复位时间为18天；而压缩率在25%以上的22例患者，椎体平均复位时间为12天左右，说明压缩率越小，椎体内能量储存越大。同时也发现，通过垫枕练功，在3周内椎体已基本复位，第6周压缩椎体的骨折已难分辨，骨性骨痂已基本形成。因此，要求患者在3周内达到一定的背伸练功姿势，在6周内达到最大背伸肌力，6周以后的练功要求主要是维持一定的背伸肌力（如俯卧飞燕式）。

该组34例脊椎胸腰段压缩骨折及其合并症，以气血脏腑、经络学说为指导，采取筋骨并重、内外兼顾和“动静结合”的原则，运用中药、手法以及器械等辨证施治，对瘀血的消散，脊髓肿胀的消退，神经功能的恢复，预防并发症和促进骨折愈合，防止后遗症，比之单纯垫枕练功有明显疗效，缩短了疗程，促进了患者的早日康复。

三、手法复位与牵引复位相结合治疗股骨上1/3骨折

案1　包某，男，18岁，学生。197×年4月17日初诊。住院号8068。

［主诉］左大腿肿痛，不敢活动近3个小时。

［病史］3小时前左大腿被汽车撞伤，急诊入院。

［查体］患者痛苦病容，面色苍白，时发小声呻吟，懒言；营养中等，身体较强壮。左大腿肿胀，上1/3异常活动，骨擦音（+）。舌苔薄白根腻，脉象沉弦。摄X线片显示：左股骨上1/3斜形骨折重迭移位。

［诊断］左股骨上1/3骨折。

［治法］对患者左大腿行股骨髁上骨牵引，重量为10kg，24小时后，经X线透视下见骨折重迭移位已牵出，仅有侧方移位。遂即采用端、提、挤、按手法整复，X线透视下见复位满意，并于骨折近断端之前、外侧各置一棉纱平垫，远段断端后、内侧亦置一棉纱平垫，以股骨干夹板固定，于夹板外面近段断端的前、外方放一小型沙袋，左下肢置于托马氏架上，外展约30°，屈髋角度约60°，牵引重量用4kg维持。术后嘱其进行股四头肌收缩及踝关节背伸跖屈活动。口服散瘀活血汤，每日3次，1周后改服接骨丹，每日3次。

二诊：4月30日。经2周治疗，左大腿肿胀基本消退，X线透视下见骨折对位对线良好，牵引重量改为3kg维持。嘱其除继续加强骨四头肌收缩锻炼外，可端坐床上，用健足蹬床，双手撑床练习抬臀，使身体离开床面，头向后仰，胸、腹、患肢成一水平线，每日操练不少于3次。继续口服接骨丹，每日3次。

三诊：5月7日。3周检查：伤肢无肿，无按痛。X线拍片显示：骨折部已有大量骨痂形成。治疗24日去掉牵引，嘱床上进行功能锻炼。嘱服壮筋续骨丹，每日3次。

四诊：5月15日。4周临床检查：骨折局部无压痛、无纵向叩击痛和异常活动，肢体无短缩、无成角，髋、膝关节可屈曲90°，于是，让患者离床扶拐行走，加强功能练习。共治疗32天骨折临床愈合出院。嘱继服壮筋续骨丹1个

月，以巩固疗效。

案2 曹某，男，13岁，学生。197×年12月5日入院，住院号：20748。

患者因右大腿被汽车压伤2天，而住院治疗。入院后诊断为“右股骨上1/3梯形骨折”。入院当天行右股骨髁上牵引，重量为7kg。24小时后X线透视下见骨折断端已牵开，当即采用提、按手法整骨复位，小夹板、棉纱垫外固定，伤肢置于托马氏架上，屈髋50°，外展25°，并于其近段断端前、外侧置一小型沙袋，经床头摄X线片显示骨折对位对线良好，牵引重量改为3kg维持，嘱服活血丸，每日3次，1周后改服接骨丹，每日3次。2周后服壮筋续骨丹，每日3次。治疗4周，摄X线片显示：骨折处已形成大量骨痂；检查骨折部无压痛、无纵向叩击痛、无异常活动。遂去掉牵引，让患者离床扶拐行走。共治疗31天，骨折临床愈合出院。于197×年2月6日来院复查，摄X线片显示：骨折部已骨性愈合。检查患者双下肢等长，行走自如，髋、膝关节活动功能正常。

[按语] 股骨上1/3骨折，临床上较常见，由于其损伤机制和骨折部肌肉的牵拉而造成典型移位，给手法复位和固定带来一定困难。笔者近年来运用手法复位与牵引复位相结合、小夹板及棉纱垫等局部外固定，治疗本病收到良好的效果，现就观察治疗的100例患者进行如下分析。

100例患者，其中男性86例，女性14例，年龄最小2岁，最大74岁；以7~14岁儿童为多，占51%，18~40岁青壮年次之，占27%。100个病例中，闭合性骨折94例、开放性骨折6例、横断骨折42例、斜形和螺旋形骨折34例、粉碎形骨折24例。住院时间最长124天，最短17天，平均住院时间46. 6天。

治疗效果：优者81例（占81%）、良者13例（占13%）、差者6例（占6%）。

疗效判定标准，以患者住院期间病情变化为观察指标，分优、良、差三级作为疗效判定标准。

（1）优：骨折局部无压痛、无纵向叩击痛、无异常活动。经X线摄片显示：骨折解剖复位或接近解剖复位，骨折无成角及旋转畸形，有连续性骨痂通过骨折线，骨折线模糊，髋、膝关节活动达90°以上者。

（2）良：骨折局部无压痛、无纵向叩击痛、无异常活动。X线摄片显示：骨折对位对线良好，成角不超过10°，肢体短缩不超过1. 5cm，骨折端有较多的骨痂形成，髋、膝关节屈伸活动达60°以上者。

（3）差：肢体短缩在2cm左右，成角在15°左右，关节活动不足45°者。

笔者体会，过去我们单纯采用手法复位给患者带来一定痛苦，软组织损伤面大，骨折端出血多，均不利于骨折的愈合。自从采用了早期大重量快速牵引复位和手法复位相结合的方法，从而纠正了单纯手法复位的不足。除5周岁以内患儿用手法复位、夹板固定配合皮牵引外，对于6岁以上的患儿及成年人均采用骨牵引。牵引重量，根据患者的年龄、体质、肌力情况和骨折重迭移位程度而定。一般成人为10~15kg，儿童4~8kg。牵引后，在12~48小时内X线透视或摄片复查，若重迭已牵出而仅有侧移畸形者，及时用端、提、挤、按手法；如旋转或背向移位者，则用回旋手法使之矫正。复位后仍有轻度侧方移位或成角者，于外面加用棉纱垫二点或三点加压，再以小夹板做局部外固定；若固定力弱，近段断端复位不够满意时，可于骨折近段断端前、外方加沙袋迫其持续复位，待各方移位均获得矫正后，牵引重量可逐渐减轻，一般用维持量3~5kg即可。

患者体位与牵引方向很重要，为缓解髂腰肌、臀肌等对近段断端的牵拉，患者最好采用半卧位，屈髋50°~70°，外展30°，这样的体位易于矫正近段断端之向前、向外移位。在治疗过程中除髋关节高度屈曲、外展外，牵引方向要始终保持与肢体屈曲角度一致，即牵引绳角度要高，则有利于骨折远段断端去对合骨折近段断端，即所谓“子骨找母骨也”。再根据X线摄片所见，若骨折仍有移位或成角者，则应随时调正牵引方向及着力点，直至取得正确的复位。

小夹板、固定垫及沙袋的应用，要根据骨折移位的情况，我们采用了形状不同的棉纱固定垫固定。若骨折近段断端向前向外移位，远段断端向内后移位，即将棉纱垫放置在近段断端的前、外侧，远段断端之后、内侧，然后捆好股骨干四块小夹板，做不超关节的外固定。再于夹板外面即骨折近段断端之前、外侧放一小沙袋（沙袋分大、小2种，大者长20cm，宽10cm，重约1000g，小者长15cm，宽7.5cm，重约500g），对于矫正骨折近段断端向前、向外成角有较好的效果。而且棉纱垫柔软、吸潮，较纸压垫优越，可避免压迫性溃疡的发生。为保持其固定后的位置，再于伤肢外侧加一30°外展板，以加强外固定作用，并有利于骨折的愈合。

准确无损伤地复位和合理地外固定为骨折愈合创造了有利条件。但骨折能否迅速愈合，关键在于功能锻炼，只有及时合理地进行功能锻炼，才能增强骨代谢，提高组织修复能力，促进骨折的迅速愈合和功能恢复。因此，在骨折复位固定后，即应早期积极进行合理的功能锻炼。牵引后就开始做股四头肌收缩及踝关节背伸跖屈活动，第2周即应端坐床上用健足蹬床，并用双手撑床练习抬臀，使身体离开床面，头向后仰，胸、腹、患肢成一水平线，反复进行锻炼，直至去掉牵引。

骨折在治疗期间，内服中药，对纠正因损伤而引起的脏腑、经络、气血功能失调，促进骨折的愈合有良好作用。骨折局部出血形成血肿（瘀血），是损伤后的必然症状，但如果血肿过大（瘀血过多）则会阻碍全身气血的运行而影响骨折愈合。所以，根据中医学“血不活则瘀不去，瘀不去则新不生，新不生则骨不能续”和“瘀去、新生、骨合”的原理，在治疗过程中始终贯彻活血化瘀的治疗原则。早期以散瘀活血汤（当归尾、骨碎补、土鳖虫、赤芍药、红花、桃仁、泽兰、薏苡仁、苏赤木、川牛膝、炙乳香、炙没药、广陈皮，水煎服）或活血丸（独创制剂）内服，肿胀渐消（骨折中期）可服接骨丹（独创制剂），待骨痂形成或形成缓慢则服壮筋续骨丹独创制剂等固本培元、补益肝肾的药物。

四、手法复位与夹板外固定治疗桡骨远端伸直型骨折

案 冯某，女，62岁，退休工人。200×年9月2日初诊。

［主诉］右腕部疼痛1小时。

［病史］1小时前因不慎摔倒，右腕着地，即出现右腕部疼痛、肿胀，不敢活动，遂来本院门诊就医。患者否认高血压、心脏病等病史。

［查体］患者痛苦病容，时发小声呻吟，懒言；营养中等，身体较强壮。右腕部肿胀，活动受限，有明显的异常活动，周围压痛，骨擦音（+）。舌苔薄白，脉象弦紧。

摄X线片显示：桡骨远端距关节面3.5㎝左右处，可见一横断骨折线，远折段向背侧及桡侧成角移位，心电图正常。

［临床诊断］桡骨远端伸直型骨折。

［辨证］本病由间接暴力所造成，骨折后断端移位明显，软组织挫伤。骨折移位的方向，除受外力和肢体重力的影响外，主要是受肌肉牵拉所致。

［治法］手法复位，小夹板外固定治疗。采用拔、伸、挤、按、折顶、牵

抖手法使之复位，同时使腕掌屈、尺偏，以纠正移位。先在骨折远端背侧分别放一平垫，然后放上夹板，夹板上端达前臂中、上1/3，桡、背侧夹板下端超过腕关节，限制手腕的桡偏和背伸活动，绑扎三条布带，最后将前臂悬挂胸前，保持固定2周后复查。口服散瘀活血汤，每日3次，1周后改服接骨丹，每日3次。

二诊：9月16日。右腕部肿胀基本消退，X线透视下见骨折对位对线良好，维持夹板固定。嘱加强患肢功能锻炼。继续口服接骨丹，每日3次。2周后复查。

三诊：9月30日。右腕部肿胀消退，无明显压痛，X线摄片显示：骨折对位对线良好，已有骨痂形成，骨折临床愈合。又2周，除去夹板，戴护腕，继续加强腕部功能锻炼。3个月后嘱其可完全进行腕关节功能活动。

［按语］桡骨远端伸直型骨折，又称克雷氏骨折，临床上较常见，桡骨远端骨质疏松膨大，由松质骨构成，与桡骨干密质骨交界处为重力上弱点，故易造成骨折。笔者近年来运用手法复位与小夹板局部外固定，治疗本病收到良好效果。《普济方·折伤门》首先记载了伸直型桡骨下端骨折移位特点，采用超腕关节夹板固定。《伤科汇纂》把桡骨下端骨折分为向背侧移位和向掌侧移位两种类型，即伸直型和屈曲型，并采用合理的整复和固定。目前国内外学者一致公认闭合手法整复为最佳治疗，采用手法整复、小夹板固定、合理的功能锻炼、必要的用药，可取得显著疗效。

本病往往涉及腕关节的损伤，临床上常因骨折端的短缩、下尺桡关节脱位而造成腕关节疼痛，创伤性关节炎的发生。笔者认为骨折复位时应有足够的拔伸牵引力甚为重要，使桡骨骨折端的嵌插得到松解，才能使骨折端达到解剖复位。整复后，伤肢维持固定在掌屈、尺偏位置上十分重要，能有效地控制尺桡下关节脱位，还应在整复后尽早进行腕关节功能锻炼，防止掌指关节粘连。

骨折在治疗期间，内服中药，对促进骨折的愈合有良好作用。骨折局部出血形成血肿（瘀血），是损伤后的必然症状，但如果血肿过大（瘀血过多）则会阻碍全身气血的运行而影响骨折愈合。所以，根据中医学“血不活则瘀不去、瘀不去则新不生，新不生则骨不能续”和“瘀去、新生、骨合”的原理，在治疗过程中始终贯彻活血化瘀的治疗原则。早期以散瘀活血汤（当归尾、骨碎补、土鳖虫、赤芍药、红花、桃仁、泽兰、薏苡仁、苏赤木、川牛膝、炙乳香、炙没药、广陈皮，水煎服）内服，肿胀渐消（骨折中期），可服接骨丹，待骨痂形成或形成缓慢则服壮筋续骨丹等固本培元、补益肝肾的药物。

五、手法复位小夹板固定治疗肱骨上1/3骨折

案 李某，男，20岁，学生。199×年4月17日初诊。

［主诉］右上臂肿痛，不敢活动5小时。

［病史］5小时前右上臂被机械直接撞击伤，致上臂肿胀、疼痛，不敢活动。

［查体］患者痛苦病容，面色苍白，时发小声呻吟。右上臂肿胀，肱骨上1/3异常活动，骨擦音（+）。舌苔薄白，脉象沉弦。

摄X线片显示：右肱骨上1/3横断骨折重叠移位。

［临床诊断］右肱骨上1/3骨折。

［辨证］本病由强大直接暴力所造成，骨折后断端移位明显，软组织挫伤。骨折移位的方向，除受外力和肢体重力的影响外，主要是受肌肉牵拉所致。

［治法］患者取坐位，一助手用布带通过腋窝向上，另一助手握持前臂在中立位向下沿上臂纵轴对抗拔伸，术者两拇指抵住骨折远端外侧，其余四指环抱近端内侧，将近端托起向外，使断端微向外成角，继之拇指由外推远端向内而复位。复位后于骨折近断端之前、外侧各置一棉纱平垫，远段断端后、内侧亦置一棉纱平垫，用肱骨干超肩夹板固定。固定后肘关节屈曲90°，以木托板将前臂置于中立位，患肢悬吊在胸前。术后嘱其进行腕部及手指肌肉功能锻炼。口服散瘀活血汤，每日3次，1周后改服接骨丹，每日3次。

二诊：4月30日。经2周治疗，右上肢肿胀基本消退，X线透视下见骨折对位对线良好，嘱其继续加强腕、手及肘部功能锻炼，继续口服接骨丹，每日3次。

三诊：5月14日。无按痛。X线摄片提示：骨折部已形成骨痂，嘱继服接骨丹，加强功能锻炼。

四诊：骨折局部无压痛，无纵向叩击痛和异常活动，肢体无短缩、无成角。嘱加强功能练习。继服接骨丹1个月，以巩固疗效。

［按语］肱骨上1/3骨折，临床上较常见，由于其损伤机制和骨折部肌肉的牵拉而造成典型移位，给手法复位和固定带来一定困难。笔者近年来运用手法复位小夹板及棉纱垫局部外固定，治疗本病收到良好的效果。

笔者体会，过去我们单纯来用手法复位给患者带来一定痛苦，软组织损伤面大，骨折端出血多，均不利于骨折的愈合。仅有侧移畸形者，及时用端提、挤按手法；如旋转或背向移位者，则用回旋手法使之矫正。复位后仍有轻度侧方移位或成角者，于外面加用棉纱垫二点或三点加压，再以小夹板作局部外固定；若固定力弱，近段断端复位不够满意时，可于骨折近段断端前、外加夹板迫其持续复位，使各方移位均获得矫正。

准确无损伤地复位和合理地外固定为骨折愈合创造了有利条件。但骨折能否迅速愈合，关键在于功能锻炼，只有及时合理地进行功能锻炼，才能增强骨代谢，提高组织修复能力，促进骨折的迅速愈合和功能恢复。因此，在骨折复位固定后，即应早期积极进行合理的功能锻炼。

骨折在治疗期间，内服中药，对促进骨折的愈合有良好作用。我们主张，早期活血化瘀，中期接骨续筋，晚期固本培元、补益肝肾。

六、手法复位与牵引复位治疗胫腓骨骨折

案 张某，男，25岁，职员。198×年4月17日初诊。

［主诉］左小腿肿痛，不敢活动2小时。

［病史］2小时前左小腿被汽车撞伤，致肿胀、疼痛，不敢活动，故来本院诊治。

［查体］患者痛苦病容，左小腿肿胀，上1/3异常活动，骨擦音（+），摄X线片显示：左胫腓骨上1/3斜形骨折重迭移位。舌苔薄白，脉沉弦紧。

［临床诊断］左胫腓骨骨折。

［辨证］本病由强大直接暴力撞击造成，伤折肢体移位明显，其肿痛系因软组织损伤较重，局部瘀血凝滞所致。

［治法］患者左小腿行跟骨牵引，重量为10kg，24小时后，经X线透视下见骨折重迭移位已牵出，仅有侧方移位。遂即采用端提、挤按手法整复，X线透视下见复位满意，并于骨折近段断端之前、外侧各置一棉纱平垫，远段断端后、内侧亦置一棉纱平垫，以胫腓骨干夹板固定，于夹板外面近段断端的前、外方放一小型沙袋，左下肢置于托马氏架上，外展约30°，牵引重量用4kg维持。术后嘱其进行踝关节背伸跖屈活动。口服散瘀活血汤，每日3次，1周后改服接骨丹，每日3次。

二诊：4月30日。经2周治疗，左小腿肿胀基本消退，X线透视下见骨折对位对线良好，牵引重量改为3kg维持。嘱继续加强肌肉收缩锻炼。口服接骨丹，每日3次。

3周后伤肢无肿，无按痛。X线显示：骨折部已有大量骨痂形成。治疗24日去掉牵引，患者出院嘱床上进行功能锻炼。嘱服壮筋续骨丹，每日3次。4周后随诊骨折局部无压痛、无纵向叩击痛和异常活动，肢体无短缩、无成角，髋、膝关节可屈曲90°，嘱患者离床扶拐行走，加强功能练习。32天后骨折临床愈合。嘱继服壮筋续骨丹1个月，以巩固疗效。

［按语］胫腓骨上1/3骨折，临床上较常见，由于其损伤机制和骨折部肌肉的牵拉而造成典型移位，给手法复位和固定带来一定困难。笔者近年来运用手法复位与牵引复位相结合、小夹板及棉纱垫等局部外固定，治疗本病收到良好的效果。

笔者体会，过去我们单纯采用手法复位给患者带来一定痛苦，软组织损伤面大，骨折端出血多，均不利骨折的愈合。而患者的体位与牵引方向也很重要，患者最好采用半卧位，外展30°，这样的体位易于矫正近段断端之向前、向外移位。再根据X线摄片所见，若骨折仍有移位或成角者，则应随时调正牵引方向及着力点，直至取得正确的复位。

准确无损伤地复位和合理地外固定为骨折愈合创造了有利条件。但骨折能否迅速愈合，关键在于功能锻炼，只有及时合理地进行功能锻炼，才能增强骨代谢，提高组织修复能力，促进骨折的迅速愈合和功能恢复。因此，在骨折复位固定后，即应早期积极地进行合理的功能锻炼。牵引后就开始做股四头肌收缩及踝关节背伸跖屈活动，第2周即应端坐床上用健足蹬床，并用双手撑床练习抬臀，使身体离开床面，头向后仰，胸、腹、患肢成一水平线，反复进行锻炼，直至去掉牵引。

骨折在治疗期间，坚持早期活血化瘀，中期接骨续筋，晚期固本培元、补益肝肾的三期分治原则。后期常因卧床较久、较多有脘腹不适、纳呆、睡眠欠佳者，可服归脾汤酌加神曲、砂仁以养心健脾和胃，益气补血安神。

第四篇

天池伤科学派的渊源、传承与创新

第一节　天池骨伤流派治疗特色

天池伤科为东北地区骨伤学派的代表流派，由于长白山天池是三江源头，天池作为长白山的名胜，流派借圣名以“天池伤科”命名。天池伤科学派依托长春中医药大学附属医院骨伤科。骨伤学科现为国家中医药管理局重点专科、中华中医药学会全国骨伤名科、国家级精品课程、国家资源共享课。吉林省重点学科，中医药管理局重点学科，吉林省中医药管理局重点实验室、重点研究室，国家药品临床试验基地。2010年启动的名老中医工作室建设项目，“十一五”期间“基于信息挖掘技术的名老中医临床诊疗经验及传承方法研究”系统整理和挖掘了流派的学术思想，并在传承方法上进行了系统的研究。

一、天池伤科流派传承

天池伤科流派始于清代刘德玉老先生，刘德玉老先生在清代光绪年间于吉林省三岔河镇悬壶济世，并因精湛的医术而远近闻名。刘秉衡为刘德玉老先生第二个儿子，在刘德玉老先生去世后，刘秉衡继承其衣钵，同时专擅正骨科，天池伤科由此闻名。刘秉衡也成为当地的名医。

刘柏龄教授是天池伤科的主要代表性人物，他出生于1927年6月5日，为天池伤科的第三代传人，一直在长春中医药大学从事临床、教学及科研工作。由于其在骨伤业界成绩斐然，已成为我国骨伤学界的代表性人物之一。

刘老传承弟子众多，除家传的第六代传人刘茜外，刘老的研究生、师承高徒数十人，并有多人成为国内著名的骨伤名家，目前正在承担传承工作的代表人物有赵文海教授。

赵文海教授为刘柏龄教授的首批高徒、中医骨伤名师，国务院政府特殊津贴获得者，吉林省高级专家，吉林省名中医，是天池伤科流派第四代传承人，现任长春中医药大学附属医院（吉林省中医院）骨伤科教研室主任，骨科主任，博士生导师，国家重点专科、省重点学科带头人，国家精品课程负责人，中华中医药学会骨伤名科负责人。先后被评为吉林省高级专家，吉林省政府授予有突出贡献中青年专家，吉林省创新拔尖人才，长春市有突出贡献专家，中国药学发展奖康辰骨质疏松医药研究奖学科成就奖获得者，首届中华中医药学会高徒奖获得者。目前已成为国内中医骨伤领军人物之一。

赵文海教授继承了刘老“肾主骨”理论来指导临床，在近40年医疗实践中，精研医理、博采众长，深得理伤正骨手法及中医药诊疗技术要旨，以补肾健骨、强筋、祛瘀除痹立论，对多发疑难沉疴、常见病疗效卓著。在骨坏死病、骨质疏松症、骨性关节炎、腰椎间盘突出症、颈椎病、腰椎管狭窄、老年性骨折及急、慢性软组织损伤等方面，皆进行了较为深入的研究和探讨，特别在骨坏死病、骨质疏松、骨性关节炎等疾病研究独有建树，其成果在国内中医骨伤科学界处于领先地位。

他较早率先在国内开展骨坏死疾病中医认识、病因病理、辨证施治方面的研究，发表大量文章，为本病的中医认识取得了理论上共识，明确了“补肾健骨强筋”“活血祛瘀、除痹”是本病的研究方向。经大量的临床观察、总结分析，提出了股骨头坏死病的中医分型标准、早期诊断标准和用药疗程等诊疗方案。通过对流行病学调查、大样本的分析，进一步明确了不同发病原因对本病的发生和预后的影响，从而通过控制致病因素，降低本病的发生率。经过多年总结研究，研发出治疗股骨头坏死的“健骨复肢”系列新药，其成果分别获全国中西医结合科学技术奖、省级科技进步奖。

他在国内首先提出关节软骨细胞修复紊乱学说，获得了国家自然科学基金资助。挖掘传统手法并结合多年临床实践，筛选有效的手法，合理配伍，总结出治疗颈椎病“三步八法”的手法，即松体、整脊、理筋三步，揉、㨰、拿、点、旋、端、推、叩八法，通过松体手法能够改善和加强局部血液循环，提高局部组织的痛阈，缓解肌肉痉挛，消除疼痛。此谓之“松之通”。通过整脊手法纠正“筋出槽”“骨错缝”，松解颈椎小关节的粘连，加宽狭窄的椎间隙，扩大椎间孔，恢复颈椎正常生理曲度，理顺重叠或弯曲的椎动脉，使椎动脉血流恢复正常。此谓之“顺之通”。通过理筋手法缓解前两步治疗所刺激而引起的肌肉痉挛起到舒理筋骨的作用。以上三法为“松则通”“顺则通”“动则通”的有机结合，临床应用后证明本法灵活、简便、疗效好，机制明确；总结出以牵扳为主要手法治疗腰椎间盘突出症，本法临床可操作性强、安全、高效，作为规范手法在行业内广泛推广应用。

二、天池伤科学派的特色技术

天池伤科学派有代表性的特色技术有以下6个。

1. “二步十法”治疗腰椎间盘突出症

“二步十法”治疗腰椎间盘突出症为北派代表手法。第一步运用按、压、揉、推、滚5个轻手法。第二步运用摇、抖、搬、盘、运5个重手法。该方法疗效确切、安全有效，临床应用取得了良好的治疗效果。

2. 针刺人中穴治疗急性腰扭伤

针刺人中穴治疗急性腰扭伤，起效快，治疗效果好，同时充分体现中医学“简、便、验、廉”的特点，适宜基层推广应用，2003年“针刺人中穴治疗急性腰扭伤”列入国家中医药管理局《中华人民共和国针灸穴典》腧穴主治临床研究项目（课题号为：03XDL18）。2006年6月13日上报国家中医药管理局并通过课题验收，针刺人中穴治疗急性腰扭伤收录在《中华人民共和国针灸穴典》。关于针刺人中穴治疗急性腰扭伤的推广应用研究获原吉林省卫生厅立项资助，并申报省级继续教育项目推广应用。

3. 复肢胶囊治疗股骨头无菌性坏死

从疾病的病因病理及辨证施治方面入手研究，并在国内首先提出了一整套对股骨头坏死的病因病机、诊断及治疗的独特方法及诊治标准，其诊疗规范已作为中华中医药学会标准在业内实施。研制的治疗股骨头坏死的“复肢胶囊”系列新药，获原国家药品监督管理局临床研究批号。

4. 骨性关节炎治疗的系列方案

研制治疗骨性关节炎的药物“骨质增生丸”已收入《药典》、获得国家中医药管理局科技进步三等奖；提出了“二补一健一通法”，即补肝肾、健脾胃、通经络，治疗骨性关节炎。总结确立“四步八法”治疗骨性关节炎。

5. 复方鹿茸健骨胶囊治疗骨质疏松症

以“肾主骨”理论，研发的以鹿茸为主药的“复方鹿茸健骨胶囊”治疗骨质疏松症。复方鹿茸健骨胶囊已于2006年获新药生产批号，并批量生产，投放临床使用，获得了良好的经济效益和社会效益。复方鹿茸健骨胶囊治疗骨质疏松的研究于2008年获吉林省科技进步二等奖。

6. **颈椎病治疗的系列方案**

院内制剂“颈肩痹痛胶囊”“舒筋片”治疗颈椎病，治疗颈椎病的“壮骨伸筋胶囊”已开发为中药新药，该研究获吉林省科技进步二等奖。

第二节　天池伤科流派研究概况

一、脊柱方面的应用研究

脊柱退行性疾病主要由于多种因素导致的脊柱生理曲度改变和椎间盘、关节突等组织的退行性变化，出现的脊柱各椎体或小关节骨质及周围组织的增生、钙化，进而引发的一系列临床表现的疾病。此病是目前骨科临床中常见、多发病之一，主要包括颈椎间盘突出症、颈椎病、颈椎管狭窄症、腰椎间盘突出症、腰椎管狭窄症等。本学派经几十年临床经验总结，依据“肾主骨”理论为指导，推创理筋手法、精选处方，研制出有效的中成药、高效的治疗手法，在颈、腰椎疾病诊治方面取得了显著的成绩，研制了治疗颈、腰椎退行性疾病的“壮骨伸筋胶囊”中药新药，具有补益肝肾、强筋健骨、活络止痛之效。获吉林省科技进步二等奖（2000年）、中华中医药学会科技三等奖（2003年）。

研发的治疗腰椎管狭窄、腰椎间盘突出症的中成药“腰腿痛宁胶囊”作为院内制剂临床应用多年，具有舒筋活络、活血止痛、补益肝肾之效，在吉林省科学技术厅及吉林省教育厅、吉林中医药管理局资助下，通过药效、药理方面研究，发现该药能改善局部循环，改善腰部神经、血管、肌肉的功能状态，消除局部炎症，另外还兴奋脊髓神经及其所支配的肌群，调整失衡的椎体，对坐骨神经疼痛反应有明显的抑制作用，故疗效显著。该药于2008年获国家知识产权局的专利。作为国家中医药管理局重点专科协作组组长单位，“腰腿痛宁胶囊”已经列为重点优势病种及临床路径的治疗药物。

中医学认为，人之生存，必须依赖于气血，举凡脏腑经络，骨肉皮毛，都必须有气血来温煦濡养。经络是人体气血循行的路线，它的分布领域，内连脏腑，外达肌表，贯通而网络整个机体，在人体来讲，是无微不至的。正如《医宗金鉴》所说："按其经络以通郁闭之气，摩其壅聚以散瘀结之肿"其患可愈也。这说明营卫不和，经络气血滞而不宣，故病生麻木不仁，宜用推拿和药酒宣通经络，调和营卫，使气血周流，其病可痊。我们经挖掘、整理传统手法结合临床实践经验，精选有效手法，并合理配伍，创立"二步十法"治疗腰椎间盘突出症，即"按、压、揉、推、滚、摇、抖、搬、盘、运"治疗腰椎间盘突出症，其特点在于"重而不滞，轻而不浮，稳而见准；法之所施，使患者不觉其痛"。其手法可操作性强，安全、高效，在国家"十五"科技攻关项目资助下，此手法已作为规范手法在全国行业内广泛推广应用，并出版学术专著《刘柏龄治疗脊柱疾病拮要》，并出版手法治疗的音像教材。"二步十法"治疗腰椎间盘突出症作为国家中医药管理局重点专科重点优势病种及临床路径的治疗手段之一，于2011年获得吉林省科技厅登记成果。

二、骨性关节炎的应用研究

骨性关节炎系多种因素包括生物因素（如遗传、年龄、炎症等）及机械性损伤造成关节软骨的破坏。病变初发于髌股关节或股胫关节，然后波及全关节，主要病理变化是关节软骨受损、破坏，从髌骨和股骨有软骨片剥脱，形成游离体，骨骼异常增生形成骨赘。滑膜、关节囊和髌下脂肪垫充血、增生、肥厚和纤维化。中医属于"痹证""骨痹"范畴。《素问・痹论》曰："风寒湿三气杂至，和而为痹也……痹在于骨则重，在于脉则血凝而不流，在于筋则屈而不伸，在于肉则不仁……"

本学派经多年基础理论及临床实践研究，基于"肾主骨""治肾亦即治骨"的理论基础，认为骨性关节炎以中老年人的肾气虚等内在因素为根本，以外伤的积累为诱因。以20世纪60年代研制的"骨质增生丸"（已收入《药典》、1987年获长春发明与革新一等奖，1991年获吉林省科技进步一等奖、1992年获国家中医药管理局科技进步三等奖）治疗骨关节病的基础药物。在此骨质增生丸研发基础上，其改进药物骨质增生止痛丸［长卫药制字（94）0530号］已作为院内制剂多年，提出了"二补一健一通法"，即补肝肾、健脾胃、通经络，本治疗方法从整体观念出发，将其当作全身性疾病治疗，围绕肾、肝、脾三脏立法组方，以滋补肾阳为基础，温煦肢节、气化水湿，同时从"肝肾同源""肝主筋"理论出发滋补肝阴、柔筋利节，治疗骨性关节炎临床研究取得良好苗头，其疗效明显，深受广大患者欢迎。此药物已经列为国家中医药管理局重点专科“十一五”优势病种，为膝骨关节炎的诊疗及临床路径中的治疗药物之一。该治疗药物于2008年获得国家专利。

我们根据中医学理论以营卫气血、经络学说为基础，经几十年的临床筛选、整理、总结的经验手法——“四步八法”，总结确立的四步八法即：第一步顺筋：①筋肉放松法；②肌腱揉按法；③肌肉弹拨法。第二步拿髌（调整髌骨法）：④髌周按摩法；⑤髌骨拨理法。第三步调膝：⑥按压屈伸关节法；⑦提拉环转法；第四步点穴：⑧指穴法。治疗膝骨性关节炎独具风格的手法，疗效可靠。2010年在吉林省中医药管理局的资助下，通过对诊疗方案、手法方面进行了深入研究，证实该手法具有行气活血、舒筋通络止痛之效，又能松解韧带、肌肉，梳理松动关节，改善或恢复肌肉间不协调的力学关系，减轻或消除疼痛，并且恢复或改善关节功能。此为国家中医药管理局重点专科优势病种——膝骨性关节炎的临床路径的治疗手段之一。

三、骨质疏松症的应用研究

骨质疏松症为骨科临床中常见、多发、疑难病之一，是以骨量减少、骨质微观结构退化为特征的，致使骨脆性增加，易发生骨折为特征的全身代谢性骨病。该病女性多于男性，常见于绝经后妇女和老年人。中医属腰痛、骨痿、骨痹范畴。《内经》有“肾脂枯不长”为骨痹，“骨枯而髓减”为骨痿的论述。骨痿在《素问·痿论》有论述：“肾主身之骨髓……肾气热，则腰脊不举，骨枯而髓减，发为骨痿。”骨痹在《素问·逆调论》有论述：“是人者，素肾气盛，以水为事，太阳气衰，肾脂枯不长……一水不能胜二火，故不能冻慄，病名曰骨痹，是人当挛节也。”此说明久病的虚亏则损于骨。《素问·阴阳应象大论》曰：“肾生骨髓。”《素问·六节藏象论》曰：肾“其充在骨”。《素问·解精微论》曰：“髓者，骨之充也。”肾主骨，骨的生长发育及功能的发挥，需依赖肾精的充养。肾藏精，精生髓，髓养骨。因此肾精充足，则骨豁坚韧，不易折断，肢体活动有力。若肾精不足，则骨骼生长发育不良，骨质脆弱，易于骨折。故骨质疏松症发生因素系年老体衰、肾虚不足，或劳伤久病，药物伤及于肾，肾虚精气亏损，不能充髓养骨而致骨痿脆弱无力所致。

本学派针对疾病的特点、难点进行较系统研究与分析，以“肾主骨”理论为指导，研究的以东北道地药材鹿茸为主药的“复方鹿茸健骨胶囊”及“健骨宝胶囊”，取得了良好的临床疗效，并作为院内制剂临床应用多年。“复方鹿茸健骨胶囊”经过新药的研发，于1999年获原国家药品监督管理局临床研究批号（1999ZL-36），成果转让给白求恩医科大学药厂，创经济效益百万元。2006年“复方鹿茸健骨胶囊”获新药生产批号，批量生产，投放临床使用，获良好的经济效益和社会效益。一种治疗骨质疏松症新药的制备方法于2008年获国家专利。复方鹿茸健骨胶囊治疗骨质疏松的研究于2008年获吉林省科技进步二等奖。2011年获中国中西医结合学会科学技术三等奖（2011-9-1B）。“复方鹿茸健骨胶囊产业化开发”获得吉林省科技厅资助，于2011年“复方鹿茸健骨胶囊”成为吉林省科技厅登记成果。

四、骨坏死的应用研究

骨坏死病是近20多年来发病率急剧上升、致残率极高的疾病。本病的机制主要因长期应用激素或酒精中毒可引起高脂血症、脂肪肝、血液流变学异常等，从而形成脂肪栓子，使血管栓塞，骨内压增高，静脉瘀滞，最终导致股骨头血液供应障碍，股骨头坏死甚至塌陷。此病多采用手术和无创伤保守治疗，但效果不甚理想。中医认为与股骨头坏死病变关系最为密切的为肝、肾。其主要机制是以肝肾不足、血瘀阻络为主。肾藏精、主骨，肝主筋、藏血，且精血同源则肝肾同源，精血荣衰与共，精血充盈，故骨坚则筋强，反之，骨痿则筋弱。《内经·生气通天论》记载：“岐伯曰：……因而强力，肾气乃伤，高股乃坏。”正所谓“正气存内，邪不可干；邪之所凑，其气必虚”，先天不足，卫外不固，极易受各种外因的作用而发生本病。

本学派于20世纪80年代，在国内率先开展对本病的中医认识及病因病理、辨证施治方面的研究，并以传统中医理论指导对本病的研究与治疗，从疾病的病因病理及辨证施治方面入手，经万余例临床患者观察，和大样本流行病学的研究，在国内首先提出了一整套对股骨头坏死的病因病机、诊断及治疗的独特方法及诊治标准，其诊疗规范已作为中华中医药学会标准在业内实施。针对股骨头坏死的病因病机和临床特点，研制出以“二补一活一通法”即补肝肾、活血、通络法治疗股骨头坏死的制剂“复肢胶囊”系列新药，已获原国家药品监督管理局临床研究批号，其治疗研究先后于2003年获吉林省科技进步三等奖、

2005年中国中西医结合学会科技二等奖、“股骨头无菌性坏死的病因病机及临床应用研究”于2010年获中华中医药学会科学技术奖三等奖；治疗股骨头坏死的中成药于2008年获国家知识产权局的专利。

五、鹿茸的相关基础研究

鹿茸为鹿科动物梅花鹿或马鹿的雄鹿密生茸毛的未骨化的幼角，是我国传统名贵药材。早在《神农本草经》中就有记载：“鹿茸，禀纯阳之质，肝肾不足，则四肢酸痛……此药走命门、心包络及肝、肾之阴分，补下元真阳。”《本草纲目》亦记有“鹿茸，生精补髓，养血益阴，强筋健骨。”现代药理学研究表明，鹿茸的组成成分非常复杂，最新发现的肽类物质为鹿茸活性成分之一。鹿茸为“东北三宝”之一，是吉林省的道地药材。本学派经几代人的传承，确立了稳定的研究方向，围绕鹿茸肽类物质研发，对脊髓和神经损伤、骨性关节软骨细胞及骨缺损的修复与保护机制进行深入研究，目前已获得了良好成效。

（一）鹿茸对脊髓神经元细胞保护作用的研究

脊髓损伤目前临床发病呈上升趋势，早期干预继发损伤的发生和发展，寻找合适的神经保护药物是目前重要的治疗策略。目前在鹿茸内分离得到两种具有促进神经细胞增殖作用的蛋白单体，且表现出较高活性。现代药理研究证明，鹿茸中的多肽提取物对中枢神经系统损伤修复作用显著，表现出对明显促进中枢神经细胞增殖活性。目前前期工作证实鹿茸多肽具有抑制辐射诱导脊髓神经细胞凋亡的作用，为进一步明确其作用机制，我们推断：鹿茸中含有具有抑制脊髓神经细胞凋亡的低分子量多肽单体成分，现对鹿茸中提取的活性多肽混合物进行分离筛选，可明确其药效的物质基础，获得抑制脊髓神经元细胞凋亡作用的多肽单体，并采用酵母双杂交技术确定其在分子识别中的细胞信号转导受体，结合蛋白质组学手段，建立鹿茸活性分子作用后的特异蛋白表达谱，在分子水平上对其作用机制作出初步探索，为研究治疗脊髓损伤的药物作理论准备。该项研究已获得国家自然科学基金的资助（编号：81072829）。于2009年“鹿茸多肽对脊髓损伤大鼠的保护作用及机制研究”获得吉林省科技进步三等奖（证书号2009J30067）。

（二）鹿茸对周围神经损伤的修复研究

周围神经损伤的修复与再生是医学领域至今尚未解决的问题之一。因此，神经损伤缺损部位存在瘢痕形成阻碍轴突再生、再生轴突生长速度缓慢、对远端靶器官不能有效支配等方面问题一直是周围神经损伤的研究热点。bFGF对神经前体细胞的增殖分化、类神经元的分化、诱导神经递质或合成酶的释放、对神经胶质细胞的分裂增殖等均有广泛的促进作用，还可通过它的促血管生成作用来影响中枢神经系统和周围神经系统的发育。目前的研究进展，应用LIF、bFGF基因转染骨髓间充质干细胞，进行促进周围神经损伤修复，利用骨髓间充质干细胞作为载体表达LIF、bFGF蛋白持续作用损伤部位，促进周围神经损伤修复及抑制瘢痕形成，采用生长因子类药物——鹿茸多肽进行干预，以通过基因表达与细胞培养技术，解决周围神经损伤修复过程中神经轴突的再生能力、瘢痕形成，以及营养物质的问题。为提高外周神经损伤修复，从而恢复受损组织功能，提供理论依据。基于LIF、bFGF基因探讨鹿茸多肽对周围神经损伤修复的研究已获得国家自然科学基金项目资助（编号81273773）。

（三）鹿茸多肽对软骨细胞的保护作用的相关研究

骨性关节炎主要病理变化是关节软骨受损、破坏，从髌骨和股骨有软骨片剥脱，形成游离体，骨骼异常增生形成骨赘。关节软骨病变是骨性关节炎病理演变的出发点。目前，临床普遍认同的观点是骨关节炎软骨发生退行性病变，最常见的为降解性的退行性变，即软骨细胞完全丧失合成胶原蛋白的能力，导致软骨结构破坏，软骨细胞坏死，功能逐渐丧失。而另一观点认为，骨性关节炎发病并非完全退行性改变，而是病变部位既有增生修复又有退行性改变，增生性修复贯穿病程始终。

在国家自然科学基金“骨性关节炎关节软骨细胞修复紊乱机制研究”（编号：30472224）资助下，已经证明骨关节炎早期有明显的软骨细胞代偿性增生修复过程，而不是简单的软骨退行性变。同时也证明，骨性关节炎代偿增殖的软骨细胞出现异常表型，导致软骨细胞异常分化，生成骨赘和纤维化软骨等异常结构，最终软骨正常结构破坏，关节功能丧失。鹿茸多肽对骨关节炎软骨细胞有一定的保护作用。“骨性关节炎关节软骨细胞紊乱及鹿茸多肽对软骨细胞的保护作用研究"2011年获吉林省科技进步三等奖（证书号201J30092）。

现代研究表明，由于机械性外伤或炎症等因素造成软骨损伤，从而使软骨成分暴露，诱导自体免疫性关节炎，并产生一些细胞因子、趋化因子、含氮氧化物及一些具有损伤机体作用的酶。它们能破坏软骨基质，使一些软骨抗原反应暴露于免疫反应中，引起自身免疫反应性损伤。鹿茸多肽有促伤口愈合、提高免疫功能、抗氧化、抗炎等多方面的药理活性。作为生长因子类药物，其促进再生和加速创伤愈合功能给人们留下了深刻的印象。研究发现，鹿茸多肽的保护作用机制研究中抗氧化损伤方面证实：骨关节炎软骨细胞中活性氧水平显著增高，培养上清中抗氧化损伤酶SOD、GSH-PX分泌降低，彗星实验中代表DNA断裂损伤的拖尾细胞比例升高，说明骨关节炎软骨细胞的确存在氧化损伤。鹿茸多肽对骨关节炎软骨细胞的氧化损伤有逆转作用，提示抗氧化损伤可能是鹿茸多肽保护软骨细胞，但其具体作用靶点尚不明确。现正深入研究鹿茸多肽保护软骨细胞抗氧化损伤中作用机制，并利用iRNA技术探索Notch信号通路在促进软骨细胞分化与增殖、软骨细胞氧化损伤存在干预因素。观察鹿茸多肽保护软骨细胞抗氧化损伤机制，及Notch信号通路在该机制中干预因素，为鹿茸多肽防治骨性关节炎的作用机制奠定理论基础。此外，在进一步阐明鹿茸多肽逆转骨性关节炎病理变化发展的机制，同时探讨有效调整软骨细胞信号传导通路的作用靶点。

（四）鹿茸多肽复合基因纳米载体治疗骨缺损的研究

骨缺损（bonedefect）由于某种因素如外伤、感染、肿瘤切除或先天性疾病等而使骨丧失了一些骨质，形成较大的间隙。因创伤及病理因素导致的骨缺损、骨不连的治疗，在临床上一直是一个棘手的难题。目前，应用基因技术治疗骨缺损已成为热点，其中聚合物基因载体因其生物相容性好，降解产物无不良反应等优点而更受青睐。纳米药物载体技术是以纳米微粒作为载体，将药物包裹在纳米微粒中或吸附在其表面，同时结合特异性配体、单克隆抗体等通过靶向分子与细胞表面特异性受体结合，实现安全有效的靶向治疗。纳米载体应用于中药制剂的研发，不仅有助于中药剂型的改良，也有利于中药疗效的提高。

骨形态发生蛋白能在体内、外诱导骨髓MSCs和骨母细胞分化为成骨细胞和软骨细胞而诱导新骨形成。IGF-1可介导生长激素对骨骼的刺激效应，促进膜内成骨修复骨缺损。但实验也发现，双基因表达载体的作用有限，随时间推移成骨能力逐渐减弱。而通过纳米技术可延长药物作用时间，提高稳定性及生物利用度，且毒副作用低。故拟将鹿茸多肽作为基因递送载体，同含有BMP-2和IGF-1基因的重组质粒结合，观察其对于BMSCs向成骨细胞转化进行研究，以充分发挥其药用价值及可作为基因载体的双重特性，构建中药纳米基因转染平台。此项目为国家自然科学基金资助项目（编号：81173281）："鹿茸多肽符合BMP-2、IGF-1双基因纳米载体治疗骨缺损的实验研究"。

六、手法治疗荟萃

（一）"二步十法"推拿治疗腰椎间盘突出症

手法治疗前嘱托患者排空大小便，脱去厚重外衣，穿着单薄内衣或纯棉睡衣，解下皮带，俯卧在治疗床上，小腿垫高，以按摩巾盖于患者背部，双上肢放松自然放置于身体两侧，在患者放松舒适的情况下实施手法。

施术者双手干净，不能以出汗双手操作，不然会影响疗效。

施术者应站立于患者左侧位置，手法运用应遵循轻而不浮、重而不滞、稳而且准的原则，逐步渐次的施以手法。

术者和患者都应建立信任度，配合默契，不然疗效欠佳。

疑似有其他合并骨科疾病的患者（如骨折、结核等），高热、高血压、严重皮肤病、心脏病以及妇女妊娠或行经期皆不宜施行手法。

推拿手法及步骤：

第一步运用按、压、揉、推、擦5个轻手法。

（1）按法：术者以两手拇指掌面侧（指腹）自患者上背部沿脊柱两旁足太阳膀胱经的第二条经线，由上而下按摩至腰骶部，连续3次。

（2）压法：术者两手交叉，右手在上，左手在下，以手掌自患者第一胸椎开始沿棘突（即督脉）向下按压至腰骶部，左手于按压时稍向足侧用力，连续3次。

（3）揉法：术者单手虎口张开，拇指与中指分别置于两侧肾俞穴，轻轻颤动，逐渐用力。

（4）推法：术者以两手大鱼际，自下腰部中线向左右两侧分推。

（5）㨰法：术者用手背或手背之掌指关节的突出部，沿患者足太阳膀胱经之两条经线，自上而下㨰动，至腰骶部时稍加用力，患侧㨰至足跟部，反复3次。

第二步运用摇、抖、搬、盘、运5个重手法。

（6）摇法：术者两手掌置于患者腰臀部，推摇患者身躯，使之左右摆动，连续数次。

（7）抖法：术者立于患者足侧，以双手握住其双踝，用力牵伸与上下抖动，使患者身体抖起呈波浪形动作，连续3次。

（8）扳法：分俯卧扳法和侧卧扳法两种，俯卧扳法又分为扳腿法和扳肩法。

①俯卧扳腿法：术者一手按压患者第3、4腰椎，一手托对侧膝关节，使关节后伸至一定程度，双手同时相对交错用力。恰当时可听到弹响声，左右各做1次。

②俯卧扳肩法：术者一手按压于患者第4、5腰椎处，一手扳起对侧肩部，双手同时交错用力，左右各做1次。

③侧卧扳法：患者侧卧，健肢在下伸直，患肢在上屈曲，术者立于患者腹侧，屈双肘，一肘放于患者髂骨后外缘，一肘放于患者肩前（与肩平），相互交错用力，然后换体位，另侧再做1次。

（9）盘法。分仰卧盘法与侧卧盘法两种。

①仰卧盘腰法：患者仰卧，屈膝屈髋，术者两手握其双膝，使贴近胸前，先左右旋转摇动，然后推动双膝，使腰髋膝过度屈曲，反复做数次；继之以左手固定患者右肩，右手向对侧下压双膝，扭转腰部，然后换右手压患者左肩，左手向相反方向下压双膝，重复1次。

②侧卧盘腿法：患者侧卧，健腿在下伸直，患肢在上屈曲，术者站于患者腹侧，一手从患腿下绕过按于臀部，前臂托拢患者小腿，以腹部贴靠于患者膝前方，一手握膝上方，前后移动躯干，使患者骨盆产生推拉动作，带动腰椎的活动；然后使患者屈髋，使膝部贴胸，术者一手向下方推屈膝部，一手拢住臀部，以前臂托高患肢小腿，在内旋的动作下，使患肢伸直。

（10）运法：术者以左手握患者膝部，右手握其踝部，运用循序加提的运动手法，使患者做屈曲伸展逐渐升高和略行拔伸的动作，运展的时间稍持久为好。

手法后，患者卧床休息30分钟。汗后避风冷，预防感冒。疗程：每日1次，15日为1个疗程。手法力量的大小依患者身体强壮程度、年龄大小、病期长短、腰部活动受限的方位以及手法治疗中与治疗后患者的感受等情况因人而异，以患者能忍受为度。每天可有规律地做腰背肌锻炼（飞燕式）；避免在下肢伸直姿势下搬取重物，以防扭伤腰部，引起病情加重或复发。

（二）“三步八法”治疗腰椎间盘突出

1. 术前准备

禁食水，排空大小便。准确定位，划好标记。术前30分钟注射阿托品0.5mg。

2. 麻醉

将硫苯妥钠1g溶于40ml蒸馏水，由静脉缓慢注入。在患者达到麻醉三期一级时施行手法。

3. 推拿手法及步骤

（1）手法第一步：仰卧位。

①对抗牵伸法：助手一人固定患者两侧腋部，另一助手与术者各握持踝关节上部，作对抗性逐渐用力牵伸，此法需重复3次。

②屈膝屈髋按压法：术者将患者髋、膝作强度屈曲，并用力向后外方作顿挫性按压。

③屈髋牵张法：将患肢作直腿抬高达90°左右，助手在抬高的足底前部作背屈动作3次。

以上两法双侧交替进行。

（2）手法第二步：健侧卧位。

④腰部推扳法：患肢在上，呈屈曲位，健肢在下，呈微屈位。术者在患者身后，双手扶持患者臀部，助手在患者身前，双手扶持肩胸部，二人协同向相反方向作推和扳的动作，使患者腰部获得充分旋转活动。推和扳要重复3次。

⑤患侧腰髋引伸法：术者拇指用力按压于患者腰椎旁压痛点。另一手握持患者大腿下端，将小腿置于术者肘关节上部，将患肢外展40°，拉向后方，使腰髋过伸30°左右。此时配合拇指在上述部位做顿挫性按压，随之做屈膝屈髋活动，如此交替进行，重复3次。

（3）手法第三步：俯卧位。

⑥对抗牵伸法：同仰卧牵伸法。当牵伸时，术者在患者腰部痛点上，作揉、按、压等手法。此法重复3次。

⑦双侧腰髋引伸法：助手将患者两下肢抬高45°，做椭圆形晃动，术者双手拇指按压腰部压痛点，做弹性顿挫性按压。此手法1次即可。

⑧单侧腰髋引伸法：术者一手拇指用力按压于腰椎旁压痛点，另一手握持患肢，抬高到腰髋过伸状态，并做髋关节回旋动作，左右交替施行各3次。

4. **术后处理**

（1）术后，患者立即卧床，嘱在4小时内不准翻身活动，4小时后可以翻身，但不能坐起或离床活动。卧床5天后，可逐步做有规律的腰背肌锻炼（在医护人员指导下进行）。

（2）离床后做石膏腰围固定1个月，拆除石膏后，继续加强腰背肌锻炼，可随时扎宽腰带，或带宽腰围子保护，以巩固疗效和防止再损伤。

（3）术后一个月以后观察疗效不显著，可重复施行推拿术。

［**按语**］治疗腰椎间盘突出症的“二步十法”和“三步八法”，虽都治疗同样疾病，但在具体的应用上，却又各不相同。“二步十法”，手法轻，勿须麻醉，仅术者一人（或用一助手协同），多次手法完成治疗，可应用于各类腰椎间盘突出症，若能按手法要求，分步骤、依次循序进行，其疗效多能满意。而“三步八法”，手法重，在麻醉下，须助手多人协同操作，一次手法完成治疗，对病势急、病情重，尤为适宜。但对病史长，经久治不愈，证明神经根已粘连者，疗效亦佳。不过对中央型腰椎间盘突出症是在禁忌之列。

“三步八法”的整个操作与“二步十法”的后五个手法的作用基本相仿，不过其手法较重，着力较强，对分离粘连和受压的神经根作用较大，同时第④手法使上下两椎体互相旋转扭错，使突出物带回原位或变小，可一次完成。而第⑦、⑧与第⑤种手法意义相同，不过患者的卧位不同，使脊椎间隙拉宽的程度及方向也不同，总的目的是使脊椎间隙前宽后窄，将还纳的椎间盘进一步移向前方，加强回缩效果。所以通过以上推拿手法后，患者大部分能伸腿平卧，腿痛或下肢感觉障碍解除或恢复正常。即使病程较长的病例，多数也能取得上述效果。于此可见，上举两法之效应，都很理想，临证可随机选用。

（三）“一牵三扳法”治疗腰椎小关节紊乱症

1. **术前准备**

患者俯卧与治疗床上，术者立于患者的足侧。或用一助手站在患者头上，拉着患者两腋部，作与术者行对抗牵伸。

2. **手法**

（1）一牵法

患者仰卧位，术者立于患者足侧，以双手握住患者双踝上，把双腿提起，使腰部后伸，缓缓用力牵伸（与助手行对抗牵伸），重复3次。

（2）三板法

一扳：仰卧位。

①扳肩压腰法:术者一手以掌根按压患者第4~5腰椎，一手将肩扳起，与压腰的手交错用力。对侧再做一次。

②扳腿压腰法:术者一手以掌根按压患者第3~4腰椎，一手将一侧大腿外展抬起，与压腰的手上下交错用力，对侧再做一次。

③双髋引伸压腰法:术者一手以掌根按压患者第3~4腰椎，一手与前臂同时将双腿抬高，前后左右摇摆数圈，然后上抬双腿，下压腰部，双手交错用力。

二扳：侧卧位。

①腰部推扳法：患肢在上屈曲，健肢在下伸直，术者立其背后，双手扶持患者臀部，助手在前，双手扶持其胸背部，二人协同向相反方向推和扳，使患者腰部获得充分的旋转活动。此法重复3次。

②单髋引伸压腰法：术者一手用力按压患者腰部，一手握持患者大腿下端，并外展40°向后方位，使腰髋过伸30°左右，然后再做屈膝、屈髋动作。如此交替进行，重复3次。

三扳：仰卧位。

患者屈髋屈膝，术者双手握其双膝，过屈贴近胸前，先做左右旋转活动，然后推动双膝，使腰及髋、膝过度屈曲，反复数次。

术后让患者卧床休息30分钟再活动。

［按语］腰椎小关节紊乱症，又称“腰椎后关节微移位”“腰椎后关节炎”“腰椎后关节滑膜嵌顿”，中医多称为“腰椎小关节错缝”“弹背”“闪腰”等。这是指由于外力的作用，使腰椎小关节位置发生轻微改变，固定于某一特殊位置，并伴有腰部剧烈疼痛、活动障碍者。

以前人们对本病的认识不足，大多以急性腰扭伤命名。随着医学的发展，人们认识的提高，现在已将其与急性腰肌扭伤区别开来，并独立命名。最近有人认为，关节突关节错位与关节滑膜嵌顿是两种疾病。我们认为，小关节紊乱中几乎都伴有滑膜嵌顿，二者是一种疾病的两种病理变化。尤其在临床上很难加以区分，一般只要纠正了小关节的错位，滑膜嵌顿也就不复存在了，故似无区分的必要。

本病临床较常见，有人曾在某地区农村调查发现患病率高于45%。多发生于青壮年，男多于女。发病与职业有密切关系，特别是久坐、久立、长期持重、固定体位性工作、习惯性姿势不良及需要腰部运动的职业，如运动员、店员、司机及机关干部等较多见。

治疗本病首选“一牵三扳”手法，往往取得很好疗效，多数患者在1~3次即可治愈。

（四）点刺与揉擦推扳法治疗急性腰肌扭伤

1. 术前准备

患者取坐位、仰头、张口，术者发现患者上唇系带之粟米大小的硬结时，则选用三棱针1枚和1寸毫针1枚，常规消毒后施用。

2. 点刺法

先用三棱针将上唇系带之粟粒大小的硬结刺破。然后将上唇捏起，用毫针刺人中穴（针尖斜向上45°）。重刺激，留针30分钟，每10分钟捻转1次。针刺后嘱患者深呼吸，活动腰部。往往针后立见功效。

3. 手法

（1）揉法：术者单手张开虎口，拇指与中指分别置于两侧肾俞穴，轻轻颤动，逐渐用力。

（2）滚法：术者用手背掌指关节的突出部，沿患者足太阳膀胱经的经线自上而下地滚动，至腰部时稍加力，直至下肢（患侧）足跟部，反复3次。

（3）推法：术者以两手大鱼际自腰骶部中线向左右两侧分推。

（4）扳法：分俯卧扳法和侧卧扳法两种，俯卧扳法又分扳腿法和扳肩法（详见“二步十法”）。

［按语］急性腰肌扭伤，俗称“闪腰岔气”，是腰痛中最常见疾病，多见于从事体力劳动者，或平素缺乏锻炼的人。其发病急，症状重，往往影响人们的正常生活、工作和生产劳动。所以对急性腰肌扭伤的诊断、治疗、预防，是腰痛防治的重点。早期治疗效果较好，否则会遗有长期腰痛，造成治疗困难的不良后果。

治疗本病首选刘老“一针法”，即点刺“暴伤点”（配刺人中穴）治疗。这是刘老临床多年的实际经验，效果非常理想可靠。大凡急性腰肌扭伤患者，几乎都在上唇系带上出现“暴伤点”，该点位于督脉循行路线的尾端。《难经·二十八难》记载督为阳脉，起于前后二阴之间的会阴穴，上行合并脊柱之中，继而上行至风府穴入属于脑，又经过头顶的百会穴，由鼻柱之中间至上齿龈之“龈交穴”而出。“暴伤点”的出现，可能是由于腰肌扭伤后，行于腰部正中的督脉经气受到损伤。督脉总督一身之阳经，为“阳脉之海”，阳经受损，均可反映于督脉。经络受损，经气不利，影响气血的运行，循督脉上行传至唇系带（龈交穴）遂现“经结”即“暴伤点”。这种认识是否确切，有待进一步深入探讨。

点刺“暴伤点”有活血祛瘀、行气止痛之效，符合《内经》“菀陈则除之”的治疗原则。另外《灵枢·终始》有“病在上者，高取之”，《玉龙歌》曰：“脊背强痛泻人中，挫闪腰痛亦可针。”故配合针刺“人中穴”亦增强疗效，而“人中穴”亦督脉之络也。如此，可以激发督脉之经气，并借以调节诸阳之气，使气血流畅，从而改善损伤局部的气血瘀滞状态，达到“通则不痛”的疗伤止痛目的。

治疗后，适当地卧床休息很重要，一则损伤组织的修复需要一定时间，二则可以防止日后复发或后遗慢性腰痛。本方法操作简单，见效快，治愈率高，患者易于接受，值得推广。

（五）理筋八法治疗慢性腰肌劳损

1. 术前准备

患者俯卧于治疗床上，充分放松腰部肌肉，术者立于患者俯卧位的左侧，以便于施术。

2. 手法：理筋八法

（1）按法：患者俯卧位，术者站其身旁（俯卧位左侧），以右手掌根置于患者腰背部，沿脊柱即督脉及两旁之足太阳膀胱经经线，自上而下按压至腰骶部，反复做数次。

（2）揉法：术者单手虎口张开，拇指与中指分别置于患者两侧肾俞穴，轻轻颤动，逐渐用力。

（3）推法：术者以两手大鱼际，自脊柱中线（背及腰部）向两侧分推。

（4）擦法：术者用手背或掌指关节的突出部，着于患者的皮肤上，沿背部足太阳膀胱经两条经线及督脉，自上而下的擦动，直至腰骶部。

（5）劈法：术者双手小鱼际劈打患者背部。

（6）击法：术者用双手十个指头指端叩击患者腰背部。

（7）摇法：术者将双手掌置于患者腰臀部，推患者身躯，使之左右摇动。

（8）晃法：患者取仰卧位，屈髋屈膝，术者双手握住其双膝，并屈膝贴近胸前，做环转摇晃。

［按语］腰部劳损系指腰部积累性的肌肉、筋膜、韧带、骨与关节等组织的慢性损伤，是引起慢性腰痛的常见病。从症状上看，它与腰肌纤维组织炎等病相似，但在发病机制方面，有所区别。因对生活和劳动生产影响较大，故应积极进行预防和治疗。能够引起本病的原因很多，如长期从事持续性弯腰劳动，以及长期的腰部姿势不良，引起腰背肌肉、筋膜、韧带劳损，或有慢性撕裂伤，以致瘀血凝滞，痹阻太阳经脉而腰痛；另如腰部急性扭挫伤之后，未能获得及时而有效的治疗，迁延而成慢性腰痛；平素体虚，肾气不足，感受风寒湿邪，致气血运行不畅，腰肌拘挛，不得舒展，而现慢性腰痛；腰骶部骨骼有先天性变异和解剖缺陷，常为腰部慢性劳损的内在因素。如腰椎骶化、骶椎隐裂、游离棘突等，都可引起肌肉的起止点随之发生异常，或该部慢性扭捩而造成劳损。

（六）推滚揉捻挑刺法治疗第三腰椎横突综合征

1. 术前准备

患者俯卧在按摩床上，术者立其俯卧位的左侧，先以右手掌根按摩患者的腰部（以第三腰椎为中心）以松解腰部的紧张肌肉，缓解疼痛，便于施术。

2. 手法

在按摩的基础上，术者于患者腰部（第三腰椎为中心）施行分推法和滚法，然后将拇指按在第三腰椎横突的顶端，用揉、捻法。揉捻的时间宜长些。最后在腰部（第三腰椎为中心）再行浅度按摩法，逐渐进行深度按摩法，使腰部肌肉充分放松。

3. 挑刺法

局部常规消毒，于第三腰椎横突纤维性硬结处，用三棱针挑刺，以挑破表皮、挑断部分肌纤维为度。每周1次，最多3次。

［按语］第三腰椎横突综合征，又称“第三腰椎横突周围炎”“第三腰椎横突滑囊炎”“第三腰椎横突痛”等，是以第三腰椎横突部位明显压痛为特征的腰部损伤性疾患。以前对本病的认识不足，多笼统归于“慢性腰痛”“腰肌纤维织炎”及“风湿病”等疾病。本病好发于从事体力劳动的青壮年，多有轻重不等的腰部外伤史。缘由第三腰椎是腰椎生理前凸的顶点，居于五个腰椎之中，是腰椎前屈后伸、左右旋转时的活动枢纽。第三腰椎横突最长，故所受杠杆作用最大，附于其上的韧带、肌肉、筋膜、腱膜所承受的应力最大，故最易于损伤。

本病应注意与腰椎间盘突出症，以及急、慢性腰肌扭伤等相鉴别。①第三腰椎横突综合征的疼痛特点是持续的。②急性损伤者，疼痛可放射至臀、腿部，但一般不超过膝关节。③症状可不因腹压增高（如咳嗽、喷嚏等）而加重。④第三腰椎横突端有明显压痛点，有的可触及活动的肌肉痉挛结节。⑤X线摄片检查：第三腰椎横突过长，左右不对称。

对本病的治疗，首选手法，对其纤维硬结，可采用挑刺法，以舒散筋结、缓解痉挛、宣通经气、活血散瘀，其患可愈。

（七）按揉弹拨法治疗臀上皮神经综合征

1. 术前准备

患者俯卧于按摩床上，术者立于患者俯卧位的左侧，先于腰臀部施行轻度按摩法，使其放松紧张的肌肉，以便于施术。

2. 手法

术者用掌根于患者痛点处，行按揉法（由浅及深）3~5分钟后，拿捏臀部条索状物。然后用双拇指顺臀中肌纤维方向，向下推压3~5分钟，并弹拨之。继而点揉腰臀部痛点及承扶、委中穴，最后在患侧腰及下肢后侧施行滚法3~5分钟，结束治疗。每日1次，7次为1个疗程，效果较显著。

［按语］臀上皮神经综合征，亦称“臀上皮神经嵌压症”“臀上皮神经损伤”“臀上皮神经炎”“臀上皮神经痛”“臀上神经综合征”以及“臀上皮神经长压综合征”等。这是以一侧腰臀部疼痛为主要症状的急、慢性损伤性疾患，在腰腿痛疾患中颇为多见，国内有资料报告在腰部急性软组织损伤中，本病占40%~60%，青壮年发病率最高，病程长短不一，急性损伤较多见。本病属中医学中的“筋伤”“筋出槽”等范畴。

一般认为，臀上皮神经由$L_{1\sim3}$脊神经后支的外侧支构成。有的学者认为，臀上皮神经可来自T_{12}~L_4神经后支的外侧支，并且各腰神经后支的外侧支间均有吻合。

臀上皮神经行程较长，穿行于肌肉、筋膜及骨纤维性管之中，全程有6个固定点：①出孔点，从椎间孔发出后穿出骨纤维管处。②横突点，即行经横突的背面和上面时被纤维束固定的部分。③入肌点，即该神经进入骶棘肌处。④出肌点，即穿出骶棘肌处。⑤出筋膜点，即走出深筋膜并穿行皮下浅筋膜层处；⑥入臀点，即走行皮下跨越髂嵴进入臀部的部分。当腰部伸屈、旋转活动时，由于该神经较为固定，故容易受到牵拉，特别是在入臀点处，要通过浅表的骨纤维管道，腰部活动时此段神经移动幅度较大，易致劳损、变性和增生，以致整个神经干变粗，从而影响其在骨纤维管中的活动。

臀部的软组织外伤、出血、水肿致骨纤维管道发生炎性改变，也可压迫该神经。髋骨部位的各种手术，可影响该神经的正常解剖关系，故手术时宜注意保护。有人认为，臀上皮神经综合征患者，大多数髂骨发育有缺陷，站立或端坐时髂嵴下方内凹明显，向前弯腰或身体旋转时，有一分力促使臀上皮神经与其下剥离，不利于平复，易在外力作用下发病。

本病的临床表现：腰臀部尤其是臀部刺痛、酸痛或撕裂样疼痛；急性期疼痛剧烈，弯腰起坐均感困难；臀部髂嵴下4~5 cm和距后正中线外13~14 cm范围内有明显的局限性压痛点，常可触摸到条索状物或小结节，深压时可有下肢的疼痛或酸胀感，其放射痛多不过膝。

本病应注意与腰椎间盘突出症、腰椎管狭窄症、腰椎小关节紊乱症、第三腰椎横突综合征、梨状肌综合征及髂骨肿瘤等相鉴别。

中医学将本病归属于“筋痹”的范围，筋伤血瘀、经络不通，复感风寒湿等外邪，致筋失所养，从而出现筋脉拘挛。“筋有弛纵、翻转离合”的各种症状。故其治，首选“按揉弹拨”手法，以疏散筋结、理顺筋络、活血化瘀，其病可愈。或配用中药，急性期宜用“复元活血汤”加减；慢性期则用“六味地黄”合“桃红四物汤”治之。

（八）分筋弹拨深压捋顺法治疗梨状肌综合征

1. 术前准备

患者俯卧于按摩床上，使其肌肉充分放松（可在臀部痛点处行轻度按揉法）。术者立于患者俯卧位的左侧，便于施术。

2. 手法

术者用拇指按压梨状肌肌腹，继之用分筋法沿与梨状肌纤维垂直的方向来回拨动。必须注意：拇指按压时不能只在皮肤上揉擦，而是要用力深压，使其力量透过皮肤、皮下组织、臀大肌，直接作用于梨状肌。然后再顺梨状肌纤维走行方向施行捋顺手法，最后再按压梨状肌。目的是分离粘连，解除痉挛，促进血液循环，使梨状肌恢复正常功能。

［**按语**］由于梨状肌病变刺激或压迫坐骨神经而引起臀腿疼痛者，称为梨状肌综合征，或梨状肌损伤综合征。

1928年Yoeman报道坐骨神经痛与梨状肌有关；1937年Freiburg曾做梨状肌切断术治疗不明原因的坐骨神经痛，12例中10例有效。自20世纪70年代以来，我国医务工作者开展了以手法为主的中医疗法，总有效率达98.7%，对其发病机制有了更进一步的认识。

髋部突然扭闪，久站久蹲及感受风寒等，都可使梨状肌受损。损伤后，发生充血、水肿、痉挛、肥大、增生甚至挛缩，刺激或压迫坐骨神经而出现臀腿痛。有人报道当骶髂关节和髋关节有病变或骨盆底横膈肌病变时，可累及梨状肌。还有人报道在髋关节炎及人工髋关节手术后也可导致梨状肌综合征。

梨状肌下孔受压机会较多，故可累及臀下神经及阴部神经，出现臀肌萎缩及会阴部不适等相应症状。

一般临床表现：臀部疼痛、酸胀、发沉，多伴有下肢放射痛，偶有小腿外侧麻木；重者臀部有"刀割样"或"烧灼样"疼痛，双下肢屈曲、大小便或咳嗽时患者自觉下肢窜痛；自觉患肢变短，走路跛行，或间歇性跛行；腰臀部疼痛可向小腹部及小腿后侧扩散，会阴部不适或阴囊、睾丸抽痛，阳事不举；梨状肌部位可触及钝厚的条索状物，且有明显压痛，或见臀肌萎缩；直腿抬高60°以前受限，疼痛明显，超过60°疼痛反而减轻；梨状肌张力试验阳性，即患者平卧位，内收、屈曲、内旋髋关节时疼痛加重，又称Tbiele试验。

本病应注意与腰椎间盘突出症、腰椎小关节紊乱症、臀上皮神经综合征等相鉴别。

治疗本病首选中医推拿手法，将可取得较显著疗效。若臀部疼痛剧烈、行走困难的急性期患者，乃气血瘀滞、经络不通，宜配用活血化瘀、行气止痛药，如桃红四物汤加川牛膝、没药、延胡索、青皮、苏木等；若久病体虚、气血不足，其疼痛较缓和，可有臀肌萎缩、患肢麻木、乏力等慢性期症状。宜配用补养气血、活血舒筋中药，如养血壮筋汤等。

第三节　天池伤科独家方药

一、独创制剂

骨质增生丸

［处方］熟地黄300g，淫羊藿200g，鹿衔草200g，骨碎补200g，肉苁蓉200g，鸡血藤200g，莱菔子100g。

［制法］制成浓缩丸（每丸2.5g）。

［功能］补益肝肾，强筋健骨，活血止痛。

［主治］肥大性脊柱病、颈椎病、足跟痛、增生性骨关节病、大骨节病等。

［用法］每次服2丸，每日3次。

［禁忌］孕妇忌服。

［方解］方中以熟地黄为君，取其补肾中之阴（填充物质基础），臣药淫羊藿兴肾中之阳（生化功能动力）以及肉苁蓉的入肾充髓，骨碎补、鹿衔草的补骨镇痛；再加入佐药鸡血藤配合骨碎补等诸药，在补益肝肾、益精填髓的基础上，进一步通畅经络、行气活血，不仅能增强健骨舒筋的作用，而且可收到“通则不痛”的功效；使以莱菔子之健胃消食理气，以防补而滋腻之弊。

［药理作用］动物实验结果表明：①该复方及单味药熟地黄和肉苁蓉具有抑制炎性肉芽囊的增生和渗出作用。②有一定的镇痛效应。③其抑制增生的作用，可能是由于刺激垂体-肾上腺皮质系统释放肾上腺糖皮质激素的结果。

［应用情况］从20世纪60年代开始应用于临床至70年代末治疗各类骨质增生病34571例（其中包括131例地方性大骨节病患者），收到较满意的效果。系统观察的1181例患者，总有效率94.3%，可以证明该药的临床疗效很高，并且深受广大患者的欢迎。

壮骨伸筋胶囊

［处方］熟地黄100g，淫羊藿83g，鹿衔草83g，骨碎补（炙）66g，肉苁蓉66g，鸡血藤66g，赤人参66g，延胡索（醋炙）100g，茯苓33g，葛根33g，威灵仙33g，狗骨33g，豨莶草33g，姜黄33g，桂枝33g，山楂33g，洋金花6.6g。

［制法］制成1000粒（每粒装0.3g）。

［功能］补益肝肾，强筋健骨，活血化瘀，通络止痛。

［主治］颈椎病、腰椎间盘突出症、腰椎管狭窄症、骨质疏松，以及增生性（退行性）骨关节病等。

［用法］每次6粒，每日3次，口服。

［禁忌］孕妇及青光眼患者忌服。

［方解］本方选用熟地黄以滋肾阴、淫羊藿以兴肾阳，为方中之君药。合臣药肉苁蓉之入肾充髓，骨碎补、鹿衔草、延胡索的补骨镇痛，再加入鸡血

藤配合骨碎补等诸药，在补肾益精、滋肝舒筋的基础上，进一步通畅经络、行气活血。如此，君臣药力集中，不仅可补肾生髓，髓充则骨健，而且可养血滋肝，肝舒则筋展，于是可以改善由肝肾虚损引起的筋骨退行性变而致的颈臂痛以及腰腿痛等症。佐以威灵仙、豨莶草、狗骨、葛根、姜黄、桂枝等舒筋络、止痹痛之品，通十二经以利关节也。使用人参、白茯苓之补气健脾、安神益智，目的有二：一可扶正，二可和调气血，因“气运乎血，血本随气以周流”（《杂病源流犀烛·跌仆闪挫源流》），虽所谓“痛无补法”，但与行散药相结合，可提高患者的抗病能力，促进医病的功效。方中洋金花少量，与诸药偕行，其解痉、止痛之力尤著。更用生山楂之健胃消食理气，以防补而滋腻之弊，这是本方的特点所在。故本方药对颈肩臂痛、腰膝酸软疼痛不仅有良效，而且无不良反应，是一安全可靠，符合中医药理论的中药新药配方。

［药理作用］经动物实验证实，本品具有明显的镇痛消炎和抑制肿胀、活血化瘀的作用。

［应用情况］本方药临床应用已20多年，疗效可靠，无任何不良反应。经系统观察的420例神经根型颈椎病之颈肩臂痛、手麻痛等总显效率为65.3%，总有效率为95.3%。

健骨宝胶囊

［处方］淫羊藿550g，熟地黄370g，鹿角霜277.5g，骨碎补277.5g，肉苁蓉277.5g，龟甲277.5g，生黄芪277.5g，生牡蛎277.5g，鹿衔草222g，鸡血藤222g，全当归222g，川杜仲222g，汉三七222g，广陈皮222g，怀山药222g，鹿角胶（烊化）222g，莱菔子111g。

［制法］制成1000粒（装胶囊，每粒0.5g）。

［功能］补肾健骨，益血舒筋，通络止痛。

［主治］骨质疏松、骨质增生、骨无菌性坏死等。

［用法］每次服6~8粒，每日3次。

［禁忌］孕妇慎服。

［方解］方中淫羊藿入肝肾经，补命门、兴肾阳、益精气，以“坚筋骨”也，主腰膝酸软无力，肢麻、痹痛，为君药；合臣药肉苁蓉、鹿角霜、鹿角胶之入肾充髓、补精，养血益阳，与君药相配伍，其强筋健骨之力益著；佐熟地

黄、龟甲之滋阴益肾健骨，骨碎补、鹿衔草以入肾补骨镇痛，归、芪之补血，牡蛎、杜仲益气敛精，盖有形之血赖无形之气而生，故久病或年老体衰，气血不足，精少、力疲，骨痿筋弱者，由此将会获得很大裨益；加入鸡血藤、三七之活血补血，通经活络止痛，以收“通则不痛”之功。怀山药、陈皮、莱菔子理气健脾和胃，且可拮抗本方滋补药腻膈之弊，皆为佐使药。以上诸药相伍有补命门、壮肾阳、滋阴血、填精髓、通经络、坚筋骨之功效。

［药理作用］动物实验结果表明：健骨宝胶囊药，能够明显减轻肾虚模型动物性器官和肾上腺重量减轻程度，并有增加动物的自主活动，抑制体重下降的作用。

［应用情况］本方药临床应用30多年，疗效可靠，无任何不良反应。

颈痛胶丸

［处方］天麻100g，钩藤100g，葛根100g，血竭100g，儿茶25g，当归100g，乳香（炙）100g，没药（炙）100g，自然铜（煅）25g，川芎50g，白芷50g，半夏（制）50g，茯苓50g，桂枝50g，姜黄5g，砂仁50g，陈皮50g。

［制法］制粉末（装胶囊，每粒0.3g）。

［功能］活血化瘀，平肝息风，清眩镇痛。

［主治］颈僵痛、肩臂痛、手足麻木，以及头痛、眩晕、恶心呕吐、耳鸣等症。

［用法］每次服6~8粒，每日3次。

［禁忌］孕妇及妇女月经期忌服。

［方解］方中以血竭之活血化瘀、散滞血诸痛为君药；配乳、没、自然铜之通十二经，散结气、通滞血、伸筋镇痛为臣药；天麻、钩藤、葛根、姜黄、桂枝、白芷平肝息风、解痉、清眩晕、止头痛、除项强、止耳鸣。归、芎与君臣诸药同用，不仅能补血活血，而且可行气开郁、止肢体麻痛，皆为佐药；使以陈、夏、苓、砂并儿茶之化痰生津，理脾和胃，固护中州。诸药君臣佐使相伍，共奏活血化瘀、解痉镇痛、清眩晕、止头痛、镇呃逆、除项强、解肢痛之功效。

［应用情况］本方药临床应用近30年，疗效可靠，无任何不良反应。

五舒筋片

［处方］马钱子（炙）80g，川乌（炙）60g，穿山龙60g，麻黄50g，桂枝

50g，独活50g，千年健50g，地枫50g，当归50g，姜黄50g，豨莶草50g，络石藤50g，苍术50g，威灵仙50g，延胡索（醋制）50g，蜈蚣30条。

［制法］制成片剂，0.3g/片。

［功能］舒筋活络，驱风散结，解痉止痛。

［主治］治筋络（软组织）伤痛，风寒湿邪侵注，关节挛痛，以及神经痛等症。

［用法］每次服6~8片，每日2~3次。

［禁忌］儿童须遵医嘱，孕妇忌服。

［方解］马钱子又名番木鳖，入肝、脾经，以其有“开通经络，透达关节之力”且能消肿散结、化瘀定痛，为方中之君药，合臣药川乌、穿山龙、麻黄、桂枝、独活、延胡索、蜈蚣以宣痹解痉止痛；配千年健、地枫、豨莶草、络石藤、威灵仙、苍术之祛风湿、通经络、除肢痛为佐药；当归虽为之使，以其有补血、活血、养血之力，与上述诸药相伍，其功甚著。故本方具有通经利节、驱风除湿、温经化瘀、宣痹止痛之功效。

［应用情况］本方药应用于临床近40年，对风湿骨痛、腰肢神经痛均有良好的治疗效果。

活血丸

［处方］血竭100g，红花100g，土鳖虫100g，三七100g，骨碎补100g，续断75g，苏木75g，五灵脂50g，蒲黄50g，地龙50g，赤芍50g，大黄50g，当归50g，木香50g，乳香（制）50g，没药（制）50g，马钱子（炙）25g，琥珀25g，朱砂15g，冰片5g，麝香3g。

［制法］制成片剂，0.3g/片。

［功能］活血化瘀，消肿止痛。

［主治］治跌打损伤，初、中期瘀血肿胀、筋骨疼痛等症。

［用法］每次6~8片，每日3次。

［禁忌］儿童须遵医嘱，孕妇忌服。

［方解］方中血竭入心、肝经，专入血分，“散血滞诸痛”（《本草纲目》），红花亦入心、肝经，善“活血润燥，止痛散肿，通经”（《本草纲目》）为君药；合土鳖虫、三七、苏木、五灵脂、蒲黄、赤芍以及乳香、没药等主血药，而且

兼入气分，其辅君药活血化瘀、通经止痛之力益著，为臣药；骨碎补、续断、当归、地龙补肝肾、益气血、利关节，是为佐药；木香理气和中，大黄气味重浊，直降下行，走而不守，血瘀能化，血滞能散，血痛可止，合马钱子之开通经络，透达关节，琥珀、朱砂以安神益智，冰、麝之通关开窍、活血散结，皆为使药。于是君、臣、佐、使相互配伍，共奏活血化瘀、消肿止痛、舒筋展痹之功效。

［应用情况］本方药临床应用50年，疗效可靠，消肿止痛迅速，无不良反应。

接骨丹

［处方］血竭75g，黄瓜籽（炒）50g，三七50g，红花50g，土鳖虫50g，自然铜（煅）50g，方海50g，龙骨50g，骨碎补50g，续断50g，补骨脂50g，陈皮50g，硼砂25g，白及25g，儿茶25g，乳香25g，没药25g，琥珀25g，朱砂10g，冰片5g，麝香5g。

［制法］按法炮制，研粉末，水泛小丸绿豆大，或制成片剂。

［功能］破瘀生新，接骨续筋。

［主治］骨折筋伤。

［用法］每次服5~7.5g，每日3次。

［禁忌］少儿须遵医嘱，孕妇忌服。

［方解］方中血竭入心、肝经，专入血分，“散血滞诸痛”，黄瓜籽主骨折筋伤，为君药；合三七、红花、土鳖虫、自然铜、方海（螃蟹）以活血化瘀、疗筋伤骨折，为臣药；骨碎补、续断、补骨脂、龙骨入肝、肾经，以补骨续筋，与君、臣药相伍，其接骨续筋之力益著，是为佐药；硼砂、儿茶、白及化瘀生津、止内出血有良效，益以乳、没之通十二经分行气血而止痛，琥珀、朱砂以安神，冰、麝之通关开窍皆为使药。于是君、臣、佐、使诸药相伍，共奏接骨续筋之效。

［应用情况］本方药应用近50年，骨折愈合快，疗程短，优于同类接骨药。

风湿骨痛胶丸

［处方］榛蘑1500g，马钱子（制）100g，狗骨100g，乌蛇50g，蜈蚣30条，麻黄30g，桂枝30g，地枫30g，千年健30g，乳香（炙）30g，没药（炙）30g，

羌活30g，独活30g，防风30g，牛膝30g，木瓜20g，杜仲20g，萆薢30g，甘草15g。

［制法］制成蜜丸，9g/丸。

［功能］通经络，驱风湿，散寒痹，止疼痛。

［主治］风湿、类风湿关节炎，神经痛等症。

［用法］每次服1丸，每日2~3次。

［禁忌］儿童须遵医嘱，孕妇忌服。

［方解］方中榛蘑、马钱子为君药，取其“开通经络，透达关节”，驱风化痰、强健筋骨之功；合狗骨、乌蛇、蜈蚣以及麻桂、二活、地枫、千年健、防风、萆薢祛风湿、逐寒邪、温经络、强筋骨、止痹痛，为臣药；用乳、没以通十二经解痉镇痛，杜仲、牛膝、木瓜、桂枝等引经药偕诸药直达病所也，是为佐药；使甘草以调和诸药，共奏奇功。

［应用情况］本方药于20世纪70年代应用于临床，对大量风湿、类风湿关节炎疗效较满意；对部分神经痛患者亦有良效。

伤湿止痛丸

［处方］薏苡仁1000g，苍术500g，防己500g，土茯苓500g，鸡血藤350g，红花350g，桃仁250g，豨莶草250g，泽泻250g，山慈菇250g，黄柏250g，生石膏250g，茜草250g。

［制法］研面，水泛小丸绿豆大，青黛为衣。

［功能］清热利湿，通经散结，化瘀止痛。

［主治］静脉炎、滑膜炎、类风湿关节炎初期、风湿热以及结节性红斑等症。

［用法］每次服5~7.5g，每日服3次。

［禁忌］儿童须遵医嘱，孕妇忌服。

［方解］方中以薏苡仁之渗湿、健脾、除痹，“解筋急拘挛，不可伸屈”，为君药；苍术、防己、土茯苓、泽泻为臣药，化湿、通络、除痹之力益著；鸡血藤、桃仁、茜草、豨莶草养血、补血、活血化瘀、通经络、祛风湿，进一步化解经络阻遏之虞，为佐药；山慈菇能行肢体脉络，消坚散结，合石膏、黄柏以凉血化斑，此其妙用之处，为使药。上述诸药相互配伍，共奏活血化瘀、渗

湿通络、散结止痛之效。

[应用情况] 本方药临床应用30余年，对滑膜炎、静脉炎、风湿热等效果甚佳，类风湿关节炎早期有热者亦有良效。

消肿膏

[处方] 五灵脂500g，穿山甲（炮）150g，红花100g，山栀子100g，乳香100g，没药100g，大黄100g，桃仁100g，合欢皮100g。

[制法] 研面，炼蜂蜜调膏外用。

[功能] 活血化瘀，消肿止痛，舒筋散结。

[主治] 跌打损伤、红肿热痛等症。

[用法] 调成50%软膏，涂布贴患处，24小时更换。

[方解] 方中五灵脂行血散瘀止痛为君药，伍臣药穿山甲（炮）、桃仁、红花以增强活血化瘀、消肿止痛之力；佐乳、没以通经镇痛；使大黄、山栀子、合欢皮，清热凉血、解毒化瘀。上述诸药相伍，共奏活血化瘀、消肿止痛、舒筋散结之功效。

[应用情况] 本方药应用于临床已40余年，对跌打损伤、瘀血肿痛、青紫瘀斑难消，涂于损伤局部，消肿止痛迅速，疗效满意。

熏洗Ⅰ号

[处方] 透骨草150g，威灵仙150g，急性子100g，川椒100g，海桐皮100g，红花100g，伸筋草50g，骨碎补50g，羌活50g，独活50g，防风50g，生川乌50g，生草乌50g，木鳖子（去壳）25g，荆芥25g，艾叶25g，白芷25g，细辛25g，洋金花25g，大青盐25g。

[制法] 制成粗末装袋（每袋100g）。

[功能] 驱风散寒，舒筋壮骨，宣痹止痛。

[主治] 陈伤瘀肿难消、风寒湿痹、关节挛痛等症。

[用法] 将药袋放水盆内浸泡1小时后加热熬开后用于患处，先熏后洗，再用药袋熨熥患处。每次持续1小时以上，每日2~3次。每袋可用2日。

[禁忌] 熏洗时避风冷。有破皮伤者勿用，此药不宜口服。

[方解] 方中透骨草为祛风湿、止痹痛之要药，威灵仙活血通经，疗骨关节疼痛，麻木不仁，风湿骨痛，为君药；合急性子、木鳖子以通经软坚，川

椒、细辛、二乌、二活、防风、荆芥、艾叶温经散寒、通血脉、除痹痛、行肢节，为臣药；海桐皮、伸筋草、白芷、洋金花驱风邪、通经络、止疼痛，为佐药；大青盐入血分，且能软坚祛瘀，并有渗透肌肤之功，骨碎补、红花善活血化瘀，与诸药相伍，通畅经络，使寒湿之邪得除，瘀遏之经络得解，拘挛之筋脉得舒，何患而不除也。

熏洗Ⅱ号

［处方］透骨草250g，威灵仙250g，急性子250g，乌梅250g，生山楂500g，伸筋草150g，防风100g，三棱100g，骨碎补100g，红花100g，莪术100g，白芷100g，白芥子50g，皂角50g，麻黄75g，马钱子（制）75g。

［制法］制成粗末装袋（每袋100g）。

［功能］化瘀散结，舒筋展痹。

［主治］骨刺作痛、关节挛痛、组织硬化、腱鞘炎等症。

［用法］将药袋放水盆内浸泡1小时，然后加热熬开，于患处先熏后洗，再用药袋熨熥患处，每次持续1小时以上，每日2~3次。每袋可用2日。

［禁忌］熏洗时避风冷，皮肉破损者勿用，此药不宜口服。

［方解］方中透骨草为祛风湿、止痹痛之要药，威灵仙活血通经，疗骨关节疼痛、麻木不仁、风湿骨痛，为君药；合急性子、生山楂、乌梅、三棱、莪术之活血化瘀、软坚散结，为臣药；伸筋草、麻黄、防风、白芷祛风湿、通经络、止疼痛，为佐药；骨碎补、红花活血通经，皂角、白芥子祛痰消癥、利气散结，益以马钱子之开通经络，透达肢节，为使药。上述诸药相互配伍，共奏活血化瘀、消癥散结、舒筋展痹之功效。

［应用情况］本方药临床应用30余年，疗效满意，无不良反应，安全可靠。

壮骨伸筋丹

［处方］熟地黄75g，狗脊50g，杜仲50g，骨碎补50g，鹿衔草50g，地龙50g，桑寄生50g，独活25g，羌活25g，制乳香25g，制没药25g，无名异25g，麻黄20g，桂枝20g，红花20g，土鳖虫20g，炙马钱子20g，煅自然铜20g，牛膝20g，香附20g。

［制法］共为细末，炼蜜为丸，10g/丸。

［功能］补肾壮腰，活血通经，舒筋健骨。

［主治］腰椎间盘突出症、腰扭伤等。

［用法］每次1丸，日3次，白开水送下。

［禁忌］孕妇忌服。

通督活络丸

［处方］鹿角霜50g，鹿衔草50g，狗脊50g，杜仲50g，当归50g，黄芪50g，牛膝50g，丹参50g，地龙50g，五加皮30g，骨碎补30g，三七30g，乌药30g，天麻25g，乌蛇25g，泽泻25g，延胡索25g，没药25g，红花25g。

［制法］共为细末，炼蜜为丸，10g/丸。

［功能］通督活络，壮腰健肾。

［主治］腰椎管狭窄症、慢性腰部老损等症。

［用法］每次1丸，日3次，白开水送下。

［禁忌］孕妇忌服。

土龙散

［处方］地龙50g，白花蛇50g，土鳖虫25g，僵蚕25g，豨莶草25g，鸡血藤25g，蜈蚣15条，曼陀罗花10g。

［制法］共为极细末。

［功能］祛风散寒，温经止痛。

［主治］类风湿关节炎、风湿症、神经痛等症。

［用法］每次服2.5g，日服2~3次。

骨结核散

［处方］蜈蚣40条，土鳖虫50g，全蝎50g，守宫50条，百部30g，川贝母30g，甲珠30g，乳香30g，没药30g，骨碎补30g，露蜂房（炒黑）30g，三七10g。

［制法］共为极细末。

［功能］解毒消肿，抗痨。

［主治］骨关节结核，可长期服用至病愈。

［用法］成人服5g，日服2次，或用黄芪50g煎汤冲服。

骨结核膏

［处方］露蜂房（炒黑）300g，紫荆皮（炒）200g，重楼200g，香附200g，文术200g，三棱200g，南星150g，山慈菇150g，黄药子150g，百部150g。

［制法］共为细末。

［功能］解毒消肿，散结软坚。

［主治］骨关节结核、滑膜结核等。

［用法］炼蜜调膏敷患处，日换1次。

骨痨丸

［处方］熟地黄250g，土鳖虫150g，鳖甲150g，山慈菇150g，当归50g，陈皮30g，白芥子50g，肉桂50g，麻黄50g，炮姜50g，附子50g，守宫10条，甘草30g，鹿角胶（烊化）200g。

［制法］共为细末，炼蜜为丸，10g/丸。

［功能］温阳散寒，化瘀软坚。

［主治］骨关节结核初中期。

［用法］每次服1~2丸，日服2~3次。

骨结核丸

［处方］百部100g，熟地黄100g，当归75g，鹿角胶（烊化）75g，人参30g，白术30g，甘草30g，肉桂30g，生龙骨50g，丹参50g，麦芽50g，守宫50条，陈皮30g。

［制法］共为细末，炼蜜为丸，10g/丸。

［功能］益肾抗痨，化瘀散结。

［主治］骨关节结核。

［用法］每次服1~2丸，日服2~3次。

化瘀止痛膏

［处方］香油1000g，黄丹200g，血竭（研）50g，五灵脂（研）50g，乳香（炙研）30g，没药（炙研）30g，紫荆皮100g，独活50g，赤芍50g，南星50g，白芷50g，石菖蒲50g，川乌50g，草乌50g，香附50g，红花50g，土木鳖（去壳）50g，合欢皮50g，大黄50g。

［功能］活血化瘀，消肿止痛。

［主治］跌打损伤、骨折筋伤等症。

［用法］先将紫荆皮等13味草药侵入香油内泡3日，慢火熬起青烟，将渣滤清，再将油熬开，徐徐放入黄丹等细药，熬至滴水成珠，离火放冷出火毒后可用。临用时摊白布上贴患处。

千锤膏

［处方］松香300g，杏仁（去皮）10个，土鳖虫（去壳）10个，黄丹10g，血竭（研)10g，制乳香（研)10g，制没药（研)10g，铜绿（研)10g，冰片（研）3g，轻粉（研）3g，蓖麻仁（去壳）50g。

［功能］活血化瘀，消肿止痛，解毒散结，生肌收口。

［主治］疔疮、瘰疬、无名肿毒等症。

［用法］先将土木鳖、杏仁捣碎，再同蓖麻仁同捣如泥，边捣边加入松香细粉，逐渐加黄丹、血竭等细粉，捣千锤如膏。将膏制成小块，涂上滑石粉。用时捏一小块摊白布上贴患处。

红油膏

［处方］香油1000g，白蜡100g，当归100g，生地黄100g，忍冬藤75g，甘草60g，白芷30g，紫草30g，制乳香（研）30g，制没药（研）30g，儿茶（研）30g，大黄30g，血竭（研）30g，轻粉（研）10g，冰片（研）5g。

［功能］活血化瘀，祛腐生肌，解毒止痛。

［主治］汤烫火伤，皮肉烂痛，以及诸般溃疡、久不收口等症。

［用法］先用500g油将紫草单味浸泡1日。另500g油将当归、生地黄、忍冬藤、甘草、白芷、大黄等浸泡1日后，先用油熬紫草1味，至油呈紫红色，草枯再过滤干净，后将另500g油与浸泡的草药一起熬药枯为止，然后加药粉，搅匀，入白蜡再搅。稍凉加入冰片细粉搅匀，待凉成膏可用。

二、常用中草药

天池伤科治疗骨伤病有疗效较好的常用中药，大体分为5类。

（1）解表类：麻黄、桂枝、羌活、葛根。

（2）祛风湿类：独活、桑枝、五加皮、威灵仙、豨莶草、伸筋草、桑寄生。

（3）活血祛瘀类：鸡血藤、牛膝、土鳖虫、泽兰、自然铜。

（4）平肝息风类：天麻、牡蛎、蜈蚣。

（5）补益类：熟地黄、狗脊、续断、杜仲、骨碎补、山萸肉。

下面分别介绍这些药物的性味归经、功效、临床配伍应用及现代药理研究，重点介绍其在治疗骨伤病方面的应用价值。

（一）解表类

麻黄

［处方用名］麻黄、净麻黄、炙麻黄、麻黄绒。

［性味归经］辛、微苦，温，归肺、膀胱经。

［药物功效］发汗解表，止咳平喘，利水消肿。

［临床应用］本品善散肺与膀胱经风寒。脊柱疾病用麻黄，取其轻扬之性，能使肌肉间郁积之邪透达皮外。常作为佐使药用于治疗脊柱退行性变、颈腰部急性扭挫伤瘀肿疼痛等的方剂之中。常用量为5~10g。

（1）用于腰椎管狭窄症，配鸡血藤、骨碎补、杜仲、鹿角霜、地龙、狗脊、苏木、独活、乳香、没药、天麻等。即通督壮腰汤（刘氏经验方）。

（2）用于肥大性脊柱炎，配熟地黄、淫羊藿、肉苁蓉、杜仲、骨碎补、鹿衔草、鸡血藤等。

（3）用于瘀血阻滞之腰腿痛，配儿茶、血竭、没药、乳香、穿山甲、土鳖虫、红花、地龙。

（4）用于膝关节滑膜炎，配黄柏、苍术、薏苡仁、赤芍、鸡血藤、威灵仙、虎杖、牛膝。

（5）用于腰部损伤中后期，配杜仲、狗脊、肉桂、熟地黄、白芍、菟丝子、牛膝、泽兰、续断、丝瓜络等。

（6）用于类风湿关节炎，遇寒加重者，配五加皮、制川乌、桂枝、防风、青风藤、鸡血藤、细辛等。

［现代研究］麻黄碱不能诱发出汗，但当人处于高温的环境时能增加其发汗量，其作用可能是中枢性的；麻黄碱有松弛支气管平滑肌，解除支气管痉挛

而平喘的作用；D-伪麻黄碱有明显的利尿作用；麻黄水提取物及乙醇提取物能抑制过敏介质的释放，但无抗组胺的作用；麻黄碱对骨骼肌有抗疲劳作用，且可用于重症肌无力的治疗；麻黄碱能兴奋大脑皮质和皮质下中枢，引起精神兴奋、失眠等症状；麻黄挥发油乳剂有解热作用，对流行性感冒病毒亦有明显的抑制作用。

桂枝

[处方用名] 桂枝、嫩桂枝、桂枝尖。

[性味归经] 辛、甘，温，归心、肺、膀胱经。

[药物功效] 发汗解肌，温经通脉，助阳化气，平降冲逆。

[临床应用] 本品主入心、肺、膀胱经，兼走脾、肝、肾经。桂枝辛散，温通经脉，活血散寒，横通肢节，上可用治胸阳不振，心脉痹阻，胸痹绞痛；中可用治脾胃虚寒；下可用治妇女血寒经闭及癥瘕腹痛。常用量为3~10g。外感热病、阴虚火旺、血热妄行的出血证均当忌用。

（1）用于风寒湿痹、肩背肢节酸痛，配附子、姜黄、羌活、桑枝等。

（2）用于颈部扭伤而兼风寒侵袭者，配麻黄、白芍、葛根、甘草、生姜、大枣，水煎服，并用药渣湿热敷颈部。

（3）用于腰膝酸痛、肢体无力，配杜仲、牛膝、木瓜、鱼鳔，先将鱼鳔土炒成珠后，与诸药共研为末服。

（4）用于坐骨神经痛，配豨莶草、牛膝、地龙、赤芍等。

[现代研究] 桂皮油能使血管扩张，调整血液循环，使血液流向体表，有利于散热和发汗，故有解热作用。桂枝水煎剂有抗菌、抗病毒作用。桂枝醛有镇静作用，可增强环巴比妥钠的催眠作用，有镇痛及利尿作用。另外，桂枝还有抗过敏和健胃作用。

羌活

[处方用名] 羌活、川羌活、西羌活。

[性味归经] 辛、苦，温，归膀胱、肾经。

[药物功效] 解表散寒，祛风胜湿，通利关节，蠲痹止痛。

[临床应用] 本品辛温，上升发表，气雄而散，主散太阳经肌表游风及寒湿之邪。对外感风寒湿邪引起的项背强痛、关节疼痛诸症，皆可应用。而尤适

用于上半身肌肉关节风湿痛或腰背部肌肉自觉畏冷挛缩者。与桂枝相比，本品长于散头颈脊背风寒，桂枝善于散四肢风寒。常用量为3~10g。

（1）用于肩背臂痛，配天仙藤、姜黄、桂枝。

（2）用于全身肢节疼痛、二便不利，配当归、独活、粉防己、车前子、大黄、枳实等。

（3）用于筋骨损伤、发热体痛，配独活、当归、川芎、防风、续断、牡丹皮、桃仁、生地黄、乳香、黄芩、柴胡。

（4）用于历节风痛、关节疼痛，配独活、松节、秦艽各等份，酒煎。

［现代研究］羌活有抑制结核杆菌及真菌的作用，又有解热、发汗及镇痛作用。

葛根

［处方用名］葛根、粉葛根、干葛根、炜葛根。

［性味归经］甘、辛，凉，归脾、胃经。

［药物功效］解肌退热，透发麻疹，生津止渴，升阳止泻。

［临床应用］葛根在脊柱疾病的治疗中应用较多，各型颈椎病均可在辨证的基础上加入本品。近年来，以葛根为主治疗颈椎病的报道逐渐增多。葛根能发表解肌、升阳生津、祛风邪，尤对改善颈椎病之头晕头痛、项背强痛、耳鸣、肢麻疗效为佳。葛根单用或提炼葛根酮制成片剂（愈风宁心片）可以改善脑血液循环，扩张冠状动脉，用治高血压、颈项强痛、心绞痛及突发性耳聋有较好的疗效。常用量为10~15g，可用至30g。

［现代研究］葛根含大豆黄酮，有解痉作用，能对抗组胺及乙酰胆碱的作用。葛根有加热和轻微降血糖作用，能降血压并能增加心脑及管状血管流量。

（二）祛风湿类

独活

［处方用名］独活、川独活。

［性味归经］辛、苦，温，归肝、肾、膀胱经。

［药物功效］祛风除湿，舒筋活络，散寒止痛。

［临床应用］本品辛散苦燥温通，主入肾经，善祛风湿止痛，为治疗风寒

湿痹的要药。凡风寒湿邪痹着肌肉关节者，无问新久，均可应用。对下半身风湿、腰腿疼痛、双足痿痹、不能行走者尤为适宜。本品与羌活均有祛风湿作用，但羌活善攻，透肌表之游风及上半身风寒湿邪，还有通经活络、强筋骨、疗痹痛之效。常用量为10~15g。

（1）用于腰脊损伤后期，肝肾虚损之风寒湿痹、腰膝冷痛无力等，如独活寄生汤。

（2）用于坐骨神经痛、肩周炎、风湿关节炎，配羌活、全蝎、蜈蚣、三七、麻黄、白芍、威灵仙、红花、甘草等。

（3）用于腰椎管狭窄症属于风寒湿邪痹阻经络出现腰膝酸痛、下肢麻木，配桑寄生、秦艽、豨莶草、防风、粉防己、木瓜、杜仲、牛膝等。

［现代研究］独活具有抗关节炎、镇痛、镇静及催眠作用；能直接扩张血管、降低血压；同时有兴奋呼吸中枢的作用；对兔回肠及大鼠子宫均有解痉作用。

桑枝

［处方用名］桑枝、嫩桑枝、炒桑枝。

［性味归经］苦，平，归肝经。

［药物功效］祛风通络，行水消肿。

［临床应用］本品通达四肢，祛风湿、通经络、利关节、舒痉挛、镇疼痛，不论风寒或湿热痹证均可应用。尤以肩臂关节拘挛疼痛用之为佳。《本草纲目》载："利关节，除风寒湿痹诸痛。"常用量为15~30g，大量可用至60g。

（1）用于腰部损伤初期，积瘀肿痛；或兼小便不利，配赤芍、当归、续断、白木通、秦艽、延胡索、枳壳、厚朴、木香。

（2）用于风湿关节炎红肿热痛者，如桑洛汤。

（3）用于上肢痹痛，配姜黄、当归、川芎。

（4）用于关节痹痛，屈伸不利，四肢拘挛，遇寒加剧，配威灵仙、秦艽、海风藤、桂枝等。

（5）用于颈椎病之肩背上肢麻木疼痛，配葛根、桃仁、红花、姜黄、白芥子、威灵仙、没药、陈皮、木瓜、白芍、甘草。

［现代研究］桑枝能提高淋巴细胞转化率；用桑柳汤（桑枝、柳枝、老鹳

草、五加皮、当归、没药、木瓜、红花、防风）治疗慢性布氏杆菌病，获一定疗效。

五加皮

［处方用名］五加皮、南五加、北五加、香五加。

［性味归经］辛、苦，温，归肝、肾经。

［药物功效］祛风湿，强筋骨，通经络，逐痹痿，利水道。

［临床应用］本品辛、苦，温，并有芳香之气，在外散风寒之邪，在里温升肝肾之阳，为强壮性祛风湿要药。与通经药同用，则祛风除湿作用强；与强壮药同用，则强壮筋骨。故民间有“浑身软如泥，离不开五加皮”之说。常用量为5~10g。

（1）用于肝肾不足、腰膝酸软、筋骨无力者，配杜仲、牛膝、川续断、菟丝子、桑寄生等；也可单用五加皮浸酒服。

（2）用于骨折愈合不良，配骨碎补、自然铜、续断等。

（3）用于风湿关节疼痛，配秦艽、豨莶草、苍术、老鹳草，泡酒服。

（4）用于腰椎间盘突出症术后腰膝酸软无力，配丹参、粉防己、杜仲、续断、牛膝、何首乌等。

［现代研究］无梗五加皮有抗关节炎作用；对肠管及子宫均有兴奋作用。刺五加有“适应原”样作用，能增强机体对有害刺激因素的抵抗能力。对于高血糖，有降血糖作用；而在胰岛性低血糖时，又能升高血糖。有抗疲劳作用，能增强机体抗病能力；对反射性损伤有保护作用；有明显抗紧张作用。香五加有强心、镇静和利尿作用，过量能中毒。对肿瘤有抑制作用。

威灵仙

［处方用名］威灵仙、灵仙。

［性味归经］辛、咸，温，归膀胱经。

［药物功效］祛风湿，通经络，止痹痛。

［临床应用］本品味辛行散，性温通利，主入膀胱经，宣通十二经脉，有较强的祛风湿、通经络、止痹痛的作用，为治风湿痹痛的要药。既可祛在表之风，又可化在里之湿，通达经络，治全身痹痛。常用量为5~10g。治骨鲠可用至30g。本品能损真气，气弱者不宜服。忌茶、面汤。

（1）治风湿腰痛，配当归、桂心，为神效丸。

（2）用于肥大性脊柱炎和腰部劳损，威灵仙注射液于华佗夹脊穴注射，一般每次取穴2~4个，每穴注射1ml，日1次。

（3）用于腰部损伤中后期之腰部酸痛等症，配川续断、杜仲、当归、熟地黄、牛膝、白芍、桑寄生、炙甘草。水煎服，药渣热敷腰部。

（4）用于关节疼痛，日久变形，或腰腿疼痛沉重者，取威灵仙60g，酒浸3~7日，晒干研细末，炼蜜为丸（9g），1次1丸，日2次。

（5）用于跟骨骨刺之足跟痛，单味威灵仙用醋煎，熏洗患足。

（6）用于跌打损伤疼痛及风寒腰背疼痛，配大茴香、桂心、当归，名神应丸。

［现代研究］威灵仙有镇痛作用；有溶解尿酸、抗利尿作用；并有抗组胺作用；醋浸液对鱼骨刺有一定的软化作用，并使局部肌肉松弛，促使骨刺脱落；煎剂能抑制革兰菌和真菌。

豨莶草

［处方用名］豨莶草。

［性味归经］辛、苦，微寒，归肝、肾经。

［药物功效］祛风湿，通经络，清热解毒。

［临床应用］本品生用，善化湿热，用于祛风湿、平肝阳较宜。酒蒸后性变甘温，用于风湿痹痛兼有腰膝酸软者较好。常于治疗脊柱疾病的方剂中加入本品。现代应用治疗高血压、尿酸性痛风及坐骨神经痛。常用量为10~15g。本品为燥散之品，无风湿者不宜服。

（1）用于四肢麻木、疼痛，配熟地黄、制川乌、羌活、防风，名为豨莶丸。

（2）用于腰椎管狭窄症，如通督壮腰汤。

（3）用于湿热痹证，配臭梧桐、桑枝、忍冬藤、地龙、粉防己等。

（4）用于风湿痹痛损及肝肾者，配桑寄生、牛膝、杜仲、菟丝子、熟地黄、木瓜、当归。

［现代研究］豨莶草有抗关节炎、降低血压及扩张血管、抗菌及抗疟作用。

伸筋草

［处方用名］伸筋草。

［性味归经］辛、苦，温，归肝、肾经。

［药物功效］祛风胜湿，通利关节，舒筋通络，健骨止痛。

［临床应用］本品常用于骨关节损伤后关节肿痛、屈伸不利及风寒湿痹之腰膝冷痛等症。常用量为9~12g，熏洗方中多用至30g。孕妇及出血过多者忌用。

（1）用于风寒湿痹之腰腿疼痛，配桂枝、牛膝、秦艽、细辛、当归、杜仲、防风、蜈蚣。

（2）用于损伤性关节僵硬、屈伸不利，配千年健、五加皮、制川乌、制草乌、红花、白芥子、威灵仙等。

（3）用于腰椎骨质增生及强直性脊柱炎等症，配透骨草、制川乌、忍冬藤、青风藤、红花、威灵仙、防风、乳香、没药，水煎熏洗并热熨。

［现代研究］对小肠与子宫有兴奋作用；有利尿、增进尿酸排泄的作用；还能解除小儿之痉挛性尿潴留及便秘等。

桑寄生

［处方用名］桑寄生。

［性味归经］苦、甘，平，归肝、肾经。

［药物功效］祛风湿，补肝肾，强筋骨，养血安胎。

［临床应用］本品质润，能蠲血中风湿，为祛风养血之品，兼能润筋通络。尤长于补肝肾、强筋骨，为治疗肝肾不足、腰膝酸痛的要药。常用量为10~20g。

（1）用于经常性腰痛，动则加重者，桑寄生60g、红糖30g，水煎服。

（2）用于腰膝关节疼痛、屈伸不利之痹证，配续断、独活、牛膝、木瓜、五加皮、伸筋草。

（3）用于肥大性脊柱炎之腰背酸痛，常在辨证的基础上加入本品。

（4）现代临床治疗高血压、血管硬化、四肢麻木，配夏枯草、生白芍、地龙、决明子。

［现代研究］桑寄生有降低血压及扩冠作用；有利尿作用；本品10%煎剂

或浸剂在体外对脊髓灰质炎病毒和其他肠道病毒有明显抑制作用（直接灭活）。

（三）活血祛瘀类

鸡血藤

［处方用名］鸡血藤。

［性味归经］苦、微甘，温，归肝、肾经。

［药物功效］活血补血，舒筋通络。

［临床应用］本品既能活血又能补血，且有舒筋活络之功，是脊柱外科常用中药之一。也可用于骨关节损伤后期，肢体肿胀、活动不利及腰膝酸痛、筋骨麻木、风湿痹痛等症。常用量为10~15g。大剂量可用至30g。

（1）用于骨质疏松症之腰背疼痛，配骨碎补、续断、鹿角霜、鹿衔草、山药、白术、牡蛎、熟地黄、茯苓。

（2）用于强直性脊柱炎，配忍冬藤、络石藤、海风藤、青风藤、豨莶草、五加皮、蜈蚣、制川乌等。

（3）用于腰椎间盘突出症恢复阶段之下肢麻木、腰膝酸痛，配续断、杜仲、豨莶草、当归、天麻、威灵仙、狗脊等。

（4）用于腰椎管狭窄症，如通督壮腰汤。

（5）用于颈椎病之头晕目眩、颈肩臂痛等症，配天麻、钩藤、丹参、白芍、半夏、茯苓等。

［现代研究］丰城鸡血藤酊剂给大鼠灌胃，对甲醛性关节炎有显效；给大鼠注射酊剂，有镇静催眠作用；煎剂可促进肾脏及子宫的总磷代谢。昆明鸡血藤煎剂对试验动物已孕及未孕子宫均有兴奋作用，小剂量能增强节律性收缩，较大剂量收缩更明显，振幅明显增大。

牛膝

［处方用名］牛膝、怀牛膝、川牛膝。

［性味归经］苦、酸、甘，平，入肝、肾经。

［药物功效］活血通络，强筋壮骨，利尿通淋，引血下行。

［临床应用］怀牛膝细长，肉润而柔，走而能补，长于补益肝肾，强壮筋骨。凡损伤而致肝肾不足、腰膝微弱之症均可用之。川牛膝粗短而微黑，柔而

枯，为通络破血下降、宣通关节之品，凡瘀血阻滞、筋脉不利诸症多用之。酒制牛膝通经络，盐制牛膝补肝肾，生用散恶血、破瘀、引血下行，故牛膝亦可作为引经药。牛膝配泽兰能利腰膝间死血。常用量为3~10g，量大者可用到30g。

（1）用于骨痿筋弱，配杜仲、萆薢、防风、菟丝子、肉桂、肉苁蓉，炼蜜为丸（《保命集方》）。

（2）用于跌打而致腰膝疼痛，配杜仲、木瓜、天麻、菟丝子、白芍、续断、当归、苏木。

（3）用于风湿所致腰痛、四肢无力，配山萸肉、肉桂，共为末，温酒送服。

（4）用于跌打损伤、肿痛或骨折瘀肿，配骨碎补、苏木、自然铜、没药、乳香。

［现代研究］本品所含昆虫变态六体激素具有较强的蛋白质合成促进作用。其醇提液对离体蛙心有抑制作用，能直接扩张蛙血管。牛膝有抗炎、镇痛及利尿作用。

土鳖虫

［处方用名］土鳖虫、地鳖虫、土鳖。

［性味归经］咸，寒，有小毒，归肝经。

［药物功效］破血逐瘀，续筋接骨。

［临床应用］本品破血逐瘀之力较强，多用于急性腰肌损伤。常用量：内服煎汤为5~10g。研末后服，每次1~1.5g。

（1）用于骨折筋伤、瘀滞肿痛，可配骨碎补、桃仁、红花、乳香、没药、煅自然铜等同用。

（2）用于急性腰扭伤，可单用本品，焙干研末吞服。

（3）用于腰椎间盘突出，可配杜仲、狗脊、骨碎补、续断、桑寄生、红花、桃仁、牛膝等同用。

［现代研究］试管内用美蓝法测得土鳖虫浸膏有抑制白血病患者白细胞的作用。但用瓦泊呼吸器法则为阴性结果。

泽兰

［处方用名］泽兰、泽兰叶。

［性味归经］苦、辛，微温，归肝、脾经。

［药物功效］活血祛瘀，行气消肿。

［临床应用］本品辛散温通，性较温和，行而不峻，能疏肝气而通经脉，具有祛瘀散结而不伤正气的特点。常用量：内服煎汤10~15g。

（1）用于跌打损伤、瘀血肿痛，可与当归、川芎、桃仁、红花等配伍。

（2）用于胸胁痛，可与丹参、郁金、柴胡、白蒺藜等合用。

（3）用于腰腿痛，可与杜仲、狗脊、桑寄生、牛膝、木瓜配伍应用。

［现代研究］泽兰全草制剂有强心作用；泽兰水煎剂15~20g给大鼠灌胃，能够对抗血小板聚集，对抗血栓形成；泽兰水提物每千克体重2g腹腔注射能扩张微血管管径，加快微血流速度。

自然铜

［处方用名］自然铜、煅自然铜。

［性味归经］辛，平，归肝经。

［药物功效］散瘀止痛，接骨疗伤。

［临床应用］本品为伤科要药。常用量：内服煎汤10~15g，入散剂每次0.3g。

（1）用于跌仆骨折、瘀血肿痛，可与当归、泽兰、赤芍、土鳖虫等药配伍。

（2）用于扭挫筋伤、瘀肿疼痛，与桃仁、红花、乳香、没药配伍同用。

（3）本品宜醋煅用。可广泛用于跌打损伤、筋伤骨折、瘀血肿痛、心区刺痛等症。

［现代研究］本品有促进骨折愈合的作用。试验证明：含自然铜的接骨散对家兔桡骨骨折愈合有促进作用，加强其骨折愈合强度，表现为横牵力和旋转牵力加大，并促进骨痂生长，骨痂量多且较成熟。

（四）平肝息风类

天麻

［处方用名］天麻、明天麻、炜天麻。

［性味归经］甘，平，归肝经。

［药物功效］息风止痉，平肝潜阳，祛风通络，通痹止痛。

［临床应用］本品甘平质润，主入肝经，凡头晕目眩、痉挛抽搐、肢体麻木、手足不遂等一切风证，皆可应用，故有“定风草”之美称。古方中多用治风寒湿痹等证；现各种眩晕均多用之。常用量3~10g，研末吞服，每次1~1.5g。

（1）用于椎动脉型颈椎病，配半夏、陈皮、茯苓、钩藤、丹参、石菖蒲等。

（2）用于风寒湿痹、四肢拘挛，配秦艽、桑枝、羌活、川芎、蜈蚣。

（3）用于坐骨神经痛，配豨莶草、川牛膝、蜈蚣、防风、乌梢蛇。

（4）用于腰椎管狭窄症，如通督壮腰汤。

（5）用于落枕，配当归、川芎、羌活、乌药、葛根、白芍、甘草。

［现代研究］天麻有镇静和抗惊厥作用；天麻水煎剂和注射液能增加心脑血流量，降低血管阻力及舒张外周血管；有促进胆汁分泌作用。

牡蛎

［处方用名］牡蛎、生牡蛎、煅牡蛎。

［性味归经］咸、涩，微寒，归肝、胆、肾经。

［药物功效］补阴潜阳，收敛固涩，软坚散结，镇静安神。

［临床应用］本品性寒质重，能清热镇惊；味咸涩，有软坚散结收敛之功。用于骨折和创面迟缓愈合及各种创伤后期，身体软弱无力、多汗、盗汗者。刘老常用于治疗骨质疏松症。常用量为15~30g，先煎，收涩宜煅用，其他均生用。

（1）用于跌打损伤疼痛，如牡蛎散。

（2）用于骨质疏松症之腰背疼痛，配熟地黄、骨碎补、续断、鸡血藤、鹿衔草、补骨脂、三七。

（3）用于损伤后心悸不安、胆怯惊恐、烦躁失眠等属于肝阴不足者，配夜交藤、龙骨、远志、炒枣仁、白芍、当归等。

［现代研究］牡蛎主要含碳酸钙及磷酸钙，并含镁、铝、硅、氧化铁及有机成分蚁壳精等。所含碳酸钙具有收敛、制酸、止痛等作用。牡蛎有调节整个大脑皮质的作用。

蜈蚣

［处方用名］蜈蚣。

［性味归经］辛、咸，温，有毒，归肝经。

［药物功效］息风止痉，解毒散结，通络止痛。

［临床应用］本品性善走窜，为息风止痉要药。多用于脊柱疾病诸痛症，以增强止痛之效。常用量为1~3g，研末吞服0.6~1g。外用适量研末或油浸敷患处。本品用量不宜过多，用时不宜过长。血虚发痉及孕妇忌用。

（1）用于腰椎管狭窄症，如通督壮腰汤。

（2）用于致密性骶髂关节炎，配当归、川芎、茯苓、苏木、天麻、没药、忍冬藤、海风藤、豨莶草。

（3）用于强直性脊柱炎，配忍冬藤、鸡血藤、络石藤、青风藤、海风藤、豨莶草、伸筋草、杜仲、狗脊等。

（4）用于顽固性风湿痹痛，配全蝎、穿山甲、当归、鸡血藤。

［现代研究］蜈蚣有镇静、抗惊厥及降低血压的作用；能抑制结核杆菌和皮肤真菌，对肝癌细胞有抑制作用。

（五）补益类

熟地黄

［处方用名］熟地黄、大熟地、熟地、熟地炭。

［性味归经］甘，微温，归心、肝、肾经。

［药物功效］养血滋阴，补精益髓。

［临床应用］本品甘温味厚，质地柔润，既补精血，又益肝肾，为骨伤科常用的补益肝肾之药，补阴诸方中均以本品为主药。常用量为10~30g。宜与健脾胃药如砂仁、陈皮等同用。

（1）用于骨质疏松症，配骨碎补、续断、鸡血藤、牡蛎、陈皮等。

（2）用于坐骨神经痛，配桂枝、没药、牛膝、白术、郁金、地骨皮、生姜、甘草、生茶叶、茄子花、公鸡1只。将上药用纱布包好和公鸡一起入砂锅中，加水淹没为度，用火煮熟，食肉喝汤。

（3）用于损伤后气虚血滞证，配党参、香附。

（4）用于骨质增生，配肉苁蓉、骨碎补、鹿衔草、鸡血藤、淫羊藿、莱菔子（骨质增生丸）。

［现代研究］熟地黄含地黄素、甘露醇、维生素A类物质，有强心、利尿、降低血糖、抗过敏及抗炎作用。

狗脊

［处方用名］狗脊、金毛狗脊、生狗脊、制狗脊。

［性味归经］苦、甘，温，归肝、肾经。

［药物功效］补肝肾，强腰膝，祛风湿，利关节，镇疼痛。

［临床应用］本品苦能燥湿，甘能养血，温能益气，有温而不燥，补而能走，走而不泄的特点。对肝肾不足兼风寒湿邪之腰脊强痛、不能俯仰、足膝软弱最为适宜，为治疗脊柱疾病常用药物。本品补肾之功不及续断，祛风湿作用则较续断为优。近代临床多以本品与补肝肾、祛风湿、通血脉药物同用，治疗脊椎骨关节炎、脊髓病、压缩性骨折后遗症等。常用量为10~15g。

（1）用于腰椎损伤后遗症，腰不能伸，配骨碎补、龙骨、续断、牛膝、没药、乳香、白术。

（2）用于坐骨神经痛，配牛膝、木瓜、杜仲、薏苡仁、制川乌，泡酒内服。

（3）用于腰膝软弱胀痛、时轻时重，配秦艽、海桐皮、川芎、木瓜、五加皮等，泡酒喝。

（4）用于强直性脊柱炎，腰背僵硬、屈伸不利，配续断、杜仲、牛膝、海风藤、桑枝、木瓜、秦艽、熟地黄、桂枝、当归。

［现代研究］狗脊含绵马酸及淀粉约30%，甲醛提取物水解产生山柰醇。狗脊有强筋骨、抗风湿作用。

续断

［处方用名］续断、川续断。

［性味归经］苦、甘、辛，微温，归肝、肾经。

［药物功效］补肝肾，行血脉，续筋骨，活血止痛。

［临床应用］本品具有补而不宣、行而不泄的特点，为骨伤科常用药物。用治疗腰腿脚弱，有补而不滞、行中有止之效；用治软组织损伤的早、晚期关节疼痛、软弱无力，有通利关节、接骨续筋之效，又可通行血癌。常用量10~20g。

（1）用于一切筋骨关节酸软疼痛，配丹参、千年健、伸筋草、海桐皮、五加皮等。

（2）用于腰膝酸痛无力，配牛膝、补骨脂、杜仲、木瓜等，为蜜丸（《扶春精方》）。

（3）用于肥大性脊柱炎，配熟地黄、鹿衔草、骨碎补、威灵仙、鸡血藤等。

［现代研究］续断含续断碱、挥发油、维生素E等，对痈疡有排脓、止血、镇痛、促进组织再生的作用。

杜仲

［处方用名］杜仲、厚杜仲、绵杜仲、炒杜仲、焦杜仲。

［性味归经］甘，温，归肝、肾经。

［药物功效］补肝肾，强筋骨，固胎元。

［临床应用］肝主筋，肾主骨，肾充则骨强，肝充则筋健。脊柱乃筋骨聚集之处，筋骨病变繁多，因而本品乃治疗各种脊柱病变之要药。《神农本草经》云："主腰脊痛，补中益精气，坚筋骨，强志。"另外，凡腰腿部创伤、骨折后期筋骨无力及损伤后遗症均可用之。炒用治疗损伤性胎动不安或习惯性流产。常用量10~15g。

（1）用于颈椎病之头目眩晕等症，配白芍、石决明、天麻、钩藤、半夏、茯苓等。

（2）用于外伤劳损腰腿痛及跌打损伤、瘀阻作痛，配当归、赤芍、乌药、延胡索、牡丹皮、桃仁、续断、红花，水煎服（《伤科补要》）。

（3）用于腰椎管狭窄症、腰椎间盘突出症等，如通督壮腰汤。

（4）用于关节韧带软弱无力，配儿茶、五加皮、续断、松节、海桐皮等外敷。

［现代研究］本品有降低血压、扩张血管、降低胆固醇的作用，其煎剂对家兔离体心脏有明显加强作用；有镇静、镇痛及抗炎作用；有利尿作用；能提高网状内皮系统的吞噬作用；能使收缩状态的子宫恢复正常。

骨碎补

［处方用名］骨碎补、猴姜、毛姜、申姜。

［性味归经］苦，温，归肝、肾经。

［药物功效］补肾强筋续骨，祛风活血止痛。

［临床应用］本品苦温性降，既能补肾，又能收浮阳，还能活血。常用于各类骨折、筋伤、骨质增生、肾虚腰痛等症，为治疗脊柱疾病之要药。常用量10~20g。阴虚内热及无瘀血者不宜服。

（1）用于肾虚腰痛，配补骨脂、牛膝、胡桃仁等（《太平圣惠方》）。

（2）用于颈椎病、腰椎病、跟骨骨刺等，配熟地黄、肉苁蓉、鹿衔草、鸡血藤、淫羊藿、莱菔子，即骨质增生丸。

（3）用于骨质增生症之腰背酸痛，配熟地黄、牡蛎、续断、鹿衔草、山药等。

（4）用于腰椎管狭窄症，如通督壮腰汤。

（5）用于肌肉韧带伤及闭合性骨折，配大黄、续断、当归、乳香、没药、土鳖虫、血竭、硼砂、自然铜，研末外敷，即接骨散。

［现代研究］本品含橙皮苷、淀粉及葡萄糖，在试管内能抑制葡萄球菌生长。

山茱萸

［处方用名］山茱萸、山萸肉、枣皮、酒制山萸肉、酒枣皮。

［性味归经］酸，微温，归肝、肾经。

［药物功效］补益肝肾，强筋壮骨，涩精固脱。

［临床应用］本品质润不燥，补涩俱备，标本兼顾，为平补肝肾阴阳之要药。常用量为10~20g。

（1）用于肝肾亏虚、头晕目眩、腰膝酸痛、阳痿等证。

（2）用于坐骨神经痛，配乳香、没药、牛膝、当归、丹参。

（3）用于损伤所致肾气不足，腰膝酸痛，足痛，梦遗滑精，自汗盗汗，配熟地黄、山药、牡丹皮、茯苓、泽泻、黄柏、知母，入知柏地黄丸，或加锁阳、龟甲、牛膝，疗效益著。

（4）用于寒性腰痛，配川牛膝、桂心，捣为细末，每于食前温酒调服（《太平圣惠方》）。

［现代研究］本品有升血压、降血糖和抗凝血作用；煎剂对痢疾杆菌、金黄色葡萄球菌、伤寒杆菌、某些皮肤真菌有抑制作用；对因化疗及放疗所致的白细胞下降，有使其升高的作用。